W0259897

Spezielle pathologische Anatomie

Ein Lehr- und Nachschlagewerk

Begründet von Wilhelm Doerr und Erwin Uehlinger

Band 13/IV

Herausgegeben von

Professor Dr. Dres. h.c. Wilhelm Doerr, Heidelberg

Professor Dr. Gerhard Seifert, Hamburg

Pathologie des Nervensystems IV

Spezielle Immunmorphologie neurogener Geschwülste

Von

K. Schwechheimer

Mit 53 zum Teil farbigen Abbildungen in 227 Einzeldarstellungen

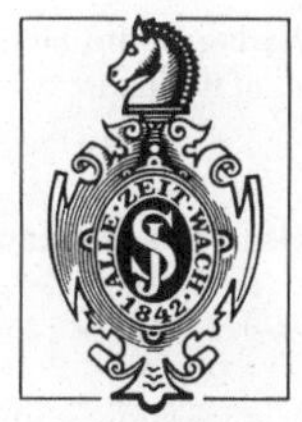

Springer-Verlag Berlin Heidelberg New York
London Paris Tokyo Hong Kong

Professor Dr. K. Schwechheimer
Abteilung Neuropathologie, Pathologisches Institut der Universität
D-7800 Freiburg i. Br., Albertstraße 19

Professor Dr. Dres. h. c. W. Doerr
Pathologisches Institut der Universität
D-6900 Heidelberg 1, Im Neuenheimer Feld 220/221

Professor Dr. G. Seifert
Institut für Pathologie der Universität
D-2000 Hamburg 20, Martinistraße 52 UKE

ISBN-13:978-3-642-75174-5 e-ISBN-13:978-3-642-75173-8
DOI: 10.1007/978-3-642-75173-8

CIP-Titelaufnahme der Deutschen Bibliothek: Spezielle pathologische Anatomie: ein Lehr- und Nachschlagewerk
begr. von Wilhelm Doerr u. Erwin Uehlinger. Hrsg. von Wilhelm Doerr; Gerhard Seifert.
Berlin ; Heidelberg ; New York ; London ; Paris ; Tokyo ; Hong Kong : Springer.
Teilw. mit d. Angabe: Begr. von Erwin Uehlinger u. Wilhelm Doerr
NE: Uehlinger, Erwin [Begr.]; Doerr, Wilhelm [Hrsg.]
Bd. 13. Pathologie des Nervensystems. 4. Schwechheimer Karl: Spezielle Immunmorphologie neurogener Geschwülste. - 1990
Pathologie des Nervensystems. - Berlin ; Heidelberg ; New York ; London ; Paris ; Tokyo ; Hong Kong.
(Spezielle pathologische Anatomie ; Bd. 13). Teilw. red. von G. Ule. NE: Ule, Günter [Red.]
4. Schwechheimer, Karl: Spezielle Immunmorphologie neurogener Geschwülste. - 1990
Schwechheimer, Karl: Spezielle Immunmorphologie neurogener Geschwülste / von K. Schwechheimer.
Berlin ; Heidelberg ; New York ; London ; Paris ; Tokyo ; Hong Kong : Springer 1990
(Pathologie des Nervensystems ; 4) (Spezielle pathologische Anatomie ; Bd. 13)
ISBN-13:978-3-642-75174-5

Softcover reprint of the hardcover 1st edition 1990

2122/3130-543210 - Gedruckt auf säurefreiem Papier

Vorwort der Herausgeber

Im Band 13/III unserer Reihe wurden die proliferativen Vorgänge des nervösen Zentralorgans, und zwar unter Berücksichtigung der grundsätzlichen Phänomenologie *sub specie morphologiae sensu stricto et pathogenesis generalis* dargestellt. Durch den *jetzt* vorliegenden Beitrag von Herrn KARL SCHWECHHEIMER wird dieser Aspekt durch die gründliche Behandlung der Immunmorphologie erweitert. SCHWECHHEIMER, der sich als souveräner Kenner der immunologischen Lebensäußerungen, und zwar des aus Gründen der Wiederherstellung *oder* einer Defensivreaktion *oder* aber einer blastomatösen Entartung proliferierenden Gewebes von Gehirn, Rückenmark, peripheren Nerven, ja selbst der vegetativ-nervalen Strukturen ausgewiesen hatte, legt in *diesem* Band eine Zusammenschau aller Befunde vor. Er erörtert die Untersuchungsmöglichkeiten mit moderner Technik, demonstriert die immunkompetenten Ergebnisse und bespricht kritisch die diagnostische Wertigkeit aller Befunde. Was in SCHWECHHEIMERS Werk besonders wohltuend auffällt, ist der allgemein-pathologische Hintergrund: Der Autor schreibt nicht nur als Neuropathologe, sondern als Kenner der morphologischen Pathologie schlechthin. Er weiß um die Zusammenhänge der Fachrichtungen und deren methodologische Besonderheiten. Eben diese Tatsache war für uns bestimmend, in einem Werk der speziellen pathologischen Anatomie, das seiner Natur nach organologisch gegliedert sein muß, einen eigenen Band über Möglichkeiten und Grenzen einer faszinierenden Arbeitsweise herauszubringen. Wer diagnostisch als Pathologe und natürlich besonders als Neuropathologe arbeiten muß, wird sich der hiermit vorgelegten Abhandlung SCHWECHHEIMERS, wie wir überzeugt sind, *gern* bedienen. Ein Anhang zu Fragen der immunologischen Technik und ein Glossarium erleichtern die Benutzung des Buches im Ductus der Tagesarbeit. Wir wünschen ihm weiteste Verbreitung.

Heidelberg und Hamburg

WILHELM DOERR
GERHARD SEIFERT

Vorbemerkung

Meinen Eltern
Für Sigrid und die Kinder Johanna Friederike
und Susanne Katharina

Die Verfassung einer „Speziellen Immunmorphologie neurogener Geschwülste“ ist ein Wagnis und eine Herausforderung zugleich. Das Gebiet der Immunzytochemie ist in geradezu explosionsartiger Entwicklung begriffen. Die Fülle des Wissens und der Literatur kann kaum überschaut werden. Eine stetig zunehmende Zahl meist monoklonaler Antikörper erfordert immer neue Untersuchungen. Die Immunmorphologie insgesamt unterliegt einem unaufhörlichen Wandel. Ständig müssen neue Ergebnisse integriert werden.

Die Methoden der Immunmorphologie haben Eingang in die Diagnose und Differentialdiagnose neurogener Tumoren gefunden und sind heute integraler Bestandteil der Neuroonkologie. Eine Monographie über dieses Thema liegt bisher nicht vor. So bin ich der Anregung des Herausgebers, Herrn Professor Dr. Dres. h. c. W. DOERR, gerne gefolgt, eine aktuelle Bestandsaufnahme zu den grundsätzlichen Aspekten, diagnostischen und differentialdiagnostischen Möglichkeiten und Grenzen der Immunmorphologie neurogener Geschwülste im Rahmen der Speziellen pathologischen Anatomie des Nervensystems zu verfassen.

Die Definition des Begriffs „neurogene Geschwülste“ ist problematisch und nicht ganz einfach zu fassen (vgl. MENNEL 1988). Am sinnvollsten erscheint eine pragmatische Einteilung nach teils topographisch, teils anatomisch definierbaren Tumorgruppen, nämlich in

1. *intrakranielle und intraspinale Tumoren,* wie sie von der Weltgesundheitsorganisation (ZÜLCH 1979) als „Tumours of the central nervous system“ klassifiziert worden sind und

2. *Tumoren des peripheren und autonomen Nervensystems.*

Die Nomenklatur orientiert sich an den Richtlinien der Weltgesundheitsorganisation für Hirntumoren (ZÜLCH 1979), endokrine Tumoren (WILLIAMS et al. 1980) und Weichteiltumoren (ENZINGER et al. 1969). Der Leser dieses Bandes sei auf die von MENNEL (1988) verfasste Spezielle pathologische Anatomie der Geschwülste des zentralen und peripheren Nervensystems (Bd. 13/III) hingewiesen.

Eine „Spezielle Immunmorphologie neurogener Geschwülste“ stellt eine aktuelle Bestandsaufnahme unseres gegenwärtigen Kenntnisstandes dar. Da sich das Gebiet in schneller Entwicklung befindet und damit einem steten Wandel unterliegt, trägt der vorliegende Beitrag den Charakter einer Momentaufnahme. Er muß schon allein deshalb Lücken aufweisen. Aus diesem Grund bedarf die Arbeit der kontinuierlichen Ergänzung und steten Kritik.

Das Kernstück des Bandes bilden eigene immunmorphologische Untersuchungen an Tumoren des zentralen, peripheren und autonomen Nervensystems, deren Ergebnisse im Jahr 1987 der Fakultät für Theoretische Medizin der Universität Heidelberg als Habilitationsschrift vorgelegt wurden. Einige Daten, Diskussionspunkte und Interpretationen werden durch zukünftige Forschungsergebnisse anders gewichtet, relativiert und differenziert werden müssen.

Bei der Wertung möglicherweise abweichender Ergebnisse ist zu bedenken, daß die bisher vorliegenden Daten mit ausgewählten Antikörpern und bei seltenen Tumorformen an einem kleinen Kollektiv erhoben worden sind. Eine Verallgemeinerung so gewonnener Befunde ist problematisch. Schließlich können verschiedene Antikörper gegen dasselbe Antigen zu unterschiedlichen immunmorphologischen Ergebnissen führen.

Mit zahlreichen neuen Antikörpern werden die Zelltypen und Tumoren des Nervensystems immer weiter und subtiler differenziert werden können. Dadurch werden uns aber auch die Vielfalt und Komplexität des immunologischen Phänotyps und die molekulare Heterogenität und Plastizität von Zellen und Tumoren vor Augen geführt.

Als komplementäre Methode zum immunmorphologischen Nachweis zellulärer Antigene mit Antikörpern werden in situ-Hybridisierungsverfahren mit Nukleinsäuresonden („probes") der Immunmorphologie zur Seite treten und der molekularen Morphologie eine neue Dimension eröffnen.

An den Arbeiten zu diesem Manuskript waren viele Personen mit Anregungen, Ansporn, Rat und Tat beteiligt. An dieser Stelle ist nicht der Raum, um alle namentlich zu nennen. Gleichsam stellvertretend möchte ich einigen von Ihnen sehr herzlich danken:

Prof. Dr. G. ULE, Prof. Dr. H. F. OTTO, Priv.-Doz. Dr. P. MÖLLER, Prof. Dr. H. H. BERLET, den ehemaligen Doktoranden Dr. Petra KERN, Dr. P. SCHNABEL, Dr. Gabriele WEISS und Dr. P. GASS, Christiane WAHL, Angelika BOENISCH, Margarete KAISER, J. MOYERS, Ruth ABRAHAM, Irmgard ALFFERMANN und Dipl.-Volkswirt U. BURKHARDT, Pathologisches Institut der Universität Heidelberg; Prof. Dr. W. W. FRANKE und Mitarbeitern, Institut für Zell- und Tumorbiologie, Deutsches Krebsforschungszentrum Heidelberg; Prof. Dr. B. VOLK, H. DIEPOLDER, Christine EL GAZ, Ch. GERLOFF, Irene LETHENET, G. SCHWARZKOPF, Abteilung Neuropathologie, Pathologisches Institut der Universität Freiburg; Elisabeth DEMUTH und Xenia LUDWIGS, Pathologisches Institut der Universität Freiburg. Für die freundliche Überlassung ganz wichtiger Tumorfälle oder von Antikörpern danke ich Dr. Ulrike ARTLIEB, Wien, Prof. Dr. H. BUDKA, Wien, Dr. B. GEIGER, Rehovot, Prof. Dr. F. GULLOTTA, Münster, Prof. Dr. D. HARMS, Kiel, Dr. U. KARSTEN, Berlin, Dr. M. KASPER, Görlitz, Dr. R. KEMLER, Tübingen, Prof. Dr. Ellen KRAUS-MACKIW, Heidelberg, Prof. Dr. Melitta SCHACHNER, Zürich und Dr. K. W. SCHMID, Innsbruck.

Mein besonderer Dank gilt den Herausgebern dieses Handbuches der Speziellen pathologischen Anatomie, meinem verehrten Lehrer, Herrn Prof. Dr. Dres. h. c. W. DOERR, und Herrn Prof. Dr. G. SEIFERT, sowie allen Mitarbeitern des Springer-Verlags für jegliche Form der Unterstützung und die jederzeit anregende und verständnisvolle Zusammenarbeit.

Freiburg i. Br. KARL SCHWECHHEIMER

Inhaltsverzeichnis

A. Einleitung

> Die Ansicht oder Einsicht, daß das Vollkommene und die Wissenschaft Stückwerk ist, darf niemand daran hindern, doch stets weiterzubauen und eben doch das Mögliche zu erreichen.
>
> HERMANN HESSE, Briefe

Immunmorphologie kann definiert werden als die Identifizierung eines bestimmten zellulären Antigens in situ durch eine spezifische Antigen-Antikörper-Reaktion, die durch ein Detektionssystem sichtbar gemacht wird.

Mit immunzytochemischen Methoden ist es möglich, membrangebundene, intrazytoplasmatische und nukleäre Antigene auf lichtmikroskopischer Ebene zu erkennen *(„molekulare Morphologie")*.

Seitdem es COONS et al. (1941) erstmals gelang, mit einem Fluorochrom-gekoppelten Antikörper ein Antigen sichtbar zu machen, wurde das Spektrum immunzytochemischer Methoden durch die Entwicklung indirekter Verfahren, durch die Entdeckung neuer Nachweissysteme wie Enzym-gekoppelter Antikörper und der Avidin-Biotin-(bzw. Streptavidin-Biotin-)Technik u. a. sowie durch die Einführung zahlreicher Farbsubstrate und Fluorochrome erweitert und verbessert (Übersichten bei DELELLIS 1981, 1988; POLAK u. VAN NOORDEN 1983; DENK 1986, 1987; TAYLOR 1986).

Der immunmorphologische Nachweis einiger Antigene an Formalin-fixiertem Paraffin-eingebettetem Gewebe durch TAYLOR u. BURNS (1974) war ein wichtiger Schritt für die Etablierung immunzytochemischer Methoden in der Pathologie. Einen Meilenstein stellte die Entwicklung des Verfahrens zur Herstellung monoklonaler Antikörper dar (KÖHLER u. MILSTEIN 1976).

Heute steht dem Pathologen neben zahlreichen immunmorphologischen Methoden ein breites Spektrum von polyklonalen Antiseren und monoklonalen Antikörpern gegen eine Vielzahl zellulärer Antigene wie Hormone, Rezeptoren, intrazytoplasmatische und membrangebundene lösliche, funktionelle und strukturelle Antigene, Bestandteile der extrazellulären Matrix, infektiöse Agentien und Immunglobuline zur Verfügung (DELELLIS 1981, 1988; POLAK u. VAN NOORDEN 1983; TAYLOR 1986; SEIFERT, 1987; GOERTTLER et al. 1988). Ihre Zahl nimmt ständig zu.

Neben lichtmikroskopischer Histologie und Elektronenmikroskopie ist die Darstellung zellulärer Antigene mit Antiseren und monoklonalen Antikörpern mit immunmorphologischen Methoden zur Charakterisierung und Klassifizierung von Zellen und Geweben geeignet.

Zelluläre Antigene oder die gegen sie gerichteten Antikörper können als *„Marker"* bezeichnet werden. Damit ist über ihre Spezifität für ein bestimmtes Antigen oder einen bestimmten Zelltyp noch keine Aussage gemacht. Spezifische Tumor-

oder Tumortyp-assoziierte Antigene sind bisher nicht bekannt (v. KLEIST 1988). Die Tatsache, daß sehr viele zelluläre Antigene auch noch nach neoplastischer Transformation von Zellen in Tumoren exprimiert werden, ist notwendige Voraussetzung für den Einsatz zellulärer „Marker“ in der Diagnose und Differentialdiagnose von Tumoren.

Die Qualität der Aussage immunmorphologischer Befunde wird wesentlich und überwiegend durch die Güte der zur Verfügung stehenden und verwendeten Antikörper bestimmt. Es ist dringend zu fordern, daß wissenschaftlich und diagnostisch verwendete Antikörper ausreichend biochemisch und immunzytochemisch charakterisiert sind. Wenn diese Voraussetzung nicht erfüllt ist, ist die Aussage einer Immunreaktion sehr gering. Hier ließen sich zahlreiche Beispiele auch aus dem Bereich der Neuroonkologie anführen.

Alle bisher benutzten Antikörper gegen funktionelle und strukturelle Antigene besitzen, wenn auch in unterschiedlichem Ausmaß, nur eine relative Spezifität für einen bestimmten Zelltyp und damit auch für die daraus abgeleiteten Tumorarten. Voreilige Extrapolationen immunmorphologischer Ergebnisse, die auf einer kleinen Fallzahl beruhen, sind unwissenschaftlich.

Hervorragende strukturelle Antigene stellen die *Bestandteile des Zytoskeletts* dar. Unter differentialdiagnostischen Gesichtspunkten sind darunter die Intermediärfilamentproteine und Desmosomenproteine besonders wichtig (FRANKE et al. 1981, 1983; OSBORN et al. 1982a). Da zu den fünf zelltypischen Klassen von Intermediärfilamentproteinen mit dem Gliafaserprotein und dem Neurofilamenttriplet Polypeptide gehören, die zwei für das Nervensystem spezifische Zelltypen erkennen, nämlich Astroglia und Nervenzellen, sollen Zytoskelettproteine als in sich geschlossene Gruppe zuerst abgehandelt werden (s. Abschn. B).

Antikörper erkennen definierte *zelluläre* Antigene. Es erschien deshalb sinnvoll, im vorliegenden Beitrag eine Einteilung nach den wichtigsten Zelltypen des Nervensystems und nicht nach Tumorentitäten vorzunehmen. Daraus ergibt sich eine natürliche Gliederung in *Marker für Astroglia, Oligodendroglia* und *Schwannzellen, Neurone* und *neuroendokrine Zellen* sowie *Mikroglia* (s. Abschn. C).

Es folgt danach die Erörterung der speziellen Immunmorphologie bestimmter Tumorentitäten (s. Abschn. D), für die besondere Marker zur Verfügung stehen, nämlich *Keimzelltumoren, Hypophysenadenome* und *primäre maligne Lymphome des Zentralnervensystems*.

Das biologische Verhalten eines Tumors wird u. a. von seiner Proliferationskapazität bestimmt. Deshalb wird den sog. *„Proliferationsmarkern“* ein eigener Abschnitt gewidmet (s. Abschn. E). Es schließt sich ein kurzer Absatz über *„Lektine“* an (s. Abschn. F).

Der Beitrag wird mit einer Darstellung und Diskussion über die *Möglichkeiten und Grenzen der Immunmorphologie* in der Diagnose und Differentialdiagnose nervaler Geschwülste abgerundet (s. Abschn. G). Die bei den eigenen immunmorphologischen Untersuchungen angewandten Methoden sowie die verwendeten Antikörper und Lektine werden in einem *„Methodischen Anhang“* in knapper Form dargestellt (s. Abschn. H).

B. Bestandteile des Zytoskeletts: Intermediärfilamentproteine und Desmoplakine

I. Zytoskelettproteine

1. Definition

Unter *„Zytoskelett"* im weitesten Sinne versteht man das dreidimensionale Netzwerk aus Zellkern, Organellen, intrazytoplasmatischen Filamenten und Membranstrukturen einer Zelle. Faßt man die Definition enger, so wird mit diesem Begriff das komplexe Geflecht intrazytoplasmatischer Filamente benannt, die durch Puffer mit nichtionischen Detergentien nicht extrahierbar sind (WEBER u. OSBORN 1982).

In Vertebratenzellen lassen sich mindestens drei intrazytoplasmatische Filamentsysteme unterscheiden (ISHIKAWA et al. 1968):

a) *Mikrofilamente* (6 nm),
b) *Mikrotubuli* (25 nm) und
c) *Intermediärfilamente* („intermediate-sized filaments", 7-11 nm).

2. Intermediärfilamentproteine

Der Durchmesser der *Intermediärfilamente* (IF) liegt zwischen („intermediär") dem der Mikrofilamente und Mikrotubuli.

Im Gegensatz zu Mikrofilamenten und Mikrotubuli, die nahezu ubiquitär vorkommen und in verschiedenen Zelltypen sehr ähnlich aufgebaut sind, lassen sich biochemisch und immunologisch fünf Klassen von Intermediärfilamentproteinen unterscheiden, die in den meisten Fällen bestimmten Zell- und Gewebstypen zugeordnet werden können (BENNETT et al. 1978; FRANKE et al. 1978a; LAZARIDES u. BALZER 1978; LAZARIDES 1980; SUN u. GREEN 1978; ANDERTON 1981; OSBORN et al. 1982b; TRAUB 1985; Tabelle 1):

1. *Zytokeratine* in epithelialen Zellen,
2. *Neurofilament-Proteine* in Nervenzellen,
3. *saures Gliafaserprotein* vorwiegend in Astrozyten,
4. *Vimentin* überwiegend in mesenchymalen Zellen und verschiedenen Zelltypen in vitro und
5. *Desmin* (oder *„Skeletin"*) in glatten und quergestreiften sowie Herz-Muskelzellen.

Die *Zytokeratinpolypeptide* (ZK) stellen im Gegensatz zu den anderen Intermediärfilamenttypen eine komplexe, von mehreren Genen kodierte Proteinfamilie

Tabelle 1. Intermediärfilamentproteine

Typ	Protein	M_r[a]	Beispiele
Epithel	Zytokeratine, mehrere Polypeptide	45-60 KD	Verhornendes und nicht-verhornendes Epithel
Neuron	Neurofilamentpolypeptide	68 KD, 145 KD, 220 KD	Neurone des zentralen und peripheren Nervensystems
Muskel	Desmin (Skeletin)	53 KD	Quergestreifte und glatte Muskulatur
Glia	Saures Gliafaserprotein (GFAP)	55 KD	Astrozyten, Bergmann-Glia
Mesenchym	Vimentin	57 KD	Fibroblasten, Chondrozyten, Makrophagen, Endothelzellen u. a.

Modifiziert nach OSBORN et al. 1982b.
[a] Bandbreite der relativen Molekulargewichte (M_r) in der SDS-PAGE. KD, Kilodalton.

dar (FRANKE et al. 1981; MOLL et al. 1982). Der Begriff „Zytokeratine" ist eine übergeordnete Bezeichnung für epidermale (Prä-) Keratine und verwandte Proteine innerer Epithelien (FRANKE et al. 1978b). Mit Hilfe der zweidimensionalen Gelelektrophorese, in der Proteingemische in horizontaler Richtung nach ihren isoelektrischen Punkten und in der Vertikalen nach ihren Molekulargewichten aufgetrennt werden, konnte man bislang in menschlichen Epithelzellen 19 verschiedene Zytokeratinpolypeptide identifizieren, die entsprechend ihren Koordinaten im zweidimensionalen Gelsystem numeriert wurden (ZK Nrs. 1-19; MOLL et al. 1982; Abb. 1). Zytokeratine können in eine basische (ZK Nrs. 1-8) und eine saure (ZK Nrs. 9-19) Subfamilie unterteilt werden. Sie werden stets in Paaren gebildet, wobei jeweils zwei Moleküle der basischen und der sauren Subfamilie als Heterotetramer die Grundeinheit eines Zytokeratinfilaments bilden (HATZFELD u. FRANKE 1985; QUINLAN et al. 1985). Außerdem sind acht haarspezifische α-Keratinpolypeptide identifiziert worden (HEID et al. 1986).

Die Expression der Zytokeratinpaare erfolgt differenzierungsspezifisch, d. h. in Korrelation zum jeweiligen Epitheltyp. So lassen sich vereinfacht Plattenepithel- und Zylinderepithel-typische sowie komplexe Zytokeratinpolypeptidmuster unterscheiden (MOLL et al. 1982; COOPER et al. 1985; QUINLAN et al. 1985).

Die Bedeutung der IF für das Nervensystem ergibt sich aus der Tatsache, daß zwei Hauptzelltypen jeweils durch eine besondere IF-Klasse charakterisiert sind: Astroglia durch das Vorkommen von GFAP und Neurone durch die Expression von Neurofilamentpolypeptiden (Neurofilament-Triplet).

Saures Gliafaserprotein („glial fibrillary acidic protein", GFAP, Tabelle 1) wurde erstmals von ENG et al. (1971) aus Multiple Sklerose-Plaques isoliert. Im gesunden zentralen Nervensystem ist GFAP spezifisch für Astroglia, während in Oligodendroglia keine Gliafilamente nachweisbar sind (BIGNAMI u. DAHL 1977; SCHACHNER et al. 1978; DEARMOND et al. 1980). GFAP wird in protoplasmatischen und fibrillären Astrozyten meistens mit dem mesenchymalen Intermediärfilament Vimentin ko-exprimiert (SCHNITZER et al. 1981; SHAW et al. 1981; YEN u. FIELDS 1981; OSBORN et al. 1982b).

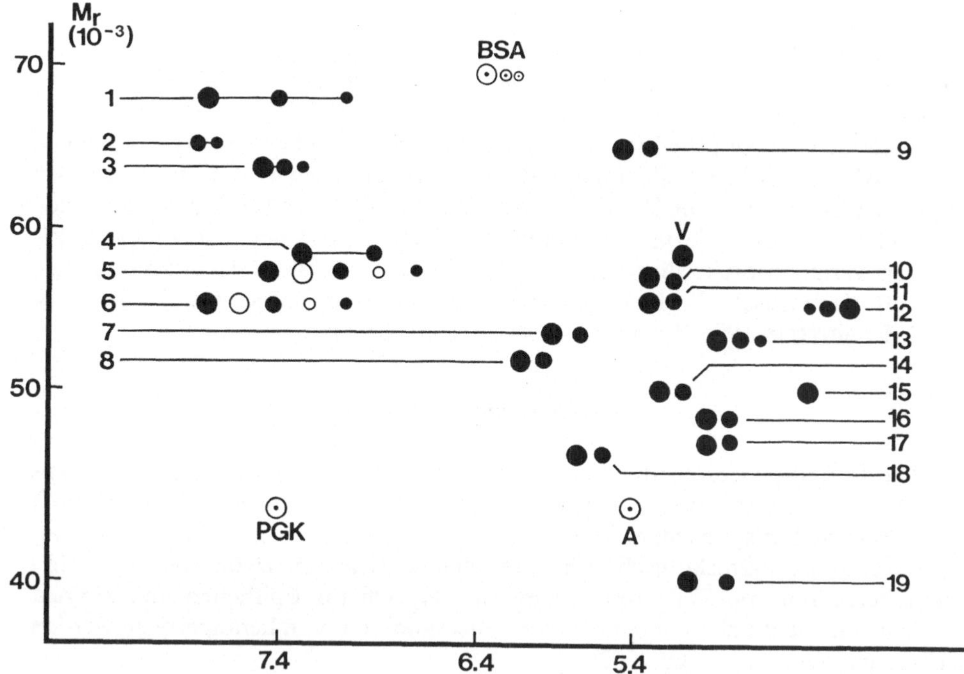

Abb. 1. Katalog der menschlichen Zytokeratinpolypeptide. (MOLL et al. 1982)

Neurofilamentpolypeptide (NF; Tabelle 1) bilden die Gruppe der Neuronen-spezifischen Intermediärfilamentproteine (Tabelle 1); Übersicht bei OSBORN et al. 1982b). Untersuchungen über die langsame Komponente des axonalen Transports haben gezeigt, daß NF aus drei Polypeptiden mit unterschiedlichen Molekulargewichten bestehen (HOFFMAN u. LASEK 1975). Jedes Neurofilamentpolypeptid ist immunologisch verschieden (LEE et al. 1982). Die beiden Neurofilamenttypen mit niedrigem Molekulargewicht sind integrale Komponenten eines Filaments, während die hochmolekulare Untereinheit dieser Struktur außen angelagert ist (GEISLER u. WEBER 1981; GARDNER et al. 1984; HIROKAWA et al. 1984).

NF werden im allgemeinen in Axonen des zentralen und peripheren Nervensystems und im Zelleib von Neuronen und in Spinalganglien gefunden (BIGNAMI u. DAHL 1977; SCHLAEPFER u. LYNCH 1977; LIEM et al. 1978; SCHACHNER et al. 1978; ANDERTON et al. 1980; SHAW et al. 1981; TROJANOWSKI et al. 1985). Eine Ausnahme bilden die bipolaren Neurone des Riechepithels der Ratte, in deren Zelleibern und Axonen nur Vimentin-IF gebildet werden (SCHWOB et al. 1986).

Mit spezifischen Antiseren und monoklonalen Antikörpern gegen die fünf Intermediärfilamentklassen ist es also möglich, epitheliale, mesenchymale, myogene, neuronale und gliale Zellen zu identifizieren und zu unterscheiden. Die Tatsache, daß die Expression von IF auch in differenzierten und weniger differenzierten Tumoren und ihren Metastasen erhalten bleibt, ist Voraussetzung für die Anwendung von IF-Antikörpern in der Diagnose und Differentialdiagnose von Tumoren (Übersichten bei SCHLEGEL et al. 1980; GABBIANI et al. 1981; MIETTINEN et al. 1982, 1984b; RAMAEKERS et al. 1982, 1983a; DENK et al. 1983; MOLL et al. 1983a; MOLL 1986; NAGLE et al. 1983; OSBORN u. WEBER 1983; BONNIN u. RUBINSTEIN 1984; ALTMANNSBERGER et al. 1985, 1986; RUBINSTEIN 1986; PERENTES u. RUBINSTEIN 1987).

Unter den Markerproteinen für nervale Tumoren ist neben den Neurofilamenten GFAP von größter Bedeutung und am besten untersucht. Dies hängt mit der typischen Expression von GFAP in astrozytären Zellen, der Häufigkeit von Gliomen innerhalb des Spektrums intrakranieller Tumoren und der großen morphologischen Variationsbreite dieser Tumorgruppe zusammen, die wegen ihrer Vielfalt sehr oft diagnostische Probleme bereitet (Übersichten bei BONNIN u. RUBINSTEIN 1984; RUBINSTEIN 1986; PERENTES u. RUBINSTEIN 1987).

3. Desmosomenproteine

Die Definition des Zytoskeletts im weiteren Sinne umfaßt auch Plasmamembranstrukturen. Unter diesen stellen interzelluläre Verbindungen („Zellkontakte") ultrastrukturell ausgezeichnet erkennbare Spezialisationen der Zellmembran dar. Die elektronenmikroskopisch sehr gut charakterisierten *Desmosomen* als ein besonderer Typ von Zellverbindungen sind typisch für Epithelien und können deshalb zur Identifizierung epithelialer Zellen und Tumoren herangezogen werden (Übersicht bei GHADIALLY 1962).

Ein voll ausgebildetes Desmosom (macula adhaerens; FARQUHAR u. PALADE 1963) besteht aus zwei streng parallel angeordneten umschriebenen Verdichtungen unterhalb der inneren Lamelle der Zytoplasmamembran („Plaques"), die durch einen Spalt von ungefähr 240 Å getrennt sind. Genau in der Mitte dieses Spaltes befindet sich eine elektronendichte Mittellinie („Stratum medianum"). Bündel intrazytoplasmatischer Zytokeratinintermediärfilamente (Tonofilamente) strahlen in die desmosomalen Plaques an ihrer zytoplasmatischen inneren Seite ein.

Desmosomen kommen äußerst zahlreich in mehrschichtigen Plattenepithelien vor. Desmosomenpräparationen aus Rinderschnauze konnten biochemisch durch Gelelektrophorese in acht Hauptpolypeptidbanden aufgetrennt werden. Die einzelnen Komponenten werden bisher als *Desmoplakine, Desmocolline, Desmoglein* und *Plakoglobin* bezeichnet (FRANKE et al. 1981, 1982, 1983; COWIN u. GARROD 1983; COWIN et al. 1984, 1985, 1986; MUELLER u. FRANKE 1983; KAPPRELL et al. 1985; SCHMELZ et al. 1986; Tabelle 2).

Desmoplakin I und II (FRANKE et al. 1983; MUELLER u. FRANKE 1983) sind hochmolekulare Polypeptide der desmosomalen Plaque. Mit Antikörpern gegen diese Strukturproteine können Desmosomen in Form kleiner distinkter Punkte an der Zellmembran auf lichtmikroskopischer Ebene sichtbar gemacht werden.

Zusammen mit Zytokeratinen bilden Desmoplakine eine weitere unabhängige Klasse struktureller genereller Epithelmarker, die zur positiven immunzytochemischen Charakterisierung epithelialer Tumoren verwendet werden können (FRANKE et al. 1983; MOLL et al. 1985). Bislang sind wenige Desmoplakin-positive nichtepitheliale Zelltypen beschrieben worden wie u. a. Myokardzellen (FRANKE et al. 1982; KARTENBECK et al. 1983), arachnoidale Deckzellen (KARTENBECK et al. 1984) und dendritische Retikulumzellen des Lymphknotens (MOLL et al. 1986).

Tabelle 2. Proteine und Glykoproteine interzellulärer Verbindungen

Bezeichnung	M_r[a]	Eigenschaft	Lokalisation
Desmoplakin I	230000–250000	Protein	Desmosom - Plaque
Desmoplakin II	210000–220000	Protein	Desmosom - Plaque
Desmoglein	140000–175000	Glykoprotein	Desmosom - Mittellinie
Desmocollin I	115000–130000	Glykoprotein	Desmosom - Oberfläche
Desmocollin II	100000–115000	Glykoprotein	Desmosom - Oberfläche
Plakoglobin	83000– 90000	Protein	Desmosom - Plaque Zonulae adhaerentes, Fasciae adhaerentes, Puncta adhaerentia
–	75000– 82000	Protein	
–	22000	Glykoprotein	

Franke et al. (1983), Cowin et al. (1984, 1985, 1986), Schmelz et al. (1986).
[a] Bandbreite der relativen Molekulargewichte (M_r) in der SDS-PAGE.

Die Gesamtheit der Intermediärfilamentproteine und die Desmoplakine als Hauptbestandteile der desmosomalen Plaque bilden eine Gruppe stabiler struktureller Marker zur immunzytochemischen Charakterisierung definierter Zelltypen und Gewebe, die wegen ihrer guten Erhaltung in neoplastisch transformierten Zellen ausgezeichnete Marker für die Identifizierung, Charakterisierung und Differenzierung epithelialer, mesenchymaler, myogener, glialer und neuronaler Tumoren darstellen.

II. Expression von Intermediärfilamentproteinen und Desmoplakinen in Tumoren

1. Neuroepitheliale Tumoren

a) GFAP in Astrozytomen, Ependymomen und Glioblastomen

Eng et al. (1971) isolierten als erste das saure Gliafaserprotein aus Multiple Sklerose-Plaques („glial fibrillary acidic protein“, GFAP). Im gesunden zentralen Nervensystem wird GFAP besonders in Astroglia, nicht aber in Oligodendroglia gebildet (Bignami u. Dahl 1977; Schachner et al. 1978; DeArmond et al. 1980). Da es sich bei GFAP wie bei den anderen IF-Typen um ein Strukturprotein handelt, kann es auch in unterschiedlich differenzierten glialen Tumoren nachgewiesen werden (Deck et al. 1976, 1978; Duffy et al. 1977, 1978, 1979; Delpech et al. 1978; Eng u. Rubinstein 1978; van der Meulen et al. 1978; DeArmond et al. 1980; Velasco et al. 1980; Tascos et al. 1982; Marsden et al. 1983; Pasquier et al. 1983a, b; Schindler u. Gullotta 1983; Trojanowski et al. 1984; Gullotta et al. 1985; Royds et al. 1986; Schwechheimer 1986, 1987; Kleihues et al. 1987; Reifenberger et al. 1987).

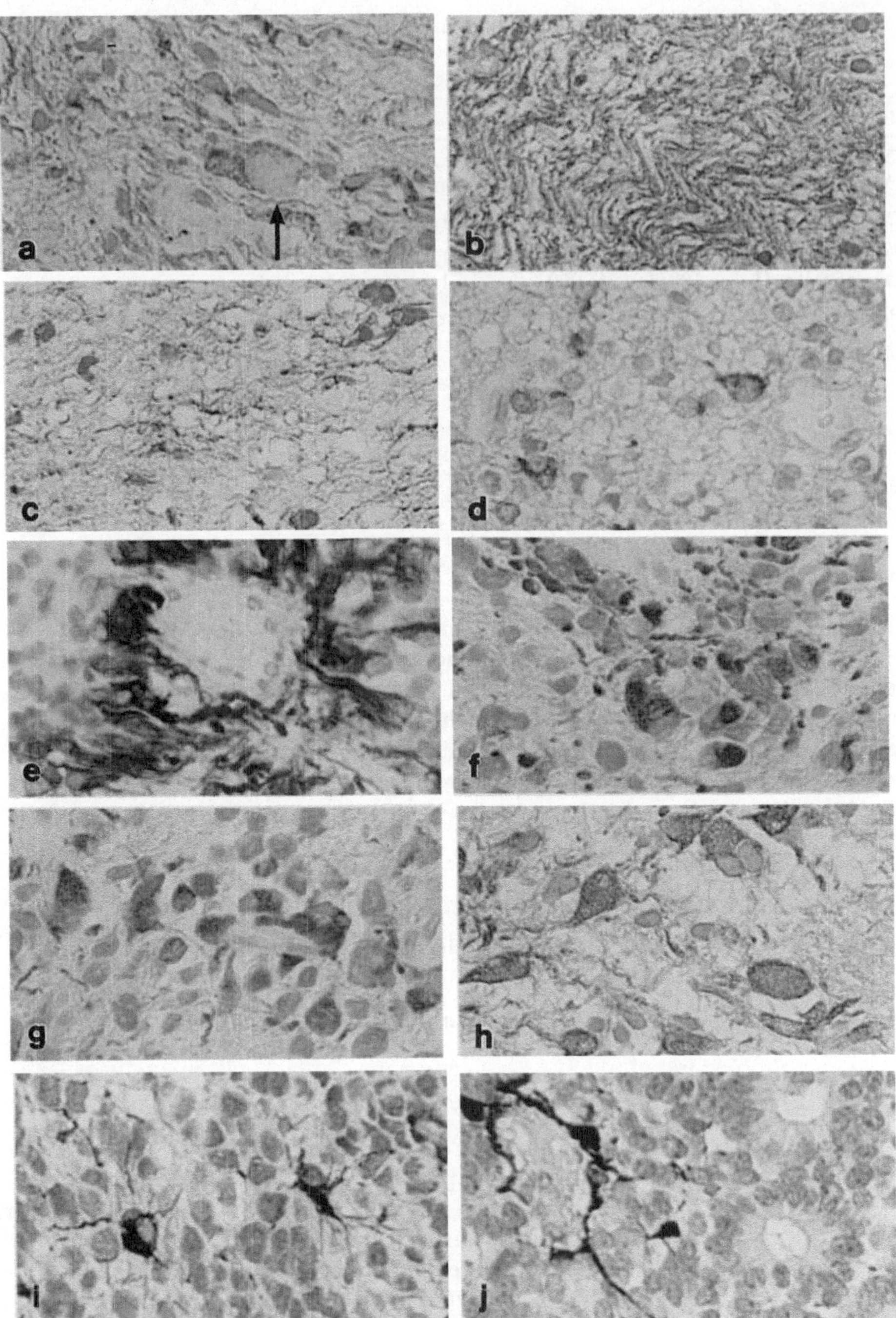

Abb. 2a–j. GFAP-Expression in neuroepithelialen Tumoren. **a** Pilozytisches Astrozytom des N. opticus mit Rosenthalscher Faser *(Pfeil)*; **b** pilozytisches Hirnstammastrozytom (stereotaktische Biopsie); **c** fibrilläres Astrozytom; **d** Oligodendrogliom; **e** Ependymom (Pseudorosette); **f** anaplastisches Ependymom; **g** malignes Astrozytom; **h** Glioblastom; **i** reaktive Astrozyten in einem Medulloblastom und **j** einem Retinoblastom. **a–j** Paraffinschnitte, GFAP-Antiserum, PaP. **a–d, f–j** AEC-Haematoxylin; **e** DAB-Haematoxylin. Originale × 40 (**a–d, f–j**) und × 25 (**e**)

GFAP wird sehr zuverlässig in allen Varianten *astrozytärer Tumoren* wie *fibrillären, protoplasmatischen, gemistozytischen* und *pilozytischen Astrozytomen* sowie in *astrozytären Anteilen* von *Oligo-Astrozytomen* exprimiert. Die positive Reaktion findet sich sowohl im perinukleären Zytoplasma wie in den Zellfortsätzen (Abb. 2a-c, 5a; Tabellen 3, 5, 6).

Meningeome unterschiedlicher histologischer Differenzierung, der größte Teil der *Nervenscheidentumoren, Zysten, Hypophysenadenome* und *Weichteiltumoren* sind GFAP-negativ (Tabellen 3, 5, 6; vgl. aber Abschn. B.II.6).

Tabelle 3. GFAP-Immunreaktivität. I. Intrakranielle und intraspinale Tumoren

Tumortyp	*n*	GFAP-Immunreaktivität					Positive Fälle	
		++++	+++	++	+	–	abs.	%
Astrozytäre Tumoren	47						47/47	100,0
Astrozytom	20							
- fibrillär	3	3	0	0	0	0		
- protoplasmatisch	3	3	0	0	0	0		
- fibrillär-protoplasmatisch	9	9	0	0	0	0		
- gemistozytisch	5	4	0	1	0	0		
Pilozytisches Astrozytom	17							
- Kleinhirn	15	15	0	0	0	0		
- Nervus opticus	1	1	0	0	0	0		
- Medulla spinalis	1	1	0	0	0	0		
Anaplastisches Astrozytom	10	6	3	1	0	0		
Oligodendrogliale Tumoren	25							
Isomorphes Oligodendrogliom	10	0	0	2	0	8	2/10	20,0
Oligo-Astrozytom	12						12/12	100,0
- Oligodendrogliom-Anteil		0	0	1	5	6		
- Astrozytom-Anteil		12	0	0	0	0		
Anaplast. Oligodendrogliom	3	0	0	0	1	2	1/3	33,3
Ependymale Tumoren	18						18/18	100,0
Ependymom								
- klassischer Typ	9	3	1	5	0	0		
- myxopapilläre Variante	7	7	0	0	0	0		
- Foramen Monroi-Ependymom	1	0	0	0	1	0		
Subependymom	1	1	0	0	0	0		
Plexuspapillom	6	0	1	3	2	0	6/6	100,0
Glioblastom	32	17	9	4	2	0	32/32	100,0
Medulloblastom[a]	20	0	0	0	2	18	2/20	10,0
Retinoblastom[a]	4	0	0	0	0	4	0/4	0,0

Ergebnisse eigener immunzytochemischer Untersuchungen an Formalin-fixiertem Paraplast-eingebettetem Tumorgewebe ($n=327$) mit einem Kaninchen-Antiserum gegen GFAP (Schwechheimer 1987).

n Fallzahl.

GFAP-positive Tumorzellen: ++++ fast alle oder alle, +++ zahlreiche, ++ viele, + einzelne, – keine.

[a] Eingeschlossene Astrozyten GFAP-positiv (++++).

Tabelle 3. (Fortsetzung)

Tumortyp	n	GFAP-Immunreaktivität					Positive Fälle	
		++++	+++	++	+	–	abs.	%
Meningeom[b]	75						0/75	0,0
- endotheliomatös	32	0	0	0	0	32		
- fibroblastisch	17	0	0	0	0	17		
- transitionell	19	0	0	0	0	19		
- psammomatös	3	0	0	0	0	3		
- lipomyxoid	1	0	0	0	0	1		
- maligne	3	0	0	0	0	3		
Neurinom	39						10/39	25,6
- Typ Antoni A	24	0	1	3	4	16		
- Typ Antoni A/B	8	0	0	0	1	7		
- Typ Antoni B	7	0	0	0	1	6		
Kraniopharyngeom	3	0	0	0	0	3	0/3	0,0
Zysten	4						0/4	0,0
- Epidermoidzyste	3	0	0	0	0	3		
- Kolloidzyste	1	0	0	0	0	1		
Hypophysenadenom[c]	9	0	0	0	0	9	0/9	0,0
Metastasen	26						0/26	0,0
- Karzinom	23	0	0	0	0	23		
- Malignes Melanom	2	0	0	0	0	2		
- Embryon. Rhabdomyosarkom	1	0	0	0	0	1		
Glio-neuronales Hamartom	1	1[d]	0	0	0	0	1/1	100,0
Mesenchymale Tumoren	18						0/18	0,0
- Hämangioblastom	3	0	0	0	0	3		
- Lipom	2	0	0	0	0	2		
- Chondrom	2	0	0	0	0	2		
- Chondrosarkom	2	0	0	0	0	2		
- Meningeales Sarkom	1	0	0	0	0	1		
- Chordom	4	0	0	0	0	4		
- Non-Hodgkin-Lymphom	4	0	0	0	0	4		
Fallzahl insgesamt	327							

[b] GFAP-positiv sind in einzelnen Tumoren a) wenige spindelförmige Schwannzellen aus eingeschlossenen Nervenstämmchen, b) einzelne eingeschlossene Astrozyten oder c) Astrozyten in adhärentem Hirngewebe.
[c] Epitheliale Adenomzellen sind GFAP-negativ; in ¹⁄₉ Hypophysenadenomen reagieren zahlreiche und in ⁵⁄₉ Hypophysenadenomen wenige follikulostellare Zellen GFAP-positiv.
[d] GFAP-positiv ist der astrozytäre Anteil des Hamartoms.

In *Rosenthalschen Fasern*, die in wechselnder Zahl in *pilozytischen Astrozytomen* von Kleinhirn, Nervus opticus und Medulla spinalis zu finden sind, ist die GFAP-Reaktion meistens auf die Peripherie der opaken Strukturen beschränkt, während ihr amorpher Kern negativ reagiert (JANZER u. FRIEDE 1981; TASCOS et al. 1982; SCHWECHHEIMER 1987; Abb. 2a). Andere Autoren beschrieben eine uniform positive (VAN DER MEULEN 1978; MARSDEN et al. 1983), negative (DUFFY et al. 1978) oder sehr variable Immunreaktion (VELASCO et al. 1980; GULLOTTA et al. 1985). Die randständige GFAP-Reaktion paßt sehr gut zu ultrastrukturellen Befunden, nach denen ein amorpher osmiophiler Kern von einem dichten Geflecht von Gliafilamenten umgeben wird (DUFFEL et al. 1963; SCHLOTE 1966; HERNDON et al. 1970; SOFFER u. HOROUPIAN 1979; Tabelle 6).

Die Zahl GFAP-positiver Zellen in *anaplastischen Astrozytomen* und in *Glioblastomen* kann enorm schwanken und ist in einzelnen Tumoren auf wenige Tumorzellen beschränkt (Abb. 2g, h, 3; Tabellen 3, 5, 6). Intensiv GFAP-positiv reagieren in Glioblastomen astrozytäre, spongioblastäre, gemistozytische und polymorphe Zellen sowie mehrkernige Riesenzellen. Kleinzellig-anaplastische Abschnitte in Glioblastomen waren in der eigenen Serie überwiegend negativ (SCHWECHHEIMER 1987). Betrachtet man ein größeres Kollektiv, so zeigt sich in wenig differenzierten astrozytären Tumoren eine Tendenz zum Verlust der GFAP-Bildung (Tabellen 3, 6). Es besteht jedoch keine lineare Abhängigkeit zwischen dem Grad der Malignität und der Zahl GFAP-positiver Tumorzellen (VAN DER MEULEN et al. 1978; DEARMOND et al. 1980; VELASCO et al. 1980; TASCOS et al. 1982). Andere Autoren lehnen einen solchen Zusammenhang sogar ab (PASQUIER et al. 1983a). In der eigenen Serie waren 60% der anaplastischen Astrozytome und 53% der Glioblastome komplett GFAP-positiv (SCHWECHHEIMER 1987; Abb. 2g, h, 3; Tabelle 3). Insbesondere in Glioblastomen hängt die Anzahl GFAP-positiver Tumorzellen offensichtlich von der zytologischen Zusammensetzung des Tumors ab. Wir sind deshalb wie GULLOTTA et al. (1985) der Meinung, daß die Stärke der GFAP-Reaktion in malignen Astrozytomen und Glioblastomen bezogen auf eine größere Serie tendenziell abnimmt, daß jedoch eine verallgemeinernde Aussage für den Einzelfall keine Gültigkeit besitzt. Alternativ zu dem unterstellten Verlust der Fähigkeit zur GFAP-Bildung muß auch die Möglichkeit diskutiert werden, daß in malignen Gliomen und Glioblastomen heterogene Tumorzellpopulationen mit unterschiedlichem Immunphänotyp auftreten.

GFAP ist nicht spezifisch für Astroglia und die davon abgeleiteten Tumoren. Auch *Ependymome* sind zumindest teilweise GFAP-positiv (Abb. 2e, f; Tabellen 3, 5, 6). Dem von VAN DER MEULEN et al. (1978) mitgeteilten negativen Befund steht die Mehrzahl der Untersucher gegenüber, die über eine positive GFAP-Immunreaktion in Ependymomen berichtet (DECK et al. 1978; DUFFY et al. 1978, 1979; ENG u. RUBINSTEIN 1978; DEARMOND et al. 1980; VELASCO et al. 1980; TASCOS et al. 1982; PASQUIER et al. 1983a; TROJANOWSKI et al. 1984; GULLOTTA et al. 1985; ROYDS et al. 1986; REIFENBERGER et al. 1987; SCHWECHHEIMER 1987; MANNOJI u. BECKER 1988). In klassischen Ependymomen ist die GFAP-Reaktion am stärksten in den Zellen, deren Fortsätze die perivaskulären kernfreien Strukturen bilden und in astrozytär differenzierten Abschnitten. Kuboidale Zellen können sowohl positiv als auch negativ sein. In einem Fall eines Ependymoms des Foramen Monroi war nur ein kleiner Teil der Tumorzellen GFAP-positiv (SCHWECHHEIMER 1987; Tabelle 3).

Alle bisher mitgeteilten Daten zeigen eine konstante GFAP-Reaktion in *Subependymomen* (Tabellen 3, 5, 6) und *myxopapillären Ependymomen* (ENG u. RUBINSTEIN 1978; VAN DER MEULEN et al. 1978; DEARMOND et al. 1980; VELASCO et al. 1980; TASCOS et al. 1982; MARSDEN et al. 1983; TROJANOWSKI et al. 1984; GULLOTTA et al. 1985; SONNELAND et al. 1985; SCHWECHHEIMER 1987; MANNOJI u.

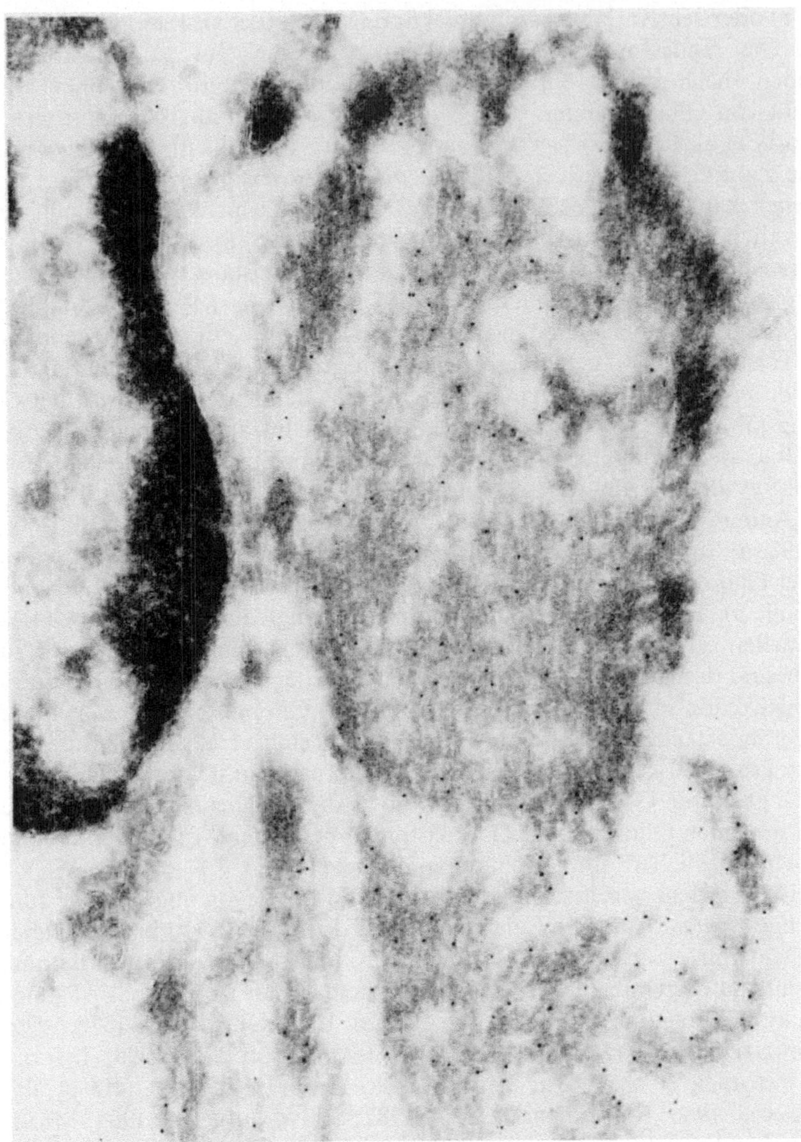

Abb. 3. Glioblastoma multiforme. Goldmarkierte Gliafilamente im Zytoplasma einer Tumorzelle. Ultrakryodünnschnitt, monoklonaler Antikörper gegen GFAP (Klon G-A-5), Protein A-Gold. Original ×40000

BECKER 1988; Abb. 4c; Tabellen 3, 5, 6). Die von DECK et al. (1978) beschriebene negative Immunreaktion in einem *papillären Ependymom* wurde von MANNOJI u. BECKER (1988) an vier Tumoren nicht bestätigt. Diese Autoren fanden vielmehr eine intensive GFAP-Immunreaktion.

GFAP-Immunreaktivität wurde schließlich auch in zahlreichen weiteren Gliomvarianten wie *subependymären Riesenzellastrozytomen, pleomorphen Xantho-*

astrozytomen, Astroblastomen, Gliosarkomen, Sarkogliomen, Angiogliomen und *Gangliogliomen* sowie in den *Gliomen* der *Glandula pinealis* beobachtet (Übersicht bei Bonnin u. Rubinstein 1984; Tabelle 6).

Das gliale Intermediärfilamentprotein ist kein Tumormarker, sondern kommt auch in nicht-neoplastischen Astrozyten vor. Es ist daher auf der Basis des immunzytochemischen Nachweises von GFAP nicht möglich, zwischen reaktiven und neoplastischen Astrozyten zu unterscheiden (s. auch Eng u. Rubinstein 1978; DeArmond et al. 1980). Dieser Umstand bereitet sowohl bei der Differenzierung neuroepithelialer Tumoren als auch bei der Diagnose von Hirnmetastasen mitunter große Probleme. In solchen Fällen können zusätzliche Marker zur Unterscheidung herangezogen werden (s. Abschn. B.II.8, B.II.9).

Da das Gliafaserprotein nicht nur in Astrozyten und astrozytär differenzierten Tumoren des ZNS, sondern auch in Ependymomen und seinen Varianten und darüber hinaus in einem Teil der Oligodendrogliome vorkommt, kann GFAP zwar nicht als *Astrozyten-spezifisches*, so doch als *Glia-typisches* Antigen angesehen werden.

Auch in Anbetracht seiner nur relativen Spezifität ist GFAP bis heute der zuverlässigste Marker für Gliome. Wegen ihrer Häufigkeit innerhalb der Tumoren des zentralen Nervensystems, der Resistenz des Antigens gegenüber Formalinfixierung und der guten Verfügbarkeit von Antiseren und Antikörpern ist dieses Intermediärfilamentprotein das am besten untersuchte Antigen in der Neuroonkologie.

In der Differentialdiagnose von Hirntumoren kann GFAP insbesondere angewandt werden:

a) zur Abgrenzung von Gliomen gegenüber Zytokeratin-Desmoplakin-positiven Karzinommetastasen und ausschließlich Vimentin-positiven malignen Melanomen und Sarkomen,
b) für die Darstellung des astrozytären Kompartiments in Mischgliomen wie Oligo-Astrozytomen, Gangliogliomen und Gliosarkomen sowie
c) zum Nachweis einer leptomeningealen Infiltration eines Glioms.

b) GFAP in Oligodendrogliomen

Oligodendrogliome sind Tumoren, die hauptsächlich aus neoplastischer Oligodendroglia aufgebaut sind (Zülch 1979). GFAP ist das Intermediärfilamentprotein der Astroglia (Bignami u. Dahl 1974, 1977; Schachner et al. 1977; Übersicht bei Osborn et al. 1982b). Seine Expression in Tumoren wurde als Beweis für eine astrogliale Histogenese und/oder Differenzierung gewertet.

Zahlreiche Autoren konnten in Oligodendrogliomen keine GFAP-positiven Tumorzellen finden (Deck et al. 1978; Eng u. Rubinstein 1978; Velasco et al. 1980; Tascos et al. 1982; Pasquier et al. 1983a; Trojanowski et al. 1984; Royds et al. 1986). Andere dagegen beobachteten eine unterschiedliche Zahl GFAP-positiver neoplastischer Oligodendrozyten in einer variablen Anzahl von Oligodendrogliomen (van der Meulen et al. 1978; DeArmond et al. 1980; Ishida et al. 1982; Meneses et al. 1982; Herpers u. Budka 1984; Gullotta et al. 1985; Nakagawa et al. 1986; Reifenberger et al. 1987; Schwechheimer 1987; Sarkar et al. 1988).

In der eigenen Serie an Paraffinschnitten waren mit einem Kaninchen-Antiserum einzelne Tumorzellen in zwei von zehn isomorphen (20%) und in einem von drei anaplastischen Oligodendrogliomen (33,3%) GFAP-positiv (SCHWECHHEIMER 1987; Abb. 2d). In zwölf oligo-astrozytären Mischgliomen fanden wir in sechs Tumoren GFAP-bildende neoplastische Oligodendrozyten (50%). An Kryostatschnitten beobachteten wir mit monoklonalen Antikörpern gegen GFAP in drei untersuchten isomorphen Oligodendrogliomen und im Oligodendrogliomanteil in drei von fünf Oligo-Astrozytomen GFAP-positive Tumorzellen (Tabelle 3).

Quantitative Unterschiede zwischen den einzelnen Arbeitsgruppen (HERPERS u. BUDKA 1984; GULLOTTA et al. 1985; NAKAGAWA et al. 1986; REIFENBERGER et al. 1987; SCHWECHHEIMER 1987; SARKAR et al. 1988) sind wahrscheinlich zum Teil auf die untersuchte Tumorprobe und die geringe Zahl untersuchter Fälle sowie möglicherweise auf unterschiedliche Auswertungskriterien zurückzuführen. Neben GFAP-positiven Tumorzellen sieht man in Oligodendrogliomen eine variable Zahl morphologisch typischer eingeschlossener, reaktiver und neoplastischer Astrozyten, die GFAP-positiv reagieren. Gerade das ubiquitäre Vorkommen positiver Astroglia macht die Interpretation der GFAP-Bildung in Oligodendrogliomen sehr schwierig. HERPERS u. BUDKA (1984) schlugen für GFAP-positive neoplastische Oligodendroglia die Bezeichnung *„gliofibrilläre Oligodendrozyten"* vor. Tumoren, die überwiegend aus solchen Zellen bestehen, sollten *„gliofibrilläre Oligodendrogliome"* genannt werden. In der Tat wäre die Frage zu prüfen, ob solche Tumoren ein anderes biologisches Verhalten als GFAP-negative Oligodendrogliome zeigen.

Die Interpretation GFAP-positiver neoplastischer Oligodendroglia ist spekulativ. Einige Befunde zur Entwicklung der Glia und über das Verhalten von Gliazellen in vitro sind jedoch sehr aufschlußreich. So beobachteten CHOI u. KIM (1984, 1985) eine vorübergehende Expression von GFAP in normaler fetaler Oligodendroglia vor der Myelinbildung. RAFF et al. (1983) konnten zeigen, daß sich gliale Vorläuferzellen in vitro in Abhängigkeit von den Kulturbedingungen sowohl in Astrozyten als auch in Oligodendrozyten differenzieren können.

Auf der Basis dieser Beobachtungen kann man folgende Hypothese entwikkeln (NAKAGAWA et al. 1986): Die initialen Schritte der neoplastischen Transformation manifestieren sich an einer glialen Vorläuferzelle mit astro- und oligodendroglialer Differenzierungspotenz, die sich sowohl in Form echter oligo-astrozytärer Mischtumoren (Oligo-Astrozytome), als auch unter dem Bild einzelner GFAP-positiver Tumorzellen in reinen Oligodendrogliomen („gliofibrilläre Oligodendrozyten") realisieren. In diesem Sinne ist auch die Interpretation von GULLOTTA et al. (1985) zu verstehen, in der auf einen gemeinsamen Ursprung der Makroglia hingewiesen wird.

Unabhängig von der Deutung des Befundes sprechen die bisherigen Ergebnisse dafür, daß in reinen gutartigen und anaplastischen Oligodendrogliomen GFAP-positive Tumorzellen auftreten können, die phänotypisch nicht von neoplastischer Oligodendroglia unterscheidbar sind. Dies bedeutet auch, daß allein auf dem Boden eines positiven immunzytochemischen Befundes mit Antiseren und monoklonalen Antikörpern gegen GFAP eine Differenzierung zwischen astrozytären und oligodendroglialen Tumoren nicht mit absoluter Sicherheit möglich ist. Auf der anderen Seite bereiten zumindest gutartige Astrozytome und isomorphe

Oligodendrogliome wegen ihrer typischen Morphologie keine differentialdiagnostischen Probleme. Und schließlich sind in astrozytären Tumoren nahezu alle Tumorzellen GFAP-positiv, in Oligodendrogliomen dagegen nur ein kleiner Teil.

c) Ko-Expression von GFAP und Vimentin

Osborn et al. (1980) beobachteten als erste das gemeinsame Vorkommen verschiedener IF-Typen in derselben Zelle. Die *Ko-Expression* von *GFAP* und *Vimentin* wurde in bestimmten Gliazellen wie unreifer Glia und fibrillären Astrozyten beschrieben (Dahl et al. 1981; Osborn et al. 1981; Schnitzer et al. 1981; Shaw et al. 1981; Yen u. Fields 1981). Während der Entwicklung der Glia geht die Vimentinexpression der GFAP-Bildung voraus (Dahl et al. 1981; Schnitzer et al. 1981; Tapscott et al. 1981). Quinlan u. Franke (1983) konnten an Intermediärfilamenten einer menschlichen Gliomzellinie (U 333 CG/343 MG) darstellen, daß Vimentin und GFAP Heteropolymere bilden.

In Übereinstimmung mit der Literatur (Roessmann et al. 1983b; Yung et al. 1985; Herpers et al. 1986; Schiffer et al. 1986; Reifenberger et al. 1987) zeigen die eigenen Ergebnisse eine Ko-Expression von GFAP und Vimentin in *pilozytischen, fibrillären, protoplasmatischen, gemistozytischen* und *malignen Astrozytomen* und *Glioblastomen* (Schwechheimer 1987; Abb. 4a, b; Tabelle 5). Die immunmorphologischen Ergebnisse können auch biochemisch bestätigt werden (Abb. 5). Die von Schiffer et al. (1986) berichtete schwächere Reaktion von Vimentin können wir nicht beobachten (Schwechheimer 1987). Diese Unterschiede sind möglicherweise auf den verwendeten monoklonalen Vimentin-Antikörper, auf Gewebefixation und Paraffineinbettung zurückzuführen.

Es besteht kein linearer Zusammenhang zwischen Malignitätsgrad und Intermediärfilamentexpression, wenngleich in malignen Astrozytomen und Glioblastomen GFAP- und Vimentin-negative Zellen vorkommen können (Herpers et al. 1986; Schiffer et al. 1986; Schwechheimer 1987). Vimentin war in einem Fall eines malignen Glioms Grad III sehr viel stärker positiv als GFAP (vgl. auch Reifenberger et al. 1987; Tabelle 5).

In *Ependymomen* entspricht die Vimentin-Expression nicht exakt der GFAP-Immunlokalisation (Schwechheimer 1987; Tabelle 5). In Übereinstimmung mit Reifenberger et al. (1987) fanden wird kuboidale GFAP-negative Ependymomzellen mit konstanter, sehr intensiver Vimentin-Reaktion. Auch im normalen Ependym ist Vimentin der vorherrschende IF-Typ (Schnitzer et al. 1981; Osborn u. Weber 1983; Schwechheimer et al. 1985a; Schiffer et al. 1986). Sehr eindrucksvoll ist die GFAP-Vimentin-Ko-Expression in der *myxopapillären Variante* des Ependymoms (Abb. 4c, d; Tabelle 5).

Eine GFAP-Vimentin-Ko-Expression beobachteten wir auch in wenigen neoplastischen Oligodendrozyten von isomorphen *Oligodendrogliomen* (2/3) und *Oligo-Astrozytomen* (3/5; Schwechheimer 1987; Tabelle 5). Dieser Befund steht im Widerspruch zu den Ergebnissen anderer Autoren (Yung et al. 1985; Schiffer et al. 1986; Reifenberger et al. 1987). Eine Erklärung dafür könnte in der Verwendung von Formalin-fixiertem Paraplast-eingebettetem Tumorgewebe durch diese Untersucher liegen.

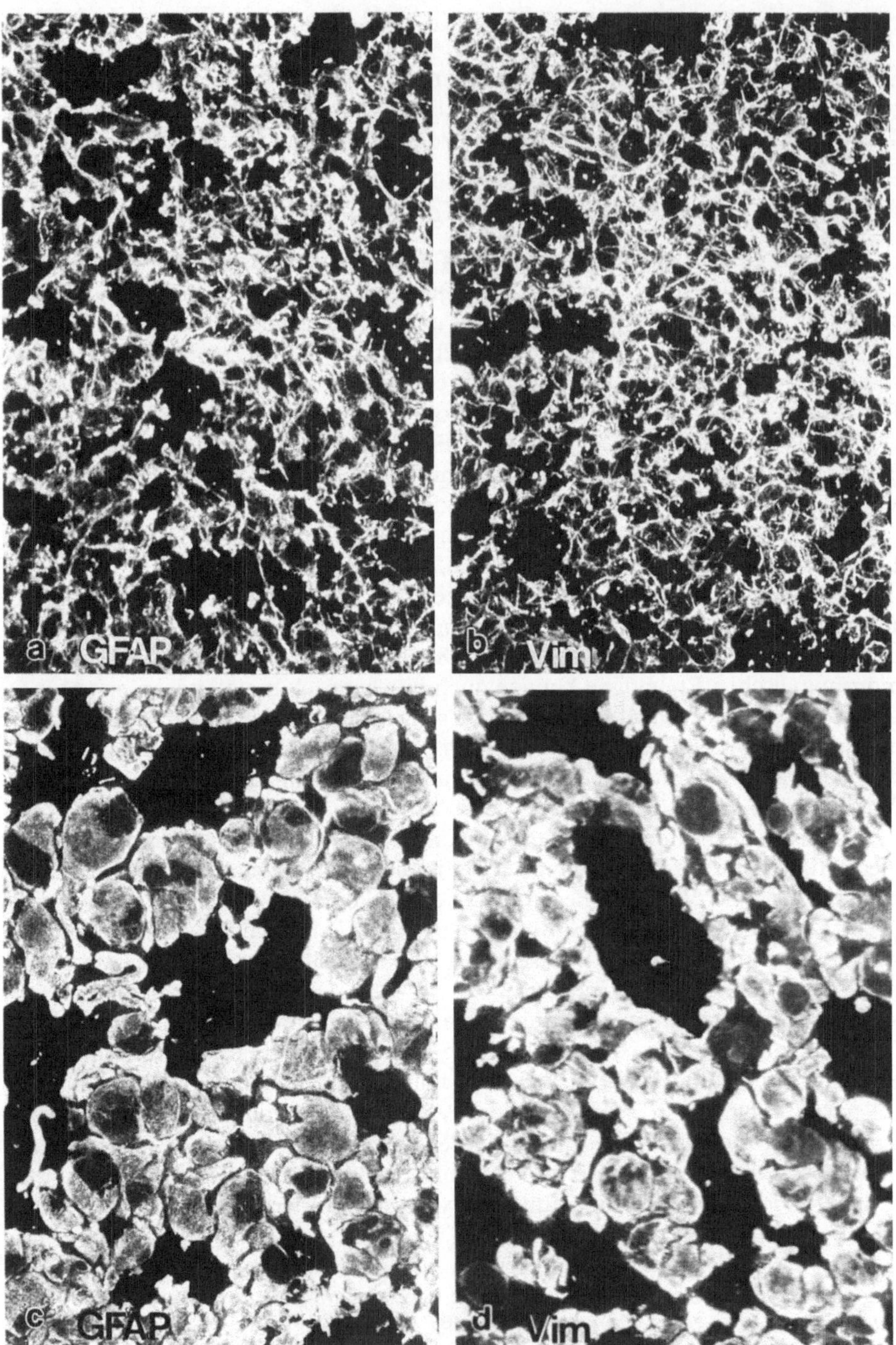

Abb. 4. Ko-Expression von GFAP (**a, c**) und Vimentin (**b, d**) in einem fibrillären Astrozytom (**a, b**) und einem myxopapillären Ependymom des Filum terminale (**c, d**). *GFAP,* Gliafaserprotein; *Vim,* Vimentin. Kryostatschnitte, indirekte Doppelimmunfluoreszenz mit monoklonalen Antikörpern gegen GFAP (Klon G-A-5) und Vimentin (Klon V 9) sowie FITC (GFAP)- und Texas Red (Vim)-gekoppelten Sekundärantikörpern. Originale ×40

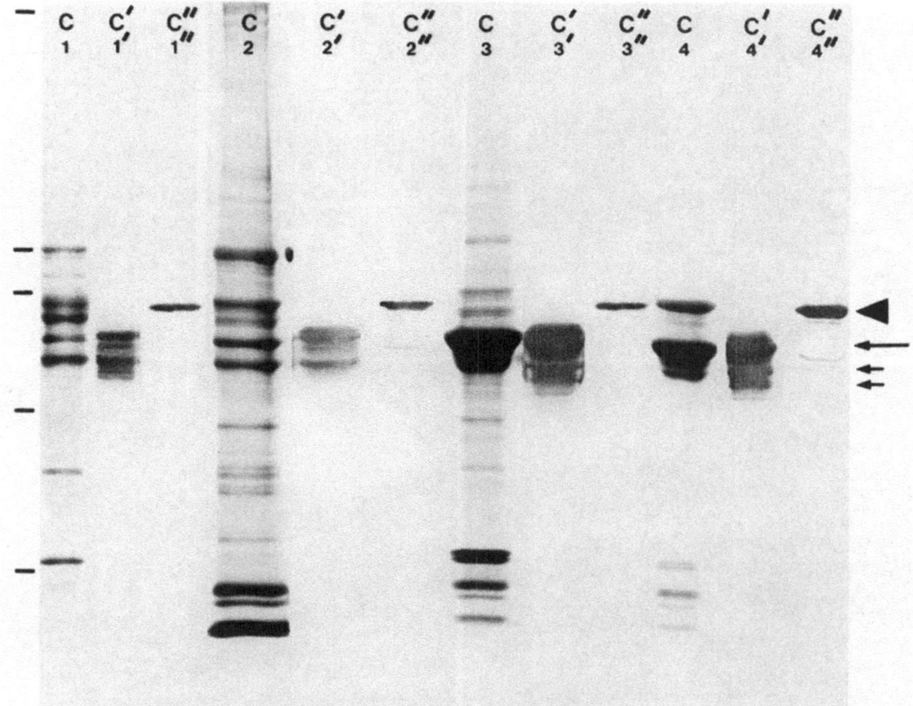

Abb. 5. Immunblot-Experimente zur Ko-Expression von GFAP und Vimentin in Astrozytomen. Auftrennung der Polypeptide aus Zytoskelettpräparationen *(C)* von zwei fibrillären Astrozytomen *(1, 2)* und einem malignen Astrozytom *(3)* sowie menschlichem Großhirn *(4)* als positive Kontrolle durch eine eindimensionale SDS-Polyacrylamidgelelektrophorese (SDS-PAGE), Proteintransfer auf Nitrozellulose und anschließende Immunlokalisation. *(C1-C4)* SDS-PAGE, Coomassie Blau-Färbung; Immunreaktion mit einem monoklonalen Antikörper gegen GFAP *(C1'-C4')* und gegen Vimentin *(C1"-C4")*; Streptavidin-Biotin-Methode, 4-Chlor-1-Naphthol als Farbsubstrat. Die Antikörper reagieren jeweils ganz spezifisch mit Vimentin *(rechter Bildrand Pfeilspitze)* bzw. GFAP (*rechter Bildrand langer Pfeil; kurze Pfeile:* weitere GFAP-reaktive Polypeptide). Position der Markerproteine *(horizontale Striche* am *linken Bildrand,* von *oben* nach *unten)*: Ferritin, 220 KD; Albumin, 67 KD; Katalase, 60 KD; Laktatdehydrogenase, 36 KD; Ferritin-Untereinheit, 17 KD

Kleinzellig anaplastische Tumorabschnitte zeigen eine negative oder variable GFAP-Vimentin-Immunreaktion (Herpers et al. 1986; Schiffer et al. 1986). In der eigenen Serie waren kleinzellig anaplastische Areale in zwei Glioblastomen GFAP- und Vimentin-negativ; eine Vimentin-GFAP-Ko-Expression dagegen wurde in zahlreichen undifferenzierten Tumorzellen in einem Glioblastom beobachtet (Schwechheimer 1987; Tabelle 5).

Nach unseren Untersuchungen ist die Expression von GFAP und Vimentin in Gliomen und Glioblastomen zwar nicht absolut identisch, doch stimmt die Verteilung dieser beiden IF-Typen weitgehend überein (Schwechheimer 1987; Tabelle 5). Roessmann et al. (1983b) vertreten die Ansicht, daß Vimentin den vorherrschenden Intermediärfilamenttyp in neoplastischen Astrozyten darstellt.

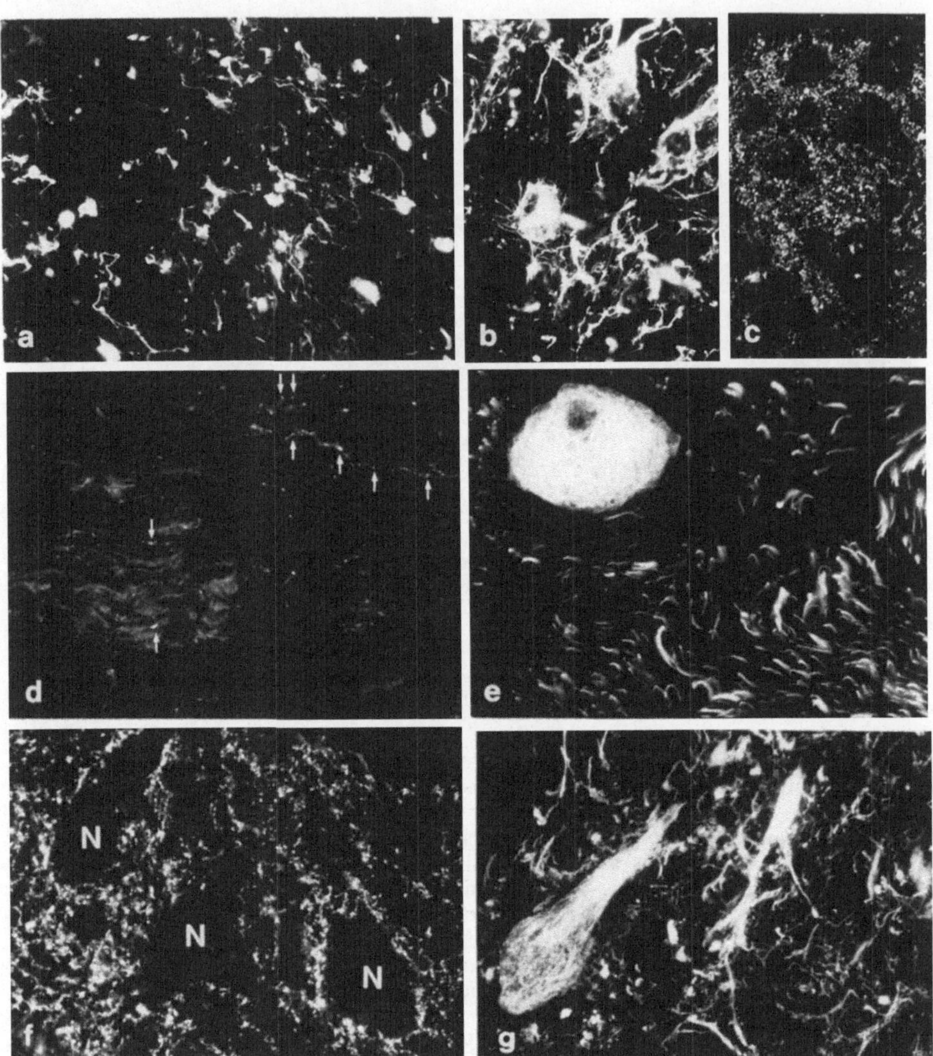

Abb. 6a–g. Neurofilament- und Synaptophysin-Expression in neuronalen Tumoren. **a–c** Neuroblastom, Leber-Metastase: **a** Neurofilament-Immunreaktion (68 KD); **b** Verteilung Vimentin-positiver Zellen; **c** feine dichte Punkte der Synaptophysin-Reaktion. **d, e** Ganglioneurom: **d** Einzelne fluoreszierende Punkte im Neuromanteil des Tumors markieren die Synaptophysin-Immunreaktion *(Pfeile)*; **e** Neurofilament-Immunreaktion (68 KD) im Zytoplasma einer Ganglienzelle *(linker oberer Quadrant)* und in Axonen. **f, g** Glio-neuronales Hamartom: **f** Intensive Synaptophysin-Immunreaktion um den Nervenzellkörper (*N* Neuron) und im Bereich der Dendriten und Axone; **g** Neurofilament-Immunreaktion (68 KD) in den Nervenzellkörpern und im Geflecht aus Axonen und Dendriten. Kryostatschnitte, monoklonale Antikörper gegen Synaptophysin (Klon SY38), Neurofilament-Polypeptid (Klon NR4) und Vimentin (Klon V 9), indirekte Immunfluoreszenz, TRITC-gekoppelte Sekundärantikörper. Originale $\times 40$

2. Neuronale Tumoren

Die Expression von *Neurofilamentproteinen* in Ganglienzellen und Axonen in allen oder nahezu allen *Ganglioneuromen* (Abb. 6e), *-gliomen* und *-neuroblastomen* wurde in einigen Arbeiten beschrieben (OSBORN et al. 1982a; ROESSMANN et al. 1983a, TROJANOWSKI u. LEE 1983a; TROJANOWSKI et al. 1984; CARLEI et al. 1984; MUKAI et al. 1986; SAWA et al. 1986; GOULD et al. 1987; REIFENBERGER et al. 1987; Übersicht bei TROJANOWSKI 1987). In Ganglioneuromen zeigen Schwann- und Satellitenzellen eine konstante Vimentin-Immunreaktivität, während in einem Teil dieser beiden Zelltypen zusätzlich GFAP exprimiert wird (Abb. 9a, 10c). Im Gliomanteil von Gangliogliomen wurde in allen Fällen GFAP lokalisiert (ROESSMANN et al. 1983a; REIFENBERGER et al. 1987; SCHWECHHEIMER 1987; Tabellen 4–6).

Im *glio-neuronalen Hamartom* ist die Expression aller drei Neurofilamentpolypeptide in Nervenzellkörpern, Axonen und Dendriten nicht unerwartet (Abb. 7g). Der gliale Anteil zeigt eine Ko-Lokalisation von GFAP und Vimentin (SCHWECHHEIMER 1987; SCHWECHHEIMER et al. 1987; Tabellen 3, 5, 6).

Tabelle 4. GFAP-Immunreaktivität. II. Tumoren des peripheren und autonomen Nervensystems. Karzinoide. Sonstige

Tumortyp	*n*	positiv
Peripheres Nervensystem	16	
Neurofibrom		0/3
Neurogenes Sarkom		0/8
Maligner peripherer neuroektodermaler Tumor		
- thorakopulmonal[a]		0/4
- Oberschenkel		0/1
Autonomes Nervensystem	20	
Ganglioneurom[b]		3/3
Neuroblastom[c]		0/6
Phäochromozytom		0/6
Paragangliom[d]		0/5
Endokrine Tumoren	5	
Karzinoid		0/5
Sonstige	9	
Malignes Melanom		0/5
Ewing-Sarkom		0/4
Fallzahl insgesamt	50	

Ergebnisse eigener immunzytochemischer Untersuchungen an Formalin-fixiertem Paraplast-eingebettetem Tumorgewebe ($n = 50$) mit einem GFAP-Antiserum (SCHWECHHEIMER 1987).
n Fallzahl.
[a] Sog. Askin-Tumoren (ASKIN et al. 1979).
[b] GFAP-positive Satelliten- und Schwannzellen.
[c] Neuroblastome Grad III nach HUGHES et al. (1974).
[d] Aber: GFAP-positive Sustentakularzellen in ⅖ Paragangliomen.

Tabelle 5. Expression von Intermediärfilamentproteinen und Desmoplakinen in nervalen Tumoren

Tumortyp	*n*	ZK	VIM	GFAP	NF	DES	DPL
Astrozytäre Tumoren	14						
Astrozytom							
- fibrillär	3	–	+	+	–	–	–
- protoplasmatisch	1	–	+	+	–	–	–
- überwiegend gemistozytisch	1	–	+	+	–	–	–
Pilozytisches Astrozytom	4	–	+	+	–	–	–
Anaplastisches Astrozytom	5	–	+	+	–	–	–
Oligodendrogliale Tumoren	8						
Isomorphes Oligodendrogliom	3	–	–/+[a]	–/+[a]	–	–	–
Oligo-Astrozytom	5	–	+[b]	+[b]	–	–	–
Ependymale Tumoren	8						
Ependymom							
- klassischer Typ	5	–	+	+	–	–	–
- myxopapilläre Variante	1	–	+	+	–	–	–
- anaplastischer Typ	1	–	+	+	–	–	–
Subependymom	1	–	+	+	–	–	–
Plexuspapillom	5	+	+	+[c]	–	–	+[d]
Glioblastom	10	–	+	+	–	–	–
Medulloblastom	6						
- klassischer Typ: a)	1	–	–	–	+	–	–
b)	4	–	+	–	–	–	–
c)	1	–	–	–	–	–	–
Glio-neuronales Hamartom	1	–	+	+	+	–	–
Ganglioneurom[e]	1	–	+	+	+	–	–
Neuroblastom[f]	3	–	+[g]	–	+	–	–

Ergebnisse eigener immunzytochemischer Untersuchungen an Kryostatschnitten tiefgefrorenen Tumorgewebes ($n=174$) mit monoklonalen Antikörpern gegen Zytokeratinpolypeptide (ZK, Klon PKK1), Vimentin (VIM, Klon V 9), Gliafaserprotein (GFAP, Klon G-A-5), Neurofilament-Triplet (NF, Klone NR 4, NN 18, NE 14), Desmin (DES, Klon DE-B-5) und Desmoplakine I+II (DPL, Klon DP 1&2-2.15; SCHWECHHEIMER 1987).
n Fallzahl.
[a] In zwei von drei isomorphen Oligodendrogliomen Ko-Expression von GFAP und Vimentin in einigen wenigen neoplastischen Oligodendrozyten.
[b] Wenige GFAP-Vimentin-bildende Tumorzellen im Oligodendrogliomanteil in drei von fünf Tumoren; konstante und intensive GFAP-Vimentin-Ko-Expression im Astrozytom-Kompartiment.
[c] Von Fall zu Fall variable Anzahl GFAP-positiver Zellen.
[d] Von Tumor zu Tumor unterschiedlich intensive Desmoplakinreaktion.
[e] Vimentin-positiv sind sämtliche Schwann- und Satellitenzellen; GFAP-positiv ist ein Teil der Schwann- und Satellitenzellen; NF-Immunreaktion in Ganglienzellen und Axonen.
[f] Periphere Neuroblastome Grad III nach HUGHES et al. (1974).
[g] Vimentin-positiv ist lediglich eine kleine Anzahl von Tumorzellen.

Tabelle 5. (Fortsetzung)

Tumortyp	*n*	ZK	VIM	GFAP	NF	DES	DPL
Nervenscheidentumoren	10						
Neurinom							
- Typ Antoni A a)	5	–	+	–	–	–	–
b)	1	–	+	+	–	–	–
- Typ Antoni A/B	1	–	+	–	–	–	–
Neurofibrom	3	–	+	–	–	–	–
Meningeom	50						
- endotheliomatös	16	–	+	–	–	–	+
- fibroblastisch	4	–	+	–	–	–	+
- transitionell	20	–[h]	+	–	–	–	+
- psammomatös	3	–[h]	+	–	–	–	+
- lipomyxoid	1	–	+	–	–	–	+
- angioblastisch	2	–	+	–	–	–	+
- maligne	4	–[h]	+	–	–	–	+
Kraniopharyngeom	3	+	+[i]	–	–	–	+
Zysten	4						
- Epidermoidzyste	3	+	–	–	–	–	+
- Kolloidzyste	1	+	–	–	–	–	n. b.
Hypophysenadenom	9						
- chromophob - klinisch stumm	4	+	–[j]	–[j]	–	–	–
- eosinophil - Akromegalie	3	+	–[j]	–[j]	–	–	–
- gemischt - M. Cushing	2	+	–[j]	–[j]	–	–	–
Mesenchymale Tumoren	18						
- Hämangioblastom	3	–	+	–	–	–	–
- Lipom	2	–	+	–	–	–	–
- Chondrom	2	–	+	–	–	–	–
- Chondrosarkom	2						
- hochdifferenziert	1	–	+	–	–	–	–
- mesenchymal	1	–	+	–	–	–	–
- Meningeales Sarkom	1	–	+	–	–	–	–
- Chordom	4	+	+	–	–	–	+
- Non-Hodgkin-Lymphom	4	–	+	–	–	–	–
Metastasen	24						
- Karzinom	22						
a)		+	–	–	–	–	+
b)[k]		+	+	–	–	–	+
c)[l]		+	(+)	–	–	–	+
- Malignes Melanom	2	–	+	–	–	–	–
Fallzahl insgesamt	174						

[h] Einzelne Zytokeratin-positive Zellen waren in drei transitionellen, einem psammomatösen und in zwei malignen Meningeomen nachweisbar (6/50).
[i] Vimentin-Immunreaktivität überwiegend in den stellaren Zellen.
[j] GFAP-Vimentin-Expression in follikulostellaren Zellen nicht berücksichtigt.
[k] Zytokeratin-Vimentin-Ko-Expression in (nahezu) allen Karzinomzellen.
[l] Lediglich kleine variable Zahl Vimentin-positiver Karzinomzellen.
n. b. nicht bestimmt.

Tabelle 6. Synopsis GFAP-exprimierender Tumoren

Tumortyp	Bemerkungen
Tumoren des zentralen Nervensystems	
Astrozytom	Zuverlässig;
pilozytisch, fibrillär, protoplasmatisch, gemistozytisch	Variable Immunreaktion in Rosenthalschen Fasern
Anaplastisches Astrozytom	Variabel
Subependymäres Riesenzellastrozytom	
Pleomorphes Xanthoastrozytom	
Astroblastom	
Angiogliom	
Oligodendrogliom	Selten; einzelne Zellen
Oligo-Astrozytom	Überwiegend im Astrozytom-Anteil
Ependymom	Variabel; sehr intensive Reaktion in perivaskulären Pseudorosetten
– myxopapilläre Variante	Zuverlässig
Subependymom	Zuverlässig
Plexuspapillom	Fokale Immunreaktion; Dreifachexpression von GFAP, Zytokeratinen und Vimentin
Glioblastom	Variabel und heterogen; in der Regel sehr intensive Immunreaktion; abhängig vom Zelltyp
Gliosarkom/Sarkogliom	GFAP-Expression im glialen Kompartiment
Ganglioneurom	Fakultativ Schwann- und Satellitenzellen
Gangliogliom	Gliom-Anteil GFAP-positiv
Glio-neuronales Hamartom	Astrozytäre Zellen GFAP-positiv
Pineozytom	GFAP-Expression in astrozytär differenzierten Anteilen
Medulloblastom	In ca. 10% GFAP-positive Tumorzellen
Retinoblastom	Wenige positive Zellen
Ependymoblastom	Positive GFAP-Immunreaktion (kleine Fallzahl)
Pineoblastom	Fakultativ GFAP-positiv
Zentrales Neuroblastom	Fakultativ GFAP-positiv
Primitiver neuroektodermaler Tumor	Fakultativ GFAP-positiv
Meningeom	In der Regel negativ; papilläres Meningeom (ein Fall) mit Dreifachexpression von GFAP, Zytokeratinen und Vimentin
Neurinom	Fakultativ GFAP-positiv
Hypophysenadenom	Negativ; follikulostellare Zellen GFAP-positiv
Metastase	In der Regel negativ; GFAP-Expression in einer Metastase eines Nierenzellkarzinoms (Fallbericht)
Hämangioblastom	Negativ; Stromazellen in einzelnen Fällen positiv
Tumoren des peripheren Nervensystems	
Schwannom	Fakultativ GFAP-positiv
Melanotisches Schwannom	Bisher ein Fall positiv
Neurofibrom	Gelegentlich positiv
Maligner peripherer neuroektodermaler Tumor	Ein Fall

Tabelle 6. (Fortsetzung)

Tumortyp	Bemerkungen
Tumoren des autonomen Nervensystems	
Ganglioneurom	Fakultativ GFAP-positive Satelliten- und Schwannzellen
Paragangliom	Fakultativ GFAP-positive Sustentakularzellen
Extraneurale Tumoren	
Pleomorphes Adenom der Speicheldrüsen	

Literaturangaben im Text.

3. Pineozytome

Pinealome sind Tumoren der Epiphyse, die vom Parenchym der Glandula pinealis abgeleitet werden. Sie werden in Pineozytome und Pineoblastome unterteilt (Übersichten bei HERRICK u. RUBINSTEIN 1979; RUBINSTEIN 1981). Pineozytome können eine astrozytäre und/oder neuronale Differenzierung zeigen.

Über die Verteilung von Intermediärfilamentproteinen in *Pinealomen* liegen nur einzelne immunmorphologische Ergebnisse vor.

Astrozytär differenzierte Abschnitte in *Pineozytomen* waren GFAP-positiv (HERRICK u. RUBINSTEIN 1979; DEARMOND et al. 1980; OKEDA et al. 1984; Tabelle 6). Die neuronale Differenzierungsfähigkeit wurde zum ersten Mal von COLLINS (1987) aufgrund der Expression von Neurofilamentpolypeptiden und anderen neuronalen Markern wie Neuronen-spezifischer Enolase und Synaptophysin immunzytochemisch gezeigt („Pineozytom mit neuronaler Differenzierung"; Tabelle 7). Pineozytome ohne astrozytäre Abschnitte waren GFAP-negativ (HERRICK u. RUBINSTEIN 1979; DEARMOND et al. 1980; TASCOS et al. 1982; TROJANOWSKI et al. 1982b). Damit das IF-Muster von Pinealistumoren vollständig

Tabelle 7. Neurofilament-exprimierende Tumoren

Zuverlässig	Fakultativ
Hochdifferenzierte neuronale Tumoren - Gangliozytom - Ganglioneurom - Gangliogliom	Pineozytom Medulloblastom Retinoblastom
Phäochromozytom	Pineoblastom Aesthesioneuroblastom Zentrales Neuroblastom
Paragangliom	Primitiver neuroektodermaler Tumor
Neuroblastom, Ganglioneuroblastom	Maligner peripherer neuroektodermaler Tumor Neuroendokrines Karzinom der Lunge Kleinzelliges Bronchialkarzinom Merkelzelltumor der Haut Medulläres Schilddrüsenkarzinom Nebenschilddrüsenadenom Inselzelltumor des Pankreas

Literatur und Diskussion s. Text.

erfaßt werden kann, ist die Testung des gesamten Spektrums von Intermediärfilamentproteinen nach Möglichkeit an Kryostatschnitten tiefgefrorenen Tumorgewebes nötig.

4. Embryonale zentrale neuroepitheliale Tumoren

a) Definition

Primitive „neuroektodermale" oder *„neuroepitheliale"* (RUBINSTEIN 1972a; HART u. EARLE 1973; BECKER u. HINTON 1983; RORKE 1983) bzw. *„embryonale zentrale neuroepitheliale Tumoren"* (RUBINSTEIN 1985) umfassen eine Gruppe undifferenzierter Neoplasien, die in Abhängigkeit von ihrer Lokalisation und der Tumorentität eine unterschiedliche Differenzierungspotenz in neuronale, astrozytäre, oligodendrogliale, pineozytäre, neuroblastäre und photosensorische Richtung besitzen (kritische Übersicht bei RUBINSTEIN 1985). Unabhängig von gewissen nomenklatorischen, auf unterschiedlichen zytogenetischen Vorstellungen beruhenden Differenzen in der Klassifikation (HART u. EARLE 1973; RORKE 1983 VS. RUBINSTEIN 1985) werden *Medulloepitheliome, zerebrale* und *zerebelläre Neuroblastome, primitive polare Spongioblastome, Ependymo-, Medullo-, Pineo-, Retinoblastome* und *Olfaktoriusneuroblastome* zu dieser Gruppe gerechnet.

b) Medulloblastome

Die Verteilung von Intermediärfilamentproteinen in *Medulloblastomen* (Abb. 2i, 7b, d; Tabellen 3, 5, 6, 7) ist nach den Mitteilungen in der Literatur variabel und heterogen (ROESSMANN et al. 1983a; TROJANOWSKI u. LEE 1983a; HERPERS u. BUDKA 1985; TREMBLAY et al. 1985; VELASCO et al. 1985; SAWA et al. 1986; GOULD et al. 1987; HAYASHI et al. 1987a; REIFENBERGER et al. 1987; SCHWECHHEIMER 1987; SCHWECHHEIMER et al. 1987). Neurofilamente, GFAP und Vimentin wurden in wechselnder Kombination in einer unterschiedlichen Anzahl von Zellen und Tumoren beobachtet (Abb. 2i, 7b, d; Tabellen 3, 5, 6, 7). In der eigenen Serie von sechs Medulloblastomen des klassischen Typs wurde in vier Fällen Vimentin als einziger Intermediärfilamenttyp nachgewiesen (SCHWECHHEIMER 1987; SCHWECHHEIMER et al. 1987; Abb. 7d; Tabelle 5). Nur in einem Medulloblastom konnten alle drei Neurofilamentpolypeptide beobachtet werden (SCHWECHHEIMER 1987; SCHWECHHEIMER et al. 1987; Abb. 7d; Tabelle 5). Das seltene Vorkommen von Neurofilamentpolypeptiden in Medulloblastomen stimmt mit den Ergebnissen anderer Autoren überein (ROESSMANN et al. 1983a; TREMBLAY et al. 1985; VELASCO et al. 1985; SAWA et al. 1986; BURGER et al. 1987; REIFENBERGER et al. 1987). Im Gegensatz zu SAWA et al. (1986) konnten wir in einem NF-positiven Fall auch das hochmolekulare NF-Polypeptid finden. Das Auftreten des gesamten Neurofilamenttriplets wurde ebenfalls in der menschlichen Medulloblastomzelli-

Abb. 7a–d. Intermediärfilament- und Synaptophysin-Expression in Medulloblastomen. **a, b** Neurofilament-positives Medulloblastom: **a** Synaptophysin-Immunreaktion mit einem gepunkteten Muster; **b** Immunreaktion mit einem monoklonalen Antikörper gegen das niedermolekulare Neurofilamentpolypeptid (68 KD). **c, d** Vimentin-positives Medulloblastom

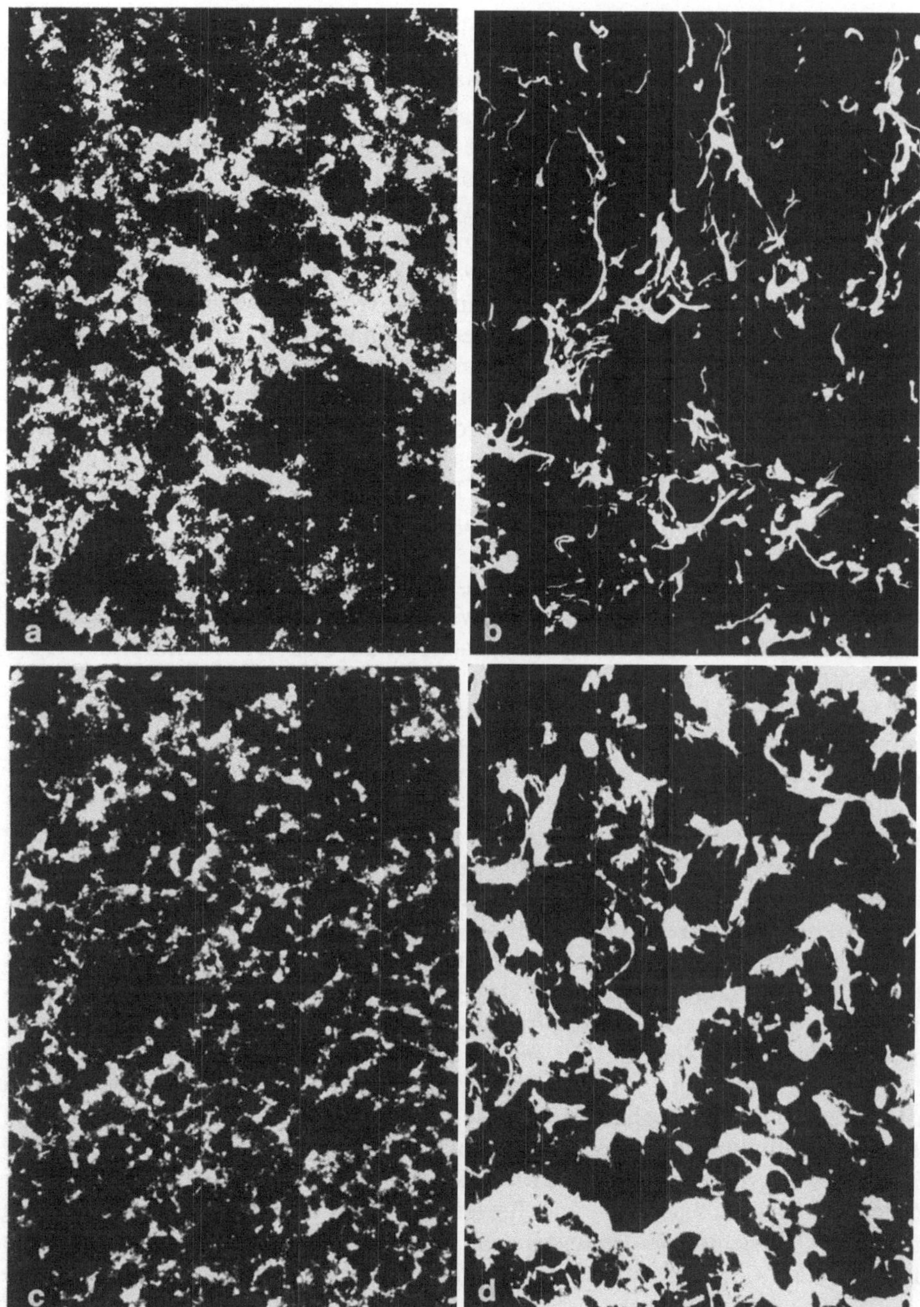

stom: **c** Kleine fluoreszierende Punkte markieren die Synaptophysin-Immunreaktion; **d** Vimentin-Reaktion. Zu Synaptophysin: s. Abschn. C.III.4. Kryostatschnitte, monoklonale Antikörper gegen Synaptophysin (Klon SY38), Neurofilamentpolypeptid (Klon NR4) und Vimentin (Klon V 9), indirekte Immunfluoreszenz, Texas-Red-gekoppelte Sekundärantikörper. Originale $\times 40$

nie D283 MED beobachtet (Trojanowski et al. 1987). Der Nachweis von Neurofilamentpolypeptiden zumindest in einem Teil der Medulloblastome kann als Ausdruck einer neuronalen Differenzierungspotenz dieses zentralen embryonalen neuroepithelialen Tumors gewertet werden.

Wie unsere Ergebnisse an einer allerdings kleinen Fallzahl zeigen, ist die Mehrzahl der klassischen Medulloblastome Vimentin-positiv (Schwechheimer 1987; Abb. 7d; Tabelle 5). Dem mesenchymalen Intermediärfilament wurde bisher bei der Untersuchung primitiver neuroektodermaler Tumoren wenig Beachtung geschenkt (s. aber Tremblay et al. 1985; Gould et al. 1987; Reifenberger et al. 1987). Die alleinige Expression von Vimentin-IF könnte als molekulares Äquivalent einer fehlenden neuronalen Differenzierung in Medulloblastomen interpretiert werden und würde damit den Charakter eines wenig differenzierten primitiven (embryonalen) neuroektodermalen Tumors unterstreichen.

Die heterogene Verteilung von IF-Proteinen in Medulloblastomen korreliert sehr gut mit Daten aus der Embryogenese. Hier geht die Vimentin-Bildung der Expression von Neurofilamenten voraus. In einer kurzen Übergangsphase werden Vimentin- und Neurofilament-IF gemeinsam gebildet (Tapscott et al. 1981; Bignami et al. 1982; Houle u. Federoff 1983). So ist es auch gut verständlich, daß neben Neurofilament- bzw. Vimentin-positiven Medulloblastomen offensichtlich eine dritte Gruppe existiert, in der Vimentin und Neurofilamentpolypeptide in demselben Tumor vorkommen (Tremblay et al. 1985; Schwechheimer 1987; Schwechheimer et al. 1987).

Der negative Ausfall der Intermediärfilamentreaktion in Medulloblastomen kann methodische Gründe haben. Diese Situation ist besonders dann anzunehmen, wenn mit monoklonalen Antikörpern an Formalin-fixiertem Gewebe gearbeitet wurde. Möglicherweise ist aber ein negatives Ergebnis auch auf die vollständige Abwesenheit oder die sehr niedrige Konzentration des Antigens zurückzuführen.

Die variable Verteilung von Intermediärfilamentproteinen ist ein weiterer Hinweis auf die viel diskutierte Heterogenität der Medulloblastome (Übersichten bei Rubinstein 1985; Tremblay et al. 1985; Burger et al. 1987). Es bedarf zusätzlicher Untersuchungen an einem großen Tumorkollektiv und einer Korrelation mit dem klinischen Verlauf, um die naheliegende Frage nach einer möglichen prognostischen Bedeutung der Subtypisierung von Medulloblastomen nach ihrem Immunphänotyp zu klären.

Die multidirektionale Differenzierungsfähigkeit von Medulloblastomen in astrozytäre, oligodendrogliale, neuronale und ependymäre Richtung ist auf dem Boden lichtmikroskopischer, ultrastruktureller und immunzytochemischer Befunde wiederholt diskutiert worden. So wurde das Auftreten GFAP-positiver Zellen in Medulloblastomen als Beweis für eine astrozytäre Differenzierung gewertet (Übersichten bei Herpers u. Budka 1985; Burger et al. 1987). Angaben über die Zahl GFAP-positiver Medulloblastome schwanken von Autor zu Autor

Abb. 8a–h. Zytoskelettkonstellation eines pigmentierten malignen neuroepithelialen Tumors der hinteren Schädelgrube. **a** Solide und tubulär differenzierte Tumorabschnitte; die *Pfeile* markieren Melanin-pigmentierte Tumorzellen. **b** Kleiner typischer Medulloblastomanteil mit GFAP-positiven reaktiven Astrozyten. **c–h** Expression von Zytokeratinen (**c**), Vimentin (**d**), Desmoplakinen (**e**), Desmin (**f**), GFAP (**g**) und Neurofilamentpolypeptid

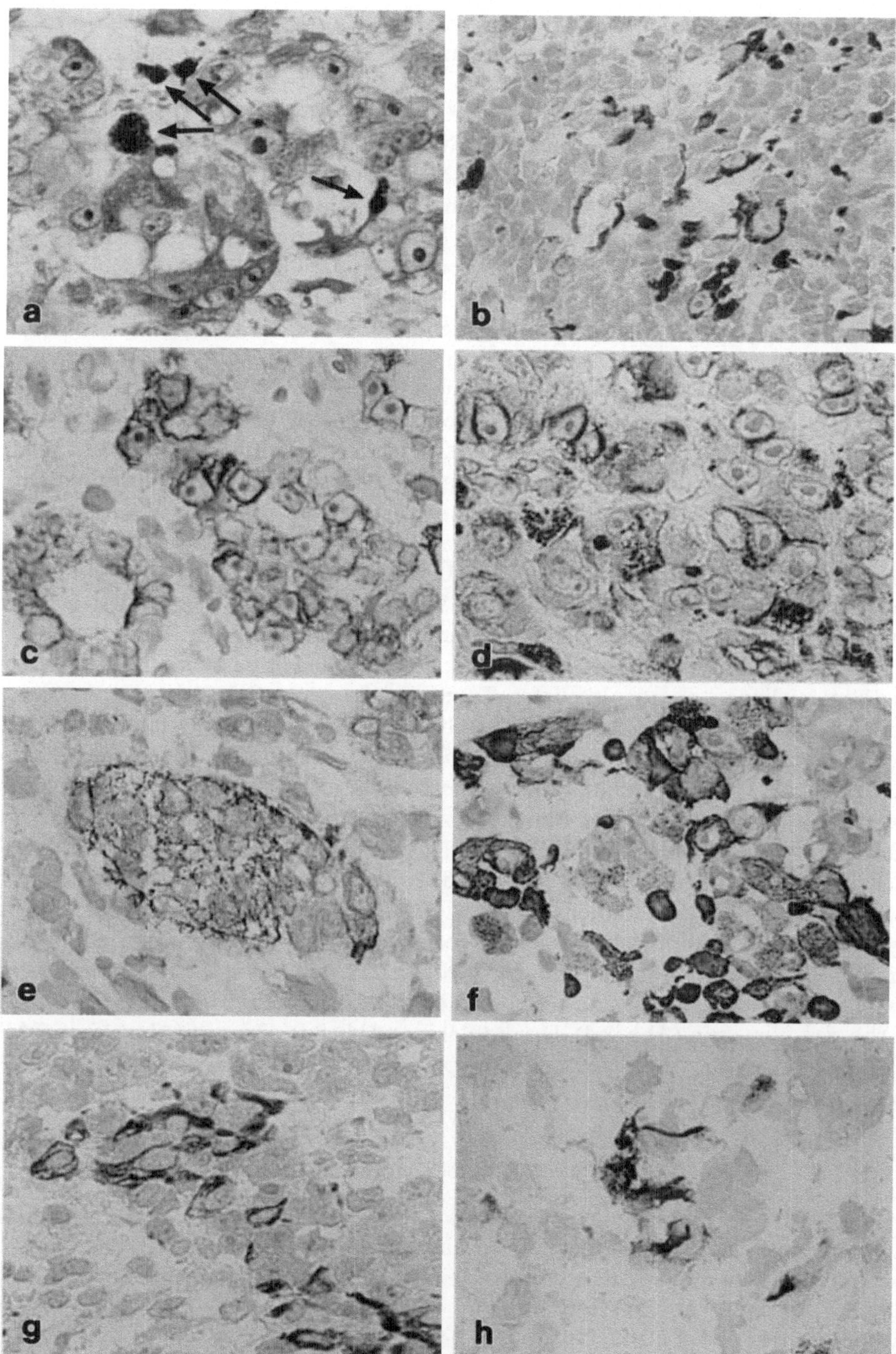

(68 KD (**h**)) in soliden und tubulär differenzierten Arealen. **a–c** Paraffinschnitte; **a** PAS-Reaktion; **b, c** PaP, AEC-Haematoxylin. **d–h** Kryostatschnitte, Streptavidin-Biotin-Peroxidase, AEC-Haematoxylin. Originale ×40

beträchtlich. Das Problem besteht unter anderem darin, eingeschlossene und reaktive von neoplastischen Astrozyten zu unterscheiden. Unter Anlegung strenger morphologischer Kriterien handelt es sich bei den meisten GFAP-positiven Zellen in Medulloblastomen um eingeschlossene Astrozyten. (Abb. 2i; Tabellen 3, 5). HERPERS u. BUDKA (1985) vertreten die Ansicht, daß GFAP-positive Tumorzellen nur in der desmoplastischen Variante des Medulloblastoms vorkommen. Demgegenüber fanden wir wie andere Autoren (Übersichten bei HERPERS u. BUDKA 1985; BURGER et al. 1987) in zwei von 20 Medulloblastomen des klassischen Typs (10,0%) typische Tumorzellen mit einem schmalen perinukleären GFAP-positiven Zytoplasmasaum (SCHWECHHEIMER 1987; Tabelle 3). Bei der Interpretation dieses Befundes ist allerdings Zurückhaltung geboten. In Übereinstimmung mit GULLOTTA et al. (1985; vgl. auch SCHINDLER u. GULLOTTA 1983) sind wir der Meinung, daß der positive GFAP-Befund nicht notwendigerweise für eine astrozytäre Ableitung oder Differenzierung dieser Zellpopulation in Medulloblastomen sprechen muß. Vielmehr ist es gerade wegen der geringen Zahl positiver Tumorzellen auch möglich, daß das immunreaktive Gliafilament aus Astrozyten der Umgebung aufgenommen wurde. Außerdem ist GFAP nicht spezifisch für Astroglia. Man kann annehmen, daß auch eine biochemische Analyse von Zytoskelettmaterial mittels Immunblot das Problem nicht lösen wird. Wegen ihrer ubiquitären Verteilung ist es nämlich sogar nach Mikrodissektion von Tumorgewebe kaum möglich, eine Astrozyten- und damit GFAP-freie Präparation herzustellen.

Ein ungewöhnliches Zytoskelettmuster wurde in einem pigmentierten (melanotischen) malignen neuroepithelialen Tumor der hinteren Schädelgrube mit Ausgang vom Velum medullare posterius bei einem 8jährigen Knaben gefunden (eigene Beobachtung, unveröffentlich; Abb. 8a). Der relativ gut abgrenzbare lobulär aufgebaute Tumor bestand aus zwei unterschiedlich differenzierten Abschnitten. Ein kleiner Anteil in der Randzone zeigte das typische histomorphologische Bild eines Medulloblastoms mit zahlreichen eingeschlossenen nicht-neoplastischen GFAP-positiven Astrozyten (Abb. 8b). Der größte Teil des Tumors bestand aus lichtmikroskopisch epithelial erscheinenden Zellen mit großen bläschenförmigen Zellkernen und prominenten Nukleolen (Abb. 8a, c–h). Sie waren in soliden und trabekulären Verbänden angeordnet und zeigten tubuläre und angedeutet papilläre Differenzierungsmuster. In solchen Abschnitten wurden Zytokeratine (Abb. 8c), Vimentin (Abb. 8d), Desmoplakine (Abb. 8e), Desmin (Abb. 8f), GFAP (Abb. 8g) und alle drei Neurofilamentpolypeptide (Abb. 8h) immunmorphologisch lokalisiert.

c) Retinoblastome

PERENTES et al. (1987) haben das Verdienst, als erste Autoren eine Expression von Neurofilamentpolypeptiden in *Retinoblastomen* beschrieben zu haben. Sie konnten das hochmolekulare Neurofilamentpolypeptid in einigen Tumorzellen lokalisieren, die an der Bildung von Flexner-Wintersteiner-Rosetten beteiligt waren (s. aber KIVELÄ et al. 1986; Tabellen 6, 7).

GFAP-Immunreaktivität wurde in undifferenzierten Zellen des Retinoblastoms in einzelnen Fällen beobachtet (MESSMER et al. 1985; SCHRØDER 1987). Der an der menschlichen Retinoblastomzellinie Y 79 erhobene Befund einer GFAP-

Lokalisation in allen undifferenzierten Tumorzellen (Kyritsis et al. 1984) ist ungewöhnlich. Er stimmt weder mit den meisten immunzytochemischen Befunden überein, noch ist er vor dem Hintergrund des Konzeptes primitiver neuroektodermaler Tumoren verständlich. Ähnlich wie in Medulloblastomen handelt es sich bei GFAP-positiven Zellen um eingeschlossene und reaktive nicht-neoplastische Glia (Lane u. Klintworth 1983; Molnar et al. 1984; Terenghi et al. 1984; Kivelä et al. 1986; Perentes et al. 1987; Schwechheimer 1987; Abb. 2j; Tabelle 3).

d) Olfaktorius-Neuroblastome (Aesthesioneuroblastome)

Olfaktorius-Neuroblastome (Aesthesioneuroblastome) sind maligne, wenig differenzierte Tumoren, die vom Riechepithel abgeleitet werden. Sie bilden gemeinsam mit *Aesthesioneurozytomen* und *-epitheliomen* die Gruppe aesthesiogener Tumoren (Shanmugaratnam u. Sobin 1978).

Bisher liegen nur wenige immunmorphologische Untersuchungen zur Expression von Zytoskelettproteinen vor, die nur einzelne Fälle beschreiben und/oder nicht das gesamte Spektrum von Intermediärfilamentproteinen berücksichtigen (Trojanowski et al. 1982a; Miller et al. 1984; Vollrath et al. 1984; Choi u. Anderson 1985; Burkhardt et al. 1986; Taxy et al. 1986; Reznik et al. 1987; Vitrey et al. 1987).

In der Gruppe der Aesthesioneuroblastome wurden Neurofilament-, Vimentin- und Zytokeratin-positive Tumorzellen beobachtet (Trojanowski et al. 1982b; Miller et al. 1984; Burkhardt et al. 1986; Taxy et al. 1986; Vitrey et al. 1987; Tabelle 7). Leider teilten Burkhardt et al. (1986) in ihrer sehr differenzierten immunzytochemischen Studie nicht definitiv mit, ob in ihren Fällen Neurofilamente exprimiert waren. Die Bildung von GFAP ist wahrscheinlich auf eingeschlossene Astrozyten beschränkt (Trojanowski et al. 1982b; Choi u. Anderson 1985; Vitrey et al. 1987). Burkhardt et al. (1986) berichteten jedoch über eine variable Expression von GFAP in Olfaktorius-Neuroblastomen, wobei allerdings der positive Zelltyp nicht näher bezeichnet wurde. In *Neuroepitheliomen* wurden Zytokeratin-positive Tumorzellen gesehen (Burkhardt et al. 1986; Vitrey et al. 1987). *Neurozytome* dagegen waren Zytokeratin-, Vimentin-, Neurofilament- und GFAP-negativ (Burkhardt et al. 1986; Vitrey et al. 1987). Die Verteilung von Intermediärfilamentproteinen in aesthesiogenen Tumoren kann also noch nicht abschließend beurteilt werden. Im positiven Fall ist die Expression von Zytokeratin- und Neurofilament-IF sehr charakteristisch für Aesthesioneuroblastome und stellt einen besonderen immunmorphologischen Phänotyp dieser Gruppe primitiver neuroektodermaler Tumoren dar.

e) Andere Formen

Da andere Varianten primitiver neuroektodermaler Tumoren sehr selten vorkommen, konnte die Expression von Intermediärfilamenten auch nur exemplarisch untersucht werden. Die Aussagekraft der bisher mitgeteilten Beobachtungen wird dadurch eingeschränkt, daß meistens nur die Bildung von GFAP und seltener auch das Vorkommen von Neurofilamentpolypeptiden immunmorphologisch getestet wurde.

Faßt man die Ergebnisse zusammen, so ergibt sich folgendes Bild (DeArmond et al. 1980; Velasco et al. 1980, 1985; Tascos et al. 1982; Pasquier et al. 1983b; Roessmann et al. 1983a; Schindler u. Gullotta 1983; Trojanowski u. Lee 1983a, b; Trojanowski et al. 1984; Herpers u. Budka 1985; Rubinstein 1985; Tremblay et al. 1985; Yung et al. 1985; Burger et al. 1987; Reifenberger et al. 1987; Blaauwgeers u. Troost 1988; Mannoji u. Becker 1988; Tabellen 6, 7):

- das *Medulloepitheliom* ist GFAP-negativ;
- *zentrale Neuroblastome* können fakultativ Neurofilament- und/oder GFAP-positiv oder -negativ sein;
- undifferenzierte Anteile im *Spongioblastoma polare* sind GFAP-negativ;
- *primitive neuroektodermale Tumoren* sind fakultativ NF-, GFAP- oder/und Vimentin-positiv oder negativ;
- *Pineoblastome* sind NF- und GFAP-positiv oder negativ;
- *Ependymoblastome* sind GFAP- und Vimentin-positiv. In zwei von drei primitiven neuroektodermalen Tumoren mit ependymären Zellen (Ependymoblastomen) beschreiben Mannoji u. Becker (1988) auch Zytokeratin-reaktive Zellen.

Blaauwgeers u. Troost (1988) schließen aus identischen immunmorphologischen Ergebnissen in einem primitiven neuroektodermalen Tumor der Mittellinie (Autopsiefall) auf die histogenetische Ableitung dieses Tumortyps aus undifferenzierten periventrikulären Matrixzellen.

5. Nervenscheidentumoren

a) Intermediärfilamentexpression

Vimentin ist das hauptsächliche, wenn auch nicht ausschließliche Intermediärfilamentprotein in *Schwannzelltumoren* (Gabbiani et al. 1981; Osborn u. Weber 1983; Ramaekers et al. 1983a; Gould et al. 1986b; Reifenberger et al. 1987; Schwechheimer 1987; Abb. 9b; Tabelle 5).

Tascos et al. (1982) berichteten zum ersten Mal über die Expression von GFAP in einem Neurinom. Diese Befunde wurden später von anderen bestätigt (Memoli et al. 1984; Trojanowski et al. 1984; Gould et al. 1986b; Schwechheimer 1987; Stanton et al. 1987; Johnson et al. 1988; Kawahara et al. 1988; Abb. 9c, 10a; Tabellen 3, 5, 6). Miettinen (1987) beschrieb ein melanotisches Schwannom mit fokaler Ko-Expression von GFAP und Vimentin (Tabelle 6).

In *Neurofibromen* wurden ebenfalls GFAP-exprimierende Tumorzellen in einem kleinen Teil der Fälle beobachtet (2/26 = 8%, Stanton et al. 1987; 2/18 = 11%, Kawahara et al. 1988; Tabelle 6).

In zwölf *neurogenen Sarkomen* konnten Johnson et al. (1988) keine GFAP-Immunreaktivität finden (vgl. auch Tab. 4).

In den von uns untersuchten Nervenscheidentumoren des Zentralnervensystems (sieben Neurinome, drei Neurofibrome; Schwechheimer 1987) beobachteten wir mit einem monoklonalen Antikörper gegen GFAP an Kryostatschnitten in einem fibrillären Neurinom (1/10 = 10%) eine Ko-Expression von Vimentin und GFAP, die auch im Immunblot bestätigt werden konnte (s. auch Gould et al. 1986b; Abb. 9b–d; Tabelle 5). Mit einem Kaninchen-Antiserum gegen GFAP war

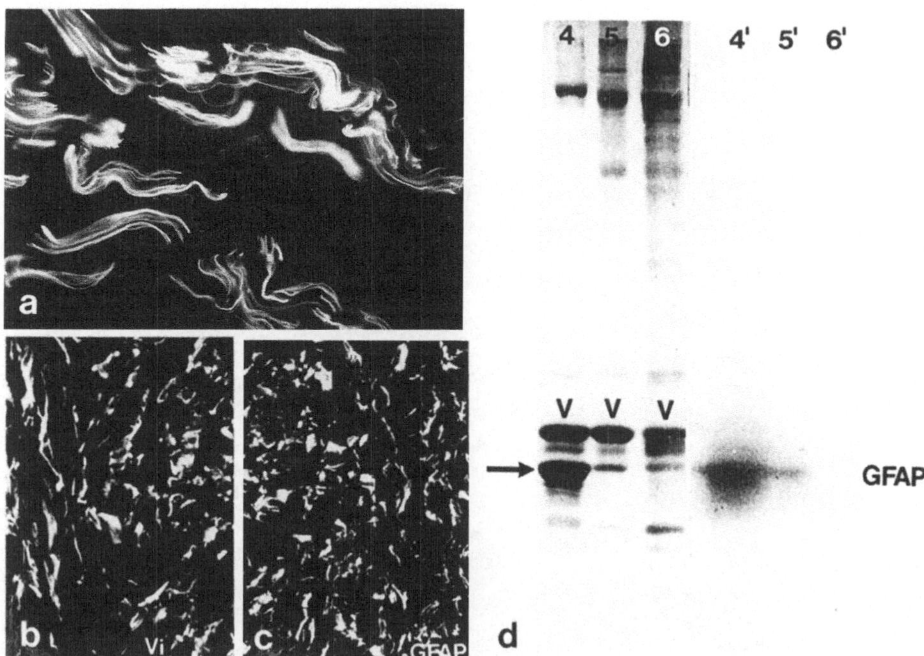

Abb. 9a–d. Intermediärfilamentproteine in Ganglioneurom und Neurinomen. **a** Expression von GFAP in einzelnen Schwannzellen eines Ganglioneuroms (Klon G-A-5). **b,c** Ko-Expression von Vimentin (Klon V 9 (**b**)) und GFAP (Klon G-A-5 (**c**)) in einem fibrillären Neurinom. *Vi* Vimentin; *GFAP* Gliafaserprotein. (**a–c**) Kryostatschnitte, indirekte Immunfluoreszenz, TRITC-gekoppelte Sekundärantikörper. Originale ×40. **d** Biochemischer Nachweis von GFAP in einem Neurinom durch Immunblot: Gelelektrophoretische Auftrennung (SDS-PAGE) von Polypeptidgemischen aus Zytoskelettpräparationen *(4–6)* einer menschlichen Gliomzell-Linie (U 333 CG/343 MG; *4*), eines GFAP-positiven *(5)* und eines GFAP-negativen *(6)* fibrillären Neurinoms. *V (4–6)* bezeichnet die Position des in allen drei Tumoren vorkommenden Intermediärfilaments Vimentin. *(4′–6′)* Korrespondierende Autoradiogramme mit einem monoklonalen Antikörper gegen GFAP (Klon G-A-5) und ^{125}-J-gekoppeltem Protein A: Intensive Reaktion in der Position von GFAP *(Pfeil)* in der Gliomzell-Linie (*4′*, positive Kontrolle) und in dem immunzytochemisch GFAP-positiven fibrillären Neurinom *(5′)*. In einem immunmorphologisch GFAP-negativen fibrillären Neurinom kann auch im Immunblot kein GFAP nachgewiesen werden *(6′)*

an Paraffinschnitten in 10 von 39 Neurinomen (25,6%) eine unterschiedlich große Zahl von Tumorzellen GFAP-positiv (Schwechheimer 1987; Abb. 10a; Tabelle 3).

Die heterogene Verteilung von Intermediärfilamentproteinen in Schwannzelltumoren läßt die Frage nach dem IF-Muster in *normalen Schwannzellen* berechtigt erscheinen. In früheren Arbeiten wurde die Ansicht vertreten, daß Schwannzellen eine Ko-Expression von Vimentin und Desmin aufweisen (Lazarides 1980). Nachfolgende Untersuchungen zeigten jedoch, daß Vimentin das charakteristische Intermediärfilamentprotein dieses Zelltyps darstellt (Davison u. Jones 1981; Autilio-Gambetti et al. 1982). Das Vorkommen von GFAP in Schwannzellen wurde seit der ersten Beobachtung von Dahl et al. (1982) wiederholt diskutiert. In

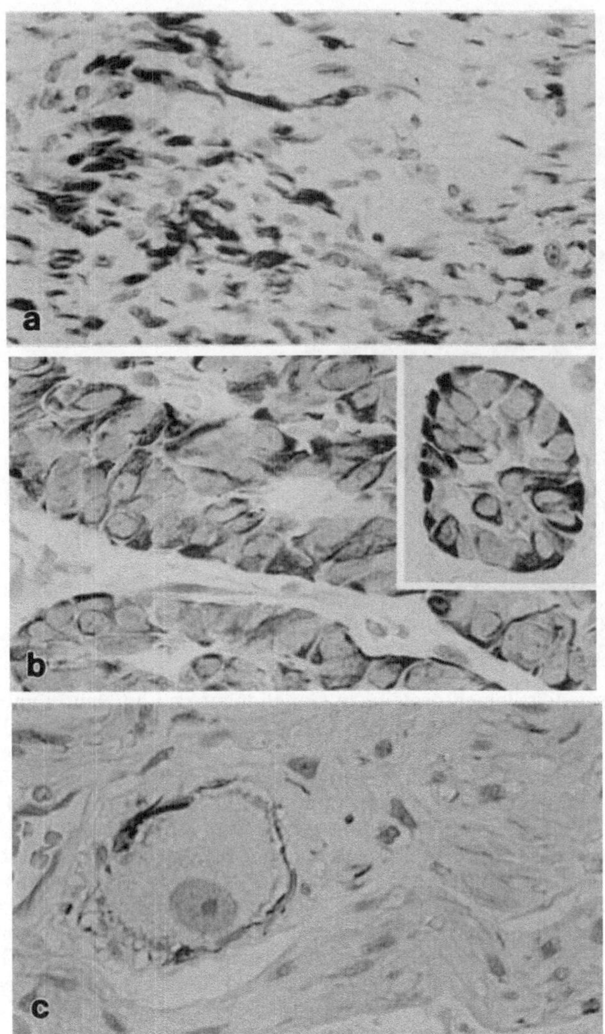

Abb. 10 a–c. GFAP-Expression in nicht-neuroepithelialen Tumoren. **a** Zahlreiche GFAP-positive neoplastische Schwannzellen in einem fibrillären Neurinom. **b** GFAP-Immunreaktivität in einem papillären Meningeom (Fall 1, Budka 1986). **c** GFAP-positive Satellitenzellen in einem Ganglioneurom. Paraffinschnitte, GFAP-Antiserum, PaP, AEC-Haematoxylin. Originale ×40

regenerierenden Schwannzellen ist Vimentin offensichtlich das vorherrschende, wenn auch nicht ausschließliche Intermediärfilamentprotein. Während in Zytoskelettpräparationen von Nervus ischiadicus und Nervi splanchnici ein Protein mit einem Molekulargewicht von 50000 auftritt, das im Immunblot eine Reaktion mit einem GFAP-Antiserum zeigt (Yen u. Fields 1981, 1983), konnte in anderen Untersuchungen die Anwesenheit von GFAP in peripheren Nerven mit mehreren Techniken wie Doppelimmundiffusion, Immunaffinitätschromatographie und

Immunradiometrie nicht bestätigt werden (DAHL u. BIGNAMI 1983, 1985). Eine Immunreaktivität für GFAP wurde in einzelnen Zellen von Nervus vagus und Nervus ischiadicus des Menschen und in den Darmnervenplexus der Ratte beschrieben (JESSEN u. MIRSKY 1980; BJÖRKLUND et al. 1984). Die GFAP-Reaktion in spindelförmigen Zellen der enteralen Nervenplexus war so intensiv, daß diese für Anteile des zentralen Nervensystems gehalten wurden. Die GFAP-positiven Zellen wurden sogar als Astrozyten bezeichnet oder als eine bestimmte Art von Schwannzellen interpretiert (JESSEN u. MIRSKY 1985).

Schließlich sind GFAP-positive Zellen in verschiedenen inneren Organen wie Harnblase, Pankreas, Herz und Tracheobronchialsystem sowie in der Haut beschrieben worden (HACKER et al. 1985).

In diesem Zusammenhang ist die Arbeit von ACHTSTÄTTER et al. (1986b) bemerkenswert. In einer sehr differenzierten immunzytochemischen und biochemischen Untersuchung mit verschiedenen monoklonalen Antikörpern und einem Antiserum gegen GFAP konnte zusammengefaßt gezeigt werden, daß die Verteilung und Zahl GFAP-positiver Schwannzellen von der untersuchten Spezies und von den verwendeten Antikörpern abhängig ist. So wiesen zum Beispiel bei der Ratte die spindelförmigen Zellen der Nervenplexus des Darms eine positive Reaktion mit allen benutzten GFAP-Antikörpern auf und bestätigten damit die Ergebnisse anderer Autoren (JESSEN u. MIRSKY 1980, 1985; BJÖRKLUND et al. 1984). Beim Menschen dagegen war diese Reaktion nicht zu sehen. In Nervus vagus und Nervus ischiadicus konnten mit monoklonalen Antikörpern auch beim Menschen wenige spindelförmige GFAP-positive Zellen beobachtet werden.

Aufgrund einzelner widersprüchlicher, mit verschiedenen Antikörpern erhobener Befunde wurde spekuliert, daß GFAP möglicherweise eine heterologe Klasse von Intermediärfilamentproteinen darstellt, deren Bestandteile in zentralem und peripherem Nervensystem verschieden sind (JESSEN et al. 1984; STANTON et al. 1987). Diese Vermutung wird jedoch weder biochemisch durch „peptide maps" (d.h. gelelektrophoretische Auftrennung von Polypeptidbruchstücken nach partieller tryptischer Andauung von Zytoskelettmaterial; weitere Einzelheiten bei ACHTSTÄTTER et al. 1986b), noch durch molekularbiologische Befunde in der Maus unterstützt, wonach es für GFAP wahrscheinlich nur ein, höchstens jedoch zwei Gene gibt (LEWIS et al. 1984; BALCAREK u. COWAN 1985).

Das Vorkommen zellulärer Verbindungen mit dichten plattenartigen Strukturen ist für das gesamte Spektrum von Nervenscheidentumoren ultrastrukturell überzeugend dokumentiert. Sie sind besonders häufig in den gutartigen Varianten. In früheren elektronenmikroskopischen Arbeiten wurden sie als Desmosomen bezeichnet. Sorgfältigere Untersuchungen zeigten jedoch, daß es sich um rudimentäre Strukturen handelt, die nicht der charakteristischen ultrastrukturellen Morphologie von Desmosomen entsprechen (WAGGENER 1966; ERLANDSON u. WOODRUFF 1982). Der negative Ausfall der Desmoplakinimmunreaktivität in der eigenen Serie von Nervenscheidentumoren stimmt mit solchen elektronenmikroskopischen Befunden überein (SCHWECHHEIMER 1987; s. auch GOULD et al. 1986b; Tabelle 5).

Die Verteilung von Intermediärfilamentproteinen und der gegenwärtige Stand der Diskussion über das Vorkommen von GFAP in Schwannzellen und ihren Tumoren lassen sich folgendermaßen zusammenfassen (Tabellen 3-6):

a) Vimentin ist das hauptsächliche, wenn auch nicht das einzige Intermediärfilamentprotein in Schwannzellen und Schwannzelltumoren.
b) An der fakultativen Expression von GFAP in nicht-neoplastischen Schwannzellen besteht kein Zweifel.
c) GFAP-positiv reagiert jedoch nur ein kleiner Teil aller Schwannzellen.
d) Bei der Bewertung der Befunde und beim Vergleich der Ergebnisse in der Literatur sind qualitative und quantitative Unterschiede zwischen den einzelnen Spezies, der Art der Gewebefixation und den verwendeten Antikörpern bzw. Antiseren zu berücksichtigen.
e) Ein Teil der von Schwannzellen abgeleiteten Nervenscheidentumoren wie Neurinome und Neurofibrome zeigt eine GFAP-Expression.
f) GFAP kommt in Schwannzelltumoren gemeinsam mit Vimentin vor.
g) Die Bedeutung der heterogenen Expression von Intermediärfilamentproteinen in einem Teil der Schwannzellen ist bisher nicht verstanden.

b) Extraneurales Vorkommen von GFAP

Das Vorkommen von GFAP in glialen, insbesondere astrozytären Zellen im Zentralnervensystem und in einem Teil der Schwannzellen des peripheren Nervensystem sowie in den daraus abgeleiteten Tumoren ist bekannt und allgemein akzeptiert (vgl. Abschn. B.II.1 und B.II.5 a).

Daneben gibt es einzelne Zelltypen nicht-neuraler Herkunft, in denen immunmorphologisch ebenfalls GFAP nachgewiesen worden ist. Es handelt sich hierbei um

a) ein papilläres Meningeom (Budka 1986; Abb. 10b; Tabelle 6),
b) Primärtumor und Hirnmetastase eines Nierenzellkarzinoms (Budka 1986; Tabelle 6),
c) myoepitheliale Zellen der menschlichen Glandula parotis sowie verschiedene Zelltypen in pleomorphen Adenomen der Speicheldrüsen (Nakazato et al. 1982b, 1985; Achtstätter et al. 1986b; Born et al. 1987; Tabelle 6),
d) an der Oberfläche der Augenlinse gelegene Zellen der Maus, des Goldhamsters und des Huhns (Hatfield et al. 1984; Eng et al. 1985),
e) Perisinusoidalzellen in der Leber der Ratte (Gard et al. 1985) und
f) elastischen Knorpel (Kepes et al. 1984; Budka 1986).

Achtstätter et al. (1986b) haben immunzytochemisch und biochemisch mit monoklonalen Antikörpern und Kaninchen-Antiseren gegen GFAP die oben beschriebenen ungewöhnlichen Ergebnisse in Augenlinse und perisinusoidalen Zellen der Leber im Prinzip bestätigt. Sie fanden jedoch deutliche Unterschiede in der Expression von GFAP innerhalb einzelner Spezies und in Abhängigkeit von den verwendeten monoklonalen Antikörpern bzw. Antiseren. Wie die Autoren im Immunblotexperiment zeigen konnten, kann man mit Kaninchen-Antiseren gegen GFAP Kreuzreaktionen mit Polypeptiden finden, die nicht der Position von GFAP in der eindimensionalen Gelelektrophorese entsprechen. Auf diesen Sachverhalt könnte zumindest ein Teil der ungewöhnlichen und unerwarteten Immunreaktionen mit GFAP-Antiseren zurückgeführt werden. Eine selektive Markierung einzelner Epitope auf Gliafilamenten, die dann mit monoklonalen Antikörpern zu einer falsch-negativen Reaktion führt, ist zwar unwahrscheinlich, kann jedoch nicht vollkommen ausgeschlossen werden (weitere Einzelheiten bei ACHTSTÄTTER et al. 1986b).

In der menschlichen Glandula parotis zeigen einzelne *myoepitheliale Zellen* eine positive GFAP-Reaktion und exprimieren gleichzeitig Zytokeratine und Desmoplakine (ACHTSTÄTTER et al. 1986b; BORN et al. 1987).

In *pleomorphen Adenomen* der Glandula parotis werden GFAP-positive Zellen in epithelialen Tumorabschnitten und mesenchymalen Anteilen mit chondroider und myxoider Differenzierung beobachtet (NAKAZATO et al. 1982b, 1985; ACHTSTÄTTER et al. 1986b). Die meisten GFAP-positiven Zellen bilden auch Zytokeratine und Vimentin (ACHTSTÄTTER et al. 1986b). Dieser Befund spricht für die seltene Dreifachexpression von Intermediärfilamentproteinen in derselben Zelle, die auch in der von Tumor zu Tumor sehr variablen Zahl GFAP-positiver Zellen in Plexuspapillomen beobachtet wurde (s. Abschn. B.II.7a).

Sehr ungewöhnlich und bislang einzigartig ist die immunmorphologische Lokalisation von GFAP in einem *papillären Meningeom*, einem *Nierenzellkarzinom* und in *Knorpelzellen der Epiglottis* (KEPES et al. 1984; BUDKA 1986; Tabelle 6). Diese Befunde wurden sowohl mit monoklonalen Antikörpern als auch mit Kaninchen-Antiseren gegen GFAP erhoben. BUDKA (1986) hält die Aufnahme von GFAP aus eingeschlossenen und reaktiven GFAP-positiven Astrozyten für grundsätzlich möglich, aber in den von ihm untersuchten Tumoren für unwahrscheinlich. Die Anwesenheit von authentischem GFAP kann in solchen Fällen nur biochemisch und molekularbiologisch verifiziert werden.

Die bislang mitgeteilten Ergebnisse über das extraneurale Vorkommen von GFAP lassen sich wie folgt zusammenfassen:

a) Die Anwesenheit von GFAP in myoepithelialen Zellen der Glandula parotis des Menschen und in pleomorphen Adenomen darf als gesichert gelten (Tabelle 6).
b) Die GFAP-Immunreaktivität in Augenlinse und Perisinusoidalzellen der Leber ist speziesabhängig und möglicherweise auf Kreuzreaktionen der Kaninchen-Antiseren mit Proteinen zurückzuführen, die nicht GFAP entsprechen.
c) Das Vorkommen von GFAP in einem papillären Meningeom, einem Nierenzellkarzinom und Knorpelzellen der Epiglottis (KEPES et al. 1984; BUDKA 1986) muß an einer größeren Fallzahl bestätigt und durch eine biochemische Analyse abgesichert werden.

c) Laminin

Schwannzellen sind neben epithelialen und einigen anderen mesenchymalen Zellen wie Endothel-, Muskel- und Fettzellen von einer Basalmembran umgeben. *Laminin*, ein Glykoprotein der Basalmembran, könnte somit einen Marker für Schwannzellen und ihre Tumoren darstellen (TIMPL et al. 1979; FOIDART et al. 1980; EKBLOM et al. 1982). Dies ist deshalb von besonderem Interesse, weil andere spindelzellige Tumoren wie z. B. fibroblastische Meningeome und Weichteiltumoren ebenfalls überwiegend Vimentin-positiv reagieren und damit auf der Basis der Intermediärfilamentexpression eine Differentialdiagnose nicht möglich ist.

McComb u. Bigner (1985) untersuchten die Bildung von Laminin immunzytochemisch im normalen menschlichen Gehirn und in 90 Tumoren des zentralen und peripheren Nervensystems. Eine positive Immunreaktion wurde von diesen Autoren in Tumorzellen von Schwannomen (10/10) sowie fibroblastischen (9/10) und nicht-fibroblastischen Meningeomen (3/19) nachgewiesen; endotheliomatöse und papilläre Meningeome reagierten negativ. Aus ultrastrukturellen Untersuchungen ist bekannt, daß Meningeome basalmembranartiges Material in der extrazellulären Matrix enthalten können (Cervos-Navarro u. Vazquez 1969; Kepes 1982). Andere Autoren dagegen konnten in Meningeomen unterschiedlicher histologischer Differenzierung außer in der Basalmembran von Blutgefäßen kein Laminin finden (Bellon et al. 1985; Giordana et al. 1985).

Die bisherigen immunmorphologischen Befunde zum Vorkommen von Laminin in Tumoren des Nervensystems sind also widersprüchlich. Es ist fraglich, ob dieses Glykoprotein in der Differentialdiagnose zwischen Schwannomen und fibroblastischen Meningeomen wirklich hilfreich sein kann.

6. Meningeome

a) Vimentin-Desmoplakin-Zytoskelett

Vimentin ist der vorherrschende Intermediärfilamenttyp in *Meningeomen* unterschiedlicher histologischer Differenzierung (Ramaekers et al. 1983a; Gown u. Vogel 1984; Kartenbeck et al. 1984; Schwechheimer et al. 1984a; Schwechheimer 1987; Halliday et al. 1985; Yung et al. 1985; Schiffer et al. 1986; Holden et al. 1987; Reifenberger et al. 1987; Abb. 11a, c, e, g, i, 12e, f; Tabelle 5). Vimentin-positiv reagieren endotheliomatöse, transitionelle, fibroblastische, angioblastische, psammomatöse, lipomyxoide und maligne Meningeome (Abb. 11a, c, e, g, i; 12e, f; Tabelle 5). Wie immunelektronenmikroskopisch gezeigt werden kann, sind es Intermediärfilamente vom Vimentintyp, die in Meningeomen an den desmosomalen Plaques inserieren (Kartenbeck et al. 1984; Schwechheimer et al. 1984a; Schwechheimer 1987; Abb. 12d–f). Die Anwesenheit von Vimentin-IF und das Fehlen von Zytokeratinen wurden in ausgewählten Meningeomen endotheliomatöser, transitioneller, fibroblastischer und angioblastischer Differenzierung durch ein- und zweidimensionale Gelelektrophorese mit anschließendem Immunblot bestätigt (Kartenbeck et al. 1984; Schwechheimer et al. 1984a; Schwechheimer 1987; Halliday et al. 1985; Abb. 13).

Endotheliomatöse, transitionelle, fibroblastische, angioblastische, psammomatöse, lipomyxoide und maligne Meningeome sind Desmoplakin-positiv (Karten-

Abb. 11a–j. Vimentin-Desmoplakin-Zytoskelett in verschiedenen Meningeom-Typen. **a–h** Filamentäre Vimentin-Reaktion (**a, c, e, g**) und gepunktete Desmoplakin-Immunreaktivität (**b, d, f, h**) in einem fibroblastischen (**a, b**), transitionellen (**c, d**), endotheliomatösen (**e, f**) und angioblastischen (**g, h**) Meningeom. **i, j** Ko-Expression von Vimentin (**i**) und Zytokeratin (**j**, Klon AE1 + AE3) in einer spindelförmigen Zelle eines transitionellen Meningeoms. Kryostatschnitte, monoklonale Antikörper gegen Vimentin, Desmoplakin und Zytokeratine, indirekte Immunfluoreszenz (**a–h**) bzw. indirekte Doppelimmunfluoreszenz (**i, j**), Texas Red- (**a–h, j**) bzw. FITC- (**i**) gekoppelte Sekundärantikörper. Originale ×40

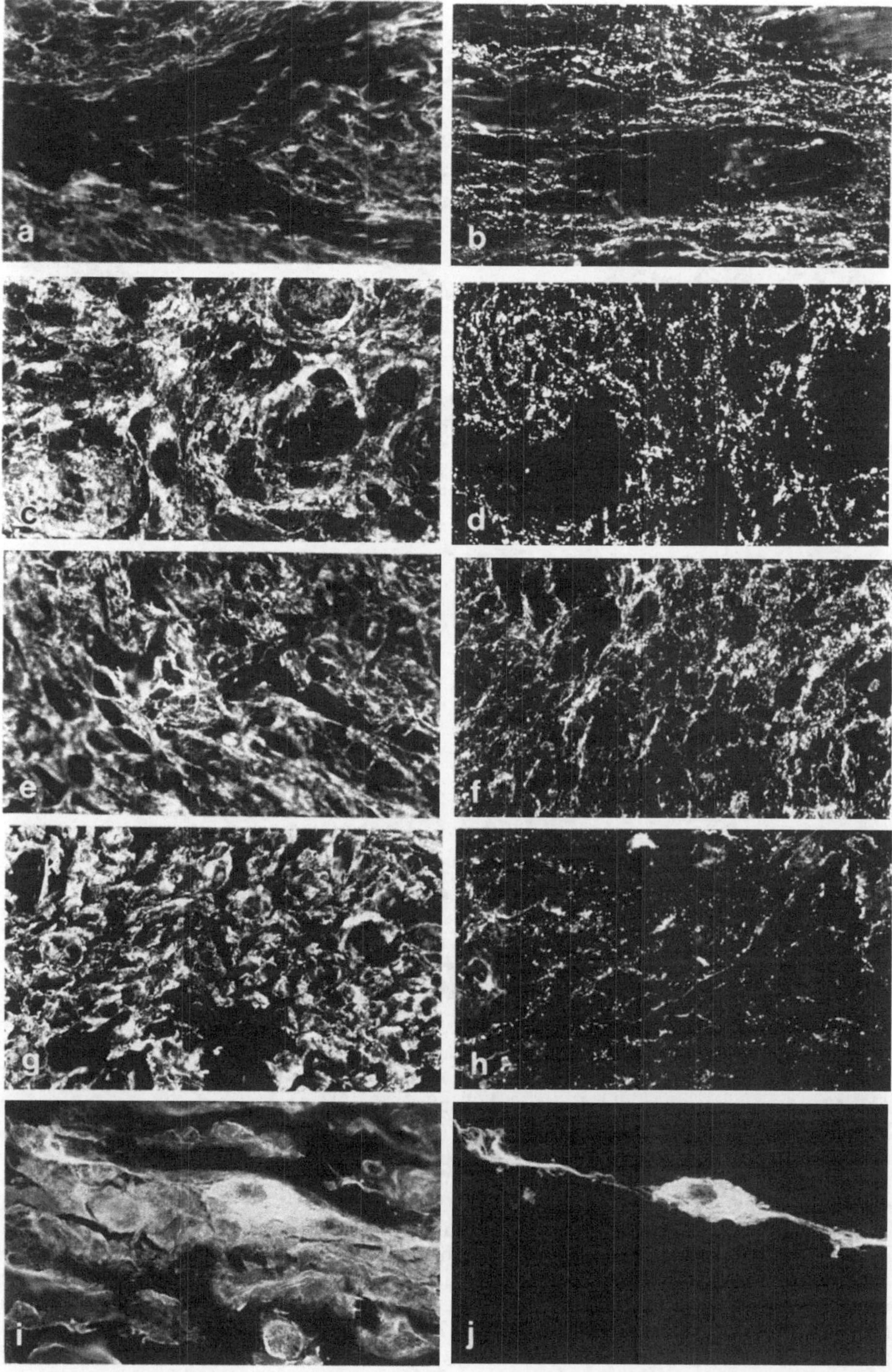
a
b
c
d
e
f
g
h
i
j

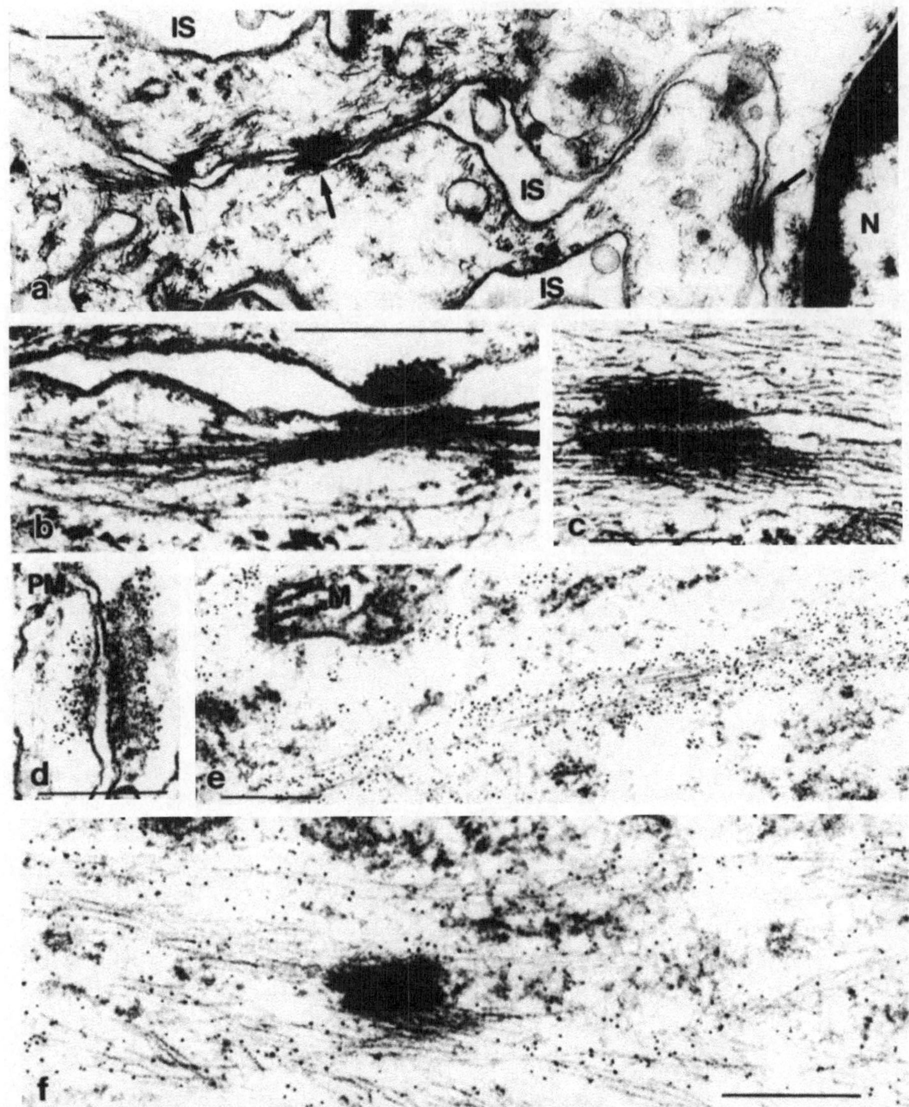

Abb. 12a–f. Ultrastrukturelle Immunlokalisation von Vimentin und Desmoplakinen in Meningeomen. Elektronenmikroskopische (**a–c**) und immunelektronenmikroskopische Lokalisation von Zytoskelettproteinen (**d–f**). **a** Elektronenmikroskopische Übersichtsaufnahme eines transitionellen Meningeoms mit mehreren Zellverbindungen; *Pfeile* zeigen typische Desmosomen. *IS* Interzellularspalt; *N* Nukleus. **b, c** Höhere Vergrößerung: Seitliches Einstrahlen von Intermediärfilamentbündeln in desmosomale Strukturen in einem endotheliomatösen (**b**) und einem fibroblastischen (**c**) Meningeom. **d–f** Ultrastrukturelle Immunlokalisation (Kryostatschnitte, transitionelles Meningeom): Spezifische Lokalisation von Antikörpern gegen Desmoplakine (**d**) an der desmosomalen Plaque und gegen Vimentin (**e, f**) an intrazytoplasmatischen (**e**) und Desmosomen-assoziierten (**f**) Intermediärfilamenten. Darstellung der Antikörperbindung durch Gold-gekoppelte Sekundärantikörper (5 nm, Punkte). *M* Mitochondrium; *PM* Plasmamembran. Striche = 0,3 μm

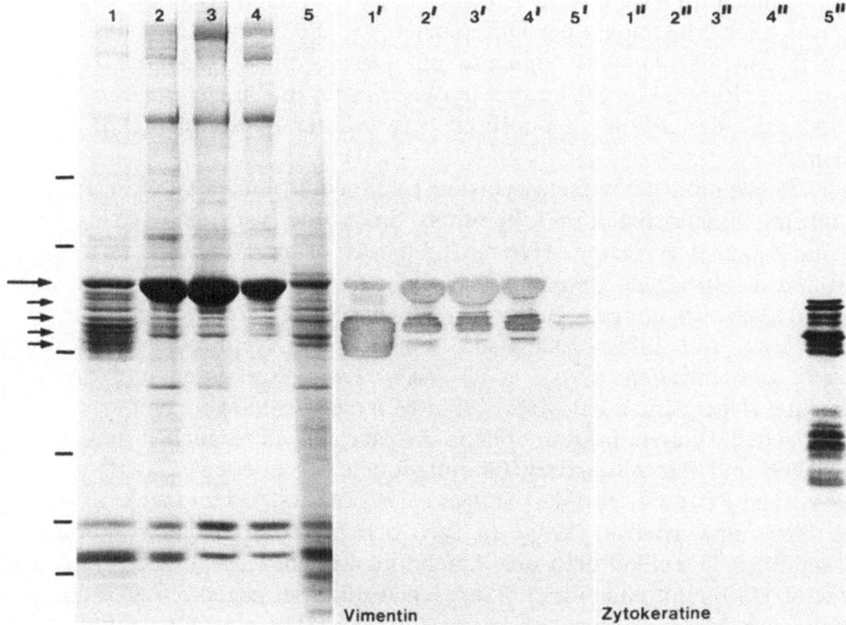

Abb. 13. Immunbiochemischer Nachweis von Vimentin in Meningeomen unterschiedlicher histologischer Differenzierung. Gelelektrophoretische Auftrennung (SDS-PAGE) von Zytoskelettmaterial eines endotheliomatösen *(1)*, angioblastischen *(2)*, fibroblastischen *(3)* und transitionellen *(4)* Meningeoms sowie einer Lungenkarzinommetastase als Kontrolle *(5)*. *1–5*, Coomassie Blau-Färbung. Immunblots: *1'–5'*, monoklonaler Antikörper gegen Vimentin (Klon V 9); *1"–5"*, monoklonaler breitreagierender Zytokeratinantikörper AE1 + AE3. Alle vier Meningeome (*1'–4'*, Reihenfolge wie oben) zeigen eine sehr deutliche Immunreaktion in der Position von Vimentin; in der Karzinommetastase dagegen ist nur eine schwache Reaktion erkennbar (Tumorstroma, *5'*). Meningeome sind Zytokeratin-negativ *(1"–4")*, während in der Karzinommetastase *(5")* mehrere reaktive Banden erkennbar sind. *Pfeile linker Bildrand: Langer Pfeil,* Position von Vimentin; *kurze Pfeile,* Vimentin-Abbauprodukte. Position der Markerproteine *(horizontale Striche am linken Bildrand* von *oben* nach *unten):* Phosphorylase b (94 KD), Albumin (67 KD), Ovalbumin (43 KD), Carboanhydrase (30 KD), Ferritin (17 KD), α-Lactalbumin (14 KD)

BECK et al. 1984, SCHWECHHEIMER et al. 1984a; SCHWECHHEIMER 1987; Abb. 11b, d, f, h; Tabelle 5). Mit der indirekten Immunfluoreszenztechnik zeigen kleine fluoreszierende Punkte die Anwesenheit von Desmosomen auf lichtmikroskopischer Ebene an (Abb. 11b, d, f, h).

Elektronenmikroskopisch sind echte Desmosomen in endotheliomatösen, transitionellen, psammomatösen und fibroblastischen Meningeomen wiederholt beschrieben worden (GUSEK 1962; NAPOLITANO et al. 1963; CERVOS-NAVARRO u. VAZQUEZ 1969; TANI et al. 1974; KEPES 1982, Abb. 12a–c). Sowohl ultrastrukturell als auch immunmorphologisch variiert die Anzahl der Desmosomen von Areal zu Areal und von Tumor zu Tumor sehr stark. So konnten in einzelnen fibroblastischen Meningeomen mit Antikörpern gegen Desmoplakin I und II nur sehr wenige fluoreszierende Punkte beobachtet werden (KARTENBECK et al. 1984; SCHWECHHEIMER et al. 1984a; SCHWECHHEIMER 1987).

Das Vimentin-Desmoplakin-Zytoskelett ist charakteristisch für Meningeome unterschiedlicher histologischer Differenzierung. Die Kombination des mesenchymalen Intermediärfilaments Vimentin mit Desmosomen (Desmoplakinen) stellt eine extreme Rarität dar. Sie kommt in dieser Form in keinem anderen Hirntumor vor und kann deshalb als diagnostisch verwertbarer Immunphänotyp angesehen werden.

Die Assoziation der mesenchymalen Intermediärfilamenttypen Vimentin und Desmin mit Desmosomen ist sehr selten. Sie wurde bisher in Herzmuskel- und Purkinje-Zellen des Herzens (Desmin; FRANKE et al. 1982; KARTENBECK et al. 1983) und dendritischen Retikulumzellen des Lymphknotens (Vimentin; MOLL et al. 1986) sowie in einigen Tumoren (Vimentin) wie Granulosazelltumoren des Ovars (MOLL et al. 1985; CZERNOBILSKY et al. 1987), Nephroblastomen (undifferenzierte Blastemzellen; DENK et al. 1985), Ewing-Sarkomen und Seminomen beobachtet (Übersichten bei MOLL 1986; MOLL et al. 1987).

Das seltene Vimentin-Desmoplakin-Zytoskelett wurde auch in arachnoidalen Deckzellen und Pacchionischen Granulationen beschrieben (KARTENBECK et al. 1984; s. auch RUTKA et al. 1986; SCHNITT u. VOGEL 1986; HOLDEN et al. 1987; NG et al. 1987). FRANK et al. (1983) dagegen berichteten über das Vorkommen von Zytokeratinen in Zellkulturen aus Arachnoidalzellen. Erst kürzlich fanden HOLDEN et al. (1987) mit einem monoklonalen Antikörper gegen ein Keratinpolypeptid mit einem Molekulargewicht von 66 KD („66 KD Keratin“) positive Arachnoidalzellen, nicht jedoch mit den beiden anderen, von ihnen benutzten monoklonalen Keratin-Antikörpern. In jedem Fall waren Pacchionische Granulationen auch Vimentin-positiv.

Die Übereinstimmung des Zytoskleletts von Arachnoidalzellen, Pacchionischen Granulationen und Meningeomen unterschiedlicher histologischer Differenzierung ist eine weitere Stütze für die erstmals von SCHMIDT (1902) beschriebene Ableitung der Meningeome aus Pacchionischen Granulationen bzw. arachnoidalen Deckzellen.

b) Zytokeratin-Expression

In der Literatur wurde vereinzelt auch über *Zytokeratin*-exprimierende Zellen in Meningeomen berichtet. Dabei handelt es sich bei den klassischen histomorphologischen Varianten mit Ausnahme der Untersuchung von HOLDEN et al. (1987) um Einzelfälle oder einzelne Zellen oder Zellgruppen innerhalb eines Meningeoms (1/1, NAGLE et al. 1983; 5/5, YUNG et al. 1984; 5/16, ALGUACIL-GARCIA et al. 1986; 12/59, MEIS et al. 1986; 2/27, SCHNITT u. VOGEL 1986; 3 bzw. 4/13, THEAKER et al. 1986; 2/29, NG et al. 1987). In anderen Serien wurden keine Zytokeratin-reagierenden Tumorzellen beobachtet (0/10, BATTIFORA 1984; 0/10, SCHWECHHEIMER et al. 1984a; 0/16, HALLIDAY et al. 1985). Einzelne Zytokeratin-positive Zellen konnten in der eigenen Serie von 50 Vimentin-reaktiven Meningeomen in drei transitionellen, einem psammomatösen und zwei malignen Meningeomen (zwei Rezidive bei demselben Patienten) mit biochemisch und immunzytochemisch charakterisierten breitreagierenden und gegen selektive Zytokeratinpolypeptide gerichteten monoklonalen Antikörpern nachgewiesen werden (SCHWECHHEIMER 1987; Abb. 11i, j; Tabelle 5). Bei dieser Auswertung sind auch solche

Tumoren berücksichtigt, in denen lediglich eine einzelne Zelle positiv reagierte. Im Höchstfall waren wenige kleine Zellkomplexe Zytokeratin-positiv.

Ein Teil der Zytokeratin-positiven Zellen zeigte einen *hyalinen intrazytoplasmatischen Zelleinschluß* im Sinne eines *Pseudopsammomkörpers*. Intrazelluläre eosinophile hyaline Einschlüsse in Meningeomen wurden zuerst von CUSHING u. EISENHARDT (1938) beschrieben. KEPES (1961) bezeichnete sie als „Pseudopsammomkörper" wegen ihrer globulären Gestalt und einer oberflächlichen Ähnlichkeit mit hyalinisierten Psammomkörpern. KEPES (1982) interpretiert diese Veränderung als glanduläre Metaplasie. Meningeome mit sehr vielen hyalinen Einschlüssen wurden *„sekretorische Meningeome"* genannt (ALGUACIL-GARCIA et al. 1986). Bei der Mehrzahl bisher mitgeteilter Zytokeratin-positiver Tumoren handelt es sich um Meningeome vom sekretorischen Typ (5/5, ALGUACIL-GARCIA et al. 1986; 1/2, MEIS et al. 1986; 2/2, SCHNITT u. VOGEL 1986; 3/4 bzw. 2/3 TEAKER et al. 1986; 2/2, NG et al. 1987). Da in unserer eigenen Serie auch einzelne spindelförmige Meningeomzellen Zytokeratin-positiv reagierten, schließen wir daraus, daß die Zytokeratin-Expression nicht auf Meningeomzellen mit hyalinen Einschlüssen beschränkt ist (SCHWECHHEIMER 1987; Abb. 11j).

HOLDEN et al. (1987) benutzten drei verschiedene Keratinantikörper und fanden in insgesamt 13 von 19 Meningeomen, darunter in drei von fünf Tumoren der *hämangioperizytischen Variante*, Zytokeratin-positive Tumorzellen. Ihre Zahl war variabel und abhängig von dem verwendeten Antikörper. Es ist bemerkenswert, daß mit einem monoklonalen Zytokeratinantikörper („66 KD Keratin") auch hämangioperizytische Meningeome positiv reagierten. Wiederum waren mit Ausnahme eines hämangioperizytischen Meningeoms, in dem weder Zytokeratin- noch Vimentin-Intermediärfilamente beobachtet werden konnten, alle Meningeome unterschiedlicher histologischer Differenzierung Vimentin-positiv und ergaben eine starke Immunreaktion innerhalb des gesamten Tumors. Nach den Ergebnissen unserer Untersuchungen exprimiert zumindest ein Teil der Zytokeratin-positiven Zellen auch Vimentin (vgl. auch THEAKER et al. 1986; Abb. 11i, j). Der positive biochemische Nachweis von Zytokeratinpolypeptiden in Meningeomen ist bisher nicht erbracht worden (Abb. 13). Bei der geringen Zahl und der in einigen Tumoren nur herdförmigen Verteilung positiver Meningeomzellen ist es durchaus möglich, daß die Menge an Zytokeratinfilamenten unterhalb der Nachweisbarkeitsgrenze der Immunblottechnik liegt.

Die Beobachtung, daß in den klassischen histologischen Varianten der Meningeome und in Arachnoidalzellen das mesenchymale Intermediärfilament Vimentin (KARTENBECK et al. 1984; SCHWECHHEIMER et al. 1984a; SCHWECHHEIMER 1987; YUNG et al. 1984, 1985; HALLIDAY et al. 1985; RUTKA et al. 1986; SCHIFFER et al. 1986; SCHNITT u. VOGEL 1986; HOLDEN et al. 1987) in Verbindung mit Desmosomen sowie in einzelnen Fällen Zytokeratine nachweisbar sind (NAGLE et al. 1983; YUNG et al. 1984; ALGUACIL-GARCIA et al. 1986; BUDKA 1986; MEIS et al. 1986; SCHNITT u. VOGEL 1986; THEAKER et al. 1986; HOLDEN et al. 1987; SCHWECHHEIMER 1987), spricht für eine bidirektionale Differenzierungsfähigkeit dieser Zellen in mesenchymale und epitheliale Richtung. Hyaline intrazytoplasmatische Einschlüsse als Anfangsstadium einer glandulären Metaplasie sowie zystische und papilläre Formationen können als morphologische Äquivalente einer epithelialen Differenzierungspotenz aufgefaßt werden (KEPES 1982). Eine ähnliche bimodale Differenzierungskapazität, die auch in den morphologischen Varianten der daraus abgeleiteten Tumoren beobachtet wird, besitzen andere Oberflächen-auskleidende Zellen und Tumoren wie Pleura und Pleuramesotheliome (LaRocca u. Rheinwald 1984; Blobel et al. 1985b) sowie synoviale Sarkome (Miettinen u. Virtanen 1984).

c) Papilläres Meningeom

Der von Budka (1986) mitgeteilte Fall eines *papillären Meningeoms* mit Dreifachexpression von Vimentin, Zytokeratin und Gliafaserprotein ist bisher einzigartig (Abb. 10b).

d) Angioblastisches Meningeom

Die Klassifikation *angioblastischer Meningeome* ist immer noch Gegenstand kontroverser Diskussionen (Horten et al. 1977; Zülch 1979; Kepes 1982). Die Auseinandersetzung geht dabei nicht um die Variante, die in der WHO-Klassifikation (Zülch 1979) als „angiomatöses Meningeom" bezeichnet wird, sondern vielmehr um die nosologische Zuordnung hämangioblastischer und hämangioperizytischer Meningeome (ausführliche Diskussion bei Horten et al. 1977 und Kepes 1982), die in der WHO-Klassifikation der Hirntumoren (Zülch 1979) beide unter der Bezeichnung „angioblastische" Meningeome subsummiert werden.

Unsere beiden Fälle Vimentin-Desmoplakin-positiver angioblastischer Meningeome (Schwechheimer 1984a; Schwechheimer 1987; Abb. 11g, h; Tabelle 5) waren keine reinen Hämangioblastome (hämangioblastischen Meningeome). Sie gehören vielmehr nach Horten et al. (1977) in die Gruppe der Übergangsformen zwischen Hämangioblastomen und endotheliomatösen bzw. transitionellen Meningeomen oder zu den von Kepes (1982) als „vaskuläre" Meningeome bezeichneten Varianten, die er streng von den Hämangioblastomen trennt. So ist es unseres Erachtens verständlich, daß wir in beiden Vimentin-positiven Tumoren eine relativ starke Desmoplakinimmunreaktivität als Hinweis für die Existenz zahlreicher Desmosomen beobachteten (Abb. 11h). Dies bedeutet einen gewissen Widerspruch zu ultrastrukturellen Befunden an reinen angioblastischen Meningeomen, in denen keine oder nur wenige echte Desmosomen beschrieben wurden (Popoff et al. 1974; Horten et al. 1977; Übersichten bei Kepes 1982; Nakamura et al. 1987). Die elektronenmikroskopischen Daten können wegen der nomenklatorischen Uneinheitlichkeit nicht immer miteinander verglichen werden. Es ist mit anderen Worten durchaus möglich, daß bei rein hämangioblastischen und hämangioperizytischen Meningeomen („angioblastische Meningeome" nach der WHO-Klassifikation) alle oder ein Teil der Tumorzellen lediglich Vimentin exprimieren und Desmoplakin-negativ sind. Auf der anderen Seite bestünde durch den positiven immunmorphologischen Nachweis von Desmoplakinen und/oder Zytokeratinen (vgl. Holden et al. 1987) in morphologisch reinen hämangioblastischen bzw. hämangioperizytischen Meningeomen die Möglichkeit und Chance, die Eigenständigkeit als Tumorentität gegenüber den Hämangioblastomen des Kleinhirns und den Hämangioperizytomen der Weichteile zu beweisen oder zu widerlegen.

e) Zusammenfassung

Die Expression von Zytoskelettproteinen in Meningeomen kann nach dem gegenwärtigen Wissensstand folgendermaßen zusammengefaßt werden:

Vimentin ist das konstant exprimierte, wenn auch nicht einzige Intermediärfilamentprotein in den häufigsten histologischen Formen der Meningeome.

In einigen Meningeomen, insbesondere der sog. „sekretorischen Variante", wurden auch Zytokeratin-IF beobachtet.

Wegen des extrem seltenen simultanen Vorkommens von Vimentin-Intermediärfilamenten und Desmosomen (Desmoplakinen) ist das Vimentin-Desmoplakin-Zytoskelett ein charakteristischer immunmorphologischer Phänotyp dieser Tumorgruppe.

Die Expression identischer Zytoskelettproteine ist ein weiteres Argument für die Ableitung der Meningeome aus Arachnoidalzellen bzw. Pacchionischen Granulationen.

Neben seiner zellbiologischen Bedeutung ist das Vimentin-Desmoplakin-Zytoskelett in der Differentialdiagnose von Tumoren wichtig. Allein mit Hilfe des Nachweises von Zytoskelettproteinen können damit

a) Zytokeratin-Desmoplakin-positive Karzinommetastasen,
b) Vimentin-(GFAP-)positive Neurinome,
c) GFAP-Vimentin-positive, in die Leptomeninx einwachsende Gliome und
d) Vimentin-positive, Desmoplakin-negative maligne Melanome

voneinander abgegrenzt werden.

f) Epithelial Membrane Antigen (EMA)

Das Vorkommen von *EMA* in Meningeomen ist von verschiedenen Autoren beschrieben worden (Alguacil-Garcia et al. 1986; Kepes 1986; Meis et al. 1986; Schnitt u. Vogel 1986; Theaker et al. 1986; Ng et al. 1987). Sämtliche oder die meisten transitionellen, endotheliomatösen, psammomatösen, fibro- und angioblastischen (Kepes 1986; Meis et al. 1986; Schnitt u. Vogel 1986; Theaker et al. 1986; Ng et al. 1987) sowie „sekretorischen" Meningeome (Alguacil-Garcia et al. 1986) zeigten eine intrazytoplasmatische und membranständige positive Reaktion. Dieser Befund wurde als ein weiteres Argument für eine epitheliale Differenzierung in Meningeomen gewertet (Abb. 14).

Normale menschliche Arachnoidalzellen der Leptomeninx können eine positive EMA-Immunreaktion zeigen (10/15 Autopsiefälle, Ng et al. 1987).

Bei EMA handelt es sich um ein Antigen oder eine Antigengruppe, die aus menschlichen Milchfettkügelchen-Membranen isoliert wurde (Heyderman et al. 1979). Die Mehrzahl epithelialer Zellen und Tumoren reagiert EMA-positiv (Sloane u. Ormerod 1981; Sloane et al. 1983; Pinkus u. Kurtin 1985; Pinkus et al. 1986). Zytokeratin-positive nicht-epitheliale Tumoren wie Mesotheliome, synoviale und epitheloide Sarkome und Chordome reagieren zum großen Teil EMA-positiv (Sloane u. Ormerod 1981; Sloane et al. 1983; Pinkus u. Kurtin 1985; Pinkus et al. 1986; Salisbury u. Isaacson 1985; Abenoza u. Sibley 1986; Brooks et al. 1987; Chu 1987; Schmidt u. Harms 1987; Le Charpentier et al. 1988; Meis u. Giraldo 1988).

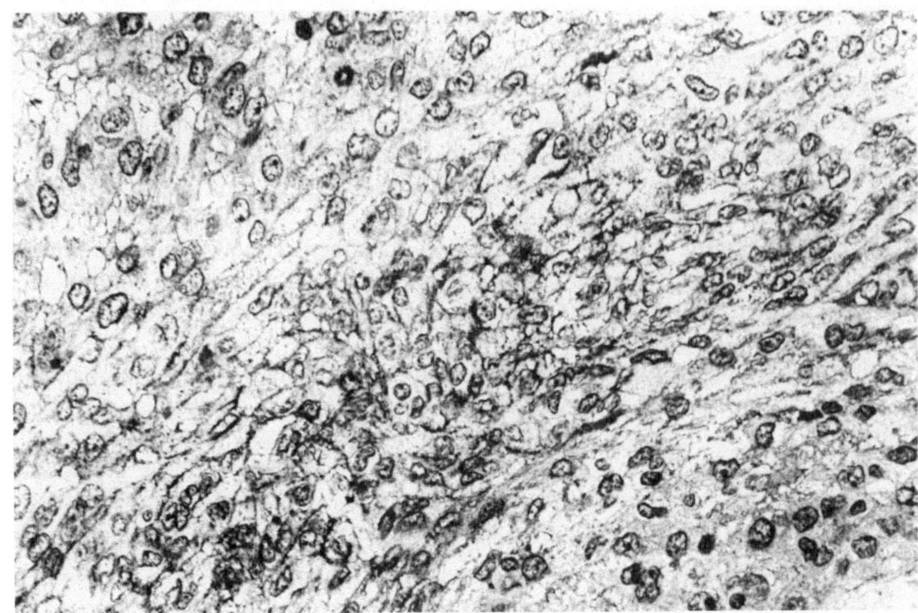

Abb. 14. Fokale EMA-Immunreaktivität in einem endotheliomatösen Meningeom. Paraffinschnitt, monoklonaler Antikörper gegen EMA (Klon E29), PaP, AEC-Haematoxylin. Original ×40

Das Antigen konnte jedoch auch in einzelnen Fällen nicht epithelialer Zelltypen und Tumoren wie Plasmazellen, transformierten Lymphozyten, einem immunoblastischen Lymphom (1/5), T-Zell-Lymphomen (6/35), histiozytischen Lymphomen (3/3), Plasmozytomen (7/7) und einem Neuroblastom (1/2) beobachtet werden (SLOANE et al. 1983; DELSOL et al. 1984; PINKUS u. KURTIN 1985).

Aus dem Formenkreis neurogener Tumoren reagieren neben Meningeomen Plexuspapillome (11/16; DOGLIONI et al. 1987), einige Ependymome an der luminalen Zelloberfläche und einzelne maligne Astrozytome im Zytoplasma EMA-positiv (PERENTES u. RUBINSTEIN 1987; vgl. aber SLOANE u. ORMEROD 1981; SLOANE et al. 1983). PERENTES u. RUBINSTEIN (1987) berichten über EMA-positive Zellen in acht von elf zentralen Teratomen; in einem Teil der Germinome (3/10) zeigte eine variable Zahl von Tumorzellen eine positive Reaktion. EMA-negative neurogene Tumoren umfassen Oligodendrogliome, Medulloblastome, Neurinome (Schwannome), Neurofibrome, Granularzelltumor und Phäochromozytom (SLOANE u. ORMEROD 1981; SLOANE et al. 1983; PINKUS u. KURTIN 1985; PINKUS et al. 1986; PERENTES u. RUBINSTEIN 1987).

EMA kann nach den bisherigen Ergebnissen als *epithelialer Marker von relativer Spezifität* angesehen werden.

7. Primäre epitheliale intrakranielle Tumoren und tumorähnliche Läsionen

Primäre epitheliale, d.h. Zytokeratin- und Desmoplakin-positive, intrakranielle Tumoren umfassen (Tabellen 5, 8, 9):

- *Plexuspapillome* (Abb. 15),
- *Hypophysenadenome* (Abb. 16 d-g),
- *Epidermoid- und Kolloidzysten* (Abb. 16 a-c),
- *Kraniopharyngeome* (Abb. 17) sowie
- *Keimzelltumoren.*

Zytokeratin-positive *Chordome* werden bei den Weichteiltumoren erörtert (s. Abschn. B.II.9; Tabellen 5, 8). Zum Vorkommen von Zytokeratin-positiven Tumorzellen in *embryonalen zentralen neuroepithelialen Tumoren* siehe Abschn. B.II.4 und in *Meningeomen* vgl. Abschn. B.II.6.

a) Plexuspapillome

Plexuspapillome zeigen immunzytochemisch eine *Ko-Expression* von *Zytokeratinen* und *Vimentin* (Coakham et al. 1985 a, b; Coffin et al. 1985; Miettinen et al. 1986; Doglioni et al. 1987; Schwechheimer 1987; s. jedoch Reifenberger et al. 1987; Abb. 15 a-e; Tabellen 5, 8). Eine Ko-Expression von Zytokeratin- und Vimentin-IF wurde auch im normalen menschlichen Plexusepithel beobachtet (Schwechheimer et al. 1985 a; Kasper et al. 1986 b; Doglioni et al. 1987), während Miettinen et al. (1986) lediglich Zytokeratin-IF fanden (vgl. auch Kasper et al. 1986 a). Eine mögliche Erklärung für diese diskrepanten Befunde liegt in der Verwendung verschiedener Vimentinantikörper. Eine Neurofilamentimmunreaktivität, wie sie von Kasper et al. (1986 b) mitgeteilt wurde, ließ sich nicht reproduzieren (Dr. Kasper, persönliche Mitteilung). Mannoji u. Becker (1988) beobachteten in allen Plexuspapillomen (11/12) und -karzinomen (4/4) mit der ABC-Methode an Formalin-fixiertem Paraffin-eingebettetem Gewebe eine positive Zytokeratinimmunreaktion.

Mit monoklonalen Antikörpern gegen selektive Zytokeratine wurde in den eigenen Fällen an Kryostatschnitten eine Reaktion der Zytokeratinpolypeptide Nrs. 7, 8, 18 und (variabel) 19, nicht jedoch Nrs. 13 und 16 beobachtet (Schwechheimer 1987; Abb. 15 a-d; Tabelle 8). Diese Verteilung entspricht dem Muster eines einfachen Epithels (Moll et al. 1982) und stimmt damit mit dem zytologischen Aufbau des Plexusepithels und der Plexuspapillome gut überein.

In 3 von 5 Plexuspapillomen konnten wir eine deutliche, jedoch von Fall zu Fall sehr variable Desmoplakinimmunreaktivität nachweisen, die auf eine unterschiedlich große Zahl von Desmosomen in den einzelnen Tumoren hinweist (Schwechheimer 1987; Abb. 15 f; Tabellen 5, 8). Der positive Befund steht in Einklang mit ultrastrukturellen Beobachtungen (Matsushima 1983). Auf der anderen Seite sind offensichtlich quantitative Unterschiede der Grund dafür, daß in vielen elektronenmikroskopischen Arbeiten nicht von Desmosomen, sondern lediglich von „tigh junctions" die Rede ist (Carter et al. 1972; Wakai et al. 1979; Masuzawa et al. 1981; Nakashima et al. 1983).

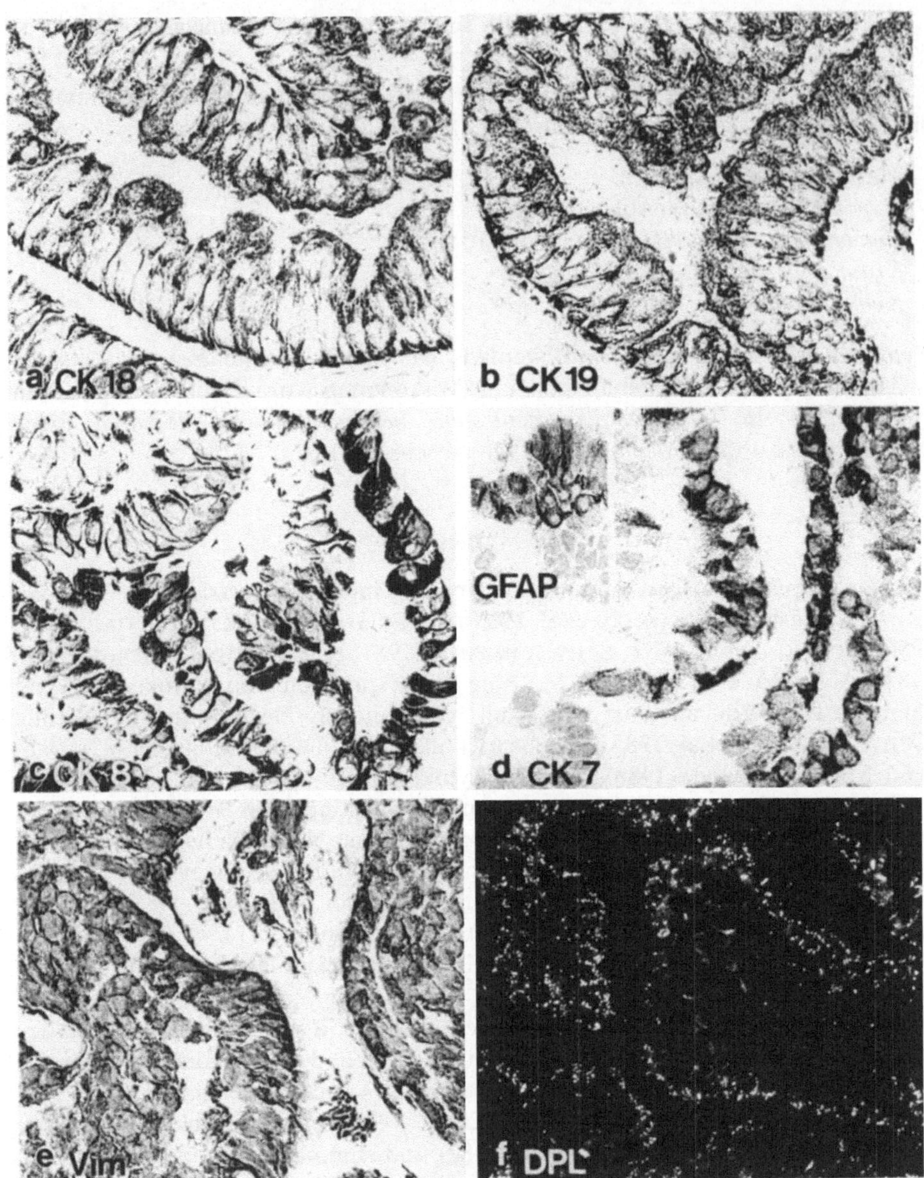

Abb. 15a–f. Zytoskelettproteine in Plexuspapillomen. Ko-Expression von Zytokeratinen (**a–d**) und Vimentin- (Klon V 9 (**e**)) Intermediärfilamentproteinen. Immunreaktivität mit monoklonalen Antikörpern gegen Zytokeratinpolypeptide Nrs. 18 (Klon CK2 (**a**)), 19 (Klon A53-B/A2 (**b**)) und 8 (Klon LE41 (**c**)) in allen Papillomzellen im Unterschied zur herdförmigen Expression von Zytokeratinpolypeptid Nr. 7 (Klon CK7 (**d**)). Einzelne Zellen sind zusätzlich GFAP-positiv ((**d**) Inset); **f** gepunktete Desmoplakin-Immunreaktion (Klon DP1&2-2.15). **a–f** Kryostatschnitte, **a–e** Streptavidin-Biotin-Peroxidase, AEC-Haematoxylin. Originale ×25. **f** Indirekte Immunfluoreszenz, Texas Red-gekoppelte Sekundärantikörper. Original ×40. *CK* Zytokeratin; *DPL* Desmoplakine; *GFAP* Gliafaserprotein; *Vim* Vimentin

Tabelle 8. Primäre Zytokeratin-exprimierende intrakranielle Tumoren. Immunreaktivität monoklonaler Antikörper gegen mehrere und selektive Zytokeratinpolypeptide

Tumortyp	ZK-PP Nrs.	13	13+16	7	8		18	19	mehrere ZK-Polypeptide				Vim	Dpl
	AK-Klon	K_s13.1	KS8.58	CK 7	LE41	Troma-1	CK2	A53-B/A2	PKK1	AE1+AE3	KL 1	lu-5	V 9	DP1&2-2.15
Plexuspapillom														
- Fall 1		–	–	+	++++	++++	++++	+	++++	++++	+++	++++	++++	+
- Fall 2		–	–	++	++++	++++	++++	++++	++++	++++	++++	++++	++++	++++
- Fall 3		–	–	++	+++	++++	++++	–	++++	++++	++++	++++	++++	–
- Fall 4		–	–	++	++++	++++	++++	++	++++	++	++++	++++	++++	+
Hypophysenadenom														
- chromophob	- klin. stumm	–	–	–	++++	++++	+++	–	++++	++++	++++	++++	–	–[a]
- eosinophil	- Akromegalie	–	–	–	++++	++++	++++	–	++++	++++	++++	++++	–	–[a]
- chromophob	- klin. stumm	–	–	+	+	++++	++++	++++	++++	++++	++++	++++	–	–[a]
Epidermoidzyste														
- Basalzellschicht		+	++++	–	–	–	–	++	++++	++++	–	++++	–	++++
- Suprabasalzellschicht		++++	++++	–	–	–	–	–	++++	++++	++++	++++	–	++++
Kraniopharyngeom														
- Basalzellen		+	++	+	–	++++	–	++++	++++	+++	+	++++	+	++++
- stellare Zellen		+++	+++	+++	+	++++	++	++++	++++	++++	++++	++++	+++	++++
- Plattenepithel		+++	++++	++	–	++++	–	+	++	++++	+++	++++	–	++++
- Schattenzellen		–	++	+	–	–	–	–	–	–	–	–	–	–
Chordom (n=4)		+	–	–	++++	++++	++++	++++	++++	++++	++++	++++	++++	++[b]

Ergebnisse eigener immunzytochemischer Untersuchungen an Kryostatschnitten tiefgefrorenen Tumorgewebes (SCHWECHHEIMER 1987). Charakterisierung der Antikörper-Klone s. Abschn. H.VII.
Immunreaktivität: ++++ sämtliche, +++ fast alle, ++ viele, + einzelne, – keine Tumorzellen positiv; Auswertung bezieht sich bei Desmoplakin I und II auf die Anzahl immunreaktiver Punkte. *ZK-PP* Zytokeratin-Polypeptide, Numerierung nach MOLL et al. (1982); *AK-Klon* Antikörper-Klon; *Vim* Vimentin; *Dpl* Desmoplakine I+II; *n* Fallzahl.
[a] Dpl-Immunreaktivität in Hypophysenadenomen s. Text.
[b] Dpl-Immunreaktivität reicht von negativ bis sehr intensiv positiv.

Da in einigen, wenn auch nicht allen Plexuspapillomen eine eindeutige positive Immunreaktion mit monoklonalen Antikörpern gegen die Desmoplakine I und II beobachtet werden konnte, ist es sehr wahrscheinlich, daß auch in normalem menschlichem Plexusepithel mindestens einzelne Desmosomen vorhanden sind. Unser negativer Befund (SCHWECHHEIMER et al. 1985 a) sollte durch weitere Untersuchungen an Biopsiematerial überprüft werden, insbesondere weil

a) in einzelnen elektronenmikroskopischen Untersuchungen das Vorkommen echter Desmosomen beschrieben wurde (DOHRMAN u. BUCY 1970; MATSUSHIMA 1983),
b) nur Autopsiematerial untersucht werden konnte,
c) Desmosomenproteine einer schnellen Autolyse unterliegen und
d) wenige oder gar einzelne Desmosomen dem immunzytochemischen Nachweis entgehen können.

Das gemeinsame Vorkommen von Zytokeratinen und Desmoplakinen als zwei unabhängigen Markern epithelialer Differenzierung zeigt, daß das Plexuspapillom einen echten primären epithelialen intrakraniellen Tumor darstellt.

Neben der Ko-Expression von Zytokeratinen und Vimentin lassen sich in Plexuspapillomen immunzytochemisch einzelne oder Gruppen *GFAP*-positiver Tumorzellen finden (RUBINSTEIN u. BRUCHER 1981; TARATUTO et al. 1983; TROJANOWSKI et al. 1984; BONNIN et al. 1987; DOGLIONI et al. 1987; SCHWECHHEIMER 1987; MANNOJI u. BECKER 1988; Abb. 15 d, Inset; Tabellen 3, 5, 6). Ihre Zahl schwankt von Fall zu Fall beträchtlich. Die sorgfältige Auswertung von Serienschnitten und Doppelmarkierungsversuchen zeigte in unseren Fällen, daß GFAP-positive Plexuspapillomzellen gleichzeitig Zytokeratine (vgl. auch MANNOJI u. BECKER 1988) und Vimentin bilden. Es liegt in diesen Zellen somit eine äußerst seltene Dreifachexpression verschiedener Intermediärfilamenttypen vor. Sie wurde bisher außerdem in einzelnen myoepithelialen Zellen der menschlichen Glandula parotis (ACHTSTÄTTER et al. 1986 b; BORN et al. 1987), in pleomorphen Adenomen (NAKAZATO et al. 1982 b, 1985; ACHTSTÄTTER et al. 1986 b) und in einem papillären Meningeom beschrieben (BUDKA 1986).

Das Auftreten GFAP-positiver Zellen in Plexuspapillomen wurde als fokale ependymäre Differenzierung gedeutet (RUBINSTEIN u. BRUCHER 1981; TARATUTO et al. 1983). Diese Interpretation ist problematisch, da normale Ependymzellen bei der Maus (SCHNITZER et al. 1981) und beim Menschen (SCHWECHHEIMER et al. 1985 a) nicht GFAP, sondern Vimentin bilden. Bei erwachsenen Ratten zeigen die langen Fortsätze von Tanyzyten eine Ko-Expression von Vimentin und GFAP, nicht jedoch die Vimentin-positiven Zelleiber (SHAW et al. 1981). Falls eine histogenetische Deutung dieses Befundes bei zweifelsfrei nachgewiesenem extraneuralem Vorkommen von GFAP (s. Abschn. B.II.5.b) überhaupt zulässig ist kann man innerhalb des Zentralnervensystems allenfalls von einer fokalen *glialen* Differenzierung sprechen (s. auch BONNIN et al. 1987).

b) Ependymome

Im Gegensatz zu Plexuspapillomen (Abb. 15) zeigen *Ependymome* einschließlich ihrer myxopapillären Variante eine *Ko-Expression* von *Vimentin* und *GFAP*

(MIETTINEN et al. 1986; DOGLIONI et al. 1987; SCHWECHHEIMER 1987; Abb. 4 c,d; Tabelle 5). Eine Zytokeratin-Expression in ependymär differenzierten Tumoren wurde allerdings von MANNOJI u. BECKER (1988) beobachtet. Die Autoren fanden mit einem monoklonalen Antikörper gegen die Zytokeratinpolypeptide Nrs. 8, 18 und 19 an Paraffinschnitten Formalin-fixierten Tumorgewebes mit der ABC-Methode in einem Ependymom (1/17) Zytokeratin-reaktive Zellen innerhalb perivaskulärer Pseudorosetten. In zwei papillären Ependymomen (2/4) wurden Zytokeratin-reaktive Zellen in einigen, in kleinen Gruppen beieinanderliegenden Tumorzellen im ersten und in den meisten Papillomzellen (in Ko-Expression mit GFAP) im zweiten Fall beobachtet. *Myxopapilläre Ependymome* waren Zytokeratin-negativ (0/2). Die interessante Beobachtung einer fakultativen Zytokeratin-Expression in Ependymomen gibt Anlaß zu mehreren hypothetischen Interpretationen:

- Es existiert eine Zytokeratin-exprimierende Übergangsform zwischen terminal differenziertem Ependym und Plexusepithel. Ependym und Plexusepithel stammen entwicklungsgeschichtlich aus derselben Matrix.
  Ependymale Vorläuferzellen können vorübergehend Zytokeratine bilden.
- Die Zytokeratin-Expression ist ein molekulares, immunmorphologisch faßbares Äquivalent einer fokalen epithelialen Differenzierung. Papilläre Formationen wie im papillären Ependymom sind als charakteristische epitheliale Differenzierungsstrukturen Zytokeratin-positiv. Dazu paßt auch die Beobachtung einer Zytokeratin-Expression in einem papillären Meningeom (BUDKA 1986; vgl. Abschn. B.II.6.c).

Diese Ergebnisse haben Konsequenzen für die *immunmorphologische Differentialdiagnose papillär aufgebauter Tumoren* im Zentralnervensystem. Auf der Grundlage der bisher vorliegenden immunzytochemischen Befunde können GFAP-Vimentin-positive myxopapilläre Ependymome mit Hilfe von Zytoskelettproteinen sehr einfach von Zytokeratin-Vimentin-Desmoplakin-positiven Plexuspapillomen (-karzinomen) unterschieden werden. Hierbei ist allerdings einschränkend zu bemerken, daß bis heute nur sehr wenige myxopapilläre Ependymome auf die Expression von Zytokeratinen überprüft worden sind (SCHWECHHEIMER 1987, ein Fall; MANNOJI u. BECKER 1988, zwei Fälle). Es ist deshalb nicht auszuschließen, daß ähnlich wie bei Ependymomen und ihrer papillären Variante in größeren Serien auch einzelne Tumoren mit Zytokeratin-immunreaktiven Zellen auftreten können. Auf der anderen Seite sind Plexuspapillome und Metastasen papillärer Karzinome nicht sicher zu differenzieren, da beide Tumoren Zytokeratine und Desmoplakine bilden. Vimentin, das positiv in Plexuspapillomen, aber negativ in den meisten Karzinomen ist, ist für ihre Differentialdiagnose ein wichtiger, aber nicht ausreichender Marker. Papilläre Zytokeratin-positive Ependymome sind im Gegensatz zu (papillär differenzierten) Karzinommetastasen GFAP-positiv. Im Falle einer Zytokeratin-Expression können papilläre Ependymome und Plexuspapillome immunmorphologisch nicht eindeutig differenziert werden. Eine intensive GFAP-Bildung in der Mehrzahl der Tumorzellen spricht statistisch eher für ein papilläres Ependymom. Der Nachweis des Gliafilaments hat allerdings im Einzelfall keine diskriminierende Bedeutung, da auch Plexuspapillome fokal GFAP exprimieren können (s. Abschn. B.II.7.a; Abb. 15 d; Tabellen 3, 5, 6). Das

Vorkommen von Desmosomen ist mit monoklonalen Antikörpern gegen Desmoplakine bisher an papillären Ependymomen noch nicht gezeigt worden. Plexuspapillome können Desmoplakin-positiv sein (s. Abschn. B.II.7.a; Abb. 15 f; Tabellen 5, 8).

c) Hypophysenadenome

Zytokeratin-Intermediärfilamente können in *Hypophysenadenomen* unabhängig von der hormonellen Aktivität und klinischen Symptomatik nachgewiesen werden (SCHWECHHEIMER 1987; Abb. 16 d, h–k; Tabellen 5, 8). Die in früheren Arbeiten beschriebenen negativen Ergebnisse sind wahrscheinlich auf eine ungeeignete Gewebefixation und die verwendeten Antikörper zurückzuführen (ASA et al. 1981; NAGLE et al. 1983).

Die intrazytoplasmatische Verteilung und Anordnung der Zytokeratinfilamente zeigt eine Beziehung zur hormonellen Aktivität der Hypophysenadenome (HÖFLER et al. 1984 a, 1986; SCHWECHHEIMER 1987). Während in Wachstumshormon-bildenden Tumoren die Zytokeratinimmunreaktion überwiegend in Form perinukleärer Punkte auftritt, ist sie in chromophob-inaktiven und gemischten Hypophysenadenomen meist granulär oder diffus im Zytoplasma verteilt. HÖFLER et al. (1984 a, 1986) konnten in β-FSH, β-LH und ausschließlich α-Untereinheit produzierenden Adenomen kein Zytokeratin nachweisen. Nach den Ergebnissen dieser Autoren korrelieren die immunzytochemischen Befunde in Hypophysenadenomen sehr gut mit den Beobachtungen in den einzelnen Zellpopulationen der normalen menschlichen Adenohypophyse. Danach ist die intensivere Zytokeratinreaktion in Wachstumshormon -, Prolaktin - und adrenokortikotropes Hormon (ACTH)-sezernierenden Zelltypen zu finden, während Glykoproteine-bildende Zellen nur sehr schwach reagieren.

Die paranukleäre punktförmige Zytokeratinreaktion entspricht den bereits früher in Wachstumshormon-bildenden Adenomen beobachteten knäuelförmigen Aggregaten intrazytoplasmatischer Filamente („fibrous bodies"; HORVATH u. KOVACS 1978) und der Crookeschen hyalinen Veränderung in ACTH-produzierenden Zellen (NEUMANN et al. 1984, 1985).

Die Expression von Zytokeratinen in der menschlichen Adenohypophyse und in Hypophysenadenomen stimmt sehr gut mit der Vorstellung von der histogenetischen Ableitung der Adenohypophyse aus der Rathkeschen Tasche überein (Einzelheiten bei SAEGER 1981).

Die Verteilung selektiver Zytokeratinpolypeptide, die mit monoklonalen Antikörpern an ausgewählten Hypophysenadenomen immunmorphologisch untersucht wurde, zeigte eine konstante Expression der Zytokeratinpolypeptide Nrs. 8 und 18 in allen Fällen, während in einem chromophoben klinisch stummen Hypophysenadenom zusätzlich Zytokeratin-Polypeptide Nr. 19 und - in einzelnen Zellen - auch Nr. 7 beobachtet wurden (SCHWECHHEIMER 1987; Abb. 16 i, k; Tabelle 8). Das Zytokeratinpolypeptidmuster in Hypophysenadenomen entspricht

---

Abb. 16 a–k. Primäre epitheliale intrakranielle Tumoren. **a, b** Epidermoidzyste: Nachweis von Zytokeratin- (lu-5 (**a**)) und Desmoplakin-Immunreaktivität (Klon DP1&2-2.15 (**b**)). **c** Kolloidzyste: Positiver Nachweis von Zytokeratinen im Zylinderepithel (lu-5 (**d**)).

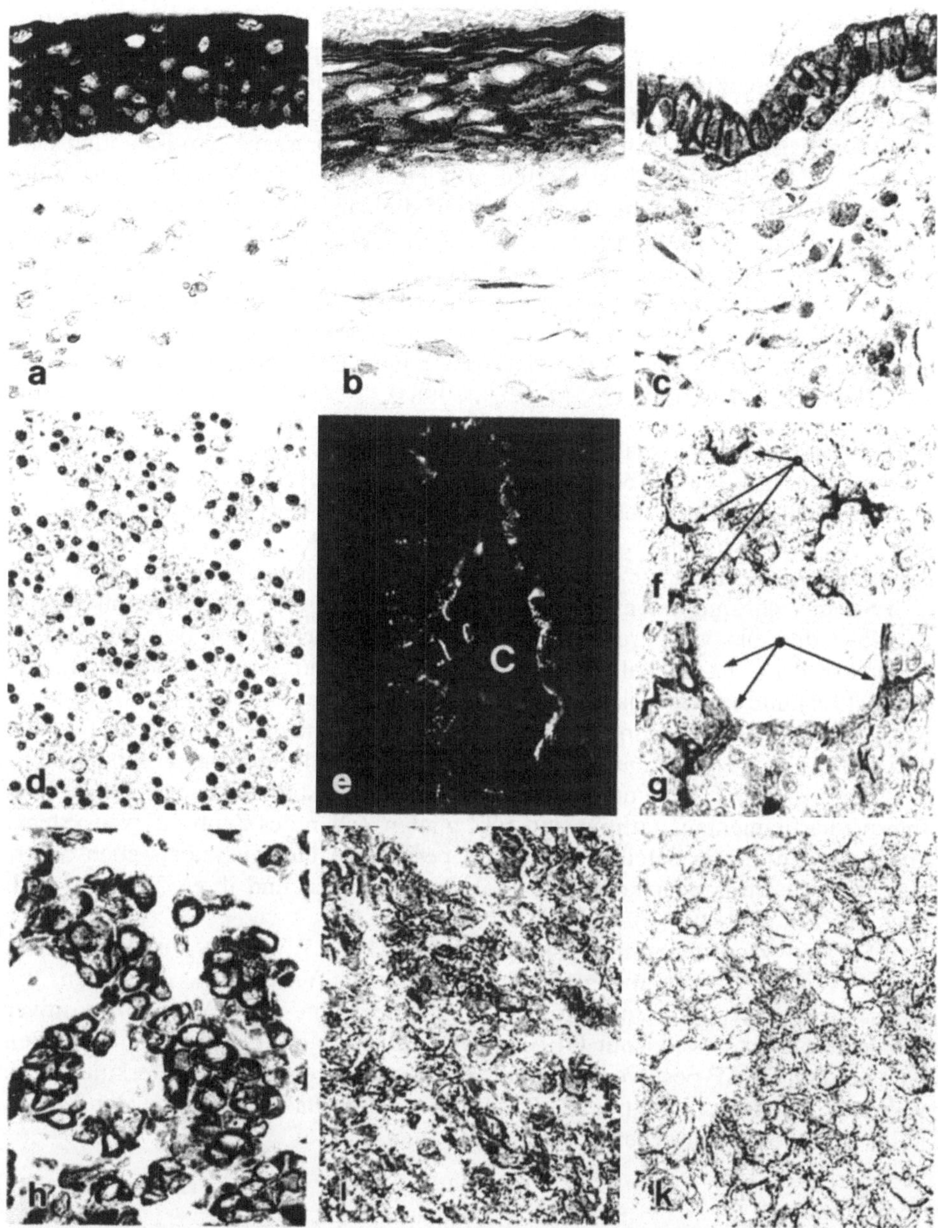

d–g Chromophobes Hypophysenadenom: Perinukleäre globuläre Keratin-Immunreaktion (lu-5 (**d**)); Desmoplakin-Reaktion beschränkt sich auf kleine intratumoröse Zysten *(C)* auskleidende Epithelzellen (**e**); GFAP-positive follikulostellare Zellen (Klon G-A-5 (**f, g**) *Pfeile*). **h–k** Diffuse filamentäre intrazytoplasmatische Zytokeratin-Immunreaktion in Hypophysenadenomen: Gemischtes Hypophysenadenom (KL 1 (**h**)); Nachweis der Zytokeratin-Polypeptide Nrs. 8 (Klon LE41 (**i**)) und 19 (Klon A53-B/A2 (**k**)) in einem chromophoben Hypophysenadenom. **a, c, d, f, g, h** Paraffinschnitte, PaP, AEC-Haematoxylin. **b, i, k** Kryostatschnitte, Streptavidin-Biotin-Peroxidase, AEC-Haematoxylin. Originale ×25. **e** Indirekte Immunfluoreszenz, TRITC-gekoppelter Sekundärantikörper. Original ×40

damit dem eines einfachen Epithels (MOLL et al. 1982). Gleichzitig wird aber eine heterogene Verteilung der einzelnen Zytokeratinpolypeptide deutlich.

Die Desmoplakinimmunreaktivität war auf wenige Hypophysenadenome beschränkt, in denen kleine Zysten eingeschlossen waren (SCHWECHHEIMER 1987; Abb. 16e; Tabellen 5, 8). Mit der indirekten Immunfluoreszenztechnik fanden sich in den Epithelzellen, die diese Zysten auskleideten, an der apikolateralen Zellgrenze kleine fluoreszierende Punkte, die auf die Anwesenheit von wenigen Desmosomen hindeuten. Außerhalb solcher Zysten war die Desmoplakinreaktion negativ. Dieser Befund bedeutet das vollständige Fehlen oder die extreme Seltenheit echter Desmosomen in Hypophysenadenomen. Er korreliert mit ultrastrukturellen Daten, denenzufolge „tigh junctions" den herausragenden Typ von Zellverbindungen in Hypophyse und Hypophysenadenomen bilden (RINEHART u. FARQUHAR 1953; LANDOLT 1975; DOLMAN 1984).

Follikulostellare Zellen (FSZ) in Hypophysenadenomen reagieren *GFAP-positiv* (SCHWECHHEIMER 1987; Abb. 16f, g; Tabellen 3, 5, 6). FSZ wurden erstmals von VELASCO et al. (1982) in der normalen menschlichen Adenohypophyse beschrieben. Ihre Zahl schwankt von Tumor zu Tumor beträchtlich und ist meist sehr gering. Eine Korrelation zu einem bestimmten Adenomtyp besteht nicht.

FSZ sind chromophobe hormonell inaktive Zellen der Adenohypophyse, die ungefähr drei bis vier Prozent aller Zellen der Adenohypophyse ausmachen (Übersicht bei HÖFLER et al. 1984c). In Übereinstimmung mit MORRIS u. HITCHCOCK (1985) und im Gegensatz zu HÖFLER et al. (1984c) konnten wir GFAP-positive FSZ in sechs von neun Hypophysenadenomen finden (66,6%, SCHWECHHEIMER 1987; Abb. 16f, g; Tabelle 3). Insbesondere wegen ihrer Protein S-100-Reaktivität (vgl. Abschn. C.I.1) und geweblichen Verteilung, aber auch hinsichtlich ihrer Intermediärfilamentausstattung sind FSZ glialen Zellen des Zentralnervensystems und Schwann- sowie Satellitenzellen des peripheren Nervensystems ebenso vergleichbar wie Stützzellen in neuroendokrinen Organen und ihren Tumoren (vgl. auch HÖFLER et al. 1984c).

FSZ sind *Vimentin-positiv* (SCHWECHHEIMER 1987; TACHIBANA u. YAMASHIMA 1988). Nach den Ergebnissen von TACHIBANA u. YAMASHIMA (1988) an 102 menschlichen Hypophysenadenomen zeigt eine kleine Zahl Vimentin-positiver FSZ eine Ko-Expression mit GFAP oder Zytokeratinen. Die Autoren schließen daraus, daß GFAP-positive FSZ neuroektodermaler oder glialer Herkunft sind, während Zytokeratin-reaktive FSZ möglicherweise aus dem Epithel der Mundhöhle oder der Rathkeschen Tasche abstammen.

d) Zysten

Die epithelialen Zellen von *Epidermoid-* und *Kolloidzysten* reagieren *Zytokeratin-positiv* (MIETTINEN et al. 1986; SCHWECHHEIMER 1987; Abb. 16a,c; Tabellen 5, 8). Desmoplakinimmunreaktivität konnte nur in Epidermoidzysten untersucht werden und war erwartungsgemäß sehr stark positiv (Abb. 16b; Tabellen 5, 8). Nach den Ergebnissen ultrastruktureller Untersuchungen kann man Desmosomen und damit eine positive Desmoplakinreaktion sowohl in Kolloid- als auch in Epidermoidzysten erwarten (COXE u. LUSE 1964; DOLMAN 1984). Die starke Reaktion monoklonaler Antikörper gegen Zytokeratinpolypeptide Nrs. 13 (K_s 13.1) und 13 und 16 (KS 8.58) in Epidermoidzysten (Tabelle 8) stimmt mit dem Zytokeratinpolypeptidmuster in verhornendem Plattenepithel überein (MOLL et al. 1982).

e) Kraniopharyngeome

Kraniopharyngeome zeigten in ihrem epithelialen Anteil eine intensive Reaktion mit verschiedenen monoklonalen *Zytokeratin-* und *Desmoplakin*-Antikörpern (SCHWECHHEIMER 1987; vgl. auch ASA et al. 1981; Abb. 17 a–e; Tabellen 5, 8). Einige Zellen oder Gruppen von Zellen überwiegend in der Stachelzellschicht und vereinzelt auch in der Basalzellschicht exprimierten zusätzlich Vimentin (Abb. 17 f; Tabellen 5, 8). Die Ko-Lokalisation von Zytokeratinen und Vimentin konnte auch mit der Doppelimmunfluoreszenztechnik bestätigt werden. Die Verteilung der Immunreaktivität mit verschiedenen monoklonalen Antikörpern gegen Zytokeratinpolypeptide des einfachen Epithels wies eine große Variabilität im Vergleich zu der sehr starken und konstanten Reaktion von K_s 13.1 und KS 8.58 (Zytokeratinpolypeptide Nrs. 13 und 16) in Stachelzellschicht und epidermoidalen Zellen auf (Abb. 17 a–d; Tabelle 8).

Wie problematisch es sein kann, ohne biochemische Bestätigung aus immunzytochemischen Befunden allein auf die Anwesenheit bestimmter Zytokeratinpolypeptide Rückschlüsse zu ziehen, zeigt das divergente Verhalten von zwei verschiedenen monoklonalen Antikörpern gegen Zytokeratinpolypeptid Nr. 8, nämlich *LE 41* und *Troma-1* (Tabelle 8). Auf der anderen Seite spiegeln die immunzytochemischen Ergebnisse mit mehreren monoklonalen Antikörpern gegen selektive Zytokeratinpolypeptide aus einfachem Epithel und Plattenepithel eine sehr große Heterogenität innerhalb eines Kraniopharyngeoms und von Tumor zu Tumor wider, die aus der lichtmikroskopischen Morphologie nicht erklärt werden kann. Die Bedeutung der molekularen Heterogenität ist bis jetzt nicht verstanden.

Die intensive Desmoplakinimmunreaktivität in Kraniopharyngeomen (Abb. 17 e; Tabellen 5, 8) paßt sehr gut zu elektronenmikroskopischen Untersuchungen, in denen die Anwesenheit zahlreicher Desmosomen beschrieben wurde (GHATAK et al. 1971; LANDOLT 1975; DOLMAN 1984).

Das Auftreten plattenepitheltypischer Zytokeratinpolypeptide Nrs. 13 und möglicherweise 16 (Tabelle 8) läßt sich mit histogenetischen Vorstellungen vereinbaren, nach denen sich Kraniopharyngeome entweder aus Plattenepithelnestern des Hypophysenstiels oder aus Plattenepithelmetaplasien chromophober Stammzellen der Adenohypophyse ableiten (weitere Einzelheiten bei SAEGER 1981).

f) Keimzelltumoren

Über die Verteilung von IF-Polypeptiden in *intrakraniellen Keimzelltumoren* liegen bisher u. W. keine veröffentlichten immunmorphologischen Untersuchungen vor.

In *extrakraniellen Keimzelltumoren* wurde eine Zytokeratin-Expression in embryonalen Karzinomen, Dottersacktumoren, Choriokarzinomen und unreifen Teratomen nachgewiesen (MIETTINEN et al. 1983 b, BATTIFORA et al. 1984; DAMJA-

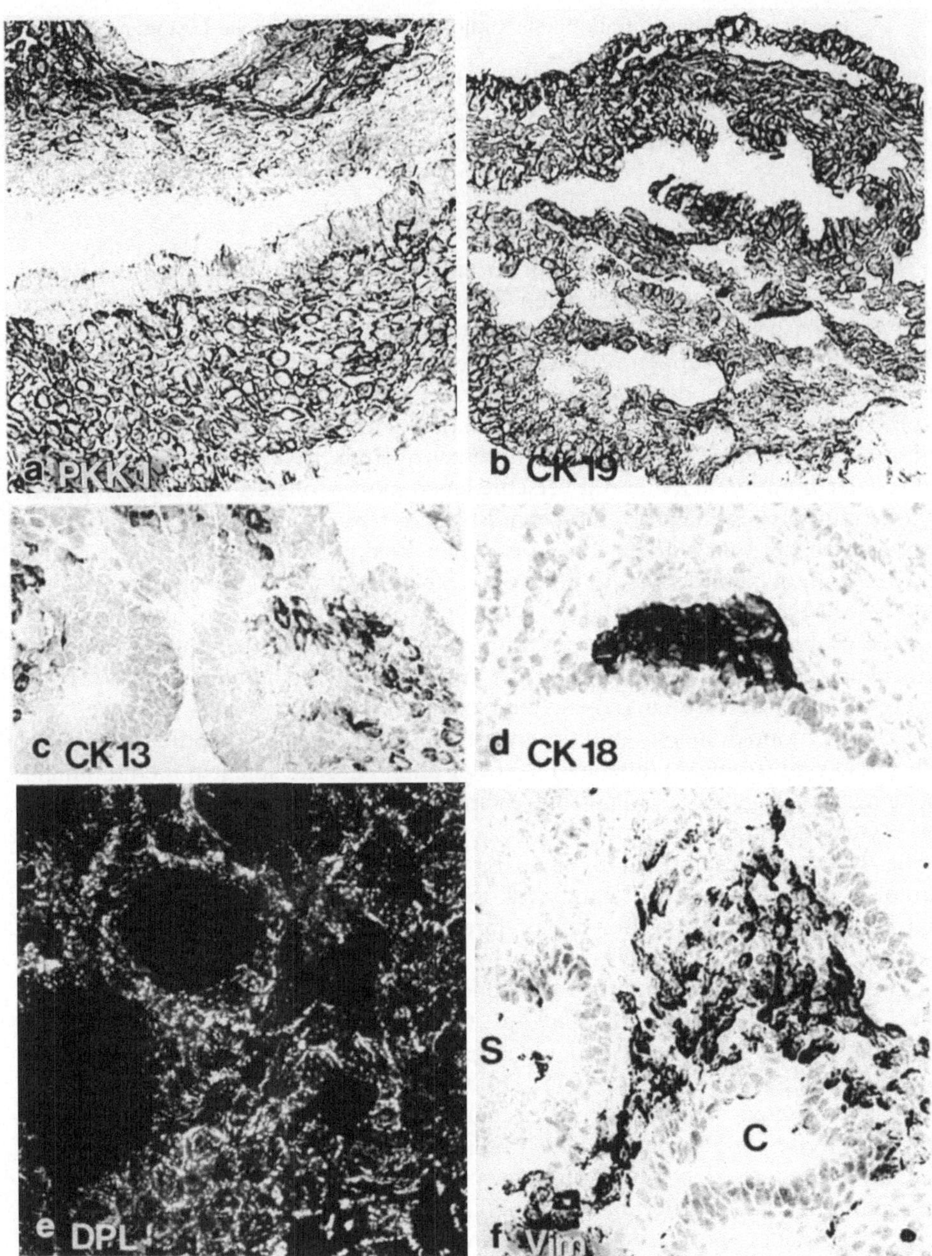

Abb. 17a–f. Zytoskelettproteine in einem Kraniopharyngeom. Breitreagierende Zytokeratin-Antikörper (Klon PKK1 (**a**)) und ein monoklonaler Antikörper gegen Zytokeratinpolypeptid Nr. 19 (Klon A53-B/A2 (**b**)) reagieren in allen epithelialen Zellen. Immunreaktion mit monoklonalen Antikörpern gegen Zytokeratine Nrs. 13 (Klon K_s 13.1 (**c**)) und 18 (Klon CK2 (**d**)) ist auf zahlreiche epitheliale Zellen (**c**) oder einzelne Zellgruppen (**d**) beschränkt; **e** Desmoplakin-Immunreaktivität (Klon DP1&2-2.15) mit zahlreichen fluoreszierenden Punkten; **f** Vimentin- (Klon V 9) positive, überwiegend stellare Zellen; außerdem positive Reaktion im Stroma *(S)*. *C* Cyste. **a–f** Kryostatschnitte. **a–d, f** Streptavidin-Biotin-Peroxidase, AEC-Haematoxylin. Originale ×25. **e** Indirekte Immunfluoreszenz, Texas Red-gekoppelte Sekundärantikörper. Original ×40. *CK* Zytokeratin; *DPL* Desmoplakine; *Vim* Vimentin

NOV et al. 1984; CLARK u. DAMJANOV 1985; MOLL et al. 1986). Die IF-Verteilung in Seminomen wird kontrovers diskutiert. BATTIFORA et al. (1984) konnten in Seminomen keine IF-Polypeptide lokalisieren. Andere Autoren fanden eine Expression von Vimentin und in einzelnen Zellen von Zytokeratinen (MIETTINEN et al. 1985 c; RAMAEKERS et al. 1985; DENK et al. 1987).

Für intra- und extrakranielle Keimzelltumoren wird eine identische Histogenese und übereinstimmende morphologische Differenzierung beschrieben (RUBINSTEIN 1981). Danach ist die Annahme begründet, daß auch Keimzelltumoren zur Gruppe primärer epithelialer intrakranieller Tumoren gerechnet werden dürfen. Hinsichtlich der quantitativen Expression von Zytokeratinpolypeptiden gibt es zwischen den einzelnen Formen möglicherweise beträchtliche Unterschiede.

g) Zusammenfassung

Plexuspapillome, Hypophysenadenome, Kraniopharyngeome, Epidermoid- und *Kolloidzysten* bilden wegen der zuverlässigen Expression von Zytokeratinen und Desmoplakinen die Gruppe echter primärer epithelialer intrakranieller Tumoren bzw. tumorähnlicher Läsionen. Aus den immunmorphologischen Daten an extrakraniellen Tumoren darf geschlossen werden, daß auch *intrakranielle Keimzelltumoren* zu diesem Formenkreis gehören.

Außerdem zeigt ein Teil der *Meningeome,* insbesondere vom sekretorischen Typ (vgl. Abschn. B.II.6.b), der *Ependymome* und *papillären Ependymome* zumindest eine fokale Zytokeratin-Expression, was als Ausdruck einer epithelialen Differenzierungspotenz interpretiert werden kann. Zytokeratin-positive Tumorzellen sind in *Aesthesioneuroblastomen* und in einem *pigmentierten malignen neuroepithelialen Tumor* beschrieben.

Eine *herdförmige epitheliale Metaplasie* mit entsprechender Zytokeratin-Expression wird ganz selten in *Glioblastomen* bzw. *Gliosarkomen* beobachtet (vgl. Abschn. B.II.9.e.γ).

Diese Befunde sind zu bedenken und zu berücksichtigen, wenn Zytokeratine und Desmoplakine als Marker in der Differentialdiagnose gegenüber intrakraniellen Karzinommetastasen herangezogen werden sollen. Die Verteilung selektiver Zytokeratinpolypeptide korreliert mit der Morphologie dieser Tumoren. Sie entspricht dem Muster eines einfachen Epithels in Plexuspapillomen und Hypophysenadenomen, einem komplex aufgebauten Epithel in Kraniopharyngeomen und dem Typ des Plattenepithels in Epidermoidzysten (Tabellen 5, 8).

8. Metastasen

a) Zytokeratin-Desmoplakin-Zytoskelett

Zytokeratine und Desmoplakine sind zwei generelle und unabhängige Marker epithelialer Differenzierung und damit von größter Bedeutung für die immunmorphologische Diagnose und Differentialdiagnose von Karzinomen und ihren Metastasen (SCHLEGEL et al. 1980; RAMAEKERS et al. 1982, 1983 a; MOLL et al. 1983 a, b, 1986; MOLL 1986; OSBORN u. WEBER 1983).

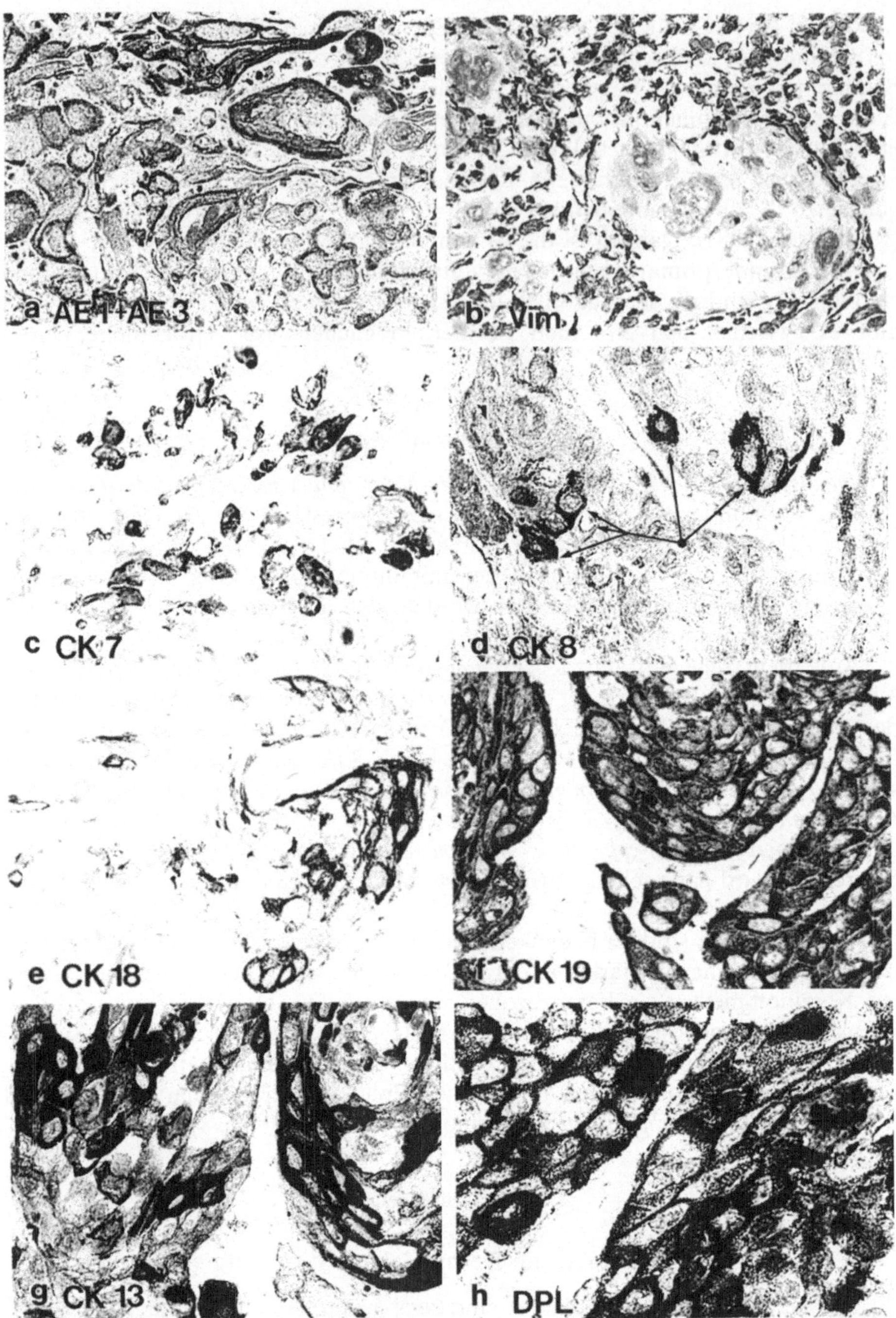

Abb. 18a–h. Expression von Zytoskelettproteinen und selektiven Zytokeratinpolypeptiden in der Hirnmetastase eines verhornenden Plattenepithelkarzinoms der Lunge. **a** Breitreagierender monoklonaler Zytokeratin-Antikörper AE1+AE3 in allen Karzinomzellen positiv; Vimentin reagiert nur im Tumorstroma (**b**). Heterogene Verteilung der Zytokeratine (ZK)

Dies gilt auch für intrakranielle und intraspinale Karzinommetastasen. Die Expression von Zytokeratinpolypeptiden und Desmoplakinen war ein konstanter immunmorphologischer Befund in Metastasen von Plattenepithelkarzinomen der Lunge und der Zervix, Adenokarzinomen aus Kolon, Rektum, Lunge, Schilddrüse, Niere und Mamma, einem kleinzelligen Bronchialkarzinom der Lunge und einem embryonalen Karzinom des Hodens (n = 22; SCHWECHHEIMER 1987; Abb. 18 a,c-h, 19 a-c,f,i,k; Tabellen 5, 9).

b) Expression selektiver Zytokeratinpolypeptide

Die Bildung einzelner Zytokeratinpolypeptide in epithelialen Zellen und Tumoren erfolgt in Korrelation zur Differenzierung. Durch immunzytochemische Analyse mit monoklonalen Antikörpern, mit Hilfe der zweidimensionalen Gelelektrophorese und durch Immunblot konnte ein typisches Zytokeratinpolypeptidmuster für einfache und komplex aufgebaute Epithelien sowie für verhornendes und nicht-verhornendes Plattenepithel gefunden werden (MOLL et al. 1982, 1983 a). Die Analyse von daraus abgeleiteten Karzinomen ergab ein vergleichbares, wenn auch nicht identisches Zytokeratinpolypeptidmuster (MOLL et al. 1982, 1983 a, 1986).

Mit den bisher verfügbaren monoklonalen Antikörpern gegen selektive Zytokeratinpolypeptide einfachen Epithels (ZK-PP Nrs. 7, 8, 18 und 19) und gegen Plattenepithel-typische Zytokeratine (Nr. 13 bzw. 13 und 16) ist es möglich, *Plattenepithelkarzinommetastasen,* z. B. von Lunge und Zervix (Abb. 18 c-g), durch ihr unterschiedliches Zytokeratinpolypeptidmuster von *Adenokarzinommetastasen,* beispielsweise aus *Kolon, Rektum, Lunge, Schilddrüse* und *Niere,* zu unterscheiden (Abb. 19 a-d,f,g,i). Während nämlich in Adenokarzinommetastasen von Kolon, Rektum, Lunge, Schilddrüse und Niere mit einer Ausnahme (Metastase eines solide-papillären Nierenzellkarzinoms vom Granularzelltyp) lediglich eine Immunreaktivität für Zytokeratinpolypeptide einfachen Epithels (ZK-PP Nrs. 7, 8, 18 und 19) beobachtet werden konnte (Abb. 19 a-d,f,g,i), zeigten zahlreiche oder die meisten Tumorzellen in Metastasen epidermoidaler und anepidermoidaler Plattenepithelkarzinome von *Lunge* und *Zervix* eine intensive Reaktion mit den monoklonalen Antikörpern K_s 13.1 und KS 8.58, was auf die Anwesenheit der Plattenepithel-typischen Zytokeratinpolypeptide Nrs. 13 und möglicherweise 16 hinweist (Abb. 19 g; Tabelle 9).

Im Gegensatz zu nicht-neoplastischem Plattenepithel können in Plattenepithelkarzinomen auch Zytokeratinpolypeptide des einfachen Epithels exprimiert werden (MOLL et al. 1982, 1983 a; MOLL 1986). In Metastasen von Plattenepithelkarzinomen zeigt die Verteilung der ZK-PP Nrs. 7, 8, 18 und 19 allerdings eine größere Variabilität, Heterogenität und im allgemeinen geringere quantitative Expression als in Adenokarzinommetastasen (Abb. 18 c-f; Tabelle 9).

◄

Nrs. 7 (Klon CK7 (**c**)), 8 (Klon LE41 (**d**) *Pfeile*) und 18 (Klon CK2 (**e**)), während ZK Nr. 19 (Klon A53-B/A2 (**f**)) in allen und ZK Nr. 13 (Klon K_s 13.1 (**g**)) in der Mehrzahl der Karzinomzellen positiv sind. **h** Intensive Desmoplakin-Immunreaktivität (Klon DP1&2-2.15) in Form überwiegend membranständiger Punkte. **a** Paraffinschnitt, PaP, AEC-Haematoxylin. **b-h** Kryostatschnitte, Streptavidin-Biotin-Peroxidase, AEC-Haematoxylin. Originale ×25. *CK* Zytokeratin; *DPL* Desmoplakine; *Vim* Vimentin

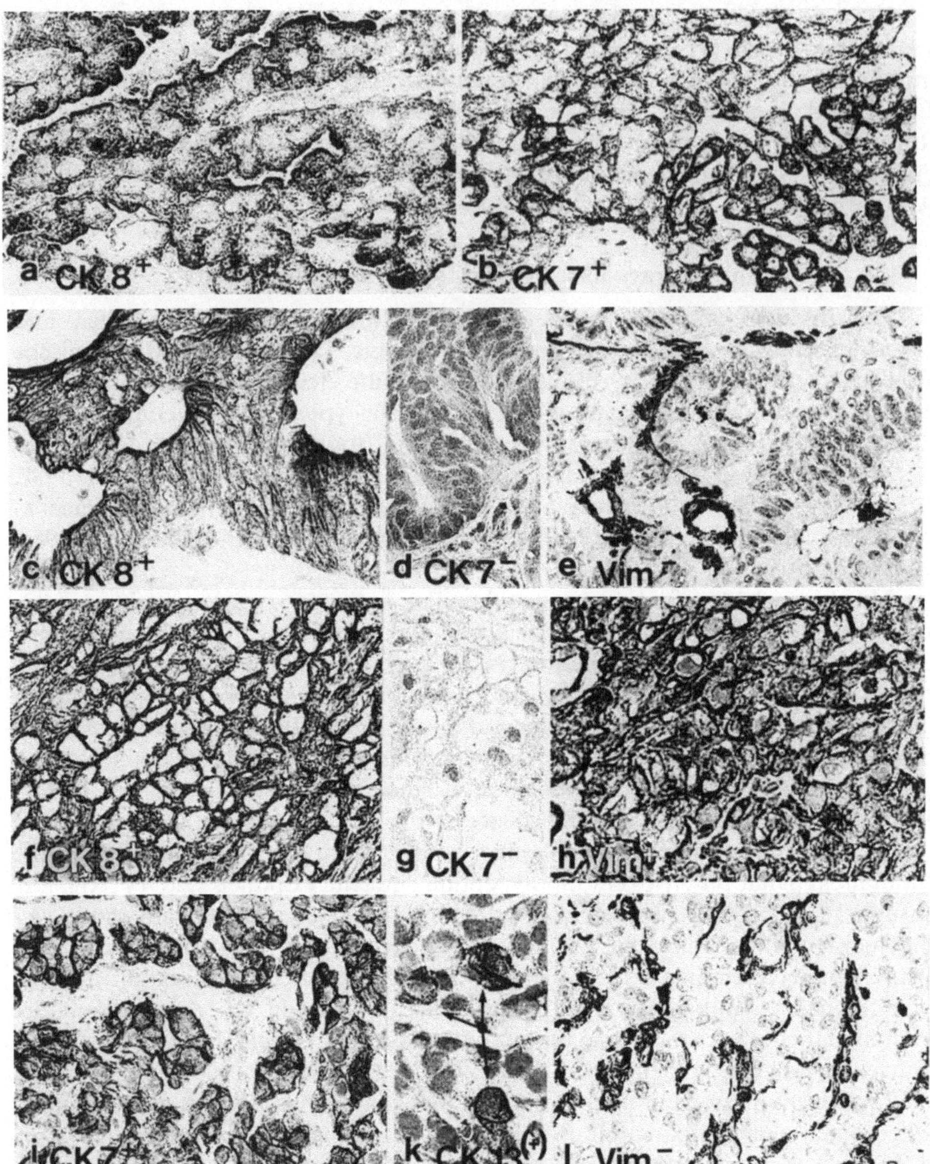

Abb. 19 a–l. Selektive Zytokeratinpolypeptide in intrazerebralen Karzinommetastasen. **a, b** Hirnmetastase eines papillären Adenokarzinoms der Lunge: Zytokeratinpolypeptide Nrs. 8 (Klon LE41 (**a**)) und 7 (Klon CK7 (**b**)) sind positiv. Eine papilläre Kolonkarzinommetastase (**c–e**) reagiert ZK Nr. 8 positiv (Klon LE41), aber ZK Nr. 7 negativ (Klon CK7); Vimentin-Immunreaktivität (Klon V 9) im Tumorstroma (**e**). **f–h** Hirnmetastase eines hellzelligen Nierenzellkarzinoms: Ko-Expression von Zytokeratin (ZK Nr. 8, Klon LE41 (**f**)) und Vimentin (Klon V 9 (**h**)); ZK Nr. 7 (Klon CK7) in diesem Fall negativ (**g**). **i–l** Hirnmetastase eines duktal-invasiven Mammakarzinoms: Alle epithelialen Tumorzellen exprimieren ZK Nr. 7 (Klon CK7 (**i**)); einzelne Karzinomzellen sind ZK Nr. 13 positiv (Klon K_s 13.1 (**k**) *Pfeile*); Vimentin (Klon V 9) reagiert lediglich im Stroma (**l**). **a–l** Kryostatschnitte, Streptavidin-Biotin-Peroxidase, AEC-Haematoxylin. Originale ×25. *CK* Zytokeratin; *Vim* Vimentin

Tabelle 9. Expression von Zytoskelettproteinen in intrakraniellen Metastasen. Immunreaktivität monoklonaler Antikörper gegen mehrere und selektive Zytokeratinpolypeptide

Tumortyp	ZK-PP Nrs.	13	13+16	7	8		18	19	mehrere ZK-Polypeptide				Vim	Dpl
	AK-Klon	K_s13.1	KS8.58	CK 7	LE41	Troma-1	CK2	A53-B/A2	PKK1	AE1+AE3	KL 1	lu-5	V 9	DP1&2-2.15
Plattenepithelkarzinom														
Lunge n=3	epidermoidal	++	+++	++	–	++	+	++	+	+++	++	+++	–	++++
	epidermoidal	+++	++	++	+	+++	++	++++	+++	++++	++	++++	–	++++
	anepidermoidal	+++	+++	++++	+++	++++	++++	++++	+++	+++	++	+++	–	++++
Zervix n=1	anepidermoidal	–	++	++	+	++++	++++	++	++++	+++	+++	++++	–	+++
Adenokarzinom														
Kolon n=1	tubulo-papillär	–	–	–	+++	++++	++++	++++	++++	++++	+++	+++	–	+++
Rektum n=1	tubulo-papillär	–	–	–	+++	++++	++++	++++	++++	++++	++++	++++	–	+++
Lunge n=2	papillär	–	–	+++	+++	++++	+++	++++	++++	+++	–	–	–	++
	papillär	–	–	+++	++	++++	++++	++++	++++	++++	+++	+++	+	+++
Schilddrüse n=1	follikulär	–	–	+++	++	++++	++++	++	++++	++	+++	++++	++++	++++
Niere n=5	solide-klarzellig	–	–	–	–	++++	++++	++	+++	–	–	–	++++	++
	solide-klarzellig	–	–	–	+++	++++	++++	++++	++++	++++	++++	++++	++++	++
	lobulär-klarzellig	–	–	–	++	++++	++++	++	++++	+++	+++	+++	++++	++
	trabekul.-granulär	–	–	–	++++	++++	++++	+	++++	–	+++	++	++++	++
	sol.-pap.-granulär	–	++	++++	++	++++	++++	++++	++++	++++	++++	++++	++++	+++
Mamma n=5	duktal-invasiv	+	+	+++	++	+++	++++	++++	++++	++++	++++	++++	–	++++
	duktal-invasiv	+	+	++++	++	++++	++++	++++	++++	++++	++++	+++	–	+++
	duktal-invasiv	+	+	++++	+++	++++	++++	++++	++++	++++	+++	++++	–	++++
	duktal-invasiv	+	+	+++	+	++++	+++	++++	++++	++++	++++	++++	++	++++
	duktal-invasiv	+	++	++	+	++++	++++	+++	+++	++++	+++	++++	–	+++
Ovar n=1	undifferenziert	++	++	–	++	+++	++++	++++	++++	++++	++++	+++	++	+++
Kleinzelliges Bronchialkarzinom n=1		–	–	+	++	+++	+++	+++	+++	+++	++	++	–	+++
Keimzelltumoren														
Hoden n=1	embryon. Karzinom	–	–	–	+++	++++	++++	+++	++++	++	+++	+++	++	++
Maligne Melanome														
Haut n=2		–	–	–	–	–	–	–	–	–	–	–	++++	–

Erklärungen s. Tabelle 8.
Ergebnisse eigener immunzytochemischer Untersuchungen an Kryostatschnitten tiefgefrorenen Tumorgewebes ($n=24$; SCHWECHHEIMER 1987). Charakterisierung der Antikörper-Klone s. Abschn. H.VII.

Im Hinblick auf die Frage, inwieweit die Verteilung selektiver Zytokeratinpolypeptide in einer Metastase eine Aussage zur Lokalisation des Primärtumors erlaubt, ist es wichtig, daß die in der Literatur mitgeteilten Daten zur Verteilung von Zytokeratinpolypeptiden in Adenokarzinomen von Lunge, Kolon, Rektum und Niere mit den eigenen Ergebnissen (SCHWECHHEIMER 1987) an Hirnmetastasen übereinstimmen (MOLL et al. 1983 a,b; BLOBEL et al. 1984; ACHTSTÄTTER et al. 1985; OSBORN et al. 1986 b; FISCHER et al. 1987; PITZ et al. 1987; SHAH et al. 1987).

Nach unseren Ergebnissen (SCHWECHHEIMER 1987) ist die Expression von Zytokeratinpolypeptid Nr. 7 in Adenokarzinommetastasen variabel (Tabelle 9). Dieser Befund hat möglicherweise Bedeutung für die Differentialdiagnose *papillär* aufgebauter Karzinommetastasen. Während nämlich Zytokeratinpolypeptid Nr. 7 in Metastasen papillärer Adenokarzinome der Lunge und der Niere exprimiert wird (Abb. 19 b; Tabelle 9), läßt es sich in Metastasen kolorektaler Karzinome nicht nachweisen (Abb. 19 d; Tabelle 9). Identische Unterschiede wurden auch an Primärtumoren festgestellt (MOLL et al. 1982, 1983 a; OSBORN et al. 1986 b; PITZ et al. 1987). Die Anwesenheit oder das Fehlen von Zytokeratin Nr. 7 in einer papillär differenzierten Hirnmetastase könnte neben dem histomorphologischen Phänotyp als differentialdiagnostisches Kriterium zur Lokalisation des Primärtumors herangezogen werden.

In Karzinommetastasen, die aus komplexer aufgebauten Ausgangsgeweben wie *Mamma* und *Ovar* abgeleitet werden, beobachteten wir in einer unterschiedlich großen Zahl von Tumorzellen eine Immunreaktivität der monoklonalen Antikörper K_s 13.1 (ZK-PP Nr. 13) und KS 8.58 (ZK-PP Nrs. 13 und 16; SCHWECHHEIMER 1987; Abb. 19 k; Tabelle 9). Die Zytokeratinpolypeptidmuster komplexer Epithelien sind variabel und gehen über das Muster einfacher Epithelien hinaus (MOLL et al. 1982, 1983 a).

Die Immunlokalisation der ZK-PP Nrs. 7, 8, 18 und 19 in einer Hirnmetastase eines *kleinzelligen Bronchialkarzinoms* stimmt mit entsprechenden biochemischen Daten an Primärtumoren überein (BLOBEL et al. 1985 a; Tabelle 9).

In der Hirnmetastase eines *embryonalen Karzinoms* des Hodens wurde mit den ZK-PP Nrs. 8, 18 und 19 das Muster eines einfachen Epithels gefunden (SCHWECHHEIMER 1987; Tabelle 9).

c) Vimentin in malignen Melanomen

Zytokeratin-Desmoplakin-positive Karzinome und ihre Metastasen können von *ausschließlich Vimentin*-exprimierenden *malignen Melanomen* klar abgegrenzt werden (CASELITZ et al. 1983; RAMAEKERS et al. 1983 b; Abb. 21 a; Tabellen 5, 9). Die unterschiedliche Verteilung von Zytoskelettproteinen ist besonders wichtig und diagnostisch richtungsweisend bei amelanotischen malignen Melanomen epitheloider Differenzierung.

d) Ko-Expression von Zytokeratinen/Desmoplakinen und Vimentin

Vimentin wird bei Karzinomen und ihren Metastasen in der Regel im Tumorstroma beobachtet (Abb. 18 b, 19 e,l). Neben der konstanten Expression von Zytokeratinen und Desmoplakinen kann ihre *Ko-Expression* mit *Vimentin* ein zusätzlicher diagnostischer Parameter sein. Gemeint sind hier nicht einzelne Vimentin-positive Zellen, wie wir sie in Metastasen eines Adenokarzinoms der Lunge, duktal-invasiver Mammakarzinome und eines embryonalen Karzinoms des Hodens fanden (SCHWECHHEIMER 1987), sondern vielmehr die gemeinsame Lokalisation von Zytokeratinen und Vimentin in den meisten oder nahezu allen Tumorzellen (Tabellen 5, 9). Eine solche Ko-Expression lag in Karzinommetastasen der Niere (n = 5; Abb. 19 f,h) und der Schilddrüse (n = 1) vor (Tabelle 9). Das Intermediärfilamentmuster in den Metastasen entspricht dem der Primärtumoren (HOLTHÖFER et al. 1983; MIETTINEN et al. 1984a; WALDHERR u. SCHWECHHEIMER 1985; HENZEN-LOGMANS et al. 1987).

Zytokeratin-Vimentin-Ko-Expression wurde ferner beschrieben in

- *pleomorphen Adenomen und adenoid-zystischen Karzinomen* (CASELITZ et al. 1982, 1984; KREPLER et al. 1982),
- *Adenokarzinomen des Endometriums* (MCNUTT et al. 1985),
- *epithelialen Tumoren des Ovars* wie *serösen epithelialen Tumoren, Zystadenokarzinomen, endometrioiden Karzinomen, Klarzellkarzinomen* (VIALE et al. 1988) sowie *Granulosazelltumoren* (CZERNOBILSKY et al. 1985),
- *malignen Mesotheliomen* (LAROCCA u. RHEINWALD 1984; BLOBEL et al. 1985b),
- *Nephroblastomen* (ALTMANNSBERGER et al. 1984; DENK et al. 1985),
- *malignen Rhabdoidtumoren der Niere* (VOGEL et al. 1984),
- *Plexuspapillomen* (s. Abschn. B.II.7.a),
- einigen Weichteiltumoren wie *epitheloiden und synovialen Sarkomen* sowie *Chordomen* (s. Abschn. B.II.9.d,e; vgl. auch GOULD 1985).

e) Differentialdiagnostische Bedeutung

Mit Hilfe der Darstellung von Zytoskelettproteinen und der Immunlokalisation selektiver Zytokeratinpolypeptide in intrakraniellen Karzinommetastasen ist es nach dem heutigen Kenntnisstand möglich

a) zwischen Metastasen von Plattenepithel- und Adenokarzinomen zu differenzieren
sowie
b) Metastasen kolorektaler Karzinome (ZK-PP Nrs. 8, 18 und 19) von Adenokarzinommetastasen der Lunge, Schilddrüse, Mamma und Niere (ZK-PP Nrs. 7, 8, 18 und 19, (13)) abzugrenzen.
c) Die Ko-Expression von Zytokeratinen und Vimentin kann ein weiteres Differenzierungsmerkmal sein.
d) Metastasen Vimentin-positiver maligner Melanome können von Zytokeratin-Desmoplakin-positiven Karzinomen unterschieden werden.

f) Weitere Marker epithelialer Differenzierung: Involucrin, Filaggrin, Villin und Fimbrin

Neben der Verteilung selektiver Zytokeratin-Polypeptide kann eine weitere Differenzierung epithelialer intrakranieller Metastasen durch den Nachweis typischer Proteine einer terminalen epidermoiden Differenzierung wie *Involucrin*

(WALTS et al. 1985) und *Filaggrin* (ITOIZ et al. 1985; KANITAKIS et al. 1988) in Plattenepithelkarzinomen sowie der Bürstensaum-spezifischen Proteine *Villin* und *Fimbrin* in Adenokarzinomen erreicht werden (BRETSCHER u. WEBER 1979, 1980 a,b; GRÖNE et al. 1986; MOLL et al. 1987 b).

α) Involucrin

Involucrin ist ein Protein mit einem M_r von 92000, das aus kultivierten menschlichen epidermalen Keratinozyten isoliert wurde (Übersicht bei ITOIZ et al. 1985). Immunmorphologische Untersuchungen an normalem und neoplastischem Gewebe stammen von ITOIZ et al. (1985). Eine positive Reaktion wurde lediglich in Tumoren mit epidermoider und urothelialer Differenzierung beobachtet. Areale mit Plattenepithelmetaplasien in adenoiden Tumoren reagierten ebenfalls positiv.

β) Filaggrin

Filaggrin ist ein stark basisches, Histidin-reiches Protein in der Epidermis von Säugetieren. Es wird von sich differenzierenden epithelialen Zellen als großes Vorläufermolekül *(Profilaggrin)* synthetisiert, aus dem durch Proteolyse und Dephosphorylierung Filaggrin entsteht. Profilaggrin ist eine Hauptkomponente von Keratohyalingranula im Stratum granulosum der Epidermis und anderer verhornender Epithelien. Menschliches Filaggrin besitzt ein M_r von 37000. Obwohl alle Aspekte der physiologischen Bedeutung von Profilaggrin und Filaggrin gegenwärtig noch nicht bekannt sind, so spielen diese Proteine doch eine wesentliche Rolle bei der Differenzierung der Epidermis und können deshalb als Marker für Reifung und Differenzierung von Keratinozyten betrachtet werden (Übersichten bei ITOIZ et al. 1985; KANITAKIS et al. 1988).

Mit einem Kaninchen-Antiserum beobachteten ITOIZ et al. (1985) in Tumoren der Mundschleimhaut eine unregelmäßige positive Reaktion in verrukösen Karzinomen und eine schwach positive Immunreaktion in differenzierten Abschnitten invasiv wachsender Plattenepithelkarzinome.

Immunmorphologische Untersuchungen eines breiten Spektrums von Hauttumoren an Formalin-fixiertem Paraffin-eingebettetem Gewebe mit der ABC-Methode haben bei Verwendung des monoklonalen Antikörpers *AKH1* gezeigt, daß die Expression von Profilaggrin/Filaggrin in verhornenden epidermoidalen Tumoren mit dem Grad der Entdifferenzierung abnimmt (KANITAKIS et al. 1988).

γ) Villin

Als *Villin* wird ein Aktin-bindendes Protein in den axialen Filamentbündeln der Mikrovilli von Bürstensäumen bezeichnet. Das Protein (M_r 95000) gehört zu den Ca^{2+}-regulierten Proteinen (BRETSCHER u. WEBER 1980 a). MOLL et al. (1987) untersuchten die Expression von Villin an 129 Adenokarzinomen und -metastasen, sieben diffus wachsenden Pleuramesotheliomen und zwei Plattenepithelkarzinomen der Mundhöhle mit einem Kaninchen-Antiserum und einem monoklonalen Antikörper ($BDID_2C_3$ aus Maus) an Kryostatschnitten tiefgefrorenen Tumorgewebes. Die Autoren stellen zusammenfassend fest, daß die Expression von Villin in den Karzinomen erhalten bleibt, die sich vom intestinalen Epithel ableiten lassen, auch wenn die Bürstensaumstruktur verlorengegangen ist (Adenokarzinome von Kolon-Rektum (24/24), Magen (6/6), Gallenblase (2/2) und Leber (hepatozelluläres Karzinom, 1/1)). Der immunzytochemische und biochemische Nachweis von Villin in einigen Adenokarzinomen des Endometriums (4/11) und der Lunge (5/18) läßt vermuten, daß es zu einer Neoexpression des Proteins im Zuge von Hyperplasie, Dysplasie und Karzinogenese gekommen ist. Adenokarzinome der Mamma (n = 12), der Schilddrüse (n = 1) und der Prostata (n = 2), epitheliale und biphasische Pleuramesotheliome (n = 7), Übergangsepithelkarzinome der Harnblase (n = 2) und Plattenepithelkarzinome der Mundhöhle (n = 2) reagierten negativ. Nach den Ergebnissen von GRÖNE et al. (1986) sind Nierenzellkarzinome (n = 14) Villin-positiv.

δ) Fimbrin

Fimbrin ist neben Villin ein weiteres Hauptprotein der Mikrovilli im Bürstensaum intestinaler Epithelien. Das Protein besitzt ein M_r von 68000 (BRETSCHER u. WEBER 1980b).

g) Organtypische Marker

Zusätzlich zum Nachweis selektiver Zytokeratinpolypeptide, die in ihrer Verteilung differenzierungstypisch sind und nur in ausgewählten Fällen eine orientierende Aussage zur Lokalisation des Primärtumors erlauben, gibt es einige organ- und zelltypische Antigene, die eine Organdiagnose oder Zuordnung zu einer Tumorgruppe möglich machen. Für den Bereich der Neuroonkologie sind hier als wichtige Marker zu nennen:

a) *Thyroglobulin* in Schilddrüsenkarzinomen (Übersicht bei BÖCKER et al. 1981),
b) *Prostata-spezifische saure Phosphatase* und *Prostata-spezifisches Antigen* für Prostatakarzinome (Übersicht bei HOFSTÄDTER 1986) sowie
c) *Marker für Keimzelltumoren* (s. Abschn. D.I).

h) Spezielle monoklonale epitheliale Antikörper

MÖLLER et al. (1986) geben eine Übersicht über zahlreiche monoklonale Antikörper, die membranständige Epitope normaler und neoplastischer Epithelzellen erkennen. Besonders interessant ist darunter der monoklonale Antikörper *HEA 125* (*H*uman *E*pithelial *A*ntibody), der mit einem Epithel-spezifischen, weit verbreiteten Antigen von 34 KD reagiert.

9. Intrakranielle und intraspinale mesenchymale Tumoren

a) Vimentin-Expression

Vimentin ist der hauptsächliche, wenn auch nicht einzige mesenchymale Intermediärfilament-Typ; er wird konstant in *gutartigen* und *bösartigen Weichgewebstumoren* gebildet (MIETTINEN et al. 1982; RAMAEKERS et al. 1982; DENK et al. 1983; DU BOULAY 1985; ROHOLL et al. 1985; ALTMANNSBERGER et al. 1986; ALTMANNS-

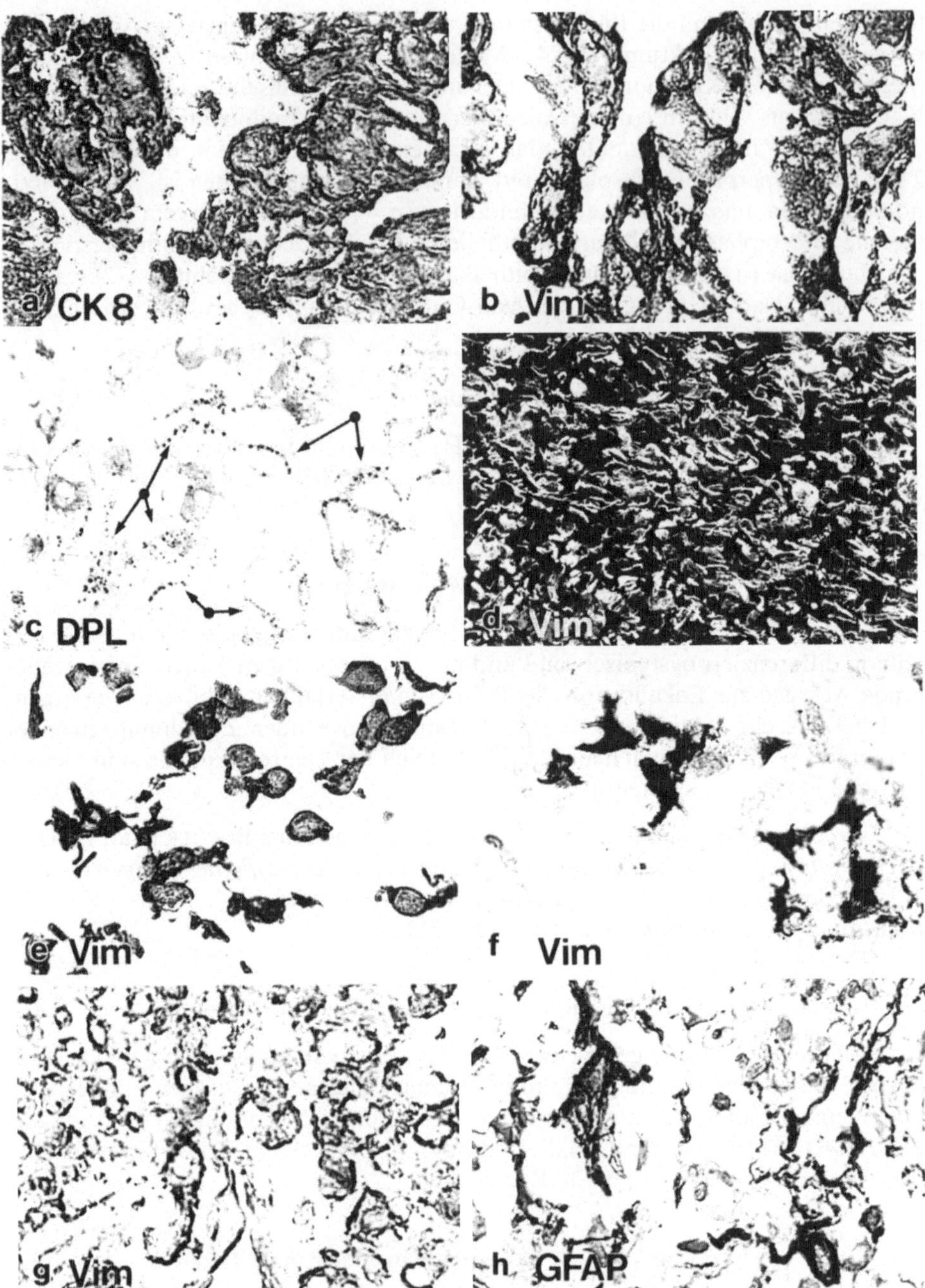

Abb. 20 a–h. Zytoskelettproteine in zentralen mesenchymalen Tumoren. **a–c** Chordom: Ko-Expression von Zytokeratin (ZK Nr. 8, Klon LE41 (**a**)) und Vimentin (Klon V 9) (**b**)); Punkte markieren Desmoplakin-Immunreaktivität *(Pfeile)* zwischen Zytokeratin-positiven Chordomzellen (**c**). **d–f** Vimentin-Expression (Klon V 9) in einem meningealen Sarkom (**d**), einem Chondrom (**e**) und einem Chondrosarkom (**f**). **g–h** Vimentin-positives Hämangioblastom (Klon V 9 (**g**)); GFAP-Immunreaktivität lediglich in eingeschlossenen Astrozyten

BERGER u. OSBORN 1987). Die zuverlässige Expression von Vimentin in Weichteiltumoren bildet im Gegensatz zur konstanten Zytokeratin-Desmoplakin-Reaktion in epithelialen Tumoren die Grundlage für die große Bedeutung von Zytoskelettproteinen in der Differentialdiagnose mesenchymaler und epithelialer Tumoren (MIETTINEN et al. 1982, 1984b; RAMAEKERS et al. 1982, 1983a; DENK et al. 1983; MOLL et al. 1983a; OSBORN u. WEBER 1983; ALTMANNSBERGER et al. 1986; ALTMANNSBERGER u. OSBORN 1987).

In der eigenen Serie zeigten *Hämangioblastome* des Kleinhirns, *Lipome, Chondrome, Chondrosarkome,* ein *meningeales Sarkom, Chordome* und *Non-Hodgkin-Lymphome* die erwartete konstante *Vimentin*-Expression (SCHWECHHEIMER 1987; Abb. 20b,d-g; Tabellen 5, 8).

b) Zytokeratin-Expression

Die Expression von *Zytokeratinen* in *mesenchymalen Tumoren* ist ein seltener Befund und kann diagnostisch richtungsweisend sein. So findet man Zytokeratine zusammen mit Vimentin in *Adamantinomen, Chordomen* (Abb. 20a,b; Tabellen 5, 8), *synovialen* und *epitheloiden Sarkomen* (Abb. 21b,c,e,f) sowie in *Mesotheliomen* (Übersichten bei ALTMANNSBERGER et al. 1986; ALTMANNSBERGER u. OSBORN 1987; MOLL 1986; SCHMIDT u. HARMS 1987; LEADER et al. 1987; SCHWECHHEIMER 1987, 1988). Im epithelialen Anteil biphasischer synovialer Sarkome, nicht jedoch in epitheloiden Sarkomen, beobachteten wir eine Desmoplakinimmunreaktion (SCHWECHHEIMER 1988; Abb. 19d). Ein epithelialer Phänotyp bzw. eine epitheliale Metaplasie in mesenchymalen Tumoren ist offenbar nicht zwangsläufig mit dem Auftreten eines epithelialen Immunphänotyps verbunden. So reagieren epitheloide und glanduläre maligne Nervenscheidentumoren im Gegensatz zu epitheloiden und synovialen Sarkomen Zytokeratin-negativ (DAIMARU et al. 1985; DI CARLO et al. 1986).

c) *Desmin*-Expression

Desmin ist der typische Intermediärfilamenttyp in quergestreiften, glatten und Herzmuskelzellen (LAZARIDES u. BALZER 1978; OSBORN et al. 1982b). Allein durch den positiven immunzytochemischen Nachweis von Desmin kann die Diagnose eines myogenen Tumors gestellt werden (ALTMANNSBERGER et al. 1985, 1986; ALTMANNSBERGER u. OSBORN 1987). Auch in niedrig differenzierten Rhabdomyosarkomen wird Desmin als richtungsweisender Marker in vielen Zellen beobachtet (ALTMANNSBERGER et al. 1986). MOLENAAR et al. (1985) konnten jedoch zeigen, daß undifferenzierte Rhabdomyosarkome ausschließlich Vimentin-positiv sein können. Es kann eine Ko-Expression von Desmin und Vimentin auftreten (SCHWECHHEIMER 1988; Abb. 21g,h). COINDRE et al. (1988) legen eine Studie an 60 Rhabdomyosarkomen vor. Immunzytochemisch wurde in dieser Serie überwie-

◄

(Klon G-A-5 (**h**)). **a-h** Kryostatschnitte; **a-c, e-h** Streptavidin-Biotin-Peroxidase, AEC-Haematoxylin. Originale ×25. **d** Indirekte Immunfluoreszenz, Texas Red-gekoppelter Sekundärantikörper. Original ×40. *CK* Zytokeratin; *DPL* Desmoplakine; *GFAP* Gliafaserprotein; *Vim* Vimentin

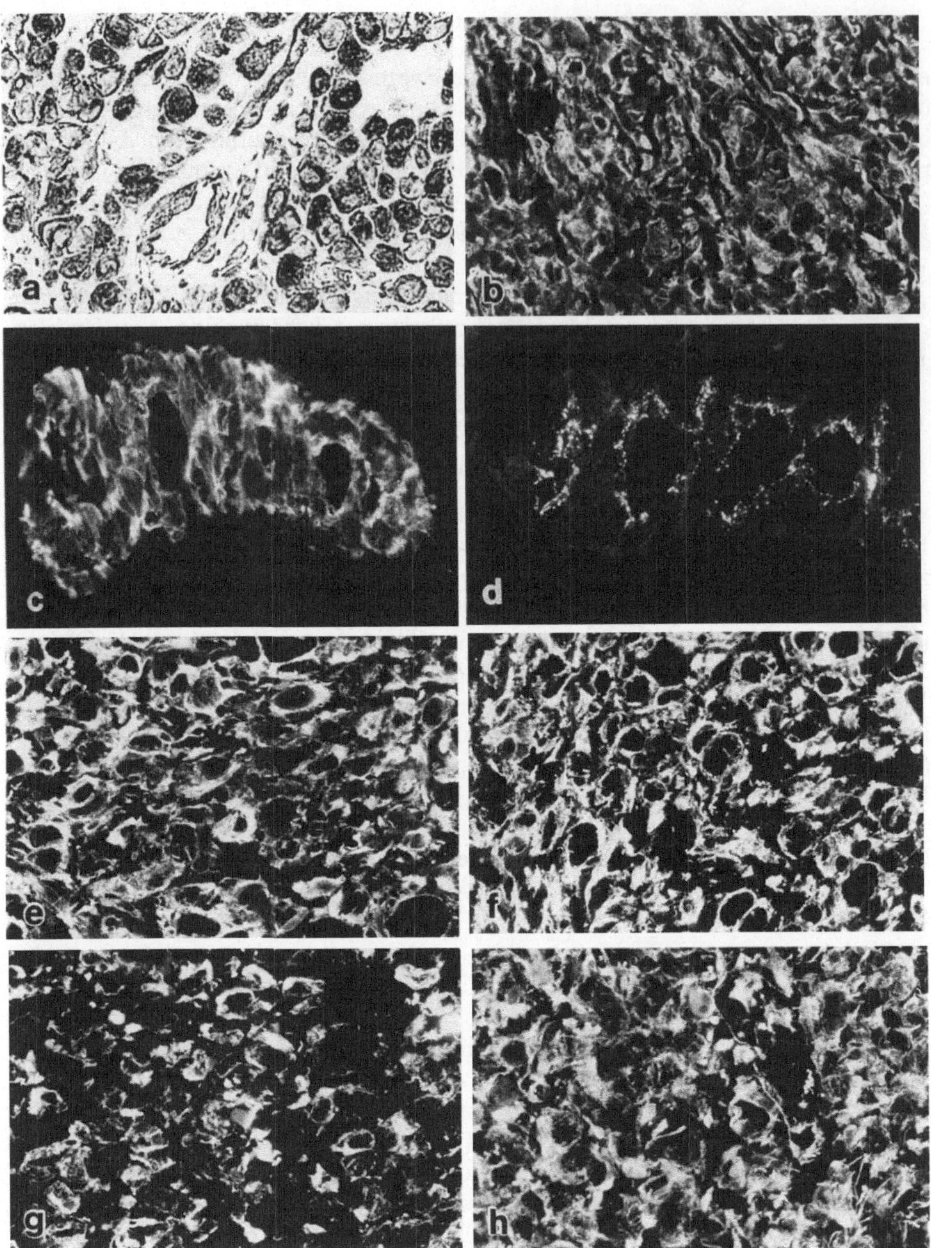

Abb. 21 a–h. Vimentin-Expression in malignen Melanomen und spezielle Zytoskelettmuster maligner mesenchymaler Tumoren. **a** Vimentin-Immunreaktivität in einem malignen Melanom (Klon V 9). **b–d** Biphasisches synoviales Sarkom: Intensive Vimentin-Expression im spindelzellig differenzierten Tumorkompartiment (Klon V 9 (**b**)), Zytokeratin- (Klon PKK1 (**c**)) und Desmoplakin- (Klon DP1&2-2.15 (**d**)) Immunreaktivität in tubulär differenzierten Tumorabschnitten. **e, f** Ko-Expression von Vimentin (Klon V 9 (**e**)) und Zytokeratin (Klon PKK1 (**f**)) in einem epitheloiden Sarkom. **g, h** Embryonales Rhabdomyosarkom mit Ko-Expression von Desmin- (Klon DE-B-5 (**g**)) und Vimentin- (Klon V 9 (**h**)) Intermediärfilamenten. **a–h** Kryostatschnitte. **a** Streptavidin-Biotin-Peroxidase, AEC-Haematoxylin. Original ×25. **b–h** Indirekte Immunfluoreszenz, TRITC-gekoppelte Sekundärantikörper. Originale ×40

gend Vimentin (58/60 = 97%) und Desmin (49/60 = 82%) gefunden. Bemerkenswerterweise waren in drei Rhabdomyosarkomen (3/60 = 5%) auch einzelne Zytokeratin-reaktive Tumorzellen zu sehen.

d) Weitere Marker myogener Differenzierung

Eine Unterscheidung zwischen Tumoren der quergestreiften und glatten Muskulatur ist mit Desmin nicht möglich. Hier können weitere Marker wie *Myoglobin* und *Titin,* die in differenzierten Zellen der Rhabdomyosarkome positiv sind, und *Myosin der glatten Muskelzelle,* das in Leiomyomen und Leiomyosarkomen gefunden wird, wesentlich zur Differentialdiagnose myogener Tumoren beitragen (Übersichten bei ROHOLL et al. 1985; ALTMANNSBERGER et al. 1986; ALTMANNSBERGER u. OSBORN 1987; OTTO et al. 1987; COINDRE et al. 1988). Über die differentialdiagnostischen Möglichkeiten des Muskel-Aktin-spezifischen monoklonalen Antikörpers *HHF 35* und die Bedeutung der *Aktin-Isoformen* berichten mehrere Arbeitsgruppen (OTTO et al. 1987; SCHÜRCH et al. 1987; TSUKADA et al. 1987; MIETTINEN 1988).

e) Besondere Zytoskelettkonstellationen einzelner Weichteiltumoren

α) Chordom

Aus der Gruppe Zytokeratin-exprimierender Weichteiltumoren besitzen *Chordome* für die Neuroonkologie eine besondere Bedeutung. Die Tumorzellen des Chordoms zeigen eine *Ko-Expression* von *Zytokeratin* und *Vimentin* und sind außerdem *Desmoplakin-positiv* (Abb. 20 a–c; Tabellen 5, 8). Es ist das Verdienst von MIETTINEN et al. (1983 a), die Ko-Expression von Vimentin und Zytokeratin in Chordomen zum ersten Mal beschrieben zu haben. Der Befund wurde dann von anderen Autoren bestätigt (SALISBURY u. ISAACSON 1985; ABENOZA u. SIBLEY 1986; COINDRE et al. 1986; BROOKS et al. 1987; CHU 1987; SCHWECHHEIMER 1987; LE CHARPENTIER et al. 1988; MEIS u. GIRALDO 1988). Wir konnten in den eigenen Fällen (SCHWECHHEIMER 1987) zusätzlich eine distinkte Desmoplakinimmunreaktion in Form einzelner Punkte zwischen den Tumorzellen zeigen und damit die aus elektronenmikroskopischen Arbeiten bekannte Anwesenheit von Desmosomen immunmorphologisch bestätigen (SPJUT u. LUSE 1964; PEÑA et al. 1970; MIETTINEN et al. 1983 a; Abb. 20 c; Tabellen 5, 8).

Die immunzytochemische Darstellung selektiver Zytokeratinpolypeptide mit monoklonalen Antikörpern zeigte in den von uns untersuchten Fällen eine konstante und einheitliche Immunreaktion für die Zytokeratinpolypeptide Nrs. 8, 18 und 19 bei fehlendem Zytokeratinpolypeptid Nr. 7 (SCHWECHHEIMER 1987; Abb. 20 a; Tabelle 8). Plattenepithel-typische Zytokeratine wie Nrs. 13 und 16 waren ebenfalls negativ. Das Zytokeratinpolypeptidmuster in Chordomen entspicht damit dem eines einfachen Epithels (MOLL et al. 1982).

Die histogenetische Ableitung der Chordome aus der Chorda dorsalis (HEFFELFINGER et al. 1973) wird durch den immunzytochemischen Nachweis von Zytokeratinen in der Chorda dorsalis unterstützt (MIETTINEN et al. 1983 a; SALISBURY u. ISAACSON 1985).

Differentialdiagnostisch stellt sich häufig das Problem, Chordome von Chondromen und Chondrosarkomen abgrenzen zu müssen. Die Situation wird dadurch noch weiter kompliziert, daß in Chordomen chondroide Differenzierungen auftreten können (HEFFELFINGER et al. 1973; MIETTINEN et al. 1983 a; COINDRE et al. 1986; s. aber BROOKS et al. 1987). Chondroid differenzierte Abschnitte in Chordomen sind Vimentin-positiv und Zytokeratin-negativ (CHU 1987).

Unabhängig von der Frage, ob chondroide Chordome wirklich existieren oder nicht (BROOKS et al. 1987), können Vimentin-positive Chondrome und Chondrosarkome von Zytokeratin-Vimentin-Desmoplakin-positiven Chordomen allein auf der Basis ihrer unterschiedlichen Zytoskelettproteinexpression differenziert werden (MIETTINEN et al. 1983 a; SALISBURY u. ISAACSON 1985; ABENOZA u. SIBLEY 1986; COINDRE et al. 1986; SCHWECHHEIMER 1987, 1988; Abb. 20 a–c,e,f; Tabellen 5, 8).

β) Hämangioblastom

Hämangioblastome (kapilläre Hämangioblastome, Lindau-Tumoren) sind aus Kapillaren aufgebaut, die durch Stromazellen mit klarem Zytoplasma voneinander getrennt werden (ZÜLCH 1979). In der eigenen Serie (SCHWECHHEIMER 1987) waren drei Hämangioblastome des Kleinhirns *Vimentin-positiv,* wobei Vimentin sowohl in den Kapillarendothelien als auch in den Stromazellen exprimiert wurde (Abb. 20 g). Abgesehen von eingeschlossenen, morphologisch eindeutig identifizierbaren Astrozyten reagierten die Tumorzellen GFAP-negativ (vgl. auch IRONSIDE et al. 1988; Abb. 20 h; Tabellen 3, 5).

Mehrere Autoren haben sich bemüht, *Stromazellen* immunmorphologisch näher zu charakterisieren und damit einen Beitrag zur Histogenese dieses Zelltyps zu leisten. Dazu wurden insbesondere Marker für Endothelzellen wie *Faktor VIII* (Factor VIII-related antigen, F VIII RAg), das Lektin *Ulex europaeus Agglutinin I* und *BMA 120* benutzt (JURCO et al. 1982; MCCOMB et al. 1982; EPSTEIN et al. 1984; SCHWECHHEIMER et al. 1984 c; TANIMURA et al. 1984; WEBER et al. 1985; ALLES et al. 1986; HOLT et al. 1986; NAKAGAWA et al. 1986; GRANT et al. 1988). Die Mehrzahl dieser Autoren, nicht jedoch JURCO et al. (1982), machte dabei die Beobachtung, daß vaskuläre Marker in den Stromazellen des Hämangioblastoms negativ reagieren (MCCOMB et al. 1982; EPSTEIN et al. 1984; TANIMURA et al. 1984; ALLES et al. 1986; HOLT et al. 1986; GRANT et al. 1988).

Die Diskussion bewegte sich in eine ganz andere Richtung, als KEPES et al. (1979) in zahlreichen Hämangioblastomen GFAP-positive Stromazellen fanden und damit eine astrozytäre Differenzierung und Histogenese dieses Zelltyps erörterten. Die Beobachtung blieb in der Folgezeit insofern widersprüchlich, als manche Autoren ebenfalls GFAP-positive Stromazellen beschrieben (DECK u. RUBINSTEIN 1981; MCCOMB et al. 1982; EPSTEIN et al. 1984; TANIMURA et al. 1984), andere jedoch nicht (JURCO et al. 1982; ALLES et al. 1986; HOLT et al. 1986; REIFENBERGER et al. 1987; SCHWECHHEIMER 1987; GRANT et al. 1988; IRONSIDE et al. 1988).

Der gegenwärtige Stand der Diskussion kann so zusammengefaßt werden:

Die Natur der Stromazellen in Hämangioblastomen ist nach wie vor offen. Bisher konnte weder eine endotheliale, noch eine astrozytäre Genese überzeugend wahrscheinlich gemacht werden. Die negative Reaktion von Gefäßendothelmarkern schließt eine endotheliale Herkunft jedoch nicht mit Sicherheit aus, da es im Zuge der neoplastischen Transformation zu einem Antigenverlust kommen kann (vgl. auch McComb et al. 1982). Die meisten Autoren sind sich in der Ansicht einig, daß der immunzytochemische Nachweis von GFAP in Stromazellen einiger Hämangioblastome wahrscheinlich auf einer Aufnahme von GFAP aus der Umgebung und nicht auf einer Produktion durch die Stromazellen selbst beruht (Deck u. Rubinstein 1981; Jurco et al. 1982). Der Beweis für diese plausible Erklärung steht allerdings aus.

γ) Gliosarkom/Sarkogliom

Differentialdiagnostische Probleme können bei *Gliosarkomen* auftreten. Gliosarkome oder Glioblastome mit sarkomatöser Komponente sind nach der WHO-Klassifikation (Zülch 1979) als Tumoren definiert, die sarkomatöse Abschnitte innerhalb eines Glioblastoms enthalten, wobei der mesenchymale Anteil aus einer malignen Transformation hyperplastischer Blutgefäße entstehen soll.

Die Diagnose ist verhältnismäßig einfach, wenn der Glioblastomanteil in der vorhandenen Biopsie eindeutig erkennbar ist. Die gliale Differenzierung kann dann durch den immunzytochemischen Nachweis von GFAP bestätigt werden; der sarkomatöse Tumoranteil dagegen ist GFAP-negativ (Schiffer et al. 1984; Slowik et al. 1985; Kishikawa et al. 1986; Reifenberger et al. 1987), aber Vimentin-positiv (Yung et al. 1985; Schiffer et al. 1986; Reifenberger et al. 1987). Der positive Nachweis zweier Gefäßendothelmarker, nämlich F VIII RAg und UEA I, in einigen Sarkomzellen legt die Interpretation nahe, daß zumindest ein Teil der Tumorzellen endothelialer Herkunft ist (Schiffer et al. 1984; Slowik et al. 1985). Im positiven Fall ist durch die immunzytochemische Lokalisation von Gefäßendothelmarkern eine Möglichkeit zur Differenzierung des Sarkomanteils in Gliosarkomen gegeben.

Kochi u. Budka (1987) untersuchten die Beteiligung *histiozytärer* Zellen für die sarkomatöse Entwicklung in Glioblastomen (n = 5) und Gliosarkomen (n = 16). Nach ihren Ergebnissen dominieren *Fibronektin*-positive Zellen in sarkomatösen Abschnitten von Gliosarkomen. Histiozytäre Marker (zu ihrer Spezifität vgl. Otto et al. 1987) wie *Lysozym, α-1-Antitrypsin* und *α-1-Antichymotrypsin* reagierten in infiltrierten mononukleären und zahlreichen sarkomatösen Zellen positiv. Die Autoren vermuteten deshalb, daß sich ein wesentlicher Teil des sarkomatösen Kompartiments in Gliosarkomen wahrscheinlich eher aus proliferierenden Zellen des perivaskulären Raums als aus Endothelzellen entwickelt.

Im Jahre 1982 beschrieben Kepes et al. in einem Gliosarkom kompakte Verbände und Stränge kleiner *Epithel-ähnlicher Gliomzellen,* die das morphologische Bild eines Karzinoms nachahmten. *Adenoide* Abschnitte mit Ausbildung von papillären Strukturen in malignen Gliomen (Mørk et al. 1988 a, zwei Fälle) oder Areale mit *epidermoider Differenzierung* in Gliosarkomen (n = 4) und Glioblastomen (n = 2) wurden auch später vereinzelt beobachtet (Mørk et al. 1988 b). Sie wurden als extreme Form einer *epithelialen Metaplasie* interpretiert (Mørk et al. 1988 a,b). Areale mit epithelialer Differenzierung in Gliosarkomen und Glioblastomen zeigten immunmorphologisch (Formalin-fixiertes Paraffin-eingebettetes

Tumorgewebe, PaP-Technik) mit einem polyvalenten Antiserum und einer Mischung („Cocktail“) aus drei monoklonalen Antikörpern Zytokeratin-positive Tumorzellen. Dieser überzeugende, aber ungewöhnliche immunmorphologische Befund einer Zytokeratinimmunreaktion in Glioblastomen und Gliosarkomen ist ein weiteres Beispiel dafür, daß auch die Expression stabiler struktureller Marker wie der Intermediärfilamentpolypeptide unabhängig von zyto- oder histogenetischen Entwicklungslinien ein Ausdruck der momentanen molekularen und morphologischen Differenziertheit eines Zelltyps bzw. eines Gewebes darstellt.

δ) *Ewing-Sarkom*

Skelettale und extraskelettale *Ewing-Sarkome* als ein Typ kleinzelliger undifferenzierter maligner Weichteiltumoren verdienen besondere Beachtung. Zwar exprimieren sämtliche Tumoren dieser Gruppe - wie alle Sarkome - das mesenchymale Intermediärfilament *Vimentin* in allen oder nahezu allen Tumorzellen. Daneben können jedoch in einzelnen Fällen Gruppen von *Neurofilament-, Zytokeratin-* und *Desmoplakin-positiven Sarkomzellen* auftreten (MOLL et al. 1987a). Diese Heterogenität in der Expression mesenchymaler, neuronaler und epithelialer Marker des Zytoskeletts kann zum einen als Ausdruck einer pluripotenten Differenzierung der Ewing-Sarkome interpretiert werden. Zum anderen ist gerade eine solche ungewöhnliche Intermediärfilamentkonstellation sehr charakteristisch für diesen Tumortyp und deshalb in der Differentialdiagnose von „Rundzellsarkomen“ verwertbar.

f) Weitere Marker

Um zu einer weiteren Differenzierung der großen Gruppe Vimentin-positiver Weichgewebstumoren zu kommen, sind zusätzliche Marker erforderlich. Sie lassen sich einteilen in (DU BOULAY 1985; ROHOLL et al. 1985; ALTMANNSBERGER et al. 1986; ALTMANNSBERGER u. OSBORN 1987; OTTO et al. 1987):

a) *histiozytäre Marker* wie Lysozym, α-1-Antitrypsin, α-1-Antichymotrypsin,
b) *muskuläre Marker* wie Myoglobin, Myosin, Kreatinkinase, Titin und Muskelspezifisches Aktin,
c) *Endothel-assoziierte Antigene* wie F VIII RAg, UEA I und BMA 120,
d) *Protein S-100* (vgl. Abschn. C.I.1),
e) *Bestandteile der extrazellulären Matrix* wie Laminin, Fibronektin, Kollagen-Subtypen und Osteonektin sowie
f) *monoklonale Antikörper* zur Markierung von *Lymphozytensubpopulationen* und damit zur Charakterisierung maligner Lymphome (Übersicht bei STEIN u. GERDES 1986; vgl. Abschn. D.III).

10. Tumoren des autonomen Nervensystems und neuroendokrine Tumoren

Tumoren des autonomen Nervensystems und neuroendokrine Tumoren können auf der Basis ihrer Intermediärfilament-Expression in *epitheliale Zytokeratin-positive* und *nicht-epitheliale Neurofilament-bildende Tumoren* unterteilt werden.

a) Zytokeratin-bildende Tumoren

Zu den *Zytokeratin*-bildenden Neoplasien dieser Gruppe gehören *Karzinoide* unabhängig von ihrer Lokalisation (Abb. 22), *Inselzelltumoren, medulläre Schilddrüsenkarzinome, kleinzellige Bronchialkarzinome* und *Merkelzelltumoren der Haut* (Übersichten bei Höfler et al. 1986; Moll 1986; Gould et al. 1987). Daneben zeigt ein Teil dieser neuroendokrinen Tumoren wie Bronchuskarzinoide und Inselzelltumoren des Pankreas (Blobel et al. 1985 a; Lee et al. 1985; Miettinen et al. 1985 b; Höfler et al. 1986; Gould et al. 1987) sowie Merkelzellkarzinome der Haut (Miettinen et al. 1983 c; Höfler et al. 1984 b; Gould et al. 1985, 1987) eine Ko-Expression von Zytokeratin- und Neurofilamentpolypeptiden (Tabelle 7). Die Neurofilamentexpression in einem Teil der medullären Schilddrüsenkarzinome (Droese et al. 1984; Tabelle 7) und in Nebenschilddrüsenadenomen (Miettinen et al. 1985 a; Gould et al. 1987; Tabelle 7) wird nicht von allen Autoren bestätigt (Höfler et al. 1986).

Eine unterschiedlich große Zahl *Vimentin-positiver Schwannzellen* wurde in Karzinoiden der Lunge, des Magens und des Darms beobachtet (Höfler et al. 1986; vgl. auch Protein S-100, Abschn. C.I.1).

In einigen Fällen ist die Immunreaktion nicht diffus über das Zytoplasma verteilt, sondern in Form perinukleärer Aggregate angeordnet. Dieses IF-Reaktionsmuster wurde auch in Hypophysenadenomen beobachtet und scheint für die IF-Verteilung in endokrinen Tumoren charakteristisch zu sein (Höfler et al. 1986; Schwechheimer 1987; Abb. 16 d; vgl. Abschn. B.II.7).

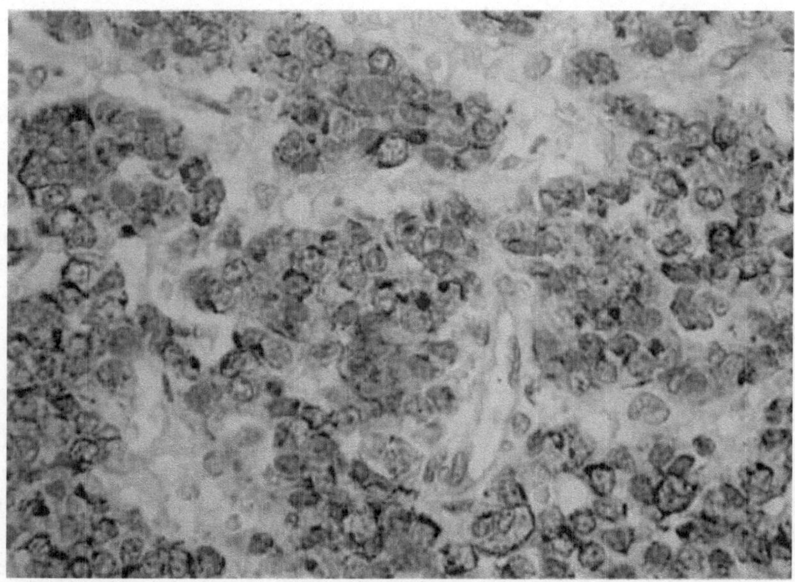

Abb. 22. Zytokeratin-Expression in neuroendokrinen Tumoren. Intensive Immunreaktivität in der epiduralen Metastase eines Dünndarmkarzinoids. Paraffinschnitt, PaP, AEC-Haematoxylin. Original ×40

Über die Expression von *Neurofilamentpolypeptiden* in kleinzelligen Bronchialkarzinomen (Tabelle 7) liegen unterschiedliche Ergebnisse vor. Während LEHTO et al. (1983 a) in sechs Fällen lediglich Neurofilamentpolypeptide fanden, zeigten andere Untersuchungen, daß kleinzellige Bronchialkarzinome Zytokeratin-positiv sind (VAN MUIJEN et al. 1984; BLOBEL et al. 1985 a; BROERS et al. 1985; GOULD et al. 1987).

In den bisher durch zweidimensionale Gelelektrophorese biochemisch untersuchten neuroendokrinen Tumoren wurde ein Zytokeratinmuster gefunden, das dem eines einfachen Epithels entspricht (MOLL et al. 1982; HÖFLER et al. 1986).

Die epitheliale Natur Zytokeratin-positiver neuroendokriner Tumoren wurde durch eine positive Desmoplakinimmunreaktion in neuroendokrinen Tumoren der Lunge (BLOBEL et al. 1985 a; GOULD et al. 1987) mit einem zweiten generellen Marker epithelialer Differenzierung bestätigt.

b) Nicht-epitheliale Neurofilament-bildende Tumoren

α) Phäochromozytom

Es besteht allgemeine Übereinstimung darin, daß *Phäochromozytome* in den meisten, wenn nicht sogar allen Fällen *Neurofilamente* exprimieren (OSBORN et al. 1982 a; LEHTO et al. 1983 b; TROJANOWSKI u. LEE 1983 a,b, 1985; TROJANOWSKI et al. 1984; MIETTINEN et al. 1985 a; HÖFLER et al. 1986; GOULD et al. 1987; Tabelle 7).

β) Paragangliom

Die in der Literatur mitgeteilten Ergebnisse zur *Neurofilament-Expression* in *Paragangliomen* sind *nicht einheitlich* (Tabelle 7). Während manche Autoren Neurofilamente lokalisieren konnten (TROJANOWSKI u. LEE 1983 a; MUKAI et al. 1986; SONNELAND et al. 1986; GOULD et al. 1987), beobachteten HÖFLER et al. (1986) und REIFENBERGER et al. (1987) Vimentin-Intermediärfilamente. Möglicherweise spiegelt sich in den widersprüchlichen Befunden eine molekulare Heterogenität innerhalb der Tumorgruppe wider. Da die bisherigen Ergebnisse überwiegend an Paraffinmaterial erarbeitet wurden, ist für eine zuverlässige Aussage die immunmorphologische Untersuchung an Kryostatschnitten tiefgefrorenen Tumorgewebes und nach Möglichkeit eine biochemische Bestätigung der Befunde durch Immunblotexperimente an einer größeren Serie notwendig.

γ) Sustentakularzellen

Sustentakularzellen können in variabler Zahl in Phäochromozytomen und Paragangliomen vorkommen. HÖFLER et al. (1986) berichteten zum ersten Mal über das Vorkommen von *Vimentin*-Intermediärfilamenten in diesem Zelltyp in zwei Paragangliomen. In der eigenen Serie beobachteten wir in 2 von 5 Paragangliomen eine Expression von *GFAP* in den teils bipolar-schlanken, teils stellaren Sustentakularzellen (SCHWECHHEIMER 1987; s. auch SCHROEDER u. JOHANNSEN 1986; SONNELAND et al. 1986; Tabelle 4, 6, 7). Wie SCHROEDER u. JOHANNSEN (1986; 18 Fälle) konnten wir in sechs Phäochromozytomen keine GFAP-positiven

Sustentakularzellen finden (SCHWECHHEIMER 1987, Tabelle 4). Fakultative Expression von GFAP (vgl. Abschn. B.II.5) und Lokalisation von Protein S-100 (s. Abschn. C.I.1) in Schwannzellen, Satellitenzellen und Sustentakularzellen deuten auf eine Verwandtschaft und möglicherweise gemeinsame Genese dieses Zelltyps hin.

δ) Neuroblastom

Das Vorkommen von *Neurofilamentpolypeptiden* in *Neuroblastomen* wird kontrovers dargestellt (OSBORN et al. 1982 a; OSBORN u. WEBER 1983; CARLEI et al. 1984; TROJANOWSKI et al. 1984; MUKAI et al. 1986). Ob Neurofilamentproteine in Neuroblastomen nachgewiesen werden können oder nicht, hängt offensichtlich von der Gewebserhaltung und Fixation ab. OSBORN et al. (1986 a) konnten an Kryostatschnitten Neurofilament-IF in allen untersuchten Fällen immunzytochemisch lokalisieren. Eigene Ergebnisse stimmen grundsätzlich mit dieser Studie überein (SCHWECHHEIMER 1987; SCHWECHHEIMER et al. 1987; Abb. 6 a; Tabellen 5, 7), wobei in unserer Serie in einem Neuroblastom das hochmolekulare Neurofilamenttripletprotein nicht nachweisbar war. Andererseits beobachteten wir einzelne oder Gruppen Vimentin-positiver Zellen, die offensichtlich eine Ko-Expression mit Neurofilamentpolypeptiden zeigen (SCHWECHHEIMER 1987; SCHWECHHEIMER et al. 1987; Abb. 6 b; Tabelle 5).

Neuroblastome können auf der Basis ihres Intermediärfilamentmusters nicht weiter differenziert werden (OSBORN et al. 1986 a; SCHWECHHEIMER 1987; SCHWECHHEIMER et al. 1987; Tabellen 4, 5). GFAP-exprimierende Zellen wurden nicht beobachtet (TROJANOWSKI et al. 1984; OSBORN et al. 1986 a; SCHWECHHEIMER 1987; SCHWECHHEIMER et al. 1987). Da die bisher vorliegenden Untersuchungen jeweils an einer kleinen Fallzahl durchgeführt wurden, kann diese Möglichkeit jedoch nicht grundsätzlich ausgeschlossen werden.

11. Maligne periphere neuroektodermale Tumoren (MPNT)

SCHMIDT et al. (1985 a) konnten in der größten bisher untersuchten Serie *maligner peripherer neuroektodermaler Tumoren* (10 Fälle) an Paraffinschnitten in einem Fall *Gruppen GFAP*-positiver Tumorzellen neben *Neurofilament-* und *Vimentin*-exprimierenden Zellen finden (Tabelle 6). Vimentin-positive Zellen wurden in drei und Neurofilament-reaktive Tumorzellen in zwei Fällen beobachtet. Keine GFAP-Immunreaktivität beobachteten wir in fünf MPNT der thorakopulmonalen Region und des Oberschenkels (SCHWECHHEIMER 1987; Tabelle 4). Trotz der geringen Fallzahl kann man daraus schließen, daß MPNT bezüglich ihres Immunphänotyps eine heterogene Gruppe von Tumoren darstellen, die hierin Medulloblastomen und anderen Varianten primitiver neuroektodermaler Tumoren vergleichbar sind.

III. Zusammenfassung

Intermediärfilamente und desmosomale Proteine wie Desmoplakine sind Bestandteile des Zytoskeletts. Ihre zuverlässige Expression auch in neoplastischen Zellen bildet die Grundlage für den Einsatz von Zytoskelettproteinen in der Diagnose und Differentialdiagnose von Tumoren.

GFAP ist ein zuverlässiger Marker für Astrozytome unterschiedlicher zytologischer und histologischer Differenzierung, das astrozytäre Kompartiment von Mischgliomen und für Glioblastome. Die immunzytochemische Lokalisation von GFAP in Ependymomen ist variabel.

In Oligodendrogliomen reagieren nur einzelne Zellen positiv. In anaplastischen Astrozytomen bleibt die GFAP-Expression grundsätzlich erhalten, zeigt jedoch eine große Variabilität. In größeren Serien wird eine Tendenz zum Verlust von Gliafilamenten beobachtet. In Tumoren des Zentralnervensystems kann GFAP nicht als spezifischer astrozytärer, aber als typischer glialer Marker angesehen werden.

Eine Ko-Expression von GFAP und Vimentin wird in Astrozytomen, Oligodendrogliomen, Ependymomen und Glioblastomen beobachtet. In Ependymomen sind GFAP-negative Tumorzellen Vimentin-positiv. Vimentin-positive, GFAP-negative Zellen können in anaplastischen Astrozytomen vorkommen.

Differenzierte neuronale Tumoren wie Ganglioneurome, -gliome und -neuroblastome und das neuronale Kompartiment im glio-neuronalen Hamartom bilden Neurofilamentpolypeptide. In glialen Tumorabschnitten wird eine GFAP-Vimentin-Ko-Expression beobachtet.

Die Verteilung des gesamten Spektrums von Intermediärfilamentproteinen in zentralen embryonalen neuroektodermalen Tumoren kann wegen der meist geringen Zahl untersuchter Fälle noch nicht abschließend beurteilt werden. Die bisher vorliegenden Daten sprechen für eine heterogene Verteilung der verschiedenen IF-Typen.

In den bisher am besten untersuchten Medulloblastomen kann ein Vimentin- und ein Neurofilament-positiver, möglicherweise auch ein Vimentin-Neurofilament-bildender Subtyp unterschieden werden. Die GFAP-Bildung ist in Medulloblastomen wie in Retinoblastomen überwiegend, wenn auch nicht ausschließlich auf nicht-neoplastische Astrozyten beschränkt. Die fakultative Expression von Zytokeratinen und Neurofilamenten in Aesthesioneuroblastomen kann im positiven Fall zur Diagnose dieses Tumors herangezogen werden.

Das Vimentin-Desmoplakin-Zytoskelett ist charakteristisch für Meningeome endotheliomatöser, transitioneller, fibroblastischer, angioblastischer und lipomyxoider Differenzierung sowie für maligne Meningeome. Wenige Zytokeratin-positive Zellen in einzelnen Meningeomen, insbesondere vom sekretorischen Typ, können als Zeichen einer bidirektionalen Differenzierungspotenz gewertet werden. Das identische Zytoskelett unterstützt die Hypothese von der Ableitung der Meningeome aus arachnoidalen Deckzellen bzw. Pacchionischen Granulationen auf molekularer Ebene. Der relativ konstante immunmorphologische Nachweis von EMA in Meningeomen wird als Zeichen einer epithelialen Differenzierung interpretiert.

Die Expression von Zytokeratin, Vimentin und GFAP wurde in einem papillären Meningeom beschrieben (ein Fall).

Vimentin ist das hauptsächliche, wenn auch nicht das einzige IF-Protein in Schwannzelltumoren wie Neurinomen, Neurofibromen und Ganglioneuromen. In einem Teil normaler und neoplastischer Schwannzellen sowie in Satellitenzellen wird eine Ko-Expression mit GFAP beobachtet.

Extraneurales Vorkommen von GFAP beim Menschen kann für Myoepithelzellen der Glandula parotis und bestimmte Zelltypen in pleomorphen Adenomen als gesichert gelten.

Primäre epitheliale intrakranielle Tumoren und tumorähnliche Läsionen mit konstanter Expression von Zytokeratinen umfassen nach den bisherigen Ergebnissen Plexuspapillome, Hypophysenadenome, Kraniopharyngeome, Epidermoid- und Kolloidzysten.

Aus immunmorphologischen Ergebnissen an extrakraniellen Keimzelltumoren kann der Schluß gezogen werden, daß auch die intrakraniellen Formen zur Gruppe primärer epithelialer intrakranieller Tumoren gehören.

Desmoplakin-Immunreaktivität wurde in Plexuspapillomen, Zysten-bildenden epithelialen Zellen von Hypophysenadenomen, Kraniopharyngeomen und Epidermoidzysten beobachtet.

Fakultativ Zytokeratin-exprimierende Tumoren sind Meningeome (überwiegend sekretorischer Typ), Ependymome (isomorphe und papilläre Variante) und einzelne zentrale embryonale neuroektodermale Tumoren. Epitheliale (epidermoide und adenoide) Metaplasien in Glioblastomen und Gliosarkomen zeigen eine Zytokeratinimmunreaktion.

Plexuspapillome weisen eine Ko-Expression von Zytokeratin und Vimentin auf; eine variable Anzahl von Plexuspapillomzellen bildet zusätzlich GFAP (Dreifach-Expression von IF-Polypeptiden).

Die immunzytochemische Verteilung von selektiven Zytokeratinpolypeptiden zeigt das Muster eines einfachen Epithels in Plexuspapillomen und Hypophysenadenomen und die Bildung epidermaler Zytokeratine in Kraniopharyngeomen und Epidermoidzysten.

Follikulostellare Zellen in Hypophysenadenomen sind Vimentin-positiv und können GFAP und Zytokeratine exprimieren.

Karzinommetastasen bilden konstant Zytokeratin-Intermediärfilamente und Desmoplakine und können dadurch von Vimentin-positiven Metastasen maligner Melanome differenziert werden.

Die Bedeutung von Zytokeratinpolypeptidmustern für die immunmorphologische Charakterisierung eines epithelialen Tumors kann noch nicht abschließend beurteilt werden. Ein großes Problem besteht darin, daß das Zytokeratinpolypeptidmuster in Tumoren sehr viel komplexer als in den entsprechenden Ausgangsgeweben ist. Dennoch ist es möglich, zumindest Plattenepithel- von Adenokarzinomen zu differenzieren. Bei bestimmten Tumorentitäten kann aus dem Zytokeratinpolypeptidmuster die Lokalisation des Primärtumors näher bestimmt werden.

Die Ko-Expression von Zytokeratinen und Vimentin, z. B. in Metastasen von Nierenzellkarzinomen und follikulären Schilddrüsenkarzinomen, ist ein zusätzliches differentialdiagnostisches Kriterium.

Intrakranielle und intraspinale mesenchymale Tumoren wie Hämangioblastome des Kleinhirns, Lipome, Chondrome, Chondrosarkome und meningeale Sarkome sind ausschließlich Vimentin-positiv.

Neben der Vimentin-Expression kann das seltene Vorkommen Zytokeratin- und teilweise Desmoplakin-reaktiver Abschnitte in einzelnen Weichteiltumoren differentialdiagnostisch verwertet werden.

Eine spezifische immunmorphologische Charakterisierung gutartiger und bösartiger myogener Tumoren ist durch Desmin möglich. In einzelnen Fällen kann eine Desmin-Vimentin-Ko-Expression oder ausschließliche Vimentinbildung beobachtet werden.

Chordome zeichnen sich durch eine Zytokeratin-Vimentin-Ko-Expression und Desmoplakinimmunreaktivität aus. Die Zytokeratin-Polypeptide Nrs. 8, 18 und 19 entsprechen dem Muster eines einfachen Epithels.

In Stromazellen Vimentin-positiver Hämangioblastome wurde vereinzelt GFAP nachgewiesen.

In Glioblastomen mit sarkomatöser Komponente und Gliosarkomen ist der sarkomatöse Anteil ausschließlich Vimentin-positiv.

Das Ewing-Sarkom zeigt eine heterogene Verteilung von Zytoskelettproteinen mit konstanter Expression von Vimentin und variablem Auftreten von Zytokeratinen, Neurofilamenten und Desmoplakinen.

Tumoren des autonomen Nervensystems und neuroendokrine Tumoren können auf der Basis ihrer Intermediärfilamentexpression eingeteilt werden in a) *epitheliale Zytokeratin-positive* Tumoren wie z. B. Karzinoide und b) *Neurofilament-positive* Tumoren wie Phäochromozytome, Paragangliome und Neuroblastome. Paragangliome können zusätzlich oder ausschließlich Vimentin-Intermediärfilamente bilden.

Sustentakularzellen in Phäochromozytomen und Paragangliomen sowie Stützzellen in Karzinoiden sind Vimentin- und fakultativ GFAP-positiv.

In malignen peripheren neuroektodermalen Tumoren (MPNT) wurden eine fakultative Expression und eine heterogene Verteilung GFAP-, Neurofilament- und Vimentin-immunreaktiver Zellen beschrieben.

Von der zell- und damit tumortypischen Expression von Intermediärfilamentproteinen gibt es einige Ausnahmen. Diese führen manchmal zu ungewöhnlichen und damit sehr charakteristischen Intermediärfilamentkonstellationen (z. B. Aesthesioneuroblastom, Ewing-Sarkom), die differentialdiagnostisch verwendet werden können. Vimentin ist das Intermediärfilamentpolypeptid mit der geringsten zellulären Spezifität. Die meist fokal auftretende Expression von Zytokeratinpolypeptiden ist offensichtlich ein zuverlässiger molekularer Marker epithelialer Differenzierung auch in primär nicht-epithelialen Tumoren wie Meningeomen, Ependymomen, Sarkomen und Glioblastomen/Gliosarkomen. Das Auftreten von Zytokeratinpolypeptiden ist in solchen Fällen sehr oft mit einem histomorphologisch typischen epithelialen Phänotyp wie der Ausbildung tubulärer, papillärer oder epidermoider Strukturen verknüpft. Es kann darüber spekuliert werden, ob eine Veränderung der Intermediärfilamentexpression den Wandel der Morphologie bedingt oder ob eine gewebliche, z. B. epitheliale Metaplasie eine molekulare Adaptation des Zytoskeletts induziert.

C. Marker spezifischer Zelltypen des zentralen, peripheren und autonomen Nervensystems

Mit dem Spektrum der Intermediärfilamentpolypeptide lassen sich aufgrund unterschiedlicher Antigenität fünf zelltypische Proteine oder Polypeptidgruppen unterscheiden, die gemeinsam mit Desmoplakinen, den Hauptproteinen der desmosomalen Plaque, ausgezeichnete strukturelle Marker für Glia, Neurone, mesenchymale Zellformen, Muskel- und Epithelzellen darstellen. Diese Zytoskelettproteine sind für diagnostische und differentialdiagnostische Fragestellungen und Probleme in der Neuroonkologie besonders gut geeignet (vgl. Abschn. B).

Daneben gibt es eine steigende Zahl von Antigenen, die mehr oder weniger spezifisch oder typisch für einzelne Zelltypen des Nervensystems und die davon abgeleiteten Tumoren sind. Sie können *„nervale Tumormarker"* genannt werden.

Mit dem Begriff *„Marker"* werden solche Antigene bezeichnet, die als membrangebundene oder intrazelluläre, strukturelle oder lösliche Polypeptide in definierten Zelltypen exprimiert werden.

Marker sind zelluläre Antigene. Sie werden immunzytochemisch mit Antikörpern nachgewiesen. Solche zellulären Antikörper können dann als *Tumor*-marker benutzt werden, wenn sie auch noch nach neoplastischer Transformation der Zellen in immunmorphologisch nachweisbaren Mengen gebildet werden.

Im Rahmen einer *Immunmorphologie neurogener Geschwülste* sind im einzelnen Marker für folgende Zelltypen abzuhandeln:

a) Astroglia (s. Abschn. C.I),
b) Oligodendroglia und Schwannzellen (s. Abschn. C.II),
c) Neurone und neuroendokrine Zellen (s. Abschn. C.III)
sowie
d) Mikroglia (s. Abschn. C.IV).

Ependym und *Ependymome* werden zusammen mit Markern für Astroglia und Gliome erörtert. Bei *Plexusepithel* und *Plexuspapillomen* handelt es sich um einen epithelialen Zelltyp bzw. einen echten primären epithelialen intrakraniellen Tumor. Beide sind durch die Expression von Zytokeratinen und Desmoplakinen sehr gut charakterisierbar (vgl. Abschn. B.II.7.a). Spezielle Antikörper gegen Plexusepithel und Ependym sind nicht beschrieben worden.

I. Marker für Astroglia

1. Protein S-100

a) Biochemische Charakterisierung

Protein S-100 wurde 1965 von MOORE aus Rattenhirnextrakten isoliert und wegen seiner partiellen Löslichkeit in 100%igem Ammoniumsulfat bei neutralem pH „S-100“ genannt. Man kann eine lösliche und eine membrangebundene Form von Protein S-100 unterscheiden (HAGLID et al. 1976) Die heterogene Proteinfraktion besteht aus zwei Untereinheiten (α, β), die in Lösungen Dimere bilden (ISOBE et al. 1978, 1981, 1983). Die beiden Polypeptide bestehen aus 93 bzw. 91 Aminosäuren (α- bzw. β-Untereinheit), 54 Aminosäuren sind in beiden Untereinheiten identisch (ISOBE et al. 1983). Aus Ochsengehirn können drei Isoformen gereinigt werden (S-100a_0, S-100a und S-100b), die durch gleiches Molekulargewicht (21KD) und ähnlichen pH (ungefähr 4,3) charakterisiert sind. Die beiden Untereinheiten bilden Homo- und Heterodimere (ISOBE et al. 1978, 1981, 1983; Tabelle 10). Die physiologische Bedeutung der Dimerisierung ist nicht klar. Aminosäuresequenzanalysen der α- und β-Untereinheit (ISOBE et al. 1978, 1981) ergaben, daß in beiden Polypeptiden eine Folge von 24 Aminosäuren auftritt, die eine hohe Homologie zur Kalzium-bindenden Region aufweist, wodurch die Zugehörigkeit von Protein S-100 zur Gruppe der Kalzium-bindenden Proteine wahrscheinlich gemacht wurde (TUFTY u. KRETSINGER 1975). Es konnte gezeigt werden, daß eine ungereinigte Fraktion aus S-100a und S-100b an der Ca^{2+}-vermittelten Kontrolle des Auf- und Abbaus von Mikrotubuli-Proteinen im Gehirn in vitro beteiligt ist (BAUDIER et al. 1982; DONATO 1983; ENDO u. HIDAKA 1983). S-100a und b sind weiter an der Verlängerung der Mikrotubuli durch Interaktion mit Tubulin beteiligt (DONATO 1984a, b). In Anwesenheit von Zn^{2+} inhibieren Protein S-100 der Ratte und S-100a und b des Ochsen im Gegensatz zu S-100a_0 den Aufbau der Mikrotubuli-Proteine (DONATO et al. 1985). Protein S-100 beeinflußt die Regulation der Kationenpermeabilität in Lipidmembranen (CALISSANO u. BANGHAM 1971) sowie die Phosphorylierung und Dephosphorylierung von Proteinen (KUO et al. 1986). Außer im Zytoplasma wird Protein S-100 auch in Zellkernen exprimiert, wo es eine Stimulation der RNS-Polymerase I bewirken soll (MICHETTI et al. 1976). Während der ZNS-Entwicklung fördert Protein S-100 das Wachstum von Neuriten (COSGRAVE et al. 1983). Die vorliegenden Einzelergebnisse deuten darauf hin, daß Protein S-100 eine große physiologische Bedeutung zukommt, ohne daß diese verstanden ist (Übersicht bei MOORE 1988).

Tabelle 10. Dimere Formen von Protein S-100. (Nach ISOBE et al. 1978, 1981, 1983)

$\alpha\alpha$ = S-100 a_0
$\alpha\beta$ = S-100 a
$\beta\beta$ = S-100 b

Protein S-100-Extrakte aus Ochsengehirn.

b) Zelluläre Verteilung

In zahlreichen immunmorphologischen Arbeiten wurde die *zelluläre Verteilung* von Protein S-100 untersucht. Während dieses Polypeptid zunächst als Hirn-spezifisch betrachtet wurde (BOCK 1978; ZOMZELY-NEURATH u. WALKER 1980) und dort in Astrozyten, Oligodendroglia und Ependym nachweisbar war (MATUS u. MUGHAL 1975; LUDWIN et al. 1976; YAMAGUCHI 1980), wurde es später in Schwann- und Stützzellen des peripheren (NAKAJIMA et al. 1982; STEFANSSON et al. 1982) und autonomen Nervensystems gefunden (COCCHIA u. MICHETTI 1981; FERRI et al. 1982; KONDO et al. 1982). Seither ist eine zunehmende Zahl von S-100 positiven Zelltypen beschrieben worden wie

- Nervenzellen (HAAN et al. 1982; LOEFFEL et al. 1985; MOLNAR et al. 1985; VANSTAPEL et al. 1985),
- Epithelzellen des menschlichen Plexus chorioideus (DOGLIONI et al. 1987),
- interstitielle Zellen der Epiphyse (MØLLER et al. 1978),
- stellare Zellen der Adenohypophyse (NAKAJIMA et al. 1980),
- Melanozyten der Haut (NAKAJIMA et al. 1982),
- Satellitenzellen des Nebennierenmarks (COCCHIA u. MICHETTI 1981),
- Chondrozyten (STEFANSSON et al. 1982),
- Fettzellen (MICHETTI et al. 1983),
- interdigitierende Retikulumzellen (überwiegend β-Untereinheit) in der T-Zone von Lymphknoten, Milz und Thymusmark (TAKAHASHI et al. 1981; NAKAJIMA et al. 1982; IDE et al. 1984; MECHTERSHEIMER et al. 1986; TANAKA 1986),
- Langerhanszellen der Epidermis (COCCHIA et al. 1981; NAKAJIMA et al. 1982),
- dendritische Retikulumzellen (überwiegend α-Untereinheit) in Keimzentren (CARBONE et al. 1985; TANAKA 1986),
- eine $OKT8^+$ menschliche T-Zellpopulation (TAKAHASHI et al. 1985),
- Tubulusepithelien und viszerales sowie parietales Epithel der Bowmanschen Kapsel in der Niere (MOLIN et al. 1985; VANSTAPEL et al. 1986),
- Hepatozyten in „pathologischen Leberbiopsien", Gallengangsepithel und Gallenblasenschleimhaut,
- exokrines und endokrines Pankreasgewebe sowie Gangepithel,
- Follikelepithel der Schilddrüse
  und
- Drüsen- und Gangepithel in Mamma, Schweiß- und Speicheldrüsen (MOLIN et al. 1985; NAKAZATO et al. 1985; VANSTAPEL et al. 1986).

Man kann davon ausgehen, daß damit das gesamte Spektrum Protein S-100-positiver Zelltypen noch nicht vollständig erfaßt ist.

Entsprechend seiner Verteilung in nicht-neoplastischen Zellen konnte Protein S-100 in neuroektodermalen und Schwannzell-Tumoren, malignen Melanomen, Lipo- und Chondrosarkomen, Chordomen, Speicheldrüsentumoren, verschiedenen Karzinomen und bei Histiocytosis X u. a. immunzytochemisch nachgewiesen werden (Übersichten bei HAGLID u. CARLSSON 1971; HAGLID et al. 1973; NAKAJIMA et al. 1982; NAKAZATO et al. 1982b, 1985; STEFANSSON et al. 1982; COCCHIA et al. 1983; KAHN et al. 1983; NAKAMURA et al. 1983a, b; WEISS et al. 1983; TERENGHI et al. 1984; SCHMIDT et al. 1985a; SHIMADA et al. 1985; KIMURA et al.

1986; Schwechheimer 1986, 1987; Vanstapel et al. 1986; Drier et al. 1987; Kleihues et al. 1987; Otto et al. 1987; Reifenberger et al. 1987; Swanson et al. 1987; Wick et al. 1987; Herrera et al. 1988; Johnson et al. 1988; Kawahara et al. 1988; Okajima et al. 1988).

c) Immunreaktivität in Tumoren

Umfangreiche immunmorphologische und biochemische Untersuchungen zeigen eine *weitgestreute Verteilung* von Protein S-100 in *Zellen, Geweben* und *Tumoren* unterschiedlicher Zyto- und Histogenese, ohne daß dafür bis heute eine fundierte Erklärung gegeben werden könnte oder eine einheitliche Linie erkennbar wäre (Übersichten bei Nakajima et al. 1982; Stefansson et al. 1982; Kahn et al. 1983; Nakamura et al. 1983a; Weiss et al. 1983; Schwechheimer 1986, 1987; Kleihues et al. 1987; Otto et al. 1987; Reifenberger et al. 1987). Obwohl schon sehr früh immunzytochemische Untersuchungen zur Verteilung von Protein S-100 an menschlichen *Hirntumoren* sowie an Nitrosoharnstoff-induzierten neuroektodermalen Tumoren in der Ratte durchgeführt wurden (Haglid u. Carlsson 1971; Haglid et al. 1973; Wechsler et al. 1972; Stavrou u. Haglid 1974), sind sie verhältnismäßig selten (Bonnin u. Rubinstein 1984).

In den bisher vorliegenden Arbeiten an neurogenen Tumoren wurden überwiegend Antiseren gegen Protein S-100 benutzt, die sowohl die α- als auch die β-Untereinheit erkennen. Neben der *Immunreaktion im Zytoplasma* wird in wechselnder Intensität sehr oft auch eine positive Reaktion in Tumorzell*kernen* gefunden (Michetti et al. 1976). Das Vorkommen von Protein S-100 in Zellkernen ist nicht verstanden. Die Erklärung dieses Befundes muß Spekulation bleiben, solange über die physiologische Rolle von Protein S-100 keine begründeten Vorstellungen existieren.

α) Neuroepitheliale Tumoren

Nach den Ergebnissen eigener immunmorphologischer Untersuchungen (Schwechheimer 1987) zeigten *fibrilläre, protoplasmatische, gemistozytische* und *pilozytische Astrozytome* in der Mehrzahl der Fälle eine positive Immunreaktion in sämtlichen oder fast allen Tumorzellen (Abb. 23a; Tabelle 11). Protein S-100 ließ sich dabei überwiegend im Zytoplasma, aber auch in Zellkernen lokalisieren. Die Immunreaktion von Rosenthal-Fasern in pilozytischen Astrozytomen kann positiv oder negativ ausfallen; manchmal ist sie im Randbereich der amorphen Gebilde betont. In *anaplastischen Astrozytomen* war die Protein S-100-Immunreaktion qualitativ und quantitativ starken Schwankungen unterworfen, ohne daß diese Unterschiede mit einem besonderen histologischen oder zytologischen Bild in Beziehung gebracht werden konnten (Tabelle 11).

In *isomorphen Oligodendrogliomen* war der Nachweis von Protein S-100 nicht einheitlich. Immerhin reagierten in 7 von 12 Tumoren (58,3%) nahezu alle Tumorzellen positiv (Abb. 23b); Tabelle 11). Größere negative Areale wurden in fünf Tumoren (5/12 = 41,7%) gefunden. Vereinzelt beobachtete man lediglich eine positive Reaktion in den Zellkernen. Die heterogene Verteilung der Immunreaktion wurde auch in *anaplastischen Oligodendrogliomen* (n = 2) und *oligo-astrozytären Mischtumoren* (n = 13) nachgewiesen. Im astrozytären Kompartiment der Mischgliome war die intrazytoplasmatische Reaktion in allen Zellen sehr stark ausge-

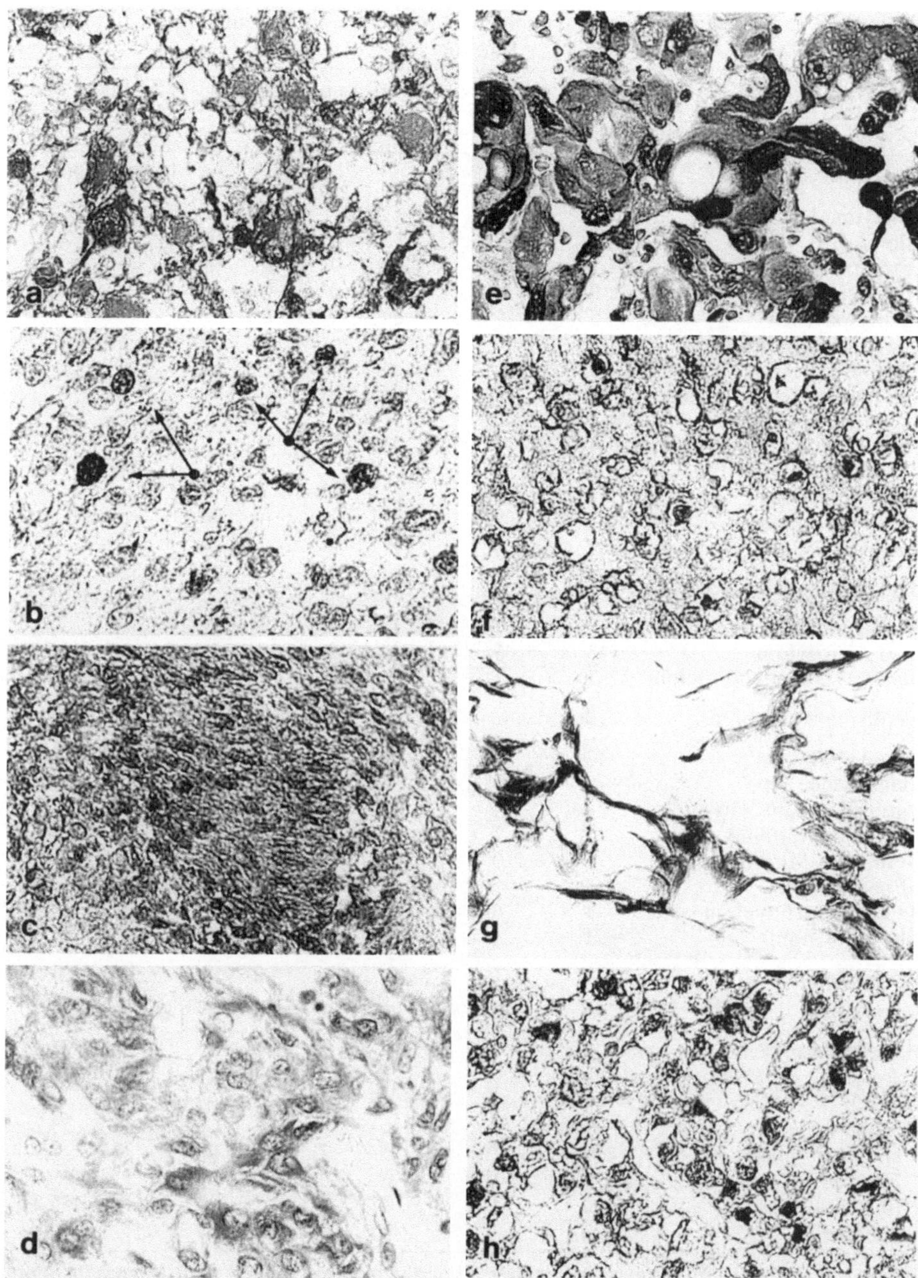

Abb. 23. Immunzytochemische Darstellung von Protein S-100 in Zytoplasma und Zellkernen eines verschleimenden Astrozytoms (**a**), eines isomorphen Oligodendroglioms (**b**), eines fibrillären Neurinoms (**c**), in wenigen Zellen eines endotheliomatösen Meningeoms (**d**), in einem Chordom (**e**), Chondrom (**f**), Lipom (**g**) und Hämangioblastom (**h**). Beachte positive Tumorzellkerne ((**b**) *Pfeile*). Paraffinschnitte, PaP, AEC- (**a–c, e–h**) bzw. DAB- (**d**) Haematoxylin. Originale ×25

Tabelle 11. Protein S-100-Immunreaktivität in Tumoren. I. Intrakranielle und intraspinale Tumoren

Tumortyp	*n*	Protein S-100-Immunreaktion					Positive Fälle	
		++++	+++	++	+	−	abs.	%
Astrozytäre Tumoren	46						46/46	100,0
Astrozytom	21							
- fibrillär	6	5	1	0	0	0		
- protoplasmatisch	1	1	0	0	0	0		
- fibrillär-protoplasmatisch	9	9	0	0	0	0		
- gemistozytisch	5	4	0	1	0	0		
Pilozytisches Astrozytom	18							
- Kleinhirn (KH)	15							
a) Solides und zystisches KH-Astrozytom	11	11	0	0	0	0		
b) Pilozytisches Astrozytom vom juvenilen Typ	4	4	0	0	0	0		
- Nervus opticus	1	1	0	0	0	0		
- Medulla spinalis	2	2	0	0	0	0		
Anaplastisches Astrozytom	7	4	1	2	0	0		
Oligodendrogliale Tumoren	27						27/27	100,0
Isomorphes Oligodendrogliom	12	7	1	4	0	0		
Oligo-Astrozytom	13	6	3	3	1	0		
Anaplast. Oligodendrogliom	2	1	0	1	0	0		
Ependymale Tumoren	20						20/20	100,0
Ependymom	18							
- klassischer Typ	12	9	3	0	0	0		
- myxopapilläre Variante	4	4	0	0	0	0		
- papilläre Variante	1	1	0	0	0	0		
- Foramen Monroi-Ependymom	1	0	1	0	0	0		
Malignes Ependymom	1	0	1	0	0	0		
Subependymom	1	1	0	0	0	0		
Plexuspapillom	3	0	2	1	0	0	3/3	100,0
Glioblastom	36	21	5	8	2	0	36/36	100,0
Medulloblastom[a]	21	0	0	0	0	21	0/21	0,0
Retinoblastom[a]	4	0	0	0	0	4	0/4	0,0
Meningeom	39						11/39	28,2
- endotheliomatös	22	0	0	2	3	17	5/22	22,7
- transitionell	5	0	0	0	1	4	1/5	20,0
- fibroblastisch	11	0	0	0	5	6	5/11	45,5
- maligne	1	0	0	0	0	1	0/1	0,0

Ergebnisse eigener immunzytochemischer Untersuchungen an Formalin-fixiertem Paraplast-eingebettetem Tumorgewebe ($n=289$) mit einem Kaninchen-Antiserum gegen Protein S-100 (Schwechheimer 1987).
n Fallzahl.
Protein S-100-Immunreaktivität in Zytoplasma und Zellkern:
+ + + + fast alle oder alle, + + + sehr viele, + + viele, + einzelne, − keine Tumorzellen Protein S-100-positiv.
[a] Eingeschlossene Astrozyten Protein S-100-positiv.

Tabelle 11. (Fortsetzung)

Tumortyp	*n*	Protein S-100-Immunreaktion					Positive Fälle	
		++++	+++	++	+	−	abs.	%
Nervenscheidentumoren	40						40/40	100,0
Neurinom	39						39/39	100,0
- Typ Antoni A	24	23	0	1	0	0		
- Typ Antoni A/B	9	8	0	1	0	0		
- Typ Antoni B	6	6	0	0	0	0		
Neurofibrom	1	1	0	0	0	0	1/1	100,0
Hypophysenadenom[b]	14						2/14	14,3
- chromophob - inaktiv	6	0	0	0	1	5		
- eosinophil - Akromegalie	6	0	0	0	0	6		
- gemischt - M. Cushing	2	0	1	0	0	1		
Zysten	3						0/3	0,0
- Epidermoidzyste	2	0	0	0	0	2		
- Kolloidzyste	1	0	0	0	0	1		
Kraniopharyngeom	2	0	0	0	0	2	0/2	0,0
Metastasen	15							
- Karzinom	6	0	0	0	0	6	0/6	0,0
- Malignes Melanom	9	9	0	0	0	0	9/9	100,0
Angiom	2	0	0	0	0	2	0/2	0,0
Mesenchymale Tumoren	16							
- Hämangioblastom[c]	3	3	0	0	0	0	3/3	100,0
- Lipom	1	1	0	0	0	0	1/1	100,0
- Chondrom	2	2	0	0	0	0	2/2	100,0
- Chondrosarkom	2						2/2	100,0
- hochdifferenziert	1	1	0	0	0	0		
- mesenchymal[d]	1	0	0	1	0	0		
- Chordom	4	4	0	0	0	0	4/4	100,0
- Meningeales Sarkom	1	0	0	0	0	1	0/1	0,0
- Non-Hodgkin-Lymphom	1	0	0	0	0	1	0/1	0,0
Eosinophiles Granulom	1	1	0	0	0	0	1/1	100,0
Fallzahl insgesamt	289							

[b] Follikulostellare Zellen in 9 von 14 Hypophysenadenomen unabhängig von der endokrinen Aktivität positiv.
[c] Lediglich Stromazellen.
[d] Protein S-100-Immunreaktivität nur in Herden mit chondroider Differenzierung; mesenchymale Tumorabschnitte negativ.

prägt (Tabelle 11). In *Ependymomen* fand sich eine positive Protein S-100-Reaktion in der Mehrzahl der Zellen in der *klassischen* (n = 12), *myxopapillären* (n = 4) und *papillären* (n = 1) Variante, in einem *malignen Ependymom* (n = 1) sowie im *Subependymom* (n = 1). Im klassischen Ependymom zeigten kuboidale, dem normalen Ependym sehr ähnliche Zellen eine nur sehr schwache Immunreaktion (Tabelle 11). In einem *Ependymom des Foramen Monroi* waren die typischen kleinen Zellen mit lymphoiden Kernen zum größten Teil negativ, während eingestreute astrozytär erscheinende Tumorzellen eine sehr intensive Reaktion ergaben (Tabelle 11).

In *Plexuspapillomen* beobachtete man positive Tumorzellen oder Tumorzellgruppen neben eindeutig negativen Arealen. Die Zahl der positiven Zellen zeigte quantitative Schwankungen von Tumor zu Tumor (Tabelle 11).

In allen von uns untersuchten *Glioblastomen* (n = 36) fanden sich trotz einer großen Variationsbreite ihres histologischen und zytologischen Bildes Protein S-100-reaktive Tumorzellen (Tabelle 11). Die Immunreaktion fiel in den einzelnen Tumoren sehr unterschiedlich aus, ohne daß eine eindeutige Beziehung zum morphologischen Phänotyp hergestellt werden konnte. In 26 von 36 Glioblastomen (72,2%) waren nahezu alle Tumorzellen positiv; in 8 Tumoren (8/36 = 22,2%) war die Reaktion deutlich schwächer und betraf in 2 Fällen (5,5%) nur wenige Tumorzellen. In kleinzellig-anaplastischen Foci (3/36 = 8,3%) waren fast alle Tumorzellen negativ (Tabelle 11).

Die eigenen Ergebnisse (Schwechheimer 1987) korrelieren sehr gut mit anderen immunzytochemischen und biochemischen Untersuchungen (Haglid u. Carlsson 1971; Haglid et al. 1973; Dohan et al. 1977; Kumar 1979; Yamaguchi 1980; Nakamura et al. 1983a; van Eldik et al. 1986; Kimura et al. 1986; Doglioni et al. 1987; Reifenberger et al. 1987). Der Vergleich der einzelnen Arbeiten zeigt lediglich geringe, im wesentlichen quantitative Unterschiede.

Tabelle 12. Protein S-100-Immunreaktivität in Tumoren. II. Tumoren des peripheren und autonomen Nervensystems. Neuroendokrine Tumoren

Tumortyp	Protein S-100			Positive Fälle	
	n	pos.	neg.	abs.	%
Neurofibrom	4	4[a]	0	4/4	100,0
Neurogenes Sarkom	6	3[b]	3	3/6	50,0
Maligner peripherer neuroektodermaler Tumor					
- thorakopulmonal[c]	4	0	4	0/4	0,0
- untere Extremität	1	0	1	0/1	0,0
Ganglioneurom	3	3[d]	0	3/3	100,0
Neuroblastom	5	0	5	0/5	0,0
Phäochromozytom	1	1[e]	0	1/1	100,0
Paragangliom	5	5[f]	0	5/5	100,0
Karzinoid	5	3[g]	2	3/5	60,0
Fallzahl insgesamt	34				

Ergebnisse eigener immunzytochemischer Untersuchungen an Formalin-fixiertem Paraplast-eingebettetem Tumorgewebe (*n* = 34) mit einem Kaninchen-Antiserum gegen Protein S-100 (Schwechheimer 1987).
n Fallzahl.
[a] Sämtliche Schwannzellen.
[b] Teil der Tumorzellen.
[c] Sog. Askin-Tumoren (Askin et al. 1979).
[d] Schwann- und Satellitenzellen; Nervenzellen negativ.
[e] Tumor- und Sustentakularzellen.
[f] In allen Paragangliomen unterschiedlich große Zahl von Sustentakularzellen; in zwei Fällen herdförmige bzw. schwache Immunreaktion in Zytoplasma und Zellkernen von Hauptzellen.
[g] In zwei Karzinoiden lediglich positive Schwannzellen; in einem Tumor einzelne S-100-positive Zellkerne und wenige positive Schwannzellen im Stroma.

Kimura et al. (1986) verglichen in einer sehr differenzierten Untersuchung die Verteilung von Protein S-100 und Gliafaserprotein in menschlichen Hirntumoren. Danach zeigen die meisten astroglialen Tumoren eine ähnliche Immunreaktivität für beide Proteine. Unterschiede in einzelnen Tumortypen wie malignen Gliomen, subependymären Riesenzellastrozytomen, Plexuspapillomen und Medulloblastomen spiegeln nach Ansicht dieser Autoren Differenzen im Stoffwechsel und in der Funktion der beiden Proteine wider.

β) Neuronale Tumoren

In Tumoren mit differenzierten Ganglienzellen wie *Gangliogliomen* und *Ganglioneuromen* sind neoplastische Astrozyten, Schwannzellen und Satellitenzellen Protein S-100-positiv (Nakajima et al. 1982; Kahn et al. 1983; Nakamura et al. 1983a; Sawa et al. 1986; Reifenberger et al. 1987; Schwechheimer 1987; Tabelle 12). In *Ganglioneuroblastomen* können S-100-positive Schwannzellen im Tumorstroma beobachtet werden, während Neuroblasten und Schwannzellen negativ reagieren (Nakajima et al. 1982). Ganglienzellen sind negativ. Daraus könnte man ableiten, daß ein *Gangliozytom* Protein S-100-negativ sein sollte. Andererseits ist die Expression von Protein S-100 auch in einigen Nervenzellen beschrieben worden (Haan et al. 1982; Loeffel et al. 1985; Molnar et al. 1985; Vanstapel et al. 1985).

γ) Pineozytom

In einem *Pineozytom* konnte der astrozytäre Tumorabschnitt mit Protein S-100 markiert werden, während neuronal differenzierte Areale S-100-negativ waren (Okeda et al. 1984).

δ) Embryonale zentrale neuroepitheliale Tumoren

Nach den eigenen Ergebnissen (Schwechheimer 1987) ist die positive Reaktion von Protein S-100 in *Medulloblastomen* auf eingeschlossene Astrozyten bzw. auf Astroglia in infiltriertem Kleinhirngewebe beschränkt (Tabelle 11). Zu gleichen Resultaten kamen auch Yamaguchi (1980) und Burger et al. (1987), während andere Autoren in einer unterschiedlich großen Zahl von Medulloblastomen und Tumorzellen eine positive Reaktion beobachteten (Kimura et al. 1986; Sawa et al. 1986; Hayashi et al. 1987a; Reifenberger et al. 1987).

In unserer Serie (Schwechheimer 1987) war die Immunreaktion in *Retinoblastomen* den Ergebnissen in Medulloblastomen vergleichbar. In vier Fällen (4/4) waren nur eingeschlossene Astrozyten und Glia der Retina intensiv S-100-positiv, die kleinen undifferenzierten Tumorzellen dagegen negativ (Tabelle 11; vgl. auch Molnar et al. 1984; Terenghi et al. 1984; Messmer et al. 1985; Perentes u. Rubinstein 1987). Schroeder (1987) und insbesondere Terenghi et al. (1984) konnten in ihren Fällen auch positive anaplastische Tumorzellen beobachten.

In den wenigen bisher untersuchten *primitiven neuroektodermalen Tumoren (PNET)* wurden jeweils einzelne S-100-positive Tumorzellen gesehen (Janzer u. Kleihues 1985; Reifenberger et al. 1987). Die Protein S-100-Reaktion war negativ in einem PNET der Mittellinie (Autopsiefall; Blaauwgeers u. Troost 1988).

Zentrale Neuroblastome reagierten S-100-negativ (Choi u. Anderson 1985; Reifenberger et al. 1987). Nakamura et al. (1983a) beobachteten jedoch positive Zellen in einem Fall.

In *Aesthesioneuroblastomen* sind nach den bisher vorliegenden Ergebnissen lediglich Schwannzellen Protein S-100-positiv (Choi u. Anderson 1985, 1986; Taxy et al. 1986; Vitrey et al. 1987).

Medulloepitheliome, Pineoblastome und *Ependymoblastome* reagierten negativ (Nakamura et al. 1983a).

ε) Zentrale und periphere Schwannzelltumoren

Schwannzellen und die daraus abgeleiteten Tumoren des zentralen und peripheren Nervensystems wie *Neurinome (Schwannome)* und *Neurofibrome,* tumorähnliche Läsionen wie das *traumatische Neurom* und gemischte Tumoren mit Schwannzellanteil wie *Ganglioneurome* zeigen eine relativ konstante und intensive Expression von Protein S-100 (Pfeiffer et al. 1972, 1979; Haglid et al. 1973; Dohan et al. 1977; Kumar 1979; Yamaguchi 1980; Nakajima et al. 1982; Stefansson et al. 1982; Nakamura et al. 1983a; Weiss et al. 1983; Daimaru et al. 1985; van Eldik et al. 1986; Schwechheimer 1986, 1987; Kleihues et al. 1987; Otto et al. 1987; Wick et al. 1987; Johnson et al. 1988; Kawahara et al. 1988; Abb. 23c, 24a; Tabellen 11, 12).

Die zytogenetische Ableitung von *Nervenscheidenmyxomen* (Angervall et al. 1984) und *Granularzelltumoren* aus Schwannzellen (Nakajima et al. 1982; Nakazato et al. 1982a; Stefansson u. Wollmann 1982; Stefansson et al. 1982; Armin et al. 1983; Mukai 1983; Nathrath u. Remberger 1986; Raju u. O'Reilly 1987; Mori et al. 1988) wird u. a. mit der positiven Immunreaktion für Protein S-100 begründet.

Protein S-100 besitzt wegen seiner zuverlässigen Expression in gutartigen Nervenscheidentumoren große Bedeutung in der Differentialdiagnose gegenüber anderen gutartigen spindelzelligen Tumoren, insbesondere fibroblastischen Meningeomen und Leiomyomen. Meningeome unterschiedlicher histologischer Differenzierung waren in der eigenen Serie (Schwechheimer 1987) zum großen Teil Protein S-100-negativ (28/39 = 71,8%); in den positiven Fällen (11/39 = 28,2%) war die S-100-Immunreaktivität auf wenige Zellen oder Zellgruppen beschränkt (Abb. 23d; Tabelle 11). Leiomyome reagieren S-100-negativ (Übersichten bei Nakajima et al. 1982; Stefansson et al. 1982; Kahn et al. 1983; Otto et al. 1982; Schwechheimer 1987; Tabelle 13).

Im Gegensatz zu den gutartigen Schwannzelltumoren ist nur ein Teil der *malignen Nervenscheidentumoren* (malignen Schwannome, neurogenen Sarkome) Protein S-100-positiv (10/14 = 71,4%, Nakajima et al. 1982; 0/4, Stefansson et al. 1982; 18/36 = 50%, „rare to occasional cells positive", Weiss et al. 1983; 9/13 = 69,2%, Herrera u. Pinto de Moraes 1984; 19/29 = 65,5%, Daimaru et al. 1985; Matsunou et al. 1985; Kleihues et al. 1987; 0/2, Otto et al. 1987; 14/20 = 70%, Swanson et al. 1987). In der eigenen Serie (Schwechheimer 1987) waren zahlreiche Zellen in zwei und einzelne Zellen in einem neurogenen Sarkom positiv (3/6 = 50%; Abb. 24b; Tabelle 12). Ob die geringe Anzahl Protein S-100-positiver Zellen mit einem partiellen Verlust der Protein S-100-Bildung durch

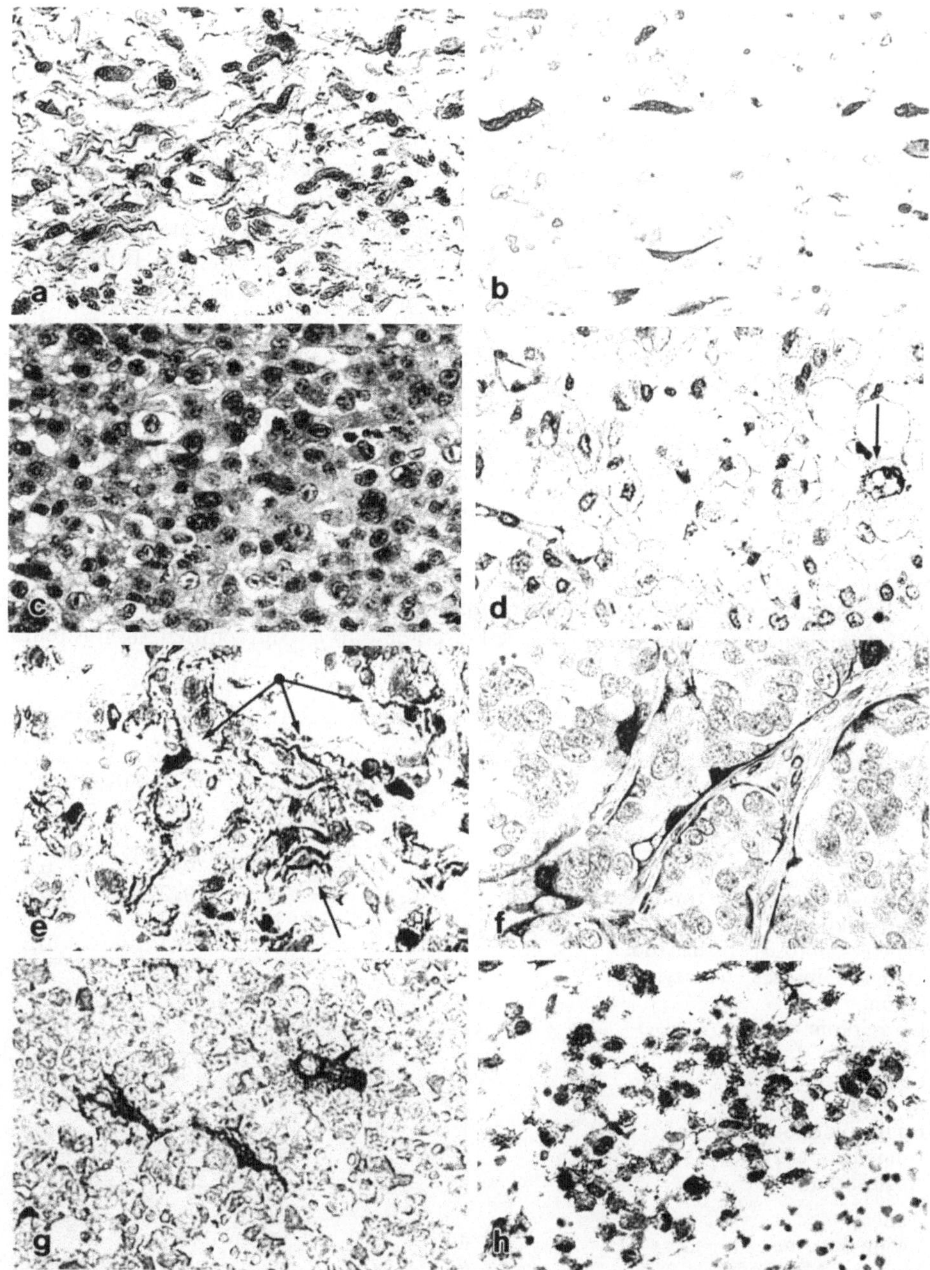

Abb. 24. Verteilung von Protein S-100 in Schwannzellen eines Neurofibroms (**a**), lediglich einzelnen Tumorzellen eines neurogenen Sarkoms (**b**), in sämtlichen Zellen eines malignen Melanoms (**c**), wenigen Tumorzellen eines Liposarkoms ((**d**) *Pfeil*), Sustentakularzellen eines Paraganglioms ((**e**) *Pfeile*), Schwannzellen eines Karzinoids (**f**), follikulostellaren Zellen eines Hypophysenadenoms (**g**) und histiozytären Zellen eines eosinophilen Granuloms (**h**). Paraffinschnitte, PaP, AEC- (**a**–**g**) bzw. DAB- (**h**) Haematoxylin. Originale ×25

die geringe Differenzierung der Tumorzellen bedingt oder auf eine simultane neoplastische Transformation und Proliferation unterschiedlicher Zelltypen zurückzuführen ist, muß dahingestellt bleiben. In 13 neurogenen Sarkomen bei M. Recklinghausen fanden HERRERA u. PINTO DE MORAES (1984) Protein S-100 nur in solchen Abschnitten, in denen der Tumor eine lichtmikroskopisch erkennbare Schwannzelldifferenzierung zeigte. Protein S-100 war negativ in Tumorarealen, die einem Fibrosarkom glichen (vgl. auch MATSUNOU et al. 1985). Aus diesen Befunden läßt sich die Feststellung ableiten, daß in malignen Nervenscheidentumoren die Zahl Protein S-100-positiver Zellen sehr gering sein kann oder die Tumoren in einem hohen Prozentsatz sogar negativ reagieren (vgl. 0/12, JOHNSON et al. 1988). In der Differentialdiagnose maligner spindelzelliger Tumoren sind wenige positive Zellen allein nicht beweisend für die Diagnose eines neurogenen Sarkoms.

Protein S-100 kann auch in einem Teil anderer Weichteiltumoren wie *Liposarkomen* (6/6 = 100%, COCCHIA et al. 1983; 63/63 = 100%, HASHIMOTO et al. 1984; 8/22 = 36,4%, SCHWECHHEIMER 1987; vgl. aber 0/22, NAKAJIMA et al. 1982), *Leiomyosarkomen* (4/7 = 57%, SWANSON et al. 1987), *Rhabdomyosarkomen* (7/60 = 11,4%, COINDRE et al. 1988) und *malignen fibrösen Histiozytomen* (einzelne Zellen in 2/7 = 28,6%, SCHWECHHEIMER 1987; Tabelle 13) beobachtet werden (vgl. Abschn. C.I.1.c.κ).

In immunmorphologischen Studien mit *selektiven Antikörpern gegen die α- und β-Untereinheit* von Protein S-100 wurde berichtet, daß β-Untereinheit-Immunreak-

Tabelle 13. Protein S-100-Immunreaktivität in Tumoren. III. Periphere mesenchymale Tumoren

Tumortyp	Protein S-100			Positive Fälle	
	n	pos.	neg.	abs.	%
Digitales Fibrom	1	0	1	0/1	0,0
Dermatofibrosarcoma protuberans	2	0	2	0/2	0,0
Fibrosarkom	2	0	2	0/2	0,0
Benignes fibröses Histiozytom	1	0	1	0/1	0,0
Malignes fibröses Histiozytom	7	2[a]	5	2/7	28,6
Lipom	1	1	0	1/1	100,0
Liposarkom	22	8	14	8/22	36,4
Leiomyom	1	0	1	0/1	0,0
Leiomyosarkom	2	0	2	0/2	0,0
Synoviales Sarkom	2	0	2	0/2	0,0
Epitheloides Sarkom	1	0	1	0/1	0,0
Hämangioperizytom	3	0	3	0/3	0,0
Angiosarkom	1	0	1	0/1	0,0
Andere:					
Ewing-Sarkom	4	0	4	0/4	0,0
Malignes Melanom[b]	6	6	0	6/6	100,0
Fallzahl insgesamt	56				

Ergebnisse eigener immunzytochemischer Untersuchungen an Formalin-fixiertem Paraplast-eingebettetem Tumorgewebe ($n = 56$) mit einem Antiserum gegen Protein S-100 (SCHWECHHEIMER 1987). *n* Fallzahl.

[a] Lediglich eine geringe Anzahl von Tumorzellen.

[b] Vier Lymphknoten- und zwei Weichteilmetastasen: nahezu sämtliche Tumorzellen positiv.

Tabelle 14. Immunreaktivität der α- und β-Untereinheit von Protein S-100 in Nervenscheidentumoren. (Aus HAYASHI et al. 1987b)

Tumortyp	*n*	α-Untereinheit	β-Untereinheit
Normaler peripherer Nerv	3	1	3
Neurofibrom	10	8	10
Schwannom	2	0	2
Malignes Schwannom[a]	5	4	0

n Fallzahl.
[a] Maligne Schwannome bei M. Recklinghausen; Intensität der Reaktion: + + ¾; + + + ¼.

tivität in allen bisher beschriebenen S-100-positiven Zelltypen und Geweben vorkommt. Die α-Untereinheit wies eine davon abweichende zelluläre und gewebliche Verteilung auf (TAKAHASHI et al. 1984a). Mit einem monoklonalen Antikörper gegen die β-Untereinheit von Protein S-100 konnte gezeigt werden, daß ihre immunzytochemische Lokalisation in Hirntumoren den bisher bekannten Befunden entspricht (VAN ELDIK et al. 1986). Neuere immunmorphologische Ergebnisse zeigten, daß es parallel zur malignen Transformation der Schwannzelle zu einer Konversion der β- in die α-Untereinheit kommt (HAYASHI et al. 1987b). Immunzytochemisch konnte die α-Untereinheit von Protein S-100 in vier (4/5) untersuchten malignen Schwannomen in Verbindung mit M. Recklinghausen in vielen Tumorzellen lokalisiert werden, während die β-Untereinheit in malignen Nervenscheidentumoren nicht beobachtet wurde (HAYASHI et al. 1987b; Tabelle 14). Wenn sich diese Ergebnisse an einem größeren Kollektiv bestätigen ließen, könnte mit der α-Untereinheit von Protein S-100 ein zuverlässiger Marker für neurogene Sarkome gefunden sein.

Für die *immunmorphologische Charakterisierung von Nervenscheidentumoren* mit Antikörpern gegen Protein S-100 lassen sich daraus zusammenfassend folgende Schlüsse ziehen:

a) Protein S-100 ist ein konstanter und zuverlässiger Marker für gutartige Nervenscheidentumoren und deshalb für die Abgrenzung gegenüber negativ reagierenden Leiomyomen und überwiegend negativen Meningeomen geeignet.
b) Protein S-100 wird in malignen Nervenscheidentumoren sehr variabel gebildet und kann in einem großen Teil dieser Tumoren ganz fehlen. Ein negatives immunzytochemisches Ergebnis spricht also nicht gegen die Diagnose eines neurogenen Sarkoms (malignen Schwannoms).
c) Der Nachweis einzelner S-100-reaktiver Zellen in einem bösartigen Weichteiltumor ist nicht beweisend für ein neurogenes Sarkom, da auch in einem Teil der malignen fibrösen Histiozytome, Liposarkome, Rhabdo- und Leiomyosarkome positive Zellen vorkommen können.
d) In der Differentialdiagnose spindelzelliger Sarkome spricht der Nachweis Protein S-100-positiver Tumorzellen eher für ein malignes Schwannom und gegen andere, überwiegend negative spindelzellige Sarkome.
e) Die Probleme mit herkömmlichen sowohl gegen die α- als auch gegen die β-Untereinheit von Protein S-100 gerichteten Antiseren in der zuverlässigen posi-

tiven Markierung von malignen Schwannzelltumoren werden möglicherweise durch die Anwendung monospezifischer oder monoklonaler Antikörper gegen die α-Untereinheit allein überwunden.

ζ) Meningeome

Meningeome unterschiedlicher histologischer Differenzierung sind fakultativ S-100-positiv. In der eigenen Untersuchung (SCHWECHHEIMER 1987) zur Verteilung von Protein S-100 in insgesamt 39 Meningeomen vom endotheliomatösen, transitionellen und fibroblastischen Typ einschließlich eines malignen Meningeoms ist ganz offensichtlich, daß ein beträchtlicher Teil (11/39 = 28,2%) insgesamt wenige, von Tumor zu Tumor unterschiedlich zahlreiche Protein S-100-reaktive Zellen aufweist (DOHAN et al. 1977; NAKAMURA et al. 1983a; THEAKER et al. 1986; REIFENBERGER et al. 1987; Abb. 23d; vgl. auch Tabelle 11). Andere Autoren konnten in Meningeomen keine S-100-Immunreaktivität beobachten (YAMAGUCHI 1980; CLARK u. HARTMANN 1981; STEFANSSON et al. 1982; KINDBLOM et al. 1984a; VAN ELDIK et al. 1986). Die negativen Befunde sind wahrscheinlich auf zu geringe Fallzahlen zurückzuführen. Am fakultativen Vorkommen von Protein S-100-Immunreaktivität in Meningeomen besteht nach unseren Untersuchungen kein Zweifel. Dabei können sowohl „epithelial" aussehende Zellen endotheliomatöser Meningeome als auch spindelförmige bipolare Tumorzellen in fibroblastischen Meningeomen positiv reagieren (Abb. 23d). Es ist nicht ausgeschlossen, daß es sich beim letztgenannten Zelltyp zum Teil um Schwannzellen eingeschlossener kleiner Nervenstämmchen handelt. Unabhängig davon sind einige wenige Tumorzellen in fibroblastischen Meningeomen eindeutig Protein S-100-positiv.

η) Primäre zentrale Keimzelltumoren

Germinome reagierten Protein S-100-negativ (NAKAMURA et al. 1983a). In einem Fall eines *malignen Teratoms des Gehirns* wurden S-100-positive Tumorzellen beobachtet (NAKAMURA et al. 1985). Nach den Ergebnissen von YAMAGAMI et al. (1987) waren S-100-reaktive Zellen in glialen Anteilen von *Teratomen* (4/7), in *Dottersacktumoren* (2/2) und *embryonalen Karzinomen* (2/2) zu finden; *Choriokarzinome* (0/2) waren negativ.

ϑ) Primäre epitheliale intrakranielle Tumoren und tumorähnliche Läsionen

Hypophysenadenome sind bis auf wenige Ausnahmen Protein S-100-negativ (SCHWECHHEIMER 1987; TURPIN et al. 1988; follikulostellare Zellen (s. unten). In der eigenen Serie beobachteten wir Protein S-100-positive epitheliale Zellen in einem funktionell inaktiven chromophoben Hypophysenadenom (1/6). Eosinophile (0/6) und gemischtzellige (0/2) Adenome reagierten negativ. TURPIN et al. (1988) fanden unter 70 Hypophysenadenomen (30 Prolaktinome, 16 Wachstumshormon- und zwei ACTH-bildende Adenome, 22 endokrin inaktive Tumoren) nur in einem Prolaktinom in 30% der Zellen eine Protein S-100-Reaktion. Diese Befunde stellen ein weiteres Beispiel für das Vorkommen von Protein S-100 in epithelialen Zellen und Tumoren dar (Tabelle 11).

In einer von Adenom zu Adenom unterschiedlichen Häufigkeit zeigen *follikulostellare Zellen (FSZ)* eine Protein-S-100-Immunreaktion. FSZ (agranuläre

Zellen, stellare, follikuläre Zellen) wurden in der Adenohypophyse der Ratte erstmals von RINEHART u. FARQUHAR (1953) beschrieben. Die Herkunft der FSZ aus dem Hypothalamus bzw. aus der Rathkeschen Tasche wir immer noch kontrovers diskutiert (Übersichten bei COCCHIA u. MIANI 1980; CHATTERJEE 1984). Die erste Mitteilung über das insgesamt seltene Vorkommen von FSZ in menschlichen Hypophysenadenomen stammt von BERGLAND u. THORACK (1969). Seit der Entdeckung von Protein S-100 in FSZ der Hypophyse kann dieser besondere Zelltyp lichtmikroskopisch leicht identifiziert werden (COCCHIA u. MIANI 1980; NAKAJIMA et al. 1980).

Das variable Auftreten von FSZ in Hypophysenadenomen spiegelt sich in den Ergebnissen der einzelnen Untersucher wider. Während HÖFLER et al. (1984c) FSZ nur in einem von 28 Hypophysenadenomen finden konnten, reagierte dieser Zelltyp in der eigenen Serie (SCHWECHHEIMER 1987) in 9 von 14 Adenomen (64,3%; Abb. 22d; Tabelle 11) unabhängig von der endokrinen Aktivität positiv (vgl. auch LAURIOLA et al. 1984; MORRIS u. HITCHCOCK 1985, IWAKI et al. 1986). TURPIN et al. (1988) sahen Protein S-100-positive FSZ in Prolaktinomen (7/30), Wachstumshormon- (4/16) und ACTH- (1/2) bildenden Hypophysenadenomen sowie einem endokrin inaktiven Tumor (1/22). LAURIOLA et al. (1984) fanden FSZ besonders in Wachstumshormon-produzierenden Adenomen. Nach IWAKI et al. (1986) kommen FSZ besonders zahlreich in Wachstumshormon-Prolaktin-bildenden Hypophysenadenomen vor. Diese Ergebnisse legen den Schluß nahe, daß zwischen dem Vorkommen und der Verteilung Protein S-100-positiver FSZ und der hormonellen Aktivität von Hypophysenadenomen keine positive Korrelation besteht (MORRIS u. HITCHCOCK 1985).

Epidermoid- und *Kolloidzysten* reagieren Protein S-100-negativ (REIFENBERGER et al. 1987; SCHWECHHEIMER 1987; Tabelle 11).

Die Immunreaktion von Protein S-100 in *Kraniopharyngeomen* wird nicht einheitlich beschrieben. Während NAKAMURA et al. (1983a) in allen Fällen (7/7) das Antigen in Keratinozyten und Basalzellen lokalisierten, beobachteten wir Protein S-100 in Zytoplasma und in Kernen stellarer Zellen in adamantinomatösen Tumorabschnitten (1/2, SCHWECHHEIMER 1987; Tabelle 11). In der Serie von REIFENBERGER et al. (1987) reagierte ein Kraniopharyngeom negativ.

Zum Vorkommen von Protein S-100 in *Plexuspapillomen* siehe Abschn. B.I.1.c.α und in *Chordomen* vgl. Abschn. B.I.1.c.κ.

ι) *Intrakranielle Karzinommetastasen*

Die Verteilung von Protein S-100 in Karzinomen und ihren *Metastasen* wurde bisher nicht systematisch untersucht. In der eigenen Serie reagierten 6 Adenokarzinommetastasen negativ (SCHWECHHEIMER 1987; Tabelle 11). Die Primärtumoren waren in Niere (3/6), Mamma (1/6) und Lunge (1/6) lokalisiert. In einem Fall war der Primärtumor unbekannt. Bei der steigenden Zahl Protein S-100-immunreaktiver epithelialer Zelltypen und Tumoren ist zu erwarten, daß auch intrakranielle und intraspinale Karzinommetastasen Protein S-100-positiv reagieren können (zur Expression von Protein S-100 in Karzinomen s. NAKAJIMA et al. 1982; NAKAZATO et al. 1982b, 1985; KAHN et al. 1983; CROCKER et al. 1985; VANSTAPEL et al. 1986; DRIER et al. 1987; HERRERA et al. 1988).

κ) *Zentrale und periphere mesenchymale Tumoren*

Chordome reagieren Protein S-100-positiv (NAKAJIMA et al. 1982; NAKAMURA et al. 1983b; WEISS et al. 1983; ABENOZA u. SIBLEY 1986; COINDRE et al. 1986; CHU 1987; SCHWECHHEIMER 1987; LE CHARPENTIER 1988; MEIS u. GIRALDO 1988; Abb. 23e; Tabelle 11).

Gutartige und bösartige *Tumoren des Fettgewebes und des Knorpels* zeigen trotz gewisser Schwankungen in der Zahl reaktiver Zellen eine relativ zuverlässige S-100-Immunreaktion (NAKAJIMA et al. 1982; COCCHIA et al. 1983; KAHN et al. 1983; NAKAMURA et al. 1983a; WEISS et al. 1983; HASHIMOTO et al. 1984; MONDA u. WICK 1985; OKAJIMA et al. 1988). In der eigenen Serie (SCHWECHHEIMER 1987) waren *Chondrome* (2/2; Abb. 23f), ein *hochdifferenziertes Chondrosarkom* (1/1), *Lipome* (2/2; Abb. 23g) und *Liposarkome* (8/22, 36,4%; Abb. 24d) Protein S-100-positiv. In einem *mesenchymalen Chondrosarkom* war die Lokalisation von Protein S-100 auf kleine Areale mit chondroider Differenzierung beschränkt, während der mesenchymale Anteil negativ reagierte (Tabellen 11, 13).

Chordome zeigen manchmal eine morphologische Ähnlichkeit mit Chondromen und Chondrosarkomen, von denen sie differentialdiagnostisch abgegrenzt werden müssen (HEFFELFINGER et al. 1973; ENZINGER u. WEISS 1983). Da Protein S-100 sowohl in Chondromen als auch Chondrosarkomen und Chordomen positiv reagiert, kann dieser Marker nicht zur Differentialdiagnose der beiden Tumorformen beitragen. Das Problem läßt sich jedoch durch den immunmorphologischen Nachweis von Intermediärfilamentpolypeptiden lösen. *Chordome* zeigen nämlich eine Ko-Expression von Zytokeratinen und Vimentin, während in *Chondromen* und *Chondrosarkomen* nur Vimentin-Intermediärfilamente gebildet werden (vgl. Abschn. B.II.9.e).

In *malignen fibrösen Histiozytomen (MFH)* beobachteten wir im Gegensatz zu anderen Autoren (NAKAJIMA et al. 1982; STEFANSSON et al. 1982; COCCHIA et al. 1983; WEISS et al. 1983; HASHIMOTO et al. 1984) in 2 von 7 Tumoren (28,6%) wenige, schütter verteilte S-100-positive Zellen (Tabelle 13).

Da auch in neurogenen Sarkomen (Abb. 24b), undifferenzierten Lipo- und Chondrosarkomen die Zahl S-100-positiver Zellen ähnlich dem MFH nur gering sein kann, erlauben derzeit verfügbare, gegen Protein S-100a und b gerichtete Antikörper eine zuverlässige Unterscheidung dieser malignen mesenchymalen Tumoren (Tabellen 11-14).

Protein S-100-negative Weichteiltumoren umfassen *Fibrom, Dermatofibrosarcoma protuberans, Fibrosarkom, benignes fibröses Histiozytom, Leiomyom* und *Leiomyosarkom, synoviales* und *epitheloides Sarkom, Hämangioperizytom, Angiosarkom, Ewing-Sarkom, meningeales Sarkom* und *malignes Non-Hodgkin-Lymphom* (NAKAJIMA et al. 1982; STEFANSSON et al. 1982; COCCHIA et al. 1983; KAHN et al. 1983; HASHIMOTO et al. 1984; SCHMIDT u. HARMS 1987; vgl. auch Tabellen 11, 13). In neueren Publikationen werden jedoch auch in einzelnen *Leiomyosarkomen* (4/7 = 57%, SWANSON et al. 1987), einem *Rhabdomyoblastom* (1/1, OKAJIMA et al. 1988) und in *Rhabdomyosarkomen* (7/60 = 11,7%, COINDRE et al. 1988) positive Zellen beschrieben.

In Stromazellen der *Hämangioblastome* wurde von der Mehrzahl der Untersucher eine positive S-100-Immunreaktion beschrieben (NAKAMURA et al. 1983a;

REIFENBERGER et al. 1987; SCHWECHHEIMER 1987; GRANT et al. 1988; Abb. 23h; Tabelle 11). YAMAGUCHI (1980) dagegen konnte in einem Fall eines Hämangioblastoms keine Protein S-100-Expression finden.

Da nahezu alle Formen neuroepithelialer Tumoren Protein S-100-positiv reagieren können, ist der Nachweis dieses Markerproteins in den Stromazellen des Hämangioblastoms ohne differentialdiagnostische Relevanz. Wegen der außerdem bekannten weiten Verteilung von Protein S-100 in Zelltypen unterschiedlicher Genese kann daraus auch keine begründete Hypothese zur Herkunft der Stromazellen abgeleitet werden.

λ) Maligne Melanome

Protein S-100 wurde zum ersten Mal in Kulturzellen menschlicher *maligner Melanome* beobachtet (GAYNOR et al. 1980). Es erwies sich in den folgenden immunmorphologischen Untersuchungen als zuverlässiger Marker für intrakutane *Naevuszellen, Naevi* und *maligne Melanome* (GAYNOR et al. 1981; STEFANSSON et al. 1982; KAHN et al. 1983; SPRINGALL et al. 1983; WEISS et al. 1983; KINDBLOM et al. 1984b; RODE u. DHILLON 1984). Protein S-100 ist auch in *Metastasen* maligner Melanome noch zuverlässig nachzuweisen (KAHN et al. 1983; KINDBLOM et al. 1984b; RODE u. DHILLON 1984; DRIER et al. 1987; SCHWECHHEIMER 1987; Tabelle 13). Dies gilt auch für *intrakranielle Metastasen* maligner Melanome (SCHWECHHEIMER 1987; Abb. 24c; Tabelle 11). Die insgesamt sehr intensive, häufig Kerne und Zytoplasma betreffende Immunreaktion wechselte in ihrer Intensität von Zelle zu Zelle und Areal zu Areal wie auch zwischen den einzelnen Metastasen sehr deutlich. Die Protein S-100-Reaktion war jedoch unabhängig vom histologischen Typ des malignen Melanoms.

Es ist interessant, daß auch *Klarzellsarkome der Sehnenscheide* in der Mehrzahl der Fälle positiv reagieren (KINDBLOM et al. 1983; WEISS et al. 1983). Dieser Befund ist sehr gut mit der Auffassung vereinbar, daß das Klarzellsarkom das maligne Melanom der Sehnenscheide darstellt (Übersicht bei ENZINGER u. WEISS 1983).

Protein S-100 ist als Marker für maligne Melanome etabliert und von praktischer Bedeutung, insbesondere in der Abgrenzung gegenüber Karzinomen und ihren Metastasen. Bei der Interpretation immunmorphologischer Befunde ist bei dieser differentialdiagnostischen Fragestellung eine gewisse Zurückhaltung geboten. Protein S-100-Immunreaktivität ist nämlich auch in zahlreichen epithelialen Zellen und Tumoren wie in

- oxyphilen Adenomen sowie follikulären, papillären, anaplastischen und medullären Karzinomen der Schilddrüse,
- bronchioloalveolären Karzinomen und Adenokarzinomen der Lunge,
- cholangiozellulären Karzinomen und Gallenblasenkarzinomen,
- Adenokarzinomen von Magen, Pankreas, Kolon, Rektum, Niere, Endometrium und Ovar,
- Fibroadenomen, intraduktalen Papillomen und duktal-invasiven Karzinomen der Mamma,
- gutartigen und bösartigen Speicheldrüsentumoren
  sowie
- ekkrinen und Adenokarzinomen der Schweißdrüsen

beschrieben worden (NAKAJIMA et al. 1982; NAKAZATO et al. 1982b, 1985; KAHN et al. 1983; CROCKER et al. 1985; VANSTAPEL et al. 1986; DRIER et al. 1987; HERRERA et al. 1988).

μ) Histiocytosis X

Frühere Untersuchungen hatten gezeigt, daß *dendritische Zellen* in der suprabasalen Schicht der Epidermis *(Langerhans-Zellen)* und Retikulumzellen in der parakortikalen Zone von Lymphknoten *(interdigitierende Retikulumzellen)* Protein S-100-positiv sind (COCCHIA et al. 1981; TAKAHASHI et al. 1981; NAKAJIMA et al. 1982).

Wegen morphologischer, immunzytochemischer und immunologischer Ähnlichkeiten wird die Auffassung vertreten, daß Langerhans-Zellen und interdigitierende Retikulumzellen zu derselben Zellklasse gehören.

Im Gegensatz dazu ist die exakte nosologische Zuordnung der *Histiocytosis X* bislang noch ungeklärt. Aufgrund der ultrastrukturellen Beobachtung von Langerhans-Granula in beiden Zelltypen wurde die Hypothese aufgestellt, daß Langerhans-Zellen und Zellen der Histiocytosis X derselben Zellklasse angehören und daß sich die verschiedenen Formen der Histiocytosis X aus diesem Zelltyp ableiten (BASSET u. TURIAT 1965; CANCILLA et al. 1967; NETZELOF et al. 1973; FAVARA et al. 1983).

Alle bisher durchgeführten immunzytochemischen Untersuchungen zeigten übereinstimmend, daß die Zellen der Histiocytosis X Protein S-100-positiv reagieren (WATANABE et al. 1981, 1983; NAKAJIMA et al. 1982; KAHN et al. 1983; TAKAHASHI et al. 1984a, b; WEBBER et al. 1985; SCHWECHHEIMER 1987). Unter den drei Formen der Histiocytosis X findet sich das im Schädel sehr häufig vorkommende *eosinophile Granulom* als lokale, auf ein Organ beschränkte Variante (LICHTENSTEIN 1953; Abb. 23h; Tabelle 11). Mit monospezifischen Antikörpern haben TAKAHASHI et al. (1984a, b) zeigen können, daß in Langerhans-Zellen, interdigitierenden Retikulumzellen und Histiocytosis X-Zellen nur die β-Untereinheit von Protein S-100 gebildet wird, während in Zellen des Monozyten-Makrophagen-Systems wie Blutmonozyten, Makrophagen, Epitheloidzellen u. a. Protein S-100α nachweisbar war. Die *Histiocytosis X-Zelle* (Lysozym$^-$, S-100β^+) kann damit gegen *granulomatöse Läsionen des Monozyten-Makrophagen-Systems* (Lysozym$^+$, S-100β^-; WATANABE et al. 1981, 1983; TAKAHASHI et al. 1984a, b) abgegrenzt werden.

ν) Tumoren des autonomen Nervensystems und Karzinoide

Undifferenzierte *Neuroblastome* reagieren Protein S-100-negativ (NAKAJIMA et al. 1982; STEFANSSON et al. 1982; NAKAMURA et al. 1983a; WEISS et al. 1983; CHOI u. ANDERSON 1985; SHIMADA et al. 1985; REIFENBERGER et al. 1987; SCHWECHHEIMER 1987; Tabelle 12). In differenzierten Neuroblastomen dagegen werden S-100-positive Tumorzellen in wechselnder Zahl gefunden; reife Ganglienzellen allerdings reagieren negativ (KAHN et al. 1983; CARLEI et al. 1984).

Andere kleinzellige Tumoren wie Lymphome, Rhabdomyosarkome (vgl. jedoch COINDRE et al. 1988), Ewing-Sarkome und kleinzellige Karzinome sind überwiegend Protein S-100-negativ (STEFANSSON et al. 1982; NAKAJIMA et al. 1982; WEISS et al. 1983; SCHWECHHEIMER 1987; Tabellen 11, 13).

In *Phäochromozytomen, Paragangliomen* und *Karzinoiden* können Tumorzellen S-100-positiv reagieren (NAKAJIMA et al. 1982; LLOYD et al. 1985a; WILANDER et al. 1985; SAWA et al. 1986; REIFENBERGER et al. 1987; SCHWECHHEIMER 1987; Tabelle 12).

Sustentakularzellen in Phäochromozytomen und Paragangliomen (Abb. 24e) und *Schwannzellen* in Karzinoiden (Abb. 24f) zeigen eine fakultative Expression von Protein S-100 (NAKAJIMA et al. 1982; KAHN et al. 1983; WEISS et al. 1983; HÖFLER u. AUBÖCK 1984; JOHNSON et al. 1985; SCHROEDER u. JOHANNSEN 1986; SONNELAND et al. 1986; SCHWECHHEIMER 1987; Tabelle 12). Protein S-100-positive stellare Zellen wurden in Karzinoiden von Bronchus, Magen, Dünndarm, Appendix und Rektum in unterschiedlicher Zahl beschrieben (NAKAJIMA et al. 1982; HÖFLER u. AUBÖCK 1984; WILANDER et al. 1985).

Quantitative Unterschiede zwischen den einzelnen Arbeitsgruppen sind wahrscheinlich auf die schwankende Zahl von Sustentakularzellen in Phäochromozytomen und Paragangliomen bzw. Schwannzellen in Karzinoiden zurückzuführen. Obwohl zytogenetische Rückschlüsse aus einem positiven immunzytochemischen Befund wegen der weiten Verteilung von Protein S-100 in den unterschiedlichsten Zelltypen nur mit Einschränkung erlaubt sind, unterstützt der Nachweis von Protein S-100 in Satellitenzellen spinaler Ganglien, Sustentakularzellen und stellaren Zellen in Karzinoiden eine Verwandtschaft oder gemeinsame Herkunft mit den ebenfalls positiven Schwannzellen (vgl. auch HÖFLER et al. 1984c).

ξ) Maligne periphere neuroektodermale Tumoren

Die Expression von Protein S-100 in *malignen peripheren neuroektodermalen Tumoren* (MPNT) ist bisher nur selten mit widersprüchlichen Ergebnissen untersucht worden. Fünf MPNT der eigenen Serie (SCHWECHHEIMER 1987) waren wie 15 Fälle von HASHIMOTO et al. (1983) Protein S-100-negativ (Tabelle 12). SCHMIDT et al. (1985a) fanden positive Zellen in 5 von 10 Tumoren. Ein positives Ergebnis könnte zusammen mit anderen Markern für die Diagnose eines MPNT und gegen andere Rundzellsarkome („small-, round-, blue-cell tumors“, TRICHE u. ASKIN 1983) sprechen.

d) Zusammenfassung

Protein S-100 ist ein Polypeptid aus zwei Untereinheiten (α, β), die in Lösungen Homo- und Heterodimere bilden. Es wurde ursprünglich als Hirn-spezifisches Protein angesehen, das hauptsächlich in Astro- und Oligodendrozyten lokalisiert ist. Spätere Untersuchungen zeigten die Expression von Protein S-100 in Schwannzellen und anderen, von der Neuralleiste abgeleiteten Zelltypen. Protein S-100 wird in zahlreichen mesenchymalen und sogar vielen epithelialen Zellen beobachtet. Die Immunreaktion von Protein S-100 ist sowohl im Zytoplasma als auch im Zellkern lokalisiert. Die physiologische Funktion von Protein S-100 ist nicht bekannt.

Intrakranielle und intraspinale neuroepitheliale Tumoren wie Astrozytome unterschiedlicher histologischer Differenzierung, Oligodendrogliome, Ependymome und seine Varianten, Plexuspapillome und Glioblastome sind S-100-positiv.

In *neuronalen Tumoren* wie *Gangliogliomen* und *Ganglioneuromen* sind neoplastische Astrozyten, Schwannzellen und Satellitenzellen S-100-positiv. Reife Ganglienzellen und Neuroblasten in *Ganglioneuroblastomen* reagieren negativ.

Astrozytär differenzierte Abschnitte in einem *Pineozytom* waren S-100-positiv, neuronale Anteile negativ.

Die Expression von S-100 in der Gruppe *zentraler embryonaler neuroepithelialer Tumoren* ist variabel. In *Medulloblastomen, Retinoblastomen* und *primitiven neuroektodermalen Tumoren* können einzelne positive undifferenzierte Zellen vorkommen; der größte Teil positiver Zellen in Medulloblastomen und Retinoblastomen entspricht jedoch eingeschlossenen, nicht neoplastischen Astrozyten. In *zentralen Neuroblastomen* sind einzelne positive Zellkerne beobachtet worden. *Medulloepitheliom, Pineoblastom, Ependymoblastom* und *Aesthesioneuroblastom* reagieren negativ. Bei den S-100-positiven Zellen in Aesthesioneuroblastomen handelt es sich um Schwannzellen des Tumorstromas.

Protein S-100 ist ein ausgezeichneter und zuverlässiger Marker für *Schwannzellen.* Das Protein wird in *gutartigen Schwannzelltumoren* wie *Neurinomen, Neurofibromen* und *Ganglioneuromen* konstant exprimiert und kann auch noch in einem unterschiedlich großen Teil *maligner Schwannome (neurogener Sarkome)* gefunden werden.

In *Meningeomen* wird Protein S-100 nur in einem Teil der Fälle beobachtet.

Teratome, Dottersacktumoren und *embryonale Karzinome* können Protein S-100-positive Zellen zeigen.

Hypophysenadenome reagieren nur in Einzelfällen S-100-positiv, überwiegend jedoch negativ. S-100-positive *follikulostellare Zellen* werden in Hypophysenadenomen in wechselnder Häufigkeit beobachtet; es besteht keine überzeugende Korrelation zur endokrinen Aktivität.

Kraniopharyngeome können S-100-positiv reagieren. *Epidermoid-* und *Kolloidzysten* sind S-100-negativ.

Unter den *zentralen* und *peripheren mesenchymalen Tumoren* sind *Stromazellen der Hämangioblastome, Lipome, Liposarkome, Chondrome, Chondrosarkome* und *Chordome,* aber auch ein Teil der *malignen fibrösen Histiozytome, Leiomyo-* und *Rhabdomyosarkome* S-100-positiv.

Maligne Melanome und ihre Metastasen exprimieren konstant Protein S-100.

Die *Histiocytosis X* und damit auch das *eosinophile Granulom* sind S-100-positiv.

In Tumoren des *autonomen Nervensystems* und *neuroendokrinen Tumoren* können *Phäochromozytome, Paragangliome* und *Karzinoide* Protein S-100-positiv sein. Das Antigen wird relativ konstant in *Sustentakularzellen* von Phäochromozytomen und Paragangliomen sowie in *Schwannzellen* von Karzinoiden gefunden. In *Neuroblastomen* hängt die Zahl S-100-positiver Zellen von der Differenzierung des Tumors ab.

In einem Teil der *malignen peripheren neuroektodermalen Tumoren* (MPNT) werden Protein S-100-positive Zellen beobachtet.

Protein S-100 besitzt als Tumormarker nur relative Bedeutung. Dennoch kann das Polypeptid bei ausgewählten Fragestellungen ein wertvoller immunmorphologischer Marker sein in der Differentialdiagnose

a) von *gutartigen Nervenscheidentumoren* wie *Neurinomen (Schwannomen)* und *Neurofibromen* gegenüber *fibroblastischen Meningeomen* und *Leiomyomen;*
b) von *malignen Schwannomen (neurogenen Sarkomen)* gegenüber *Fibrosarkomen,* wenn zahlreiche Tumorzellen in einem malignen Schwannom positiv reagieren;
c) von *malignen Melanomen* und *Karzinomen* mit der Einschränkung, daß das differentialdiagnostisch diskutierte Karzinom Protein S-100-negativ ist;
d) der *Histiocytosis X* und damit des *eosinophilen Granuloms* (S-100b) als deren lokaler Variante gegenüber dem *juvenilen Xanthogranulom* bzw. *anderen Granulomen;*
e) von Protein S-100-positiven *follikulostellaren Zellen in Hypophysenadenomen, Sustentakularzellen in Paragangliomen* und *Phäochromozytomen* sowie *Schwannzellen in Karzinoiden* gegenüber *Adenomen oder Karzinomen.*

Protein S-100 ist zur Unterscheidung neuroepithelialer Tumoren nicht geeignet.

Der bisher in vielen Fällen noch problematische positive Nachweis von Protein S-100 in einer ausreichenden Zahl von Tumorzellen des malignen Schwannoms bzw. neurogenen Sarkoms kann möglicherweise durch die Anwendung von Antiseren, die selektiv gegen die α-Untereinheit gerichtet sind, verbessert werden.

2. Weitere gliale Marker

Neben Gliafaserprotein (GFAP) und Protein S-100 wurden zahlreiche Antiseren und monoklonale Antikörper beschrieben, die gliale (astrozytäre) Epitope erkennen. Die meisten dieser Antikörper sind nur unvollständig biochemisch und immunzytochemisch charakterisiert. Die molekulare Natur ihrer Antigene ist oft unbekannt. Über ihre zelluläre Verteilung gibt es nur vorläufige Ergebnisse. Immunmorphologische Untersuchungen an Hirntumoren wurden bislang nicht oder nur ansatzweise durchgeführt. Die Spezifität sowie diagnostische und differentialdiagnostische Relevanz dieser Antikörper als Marker neurogener Tumoren kann deshalb noch nicht abschließend beurteilt werden.

a) Glutaminsynthetase

Ein bisher wenig gebräuchlicher astrozytärer Marker ist *Glutaminsynthetase.* Das zytoplasmatische Enzym katalysiert die Amidierung von Glutamat zu Glutamin und spielt damit eine wichtige Rolle bei der Entgiftung von Ammoniak und im Stoffwechsel von Glutamat, einem möglichen exzitatorischen Neurotransmitter (Curtis u. Watkins 1960; Krnjevic 1965). Norenberg u. Martinez-Hernandez (1979) beschrieben Glutaminsynthetase als *Astroglia-spezifischen Marker* auf lichtmikroskopischer und ultrastruktureller Ebene. Pilkington u. Lantos (1982) untersuchten die zelluläre Spezifität von Glutaminsynthetase in 20 Hirntumoren im Vergleich zu GFAP. Nach den Ergebnissen dieser Autoren kommt das Enzym ausschließlich in Astrozyten vor. In Tumoren wurde seine Expression in gutartigen und bösartigen Astrozytomen, Ependymomen und zwei malignen, nicht näher klassifizierten Tumoren beobachtet. Glutaminsynthetase war außerdem in astrozytär differenzierten Abschnitten von zwei Medulloblastomen positiv (Tabelle 15).

Tabelle 15. Immunzytochemischer Nachweis von Glutaminsynthetase in Hirntumoren. (Aus PILKINGTON u. LANTOS 1982)

Tumortyp	n	+/−
Astrozytom Grad I und II	3	3/0
Astrozytom Grad III und IV	4	4/0
Oligodendrozytom	3	0/3
Ependymom	3	3/0
Medulloblastom[a]	2	2/0
Maligner Tumor (unklassifiziert)	2	2/0
Meningeom	2	0/2
Primäres malignes Lymphom	1	0/1
Insgesamt	20	

n Fallzahl; +/−, Zahl der positiven/negativen Fälle.
[a] Lediglich astrozytär differenzierte Abschnitte positiv.

b) α_2-Glykoprotein

WARECKA u. BAUER (1967) fanden ein menschliches Hirn-spezifisches lösliches *α_2-Glykoprotein,* das später durch Affinitätschromatographie gereinigt werden konnte (WARECKA et al. 1972). α_2-Glykoprotein wurde hauptsächlich in Glia der weißen Substanz der Hemisphären, des Rückenmarks und des Nervus opticus lokalisiert. Geringe Mengen des Proteins wurden außerdem in der grauen Substanz von Putamen und Nucleus caudatus und in Neuronen entdeckt (VOGEL 1972). In peripheren Nerven kommt das Antigen nicht vor. In einer biochemischen Untersuchung an 37 menschlichen Hirntumoren konnte das Glykoprotein in differenzierten Astrozytomen und Oligo-Astrozytomen, nicht jedoch in Glioblastomen, Medulloblastomen, Ependymomen, Spongioblastomen, einem Oligodendrogliom, Meningeomen und Adenokarzinommetastasen lokalisiert werden (WARECKA 1975).

c) Fetale Glia- und Gliom-Antigene

Mehrere Arbeitsgruppen beschrieben *Antikörper gegen fetale Glia- und Gliom-Antigene.* TROUILLAS (1971), IRIE et al. (1976) und DITTMANN et al. (1977) identifizierten normale menschliche fetale Antigene, die eine Kreuzreaktion u.a. mit Gehirn, Astrozytomen, Glioblastomen und Meningeomen aufwiesen.

WIKSTRAND u. BIGNER (1982) erhielten nach Fusion mit humanem fetalem Hirngewebe viele monoklonale Antikörper *(4D2cl6, 7H10cl4, 1H8cl2, 1H8cl3),* die immunzytochemisch an Gefrierschnitten mit der PaP-Methode eine variable Reaktion mit Gliomen, Medulloblastomen, Neuroblastomen und Melanomen neben einer Expression in mehreren Normalgeweben zeigten (MCCOMB u. BIGNER 1984; Tabelle 16).

Der monoklonale Antikörper *UJ13A,* der durch Immunisierung mit menschlichem fetalem Hirngewebe hergestellt wurde, zeigt eine selektive Reaktion mit neuroektodermalen Geweben und Tumoren (KEMSHEAD u. COAKHAM 1983). Mit diesem Antikörper konnten nervale Tumoren von Lymphomen und Metastasen differenziert werden (ALLAN et al. 1983a).

Tabelle 16. Monoklonale Antikörper gegen Gliom-assoziierte Antigene. (Mod. nach McComb u. Bigner 1984)

Monoklonaler Antikörper	Immunogen	Antigen	Antigen-Expression in Geweben und Zellen	Referenzen
2F3cl5	Gliom	unbekannt	Gliom; fetale Maus	Wikstrand et al. (1983)
4C7cl2	Gliom	unbekannt	Gliom, Neuroblastom, Melanom; fetale(s) Haut, Gehirn, fetaler Thymus	Wikstrand et al. (1983)
5B7cl3	Gliom	unbekannt	Gliom, Melanom, fetale(s) Haut, Gehirn, fetaler Thymus	Wikstrand et al. (1983)
BF7	Gliom	50 KD	Gliom, Melanom, Schwannom, Meningeom; Kolonkarzinom; reaktive Astrozyten	Schnegg et al. (1981) Carrel et al. (1982a) De Tribolet et al. (1982) De Muralt et al. (1983)
GE2	Gliom	50 KD	Gliom, Melanom, Medulloblastom, Retinoblastom, Schwannom, Meningeom; Kolonkarzinom; reaktive Astrozyten	Schnegg et al. (1981) Carrel et al. (1982a) De Tribolet et al. (1982) De Muralt et al. (1983)
CG12	Gliom	unbekannt	Gliom, Melanom, Neuroblastom	Piguet et al. (1985)
AJ225	Gliom	Protein M_r 145000	Gliom, Melanom, Neuroblastom; T-Zell-Leukämie, Karzinom; Melanozyt	Cairncross et al. (1982)
AJ8	Gliom	unbekannt	Gliom, Melanom; Karzinom; Melanozyt, Fibroblast	Cairncross et al. (1982)
81C6	Gliom	230 KD	Gliom, Neuroblastom, Melanom; Sarkom, Wilms-Tumor, Karzinom; fetale(r) Milz, Leber, Fibroblast; adulte(r) Niere, Milz, Leber, Fibroblast	Bourdon et al. (1983)
MUC 7-22, 8-22, 10-22, 11-27, 14-22, 15-22, 2-63	Gliom	unbekannt	Gliom, Neuroblastom, Melanom; embryonales und fetales Gehirn	Stavrou et al. (1987)
4D2cl6	Fetales Gehirn	unbekannt	Gliom, Melanom, Neuroblastom; fetale(s) Gehirn, Leber, Milz, Haut; adulte Milz	Wikstrand u. Bigner (1982)

Tabelle 16. (Fortsetzung)

Monoklonaler Antikörper	Immunogen	Antigen	Antigen-Expression in Geweben und Zellen	Referenzen
7H10cl4	Fetales Gehirn	unbekannt	Gliom, Neuroblastom, Medulloblastom; M. Hodgkin; fetale(s) Gehirn, Leber, Milz, fetaler Thymus; adulte Milz	WIKSTRAND u. BIGNER (1982)
1H8cl2	Fetales Gehirn	unbekannt	Gliom, Neuroblastom, Medulloblastom; fetale(s) Gehirn, Haut, Milz	WIKSTRAND et al. (1982)
1H8cl3	Fetales Gehirn	unbekannt	Gliom, Melanom, Neuroblastom, Medulloblastom; fetale(s) Gehirn, Leber, Milz; adulte Milz	WIKSTRAND et al. (1982)
PI153/3	Neuro-blastom	Glykopro-tein	Neuroblastom, Gliom, Retinoblastom; Null- und B-Zell-ALL, B-Zell-CLL; fetales Gehirn	KENNETT u. GILBERT (1979) KENNETT et al. (1980) MOMOI et al. (1980)
459	Neuro-blastom	M_r 32000 und 34000	Neuroblastom, Gliom, Retinoblastom; Melanom; fetales > adultes Gehirn, Fibroblast	SEEGER (1982)
691-19-19	Melanom	unbekannt	Melanom, Gliom	KOPROWSKI et al. (1978)
691-I-5-Nu4B	Melanom	Protein, 250 KD	Melanom, Gliom	HERLYN et al. (1980) MITCHELL et al. (1980, 1981)
165	Melanom	unbekannt	Melanom, Gliom, Sarkom; verschiedene fetale Gewebe ausschließlich Gehirn	IMAI et al. (1981) SEEGER et al. (1981)
376	Melanom	unbekannt	Melanom, Gliom, Neuroblastom; Sarkom; verschiedene fetale Gewebe ausschließlich Gehirn; adulte Lunge	IMAI et al. (1981) SEEGER et al. (1981)
Me 1-5, 1-14, 3-TB7, 4-F8, 5-D5	Melanom	unbekannt	Melanom, Gliom, Neuroblastom	CARREL et al. (1980, 1982a, b)
R_{24}	Melanom	Gangliosid G_{D3}	Melanom, Gliom; T-Zell-Leukämie; Melanozyt; adultes Gehirn	DIPPOLD et al. (1980) PUKEL et al. (1982)

Tabelle 16. (Fortsetzung)

Monoklonaler Antikörper	Immunogen	Antigen	Antigen-Expression in Geweben und Zellen	Referenzen
7.51, 7.60	Melanom	unbekannt	Melanom, Gliom, Neuroblastom, Retinoblastom; fetales Gehirn	LIAO et al. (1981)

KD, Kilodalton.

KINDLER-RÖHRBORN et al. (1985) fanden nach Fusion mit fetalen Gehirnzellen von BDIX-Ratten zahlreiche monoklonale Antikörper gegen neurale Oberflächendeterminanten. Die Antikörper zeigten in den einzelnen Entwicklungsstadien des Rattengehirns ein unterschiedliches Bindungsverhalten.

d) Gliom-assoziierte Oberflächenantigene

MAHALEY u. DAY (1965) diskutierten zum ersten Mal die Möglichkeit, Gliome durch die Markierung von *Gliom-assoziierten Antigenen* zu lokalisieren. Die Existenz gemeinsamer Gliom-Antigene wurde von Wissenschaftlern postuliert, die die humorale und zelluläre Immunantwort von Gliom-Patienten untersuchten (HITCHCOCK et al. 1977; PFREUNDSCHUH et al. 1978; COAKHAM et al. 1980; MARTIN-ACHARD et al. 1980; EGGERS u. TARMIN 1984).

Mehrere Arbeitsgruppen beschrieben monoklonale Antikörper, die durch Immunisierung mit Gliomen, Neuroblastomen und Melanomen entdeckt wurden (Tabelle 16; vgl. auch COAKHAM et al. 1982; STAVROU et al. 1983). Die von ihnen erkannten Epitope werden außer in neuroektodermalen Tumoren auch in zahlreichen anderen Tumorformen, wie z. B. lymphoretikulären Tumoren, Karzinomen und Sarkomen, exprimiert (Tabelle 16).

Immunmorphologische Untersuchungen an Hirntumoren erlauben noch keine schlüssigen Folgerungen über die Bedeutung solcher monoklonaler Antikörper für die Charakterisierung neurogener Geschwülste. Die bisherigen Ergebnisse lassen sich so zusammenfassen (DE MURALT et al. 1985; WIKSTRAND et al. 1985; KRAJEWSKI et al. 1986; STAVROU et al. 1987):

a) Es ist offensichtlich möglich, monoklonale Antikörper gegen Gliom-assoziierte Antigene herzustellen.
b) Monoklonale Antikörper gegen Gliomzellen als Immunogen erkennen nicht notwendigerweise Gliom-assoziierte Antigene, sondern teilweise spezifische astrozytäre Antigene (KRAJEWSKI et al. 1986). Die monoklonalen Antikörper *BF7* und *GE7* (SCHNEGG et al. 1981) zeigten im Radioimmunoassay eine spezifische Bindung an Gliomzellen; immunmorphologisch konnte eine Expression dieser Antigene auch in nicht-neoplastischen Astrozyten beobachtet werden (KRAJEWSKI et al. 1986).
c) Solche monoklonalen Antikörper sind sehr gut geeignet, die zelluläre Heterogenität von Gliomen zu erfassen.
d) Monoklonale Antikörper gegen Gliom-spezifische Oberflächen-Antigene können nicht nur wertvoll in der immunzytochemischen Charakterisierung von

Tumoren sein, sondern sind grundsätzlich auch als Trägermoleküle für Radionuklide, Zytostatika und zytotoxische Medikamente in der Immuntherapie von Tumoren geeignet (BOURDON et al. 1984; BULLARD u. BIGNER 1985; BULLARD et al. 1986; EPENETOS et al. 1985a; STAVROU et al. 1985).

e) Kreuzreagierende Antikörper hämopoetischer Zellen mit neuralen Antigenen

Immunmorphologische Untersuchungen mit einer großen Zahl verschiedener monoklonaler Antikörper haben gezeigt, daß zwischen hämopoetischen und neuroektodermalen Zellen und Tumoren sehr häufig Kreuzreaktionen auftreten (Übersichten bei MCCOMB u. BIGNER 1984; BUDKA u. MAJDIC 1985; BUDKA et al. 1985; REIFENBERGER et al. 1987). Die physiologische Bedeutung solcher Kreuzreaktionen ist noch unbekannt. Möglicherweise spielen gemeinsame antigene Determinanten (Epitope) zwischen hämopoetischen und nervalen Zellen eine Rolle in der Pathogenese immunvermittelter neurologischer Erkrankungen (ARNASON 1982) und in der Immunantwort auf neurogene Tumoren (COAKHAM 1984).

Die immunzytochemische Analyse einer Reihe monoklonaler Antikörper gegen menschliche Antigene von Erythrozyten, Granulozyten, Lymphozyten, myelomonozytären und blastären Zellen an ausgewählten Hirntumoren ergab unerwartete und unvorhersehbare Bindungsmuster (BUDKA u. MAJDIC 1985; BUDKA et al. 1985; zur Expression von HNK-1/Leu-7 vgl. Abschn. C.II.1.c). Nach den bisher vorliegenden immunmorphologischen Arbeiten scheint es sehr fraglich, ob solchen kreuzreagierenden monoklonalen Antikörpern eine diagnostische oder differentialdiagnostische Bedeutung in der Neuroonkologie zukommt.

Eine Auswahl monoklonaler Antikörper gegen Gliom-assoziierte Antigene ist in Tabelle 16 zusammengestellt.

3. Zusammenfassung

Glutaminsynthetase, α_2-Glykoprotein und monoklonale Antikörper gegen gliale und Gliom-assoziierte Epitope stellen grundsätzlich Alternativen zu den bereits ausführlich untersuchten und etablierten Markern Gliafaserprotein und Protein S-100 dar.

Bisher bekannte monoklonale Antikörper gegen fetale Glia-Antigene, Gliom-assoziierte Antigene und mit neuralen Antigenen kreuzreagierende Antikörper gegen Epitope hämopoetischer Zellen sind nicht spezifisch für Astroglia.

Diese monoklonalen Antikörper haben die Kenntnis über die Komplexität und Heterogenität des molekularen Phänotyps neuraler Gewebe und Tumoren enorm erweitert (Übersicht bei BULLARD u. BIGNER 1985).

Die Bedeutung solcher Antikörper für die Diagnose und Differentialdiagnose von Hirntumoren kann allerdings noch nicht übersehen werden, da nur einzelne immunmorphologische Untersuchungen vorliegen.

II. Marker für Oligodendroglia und Schwannzellen

In der Differentialdiagnose glialer Tumoren des ZNS und spindelzelliger Tumoren des zentralen und peripheren Nervensystems sowie der Weichgewebe ist die Abgrenzung zwischen Astrozytomen und Oligodendrogliomen auf der einen sowie Schwannomen (Neurinomen) und Leiomyomen einschließlich ihrer malignen Varianten auf der anderen Seite morphologisch nicht immer mit Sicherheit möglich. Dieses Problem stellt eine Herausforderung für die Immunmorphologie dar, der durch geeignete spezifische Marker gegen Oligodendroglia und Schwannzellen begegnet werden könnte.

Mit Antiseren gegen GFAP lassen sich astrozytär differenzierte neuroepitheliale Tumoren verhältnismäßig zuverlässig charakterisieren. Die Expression von GFAP ist jedoch nicht absolut Astroglia-spezifisch. Das Gliafilament wird vielmehr u. a. von einem nicht unbeträchtlichen Teil neoplastischer Oligodendrozyten gebildet (s. Abschn. B.II.1). *Protein S-100* ist sehr wertvoll in der immunzytochemischen Unterscheidung zwischen Schwannomen (Protein S-100-positiv) und Leiomyomen (Protein S-100-negativ). Es ist jedoch in einer großen Zahl maligner Schwannzelltumoren nicht mehr nachweisbar (s. Abschn. C.I.1.c.ε und κ). Protein S-100 ist insgesamt ein Polypeptid mit breitgestreuter Expression in zahlreichen Zellformen und Tumorarten. Es besitzt deshalb eine sehr eingeschränkte Spezifität als Tumormarker im allgemeinen und neurogener Geschwülste im besonderen (s. Abschn. C.I.1.c, d).

Eine Unterscheidung zwischen Oligodendrogliomen und Astrozytomen ist durch den immunmorphologischen Nachweis von Protein S-100 nicht möglich, da dieses Antigen in beiden Tumorarten gebildet wird (s. Abschn. B.II.1.b und C.I.c.α). Es ist deshalb für die Diagnose und Differentialdiagnose nervaler Tumoren sehr wichtig, spezifische Marker für Oligodendroglia und Schwannzellen zu finden. Die Komponenten des Myelins kommen für diese Problematik grundsätzlich in Frage. Daneben wurde eine Reihe monoklonaler Antikörper gegen Antigene von Oligodendroglia und Schwannzellen entwickelt.

1. Bestandteile des Myelins

Oligodendroglia des zentralen Nervensystems und Schwannzellen im peripheren Nervensystem bilden die Markscheiden der Axone. Die Markscheide stellt eine Spezialisierung der Zellmembran dieser beiden Zelltypen dar. Ihr molekulares Substrat, das *Myelin,* enthält hochspezifische Proteine (LEES u. BROSTOFF 1984; Tabelle 17). Die Proteinzusammensetzung des Myelins ist im Vergleich zu anderen biologischen Membranen verhältnismäßig einfach; die Zahl ihrer Proteine ist begrenzt. Im zentralen und peripheren Nervensystem sind die meisten Polypeptide Myelin-spezifisch und werden ausschließlich im Myelin und in Myelin-bildenden Zellen gefunden (LEES u. BROSTOFF 1984). Aus diesen Gründen sind die Bestandteile des Myelins *grundsätzlich* sehr *aussichtsreiche Kandidaten* als spezifische Marker für Oligodendroglia und Schwannzellen.

Tabelle 17. Komponenten des menschlichen Myelins. Zusammenstellung nach NORTON u. CAMMER (1984)

Myelin-*Proteine*
- Basische Myelinproteine
- Proteolipidproteine
- Wolfgram-Proteine
- DM-20

u. a.

Myelin-*Glykoproteine*
- Myelin-assoziiertes Glykoprotein
- P_0-Glykoprotein

u. a.

Myelin-assoziierte *Enzyme*
- 2'3'-zyklisches Nukleotid-3'-Phosphohydrolase
- Glyzerol-3-Phosphatdehydrogenase
- Cholesterinesterhydrolase
- Carboanhydrase
- 5'-Nukleotidase

u. a.

Myelin-*Lipide*
- Cholesterin
- Galaktolipide (Zerebroside, Sulfatide)
- Phospholipide
- Plasmalogene

u. a.

a) Basische Myelinproteine

α) *Biochemische Charakterisierung und zelluläre Verteilung*

Basische Myelinproteine (MBPs) machen ungefähr 30–40% des Proteingehaltes von zentralem Myelin aus. Sie bilden eine Familie basischer Proteine unterschiedlichen Molekulargewichts, aber ähnlicher Aminosäuresequenz. Ein Protein mit einem Molekulargewicht von ungefähr 18.5 KD kommt quantitativ am häufigsten vor (Übersichten bei MARTENSON et al. 1971; EYLAR 1972).

Tabelle 18. Synopsis der zentralen und peripheren basischen Myelinproteine

MG(K)	ZNS	PNS
14	+	P_r
14	–	P_2
17	+	–
18,5	+	P_1
21,5	+	–

Mod. nach LEES u. BROSTOFF 1984.
Basische Myelinproteine von Rind und Ratte.
MG Molekulargewicht; *K* tausend; *ZNS* zentrales Nervensystem; *PNS* peripheres Nervensystem.

Das Proteinprofil von peripherem Myelin unterscheidet sich in der eindimensionalen Gelelektrophorese eindeutig von zentralem Myelin. Die Tatsache jedoch, daß auch gemeinsame MBPs vorkommen, ist Grundlage und Voraussetzung dafür, daß peripheres und zentrales Myelin mit einem einzigen Antikörper gegen MBP immunmorphologisch markiert werden kann (LEES u. BROSTOFF 1984; Tabelle 18).

MBPs sind als Hauptkomponenten zentralen und peripheren Myelins spezifische Marker für nicht-neoplastische Oligodendroglia und Schwannzellen (Abb. 25a, d; 26a, d; 27a).

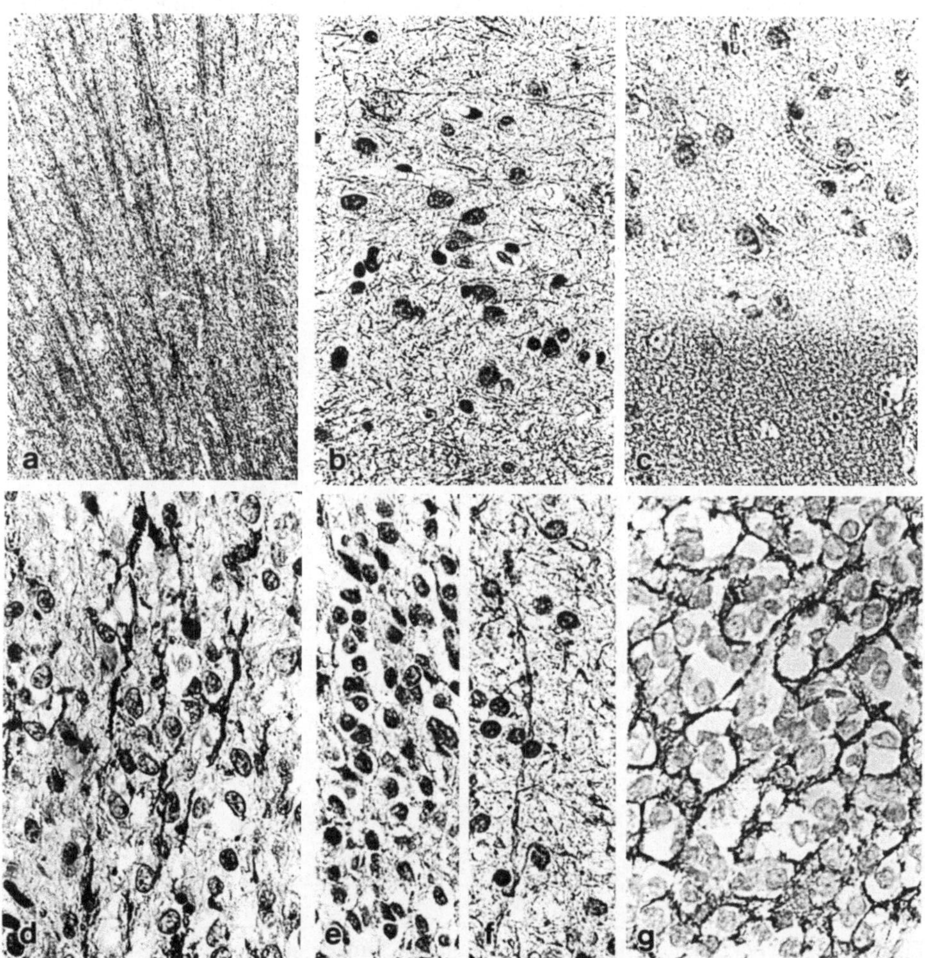

Abb. 25. MBP-, MAG- und HNK-1/Leu-7-Immunreaktivität in menschlichem Großhirn (**a–c**) und im Oligodendrogliom (**d–g**). Selektive Markierung der Markscheiden an der Mark-Rinden-Grenze mit Antikörpern gegen MBP (**a**) und MAG (**b**). Intensive Reaktion von HNK-1 im Großhirnmark (**c**). Im Oligodendrogliom ist die MBP-Reaktion auf einzelne eingeschlossene bemarkte Axone beschränkt (**d**). MAG-negatives Tumorzentrum (**e**) sowie MAG-positive Markscheiden im Tumorrandbereich (**f**). Intensive Reaktion von HNK-1 an der Zellmembran der Tumorzellen mit typischem Honigwabenmuster (**g**). Paraffinschnitte, PaP, AEC-Haematoxylin. Originale ×16 (**a–c**) und ×25 (**d–g**)

β) *Expression von basischem Myelinprotein in Tumoren*

Da MBPs als Bestandteile der Markscheide im zentralen und peripheren Nervensystem spezifische Marker für Oligodendroglia und Schwannzellen darstellen, ist die Frage nach ihrem Vorkommen in Oligodendrogliomen und Schwannzelltumoren vorrangig.

Die in der Literatur mitgeteilten immunmorphologischen Befunde zur Expression von MBP in *Oligodendrogliomen* sind nicht einheitlich. Die Mehrzahl der Untersucher konnte in dieser Tumorgruppe keine MBP-Immunreaktivität nachweisen (Clark et al. 1985; Nakagawa et al. 1986; Reifenberger et al. 1987; Schwechheimer 1987; Gass 1988; Abb. 25d; Tabelle 19). Bemarkte Axone inner-

Tabelle 19. MBP-, MAG- und HNK-1-Immunreaktivität in Tumoren des zentralen und peripheren Nervensystems

Tumortyp	*n*	MBP	MAG	HNK-1/Leu-7		
				Z	M	Z-M
Astrozytom						
- fibrillär-protoplasmatisch	3[a]	0	0	0	0	2
- pilozytisch	3[a]	0	0	0	0	3
- maligne	3[a]	0	0	0	0	3
Oligodendrogliom						
- isomorph	6[a]	0	0	0	0	6[b]
- anaplastisch	1	0	0	0	0	1[b]
Oligo-Astrozytom	9[a]	0	0	0	2	7[b]
Ependymom	2[a]	0	0	0	0	2
Plexuspapillom	1	0	0	0	0	1[c]
Glioblastom	5[a]	0	0	0	0	5
Medulloblastom	3	0	0	0	0	2
Meningeom						
- endotheliomatös	2	0	0	1	0	0
- transitionell	2	0	0	0	0	0
- fibroblastisch	1	0	0	0	0	0
Nervenscheidentumoren						
- Neurinom	16[a]	0	0	10	0	1
- Neurofibrom	4[a]	0[d]	0	0	0	3
Karzinommetastase	1	0	0	0	1	0
Insgesamt	62					

Ergebnisse eigener immunzytochemischer Untersuchungen an Formalin-fixiertem Paraplast-eingebettetem Tumorgewebe ($n=62$; Schwechheimer 1987; Gass 1988).
n Fallzahl; *HNK-1*-Immunreaktivität: *Z* zytoplasmatisch; *M* membranständig.
[a] Positive MBP-, MAG- und HNK-1-Immunreaktivität in bemarkten Axonen ortsständiger Oligodendroglia bzw. Schwannzellen peripherer Nerven innerhalb oder im Randbereich der Tumoren.
[b] Membrangebundene Reaktion sehr viel ausgeprägter als intrazytoplasmatische Immunreaktivität; morphologisch „Honigwabenaspekt".
[c] Insgesamt wenige Zellen oder einzelne Zellgruppen.
[d] Vereinzelt perinukleäre granuläre intrazytoplasmatische Reaktion.

halb oder im Randbereich eines Oligodendroglioms reagieren MBP-positiv (SCHWECHHEIMER 1987; GASS 1988; Abb. 25d). Die Anwesenheit MBP-reaktiver Polypeptide in Oligodendrogliomen kann durch Immunblotexperimente bestätigt werden (Abb. 27b). Die von FIGOLS et al. (1985) in Oligodendrogliomen beschriebenen unterschiedlichen Bindungsmuster beruhen vermutlich auf einer Reaktion

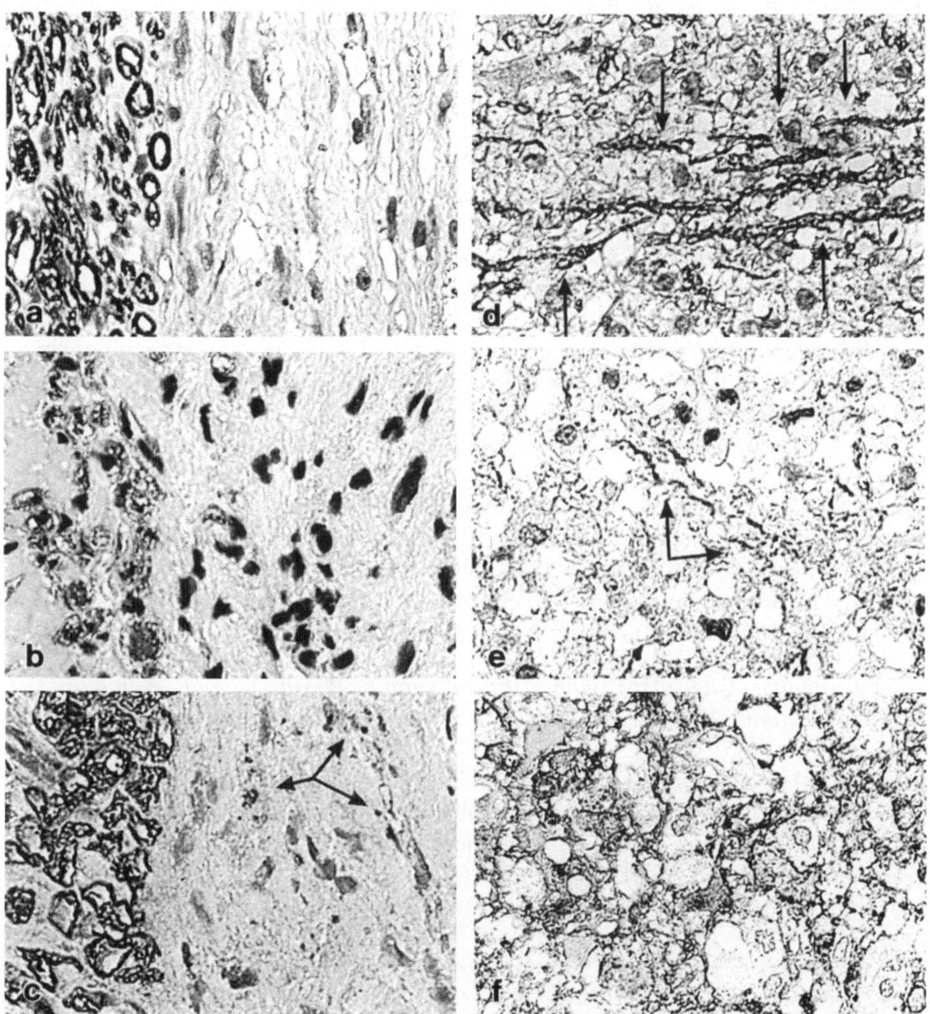

Abb. 26. MBP-, MAG- und HNK-1/Leu-7-Immunreaktivität in Neurinom (**a**-**c**) und Astrozytom (**d**-**f**). Intensive Immunreaktion von MBP (**a**), MAG (**b**) und HNK-1/Leu-7 (**c**) mit bemarkten Axonen in der Tumorrandzone eines fibrillären Neurinoms (**a**-**c** linke Bildhälfte). HNK-1 zeigt zusätzlich eine granuläre intrazytoplasmatische Reaktion in einigen Tumorzellen ((**c**) *Pfeile*). In einem Astrozytom reagieren lediglich eingeschlossene bemarkte Axone MBP- (**d**) und MAG- (**e**) positiv. Eine intensive Immunreaktion von HNK-1 ist im Zytoplasma und an der Zellmembran von Astrozytomzellen nachweisbar (**f**). Paraffinschnitte, PaP, AEC-Haematoxylin. Originale ×25

des MBP-Antikörpers mit eingeschlossenen bemarkten Axonen und möglicherweise mit Myelindebris, der teilweise von Astroglia und neoplastischer Oligodendroglia aufgenommen wurde.

Auch in *Neurinomen* und *Neurofibromen* ist die MBP-Immunreaktion auf nicht-neoplastische bemarkte Axone innerhalb oder im Randbereich des Tumors beschränkt, während die neoplastischen Schwannzellen selbst negativ reagieren (Clark et al. 1985; Reifenberger et al. 1987; Schwechheimer 1987; Swanson et al. 1987; Wick et al. 1987; Gass 1988; Johnson et al. 1988; Abb. 26a; Tabelle 19). Immunblotexperimente an ausgewählten Tumoren stehen in Einklang mit dem immunzytochemischen Befund (Schwechheimer 1987; Gass 1988; Abb. 29a, b). Penneys et al. (1983, 1984) sowie Mogollon et al. (1984) fanden dagegen auch in neoplastischen Schwannzellen von Neurinomen und Neurofibromen eine Expression von MBP. Auch in *neurogenen Sarkomen* differieren die mitgeteilten immunmorphologischen Daten. Die Ergebnisse reichen von negativen (0/12, Johnson et al. 1988) bis zu positiven Befunden in einer beträchtlichen Anzahl von Fällen (6/20 = 33,3%, Swanson et al. 1987; 26/62 = 42%, Wick et al. 1987). Erstaunlicherweise konnten die beiden letztgenannten Autorengruppen in gutartigen Schwannzelltumoren keine MBP-Reaktion darstellen. Überraschend ist der immunzytochemische Nachweis einer fokalen MBP-Reaktion in zwei Leiomyosarkomen (2/7 = 28,6%, Swanson et al. 1987; vgl. auch Wick et al. 1987).

Die Interpretation solcher widersprüchlicher Ergebnisse ist sehr schwierig. Ein wichtiger Grund liegt möglicherweise in der Verwendung unterschiedlicher MBP-Antikörper oder -Antiseren. Es bleibt die Frage erlaubt, ob eine positive MBP-Reaktion in neurogenen Sarkomen und Leiomyosarkomen, nicht aber in gutartigen Nervenscheidentumoren (Swanson et al. 1987; Wick et al. 1987) wirklich auf der Expression von basischem Myelinprotein beruht oder nicht eher auf eine Kreuzreaktion mit einem anderen Antigen zurückzuführen ist.

Astrozytome, Oligo-Astrozytome, Ependymome, Plexuspapillome, Glioblastome, Medulloblastome, Meningeome und *Karzinommetastasen* reagieren MBP-negativ (Clark et al. 1985; Nakagawa et al. 1986; Reifenberger et al. 1987; Schwechheimer 1987; Gass 1988; Abb. 28a; Tabelle 19). Wie bei Oligodendrogliomen und Schwannzelltumoren, so kann man auch in diesen Tumoren eingeschlossene bemarkte MBP-reaktive Axone immer wieder beobachten (Schwechheimer 1987; Gass 1988; Abb. 26d, 28b).

→

Abb. 27. Westernblot-Analyse MBP-, MAG- und HNK-1/Leu-7-reaktiver Polypeptide in verschiedenen Präparationen menschlichen Großhirns (**a**) und eines Oligodendroglioms (**b**). **a** Menschliches Großhirn. Spezifische Reaktion eines monoklonalen Antikörpers gegen MBP (18.5 KD) und eines Antiserums gegen MAG (100 KD) in Membran- *(3)* und Myelin- *(4)* Präparation. Zusätzliche spezifische MBP-reaktive Bande in der Zytoskelettpräparation *(1)*. Beachte die Spezifität von HNK-1 für MAG in der Myelinpräparation *(4)*. HNK-1-Reaktion mit zahlreichen weiteren reaktiven Polypeptiden in der Membranfraktion *(3)* und der Präparation löslicher Proteine *(2)*. **b** Oligodendrogliom. Negative Immunreaktion des monoklonalen Antikörpers gegen MBP *(1-3)* und des Antiserums gegen MAG *(1-3)* in den Präparationen des Zytoskeletts *(1)*, der löslichen *(2)* und der Membranproteine *(3)*. Beachte

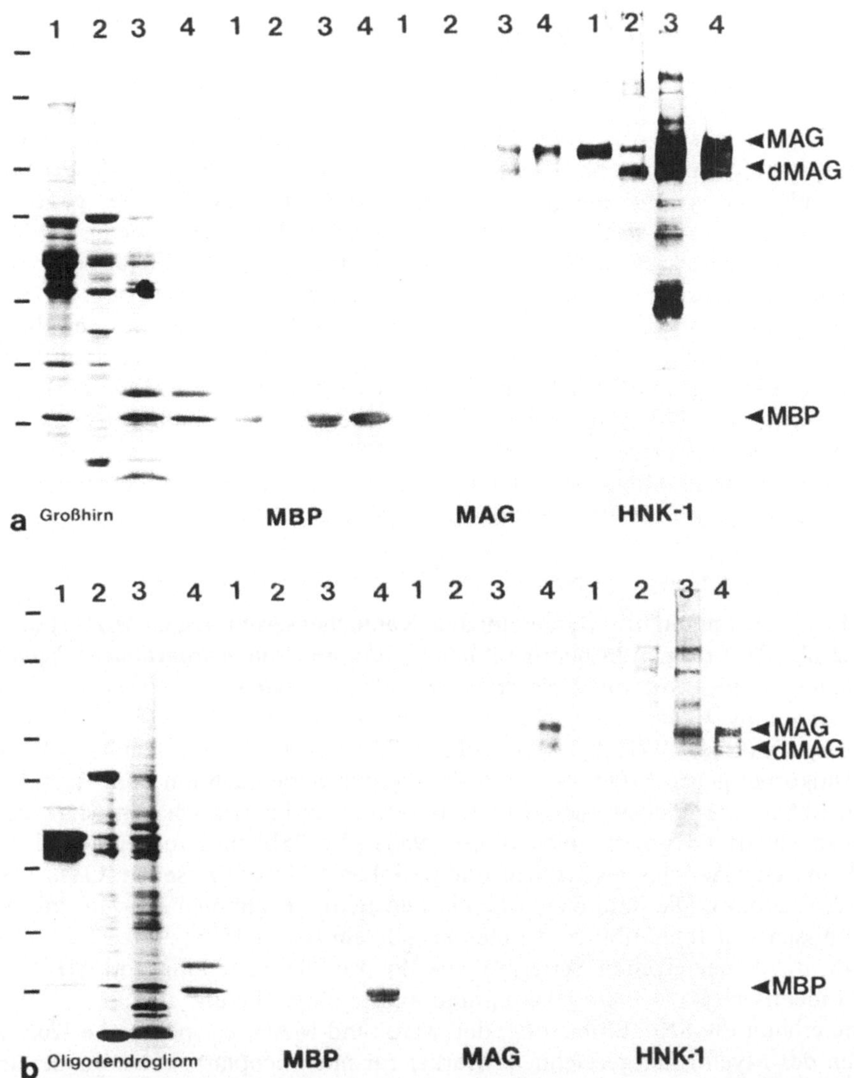

die spezifische Reaktion der Antikörper in der als positive Referenz mitgeführten Myelinpräparation *(MBP 4, MAG 4)*. HNK-1 zeigt mehrere immunreaktive Banden in der Präparation der Membran- *(3)* und löslichen *(2)* Proteine. Auftrennung der Polypeptide durch eindimensionale SDS-Polyacrylamidgelelektrophorese (SDS-PAGE), Transfer auf Nitrozellulose nach TOWBIN et al. (1979). Nachweis mit Biotin-Streptavidin-Peroxidase bzw. PaP; 4-Chlor-1-Naphthol. Präparationen: *1* Zytoskelettmaterial; *2* lösliche Proteine; *3* Membranproteine; *4* Myelinproteine. Die Myelinproteinfraktion stammt jeweils aus menschlichem Rückenmark (Autopsiegewebe). Reihenfolge der Präparationen (von *links* nach *rechts*): Coomassiegefärbte Referenzgele ((**a, b**) *1-4*) und Immunblots mit Antikörpern gegen *MBP* ((**a, b**) *1-4*) und *MAG* ((**a, b**) *1-4*) sowie *HNK-1* ((**a, b**) *1-4*); Position *4* der Immunblots zeigt die Reaktion der Antikörper in der Myelinpräparation aus menschlichem Rückenmark als positive Kontrolle. Positionen der Markerproteine *(horizontale Striche am linken Bildrand,* von *oben* nach *unten):* 220 KD (Ferritin), 180 KD (α_2-Makroglobulin), 94 KD (Phosphorylase b), 67 KD (Albumin), 43 KD (Ovalbumin), 30 KD (Carboanhydrase) und 18 KD (Ferritin-Untereinheit)

b) Myelin-assoziiertes Glykoprotein

α) Biochemische Charakterisierung und zelluläre Verteilung

Glykoproteine sind quantitativ kleinere Komponenten des Myelins im Zentralnervensystem (QUARLES et al. 1973). *Myelin-assoziiertes Glykoprotein (MAG)* ist das bedeutendste Polypeptid dieser Gruppe. Es macht ungefähr 1% des gesamten Myelins aus (LEES u. BROSTOFF 1984; Tabelle 17). Immunzytochemische und immunelektronenmikroskopische Untersuchungen zeigten eine Lokalisation von MAG an der Grenze zwischen Axon und Schwannzelle (STERNBERGER et al. 1979; MARTINI u. SCHACHNER 1986; s. aber WEBSTER et al. 1983). MAG des peripheren Myelins weist ebenfalls eine periaxonale Verteilung auf (STERNBERGER et al. 1979), ist mit Antiseren gegen ZNS-Myelin präzipitierbar (FIGLEWICZ et al. 1981) und ergibt identische Abbauprodukte nach tryptischer Andauung mit verschiedenen Proteasen („peptide maps“).

Antiseren gegen MAG wurden nur von wenigen Arbeitsgruppen hergestellt (STECK et al. 1983; VANDEVELDE et al. 1985; POLTORAK et al. 1987).

β) Expression von Myelin-assoziiertem Glykoprotein in Tumoren

Mit einem immunaffinitätsgereinigten Kaninchenserum gegen *MAG* (POLTORAK et al. 1987) reagierten neuroepitheliale Tumoren wie *Astrozytome, Oligodendrogliome, Oligo-Astrozytome, Ependymome, Plexuspapillom, Glioblastome, Medulloblastome* und *Meningeome, Nervenscheidentumoren* sowie eine *Karzinommetastase* negativ (GASS 1988; Abb. 25e, 26b, e; Tabelle 19). Wie mit dem monoklonalen Antikörper gegen MBP, so war in der eigenen Serie auch mit dem Antiserum gegen MAG eine intensive selektive Immunreaktion im Bereich von Markscheiden benachbarter Hirnabschnitte (GASS 1988; Abb. 25b) und von eingeschlossenen bemarkten Axonen des Gehirns und peripheren Nerven zu sehen (GASS 1988; Abb. 25f, 26b, e). Die immunzytochemischen Befunde stimmen sehr gut mit den Ergebnissen von Immunblotexperimenten überein (GASS 1988; Abb. 27a, b, 28a, b, 29a, b). In der eigenen Serie (Tabelle 19) war die Verteilung von MBP und MAG identisch (GASS 1988). Diese immunmorphologische und immunchemische Studie erlaubt die Schlußfolgerung, daß MBP und MAG als spezifische Komponenten des Myelins ausgezeichnete Marker für nicht-neoplastische Oligodendroglia und Schwannzellen darstellen, aber in Oligodendrogliomen und Schwannzelltumoren nicht mehr oder nur in sehr geringen Mengen gebildet werden.

NAKAGAWA et al. (1986) beobachteten mit einem menschlichen monoklonalen Antikörper in einer Serie von 23 Oligodendrogliomen und sieben Oligo-Astrozyto-

→

Abb. 28a, b. Westernblot-Analyse MBP-, MAG- und HNK-1/Leu-7-reaktiver Polypeptide in verschiedenen Präparationen von zwei Astrozytomen. **a** Astrozytom. Kein Nachweis MBP- und MAG-reaktiver Polypeptide in allen drei Präparationen. HNK-1 dagegen markiert mehrere Banden im hochmolekularen Bereich in den Fraktionen der Zytoskelett- *(1)*, löslichen *(2)* und Membran-*(3)*Proteine. Keine Reaktion von HNK-1 in der Position von MAG. **b** Astrozytom. Deutliche Reaktion des monoklonalen Antikörpers gegen MBP in der Position des basischen Myelinproteins in den Fraktionen der löslichen *(2)* und der Membranproteine *(3)* sowie des Antiserums gegen MAG in einem Bereich von 100 KD in der Membranfraktion *(3)*. Immunmorphologisch waren in dem Tumor bemarkte Axone zu

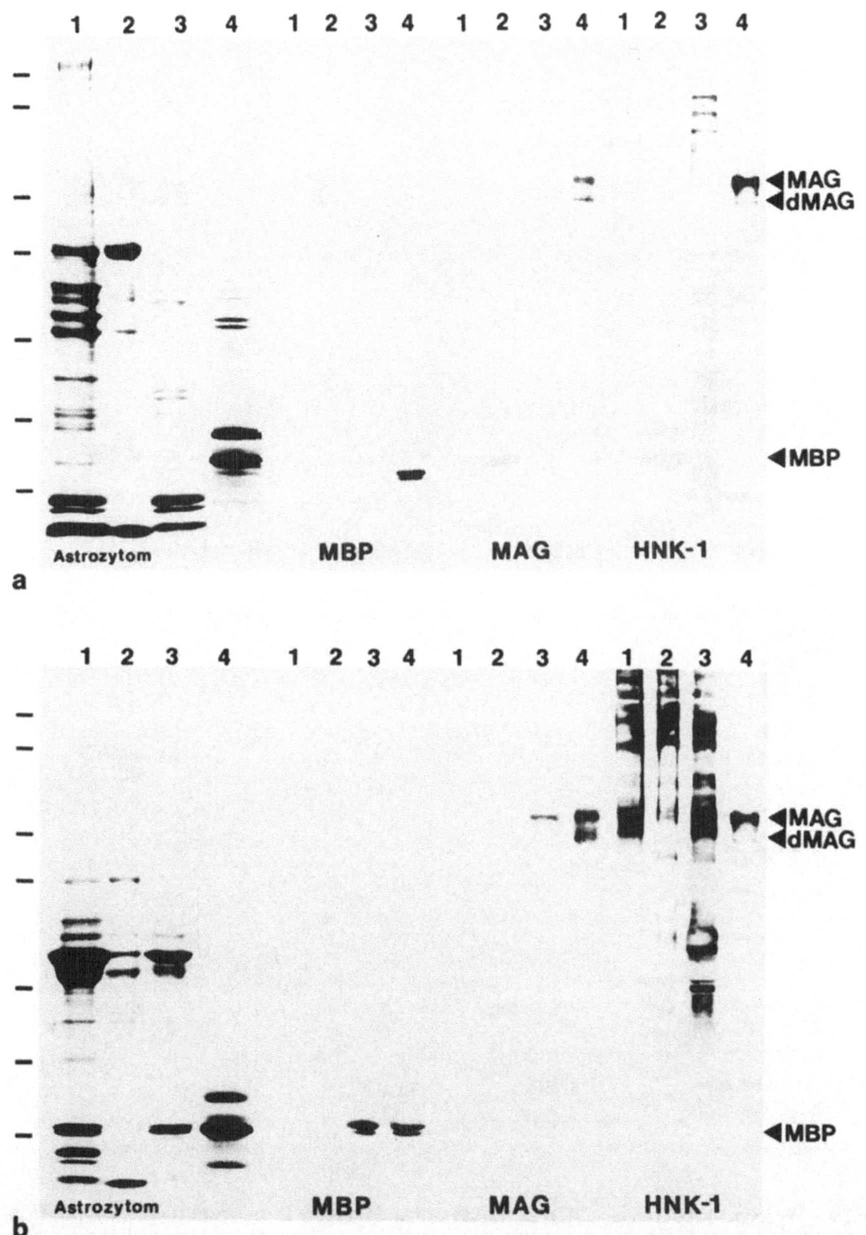

sehen. In diesem Fall findet sich auch eine intensive Reaktion von HNK-1 im Molekulargewichtsbereich von MAG; daneben sieht man jedoch eine sehr deutliche Immunreaktion mit zahlreichen weiteren Polypeptiden höheren und niedrigeren Molekulargewichts. Auftrennung der Polypeptide durch eindimensionale SDS-Polyacrylamidgelelektrophorese (SDS-PAGE) und Transfer auf Nitrozellulose nach Towbin et al. (1979). Präparationen: *1* Zytoskelettmaterial; *2* lösliche Proteine; *3* Membranproteine; *4* Myelinproteine. Die Myelinproteinfraktion *(4)* stammt jeweils aus menschlichem Rückenmark (Autopsiegewebe). Reihenfolge der Präparationen, Positionen der Markerproteine und Nachweissysteme entsprechend Abb. 27

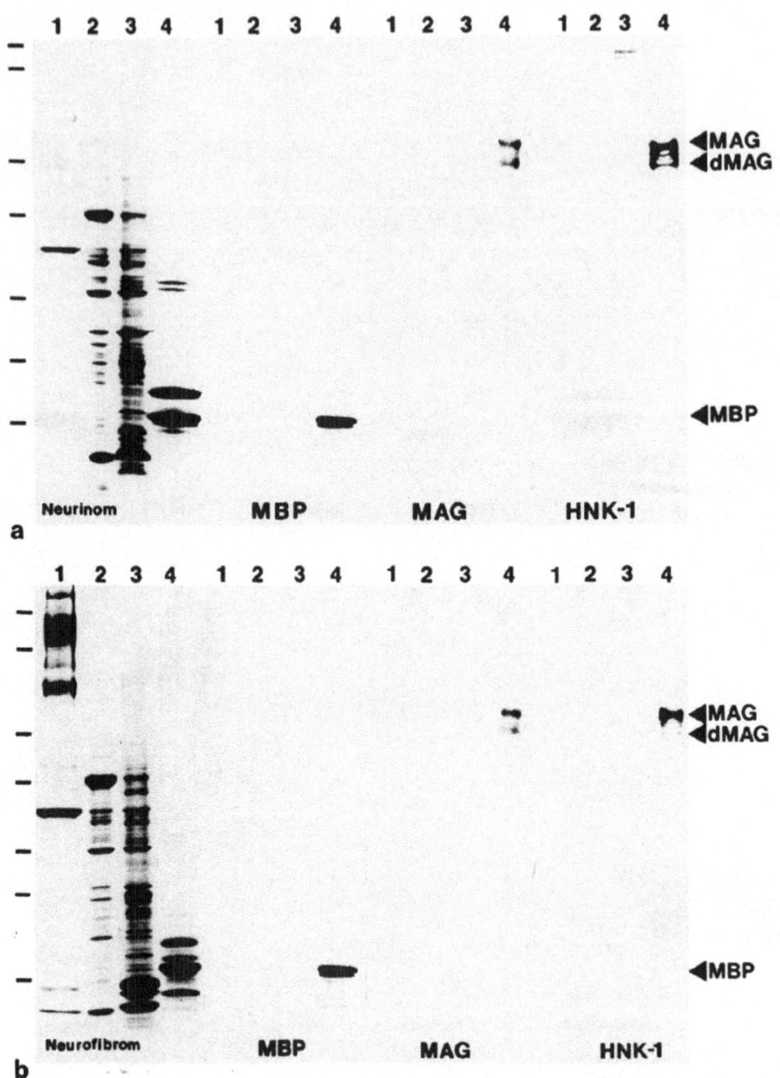

Abb. 29. Westernblot-Analyse MBP-, MAG- und HNK-1/Leu-7-reaktiver Polypeptide in verschiedenen Präparationen eines Neurinoms (**a**) und eines Neurofibroms (**b**). **a** Neurinom. Negative Reaktion in der Position von MBP und MAG in allen drei Präparationen *(1–3)*. Deutliche Immunreaktion von HNK-1/Leu-7 in einem Molekulargewichtsbereich von 200–220 KD in der Fraktion der Membranproteine *(3)*. **b** Neurofibrom. Vollständig negativer Ausfall der Immunreaktion in den drei Präparationen. Auftrennung der Polypeptide durch eindimensionale SDS-Polyacrylamidgelelektrophorese (SDS-PAGE) und Transfer auf Nitrozellulose nach Towbin et al. (1979). Präparationen: *1* Zytoskelettmaterial; *2* lösliche Proteine; *3* Membranproteine; *4* Myelinproteine. Die Myelinproteinfraktion *(4)* stammt jeweils aus menschlichem Rückenmark (Autopsiegewebe). Reihenfolge der Präparationen, Positionen der Markerproteine und Nachweissysteme entsprechend Abb. 27

men im Zytoplasma einiger weniger neoplastischer Oligodendrozyten eine positive MAG-Reaktion (1/30, Formalin-fixiertes Paraffin-eingebettetes Gewebe). Der monoklonale Antikörper stammte von Patienten mit monoklonaler Gammopathie und demyelinisierender Neuropathie; er reagierte in Immunblotexperimenten mit MAG (STECK et al. 1983). Mit demselben Antikörper beobachteten VANDEVELDE et al. (1985) immunreaktive Zellen in drei von elf Oligodendrogliomen des Hundes.

Japanische Autoren berichteten über die Herstellung und Charakterisierung eines Panels monoklonaler MAG-Antikörper, die teils Polypeptid-, teils Kohlehydrat-spezifisch sind (NISHIZAWA et al. 1986). Immunzytochemische Untersuchungen an menschlichen Tumoren wurden mit diesen Antikörpern u. W. bisher nicht durchgeführt.

c) Monoklonaler Antikörper HNK-1 (anti-Leu-7)

α) Biochemische und zelluläre Charakterisierung

Der monoklonale Antikörper *HNK-1 (anti-Leu-7)* erkennt ein Differenzierungsantigen (M_r 110KD) auf menschlichen natürlichen Killerzellen und T-Lymphozyten (ABO u. BALCH 1981). Der Antikörper zeigt eine Kreuzreaktion mit einer gemeinsamen antigenen Determinante von zentralem Myelin der Oligodendroglia und peripherem Myelin der Schwannzelle (SCHULLER-PETROVIC et al. 1983). MCGARRY et al. (1983) konnten als erste zeigen, daß es sich dabei um ein Epitop des MAG handelt. Dieses Ergebnis wurde später von anderen bestätigt (SATO et al. 1983; NOBILE-ORAZIO et al. 1984).

HNK-1 zeigt immunzytochemisch eine spezifische Reaktion mit *Markscheiden* in *Gehirn* (Abb. 25c) und *peripherem Nerv* (SCHWECHHEIMER 1987; GASS 1988; Abb. 26c). In Immunblotexperimenten bestätigt sich, daß dieser immunmorphologische Befund in der Tat auf einer selektiven und spezifischen Kreuzreaktion des Antikörpers mit einem Polypeptid in der Position von MAG beruht (GASS 1988; Abb. 27a).

β) Expression in Tumoren

In immunmorphologischen Studien wurde der monoklonale Antikörper *HNK-1* als potentieller *Marker für Oligodendrogliome und Schwannzelltumoren* benutzt (LIPINSKI et al. 1983; CAILLAUD et al. 1984; MOTOI et al. 1985; NAKAGAWA et al. 1986; PERENTES u. RUBINSTEIN 1986; REIFENBERGER et al. 1987; SCHWECHHEIMER 1987; SWANSON et al. 1987; WICK et al. 1987; GASS 1988; JOHNSON et al. 1988). Solche Überlegungen und Untersuchungen gründen auf der Beobachtung, daß *HNK-1* eine Kreuzreaktion mit einem Epitop von MAG zeigt (MCGARRY et al. 1983; SATO et al. 1983; NOBILE-ORAZIO et al. 1984).

Sowohl in *Oligodendrogliomen* als auch in *Astrozytomen* ist eine sehr intensive membranständige und intrazytoplasmatische Immunreaktion mit dem monoklonalen Antikörper HNK-1 zu beobachten (LIPINSKI et al. 1983; CAILLAUD et al. 1984; MOTOI et al. 1985; NAKAGAWA et al. 1986; PERENTES u. RUBINSTEIN 1986; REIFENBERGER et al. 1987; SCHWECHHEIMER 1987; GASS 1988; Abb. 25g, 26f;

Tabelle 19). HNK-1 kann damit nicht als spezifischer Marker für Oligodendrogliome betrachtet werden (vgl. aber MOTOI et al. 1985).

HNK-1-reaktive Epitope im Bereich der Zellmembran und im Zytoplasma finden sich darüber hinaus in *Ependymomen, Plexuspapillomen, Glioblastomen* und *Medulloblastomen* (LIPINSKI et al. 1983; CAILLAUD et al. 1984; MOTOI et al. 1985; PERENTES u. RUBINSTEIN 1986; REIFENBERGER et al. 1987; SCHWECHHEIMER 1987; GASS 1988; Tabelle 19).

In *Retinoblastomen* reagieren viele Zellen HNK-1-positiv (KIVELÄ 1986). Sie werden als nicht-neoplastische Zellen der normalen Retina aufgefaßt (KIVELÄ 1986; PERENTES et al. 1987; s. auch LIPINSKI et al. 1983; CAILLAUD et al. 1984).

Außer in Medulloblastomen und Retinoblastomen wurden HNK-1/anti-Leu-7-reaktive Zellen auch in *Aesthesioneuroblastomen, primitiven neuroektodermalen Tumoren* des Gehirns und der Weichgewebe, *Neuroblastomen* und *Askin-Tumoren* beobachtet (LIPINSKI et al. 1983; CAILLAUD et al. 1984; PERENTES u. RUBINSTEIN 1986; MICHELS et al. 1987). Auch in dieser Tumorgruppe sind die immunzytochemischen Ergebnisse nicht einheitlich. So waren drei von PERENTES u. RUBINSTEIN (1986) untersuchte *zentrale Neuroblastome* HNK-1/anti-Leu-7-negativ.

Meningeome unterschiedlicher histologischer Differenzierung sind überwiegend negativ (CAILLAUD et al. 1984; REIFENBERGER et al. 1987; SCHWECHHEIMER 1987; GASS 1988; Tabelle 19). In einzelnen Fällen kann man jedoch auch in Meningeomen HNK-1-reaktive Zellen finden (CAILLAUD et al. 1984; SCHWECHHEIMER 1987; GASS 1988; Tabelle 19).

Die Mehrzahl der *zentralen und peripheren Nervenscheidentumoren* wie *Neurinome (Schwannome), Neurofibrome, neurogene Sarkome* und *Granularzelltumoren* zeigen eine positive HNK-1/anti-Leu-7-Reaktion (CAILLAUD et al. 1984; PERENTES u. RUBINSTEIN 1985; SMOLLE et al. 1985a, b; REIFENBERGER et al. 1987; SCHWECHHEIMER 1987; SWANSON et al. 1987; WICK et al. 1987; GASS 1988; JOHNSON et al. 1988; Abb. 26c; Tabelle 19). Bei *neurogenen Sarkomen* sind die Befunde der einzelnen Autorengruppen uneinheitlich. Während die einen in einem hohen Prozentsatz Leu-7-reaktive Zellen in malignen Schwannzelltumoren finden (5/7 = 71,4%, PERENTES u. RUBINSTEIN 1985; 15/20 = 75%, SWANSON et al. 1987; 32/62 = 51,6%, WICK et al. 1987), ist die Reaktion bei anderen in sämtlichen untersuchten Sarkomen negativ (0/12, JOHNSON et al. 1988). *Traumatische Neurome* sind HNK-1-/anti-Leu-7-positiv (2/5 = 40%, PERENTES u. RUBINSTEIN 1985; 5/5 = 100%, SMOLLE et al. 1985b; 17/17 = 100%, JOHNSON et al. 1988).

Der monoklonale Antikörper HNK-1 zeigt also im Gegensatz zu MBP und MAG eine zuverlässige Immunreaktion in Oligodendrogliomen und Nervenscheidentumoren. Wegen der breitgestreuten Verteilung reaktiver Epitope ist HNK-1 (anti-Leu-7) kein zuverlässiger oder gar spezifischer Marker. Er besitzt für die Differentialdiagnose zentraler neurogener Tumoren keine Bedeutung.

In der Untersuchung peripherer maligner spindelzelliger Tumoren mag der immunmorphologische Nachweis des HNK-1/Leu-7-Epitops eine gewisse Relevanz besitzen. Neurogene Sarkome zeigen im Gegensatz zu anderen spindelzelligen Sarkomen in vielen Fällen eine HNK-1/Leu-7-Expression. Spindelzellige Sarkome wie Leiomyosarkome (2/7 = 28,6%) und spindelzellige monophasische synoviale Sarkome (2/5 = 40%) können jedoch ebenfalls Leu-7-positiv sein.

HNK-1-reaktive Epitope werden auch auf anderen Tumoren exprimiert wie

a) *neuroendokrinen Tumoren* (LIPINSKI et al. 1983; CAILLAUD et al. 1984; TSUTSUMI 1984; BUNN et al. 1985),
b) *kleinzelligen neuroendokrinen Karzinomen* der Lunge und anderer Lokalisationen (BUNN et al. 1985; MICHELS 1987),
c) *hyperplastischem Prostataepithel* und *Prostatakarzinomen* (RUSTHOVEN et al. 1985),
d) *malignen Melanomen* (CAILLAUD et al. 1984; SMOLLE et al. 1985b; MICHELS et al. 1987) und
e) *malignen Weichteiltumoren* wie *Ewing-Sarkomen, Rhabdomyosarkomen, Nephroblastomen, Chondrosarkomen, Leiomyosarkomen* und *monophasischen spindelzelligen synovialen Sarkomen* (LIPINSKI et al. 1983; CAILLAUD et al. 1984; MICHELS et al. 1987; SWANSON et al. 1987).

Dagegen reagieren *maligne Lymphome* HNK-1-negativ (CAILLAUD et al. 1984; MOTOI et al. 1985; MICHELS et al. 1987).

Es ist damit offensichtlich, daß HNK-1 mehrere Moleküle auf den unterschiedlichsten Zelltypen und Tumoren erkennen kann. Dies wird verständlich, da DOBERSON et al. (1985) das (die) HNK-1-reaktive(n) Epitop(e) als eine Kohlehydratstruktur identifizierten (s. auch BABA et al. 1986). Daraus folgt, daß HNK-1-Immunreaktivität in Oligodendrogliomen und Neurinomen/Neurofibromen nicht zwangsläufig mit der Anwesenheit von MAG gleichgesetzt werden kann.

Die Frage, ob eine Immunreaktion von HNK-1/anti-Leu-7 auf einer Reaktion mit MAG oder auf einer Kreuzreaktion mit anderen Epitopen beruht, kann grundsätzlich durch eine biochemische Analyse mit Hilfe von Immunblots beantwortet werden. In Westernblot-Experimenten verschiedener Präparationen des menschlichen Großhirns erkennt HNK-1 in der Tat ein Polypeptid in der Position von MAG (Abb. 27a). Immunchemische Untersuchungen an ausgewählten neurogenen Tumoren wie einem Oligodendrogliom, zwei Astrozytomen, einem Neurinom und einem Neurofibrom zeigen nach gelelektrophoretischer Auftrennung verschiedener Proteinpräparationen, daß HNK-1 mit mehreren Polypeptiden in einem Molekulargewichtsbereich oberhalb und unterhalb der Position von MAG reagiert (SCHWECHHEIMER 1987; GASS 1988; Abb. 27b, 28a, b, 29a, b). Aus diesen Ergebnissen wird auch ersichtlich, daß die immunmorphologische Reaktion von HNK-1 in Oligodendrogliomen und Schwannzelltumoren nicht auf der Anwesenheit von MAG beruht.

Neben MAG konnte das HNK-1-Epitop bisher auf zahlreichen verschiedenen Glykoproteinen und Glykolipiden identifiziert werden wie

a) einem 110 KD *Glykoprotein* in der Zellmembran menschlicher natürlicher Killerzellen (KUBAGAWA et al. 1983),
b) Zelladhäsionsmolekülen wie *N-CAM, L1* und *J1* (KRUSE et al. 1984, 1985),
c) zwei *Glykoproteinen* von 150 KD und 225 KD, die in Oligodendrozyten, nicht jedoch im Myelin gefunden wurden (GULCHER et al. 1986),
d) einem *sauren Glykolipid* von *menschlichen peripheren Nerven* (CHOU et al. 1985),
e) einem *sulfatierten 100 KD Glykoprotein* auf Kulturzellen von *Melanomen, Neu-*

roblastomen und *kleinzelligen Bronchialkarzinomen* (HARPER et al. 1984; NOROHNA et al. 1986),

f) zwei *Membranglykoproteinen kleinzelliger Bronchialkarzinome* mit Molekulargewichten von M_r 80 und 130 KD (WILLISON et al. 1986) und

g) einem intrazellulären *75 KD Protein* in der *Matrix sekretorischer Granula neuroendokriner Zellen* (TISCHLER et al. 1986).

d) Weitere Proteine von zentralem und peripherem Myelin

Proteolipid-Protein (PLP; Tabelle 17) macht ungefähr 50% des ZNS-Myelins aus (WHITAKER 1981). Es ist wahrscheinlich, daß PLP in zentralem Myelin die gleichen Funktionen erfüllt wie P_0-Glykoprotein im peripheren Myelin.

Immunzytochemische Untersuchungen an Rattenhirn und Rückenmark des Rindes zeigten eine positive Reaktion von Oligodendrozyten mit einem PLP-Antiserum. Im allgemeinen trat PLP in einem späteren Reifungsstadium auf (HARTMAN et al. 1982).

P_0-Glykoprotein und das basische *P_2-Protein* sind Myelinbestandteile des peripheren Nervensystems (LEES u. BROSTOFF 1984; Tabelle 18).

Unter den kleineren Myelinproteinen stellt *W1-Wolfgram-Protein* nicht nur einen Myelin-, sondern einen spezifischen Oligodendrogliamarker dar, der beim Tier während des ganzen Lebens nachweisbar ist (NUSSBAUM et al. 1977; ROUSSEL u. NUSSBAUM 1981).

ROUSSEL u. NUSSBAUM (1982, 1983) beschrieben ein *anti-Myelinserum,* das durch Immunisierung von Kaninchen mit gereinigtem Myelin erwachsener Wistar-Ratten hergestellt wurde. Die Autoren konnten lichtmikroskopisch und ultrastrukturell zeigen, daß das Antiserum mit einer Oligodendroglia-Subklasse im Großhirn neugeborener Ratten reagiert.

Der monoklonale Antikörper *P_{M43}* (IgM) erkennt an Formalin-fixiertem Paraffin-eingebettetem Gewebe selektiv Myelin des peripheren Nervensystems (VAN DIJK et al. 1986). An Azeton-fixierten Kryostatschnitten zeigt der Antikörper jedoch auch eine Reaktion mit ZNS-Myelin. In Immunpräzipitationsversuchen reagierten Proteine von 25, 30 und 43 KD im peripheren Myelin und ein 38 KD-Protein im ZNS-Myelin. Der Antikörper ist also nach diesen Ergebnissen nicht spezifisch für ein Myelinprotein des PNS.

Die Immunreaktivität weiterer monoklonaler Antikörper gegen periphere Myelinproteine wie *41G10* (FRANKO et al. 1982) und *D4IEA* gegen P_0-Protein (MILLER et al. 1984) wurde bisher nicht systematisch immunzytochemisch untersucht.

Immunmorphologische Arbeiten zur Lokalisation von PLP, Wolfgram-Proteinen und peripheren Myelinproteinen in neurogenen Tumoren sind selten. MUKAI (1983b) berichtet über den immunzytochemischen Nachweis von P_2- und P_0-Protein in *Granularzelltumoren*. CLARK et al. (1985) beobachteten keine Expression des P_2-Proteins in 18 *Schwannzelltumoren* (Schwannome, Neurofibrome und Granularzelltumoren).

e) Myelin-assoziierte Enzyme

α) Carboanhydrase C

Carboanhydrase katalysiert die Hydrierung von CO_2. Es spielt wahrscheinlich eine bedeutende Rolle in der Regulation des Ionen-, Flüssigkeits- und Säure-Basen-Gleichgewichts verschiedener Organe (Übersicht bei TASHIAN et al. 1984).

Das Enzym existiert in Form mehrerer monomerer Isoenzyme mit einem Molekulargewicht von 30 KD (Übersicht bei ROOTS 1981; Tabelle 20). Unter den Isoenzymen soll *Carboanhydrase II (Carboanhydrase C, Carboanhydrase mit hoher Aktivität)* im Zentralnervensystem beim Menschen ausschließlich in der Oligodendroglia vorkommen, während es bei Ratte und Maus auch in Astroglia nachgewiesen wurde (TASHIAN et al. 1984).

Das Vorkommen von Carboanhydrase C in Tumoren, insbesondere Oligodendrogliomen, ist bislang nur ansatzweise untersucht. So konnte KUMPULAINEN (1984) in zwei *Oligodendrogliomen* in der Zellkultur keine Enzymaktivität finden. Dagegen wiesen NAKAGAWA et al. (1986) Carboanhydrase C in einem Teil der menschlichen Oligodendrogliome, aber auch in reaktiven und neoplastischen Astrozyten immunzytochemisch nach. Für diese Untersuchung wurde ein Kaninchen-Antiserum gegen Carboanhydrase C benutzt, das im Ouchterlony-Test nur eine Präzipitationslinie gegen menschliche gereinigte Carboanhydrase C, nicht aber gegen Carboanhydrase B zeigte. In einer umfangreichen immunmorphologischen Studie mit demselben Antiserum beschreibt die Autorengruppe CA C-Immunreaktivität in einer großen Zahl zentraler neurogener Tumoren wie *Astrozytomen* (92%), einem *Astroblastom, Ependymomen, Glioblastomen* (56%), *Plexuspapillomen,* einem *Gangliogliom, Meningeomen* (86%), *Schwannomen* (86%) und *Neurofibromen* (100%; NAKAGAWA et al. 1987; Tabelle 21). Daraus ergibt sich, daß Carboanhydrase C offensichtlich nicht spezifisch für Oligodendrogliome und Schwannzelltumoren ist, zumindest nicht mit dem verwendeten Antiserum. Die Ergebnisse deuten außerdem darauf hin, daß bei der Verwendung von Enzymen als Tumormarker besondere Zurückhaltung geboten ist; offensichtlich zeigen neoplastisch transformierte Zellen eine sehr große metabolische Flexibilität, die mit einer entsprechenden Variabilität der Enzymaktivität verbunden sein kann.

β) Andere Enzyme

Insgesamt sind ungefähr 20 Enzyme in Verbindung mit Myelin gefunden worden, u. a. *2'3'-zyklisches Nukleotid-3-Phosphohydrolase (CNP), Glyzerol-3-Phosphatdehydrogenase (GPDH)* und *Cholesterinesterhydrolase* (Tabelle 17), über die bisher keine immunmorphologischen Ergebnisse an menschlichen Tumoren vorliegen

Tabelle 20. Carboanhydrase-Isoenzyme

CA I	CA B	CA mit niedriger Aktivität
CA II	CA C	CA mit hoher Aktivität
CA III		
CA IV		

CA Carboanhydrase.

Tabelle 21. Carboanhydrase C-Immunreaktivität in neurogenen Tumoren. (Aus NAKAGAWA et al. 1987)

Tumortyp	*n*	Positive Tumorzellen				pos./neg. Fälle
		(−)	(+)	(++)	(+++)	
Astrozytom	13	1	4	2	6	12/1
Astroblastom	3	2	1	0	0	1/2
Ependymom	5	3	2	0	0	2/3
Glioblastom	16	7	7	2	0	9/7
Plexuspapillom	2	0	1	1	0	2/0
Gangliogliom	2	1	1	0	0	1/1
Medulloblastom	9	9	0	0	0	0/9
Zentrales Neurozytom	2	2	0	0	0	0/2
Neuroblastom	5	5	0	0	0	0/5
Schwannom	7	1	2	1	3	6/1
Neurofibrom	8	0	0	4	4	8/0
Meningeom	7	1	2	1	3	6/1
Insgesamt	79					

n Fallzahl. Positive Tumorzellen: − keine; + weniger als 20%; ++ zwischen 20 und 50%; +++ mehr als 50%.

(ROOTS 1981; MATTHIEU 1986). Immunzytochemische Untersuchungen an Tumoren in der Absicht, spezifische Marker für Oligodendroglia und Schwannzellen sowie ihre Tumoren herauszuarbeiten, erscheinen mit Antikörpern gegen Myelin-assoziierte Enzyme nur sinnvoll, wenn diese Enzyme Myelin-spezifisch sind. Dies gilt nach MATTHIEU (1986) nur für CNP und Cholesterinesterhydrolase.

f) Myelinlipide

Lipide machen einen sehr großen Anteil des Myelins aus. Neben den quantitativ vorherrschenden *Phospholipiden* (43,1%) enthalten die Markscheiden im Gegensatz zu anderen Zellmembranen einen hohen Anteil an *Zerebrosiden* (22,7%). *Galaktolipide* (26,5% des Gesamt-Myelinlipids) lassen sich unterteilen in *Galaktozerebroside* und *Galaktosulfatide;* Galaktozerebroside sind in ungefähr sechsfach höherer Konzentration vorhanden (JATZKEWITZ 1978).

α) Galaktozerebroside

Mehrere Arbeitsgruppen beschrieben Antiseren oder monoklonale Antikörper gegen *Galaktozerebroside* (GZ), die in Zellkulturen von Maus, Ratte und Rind spezifische Epitope an der Zelloberfläche von Oligodendroglia und Schwannzellen erkennen (SCHACHNER 1974; RAFF et al. 1978; LISAK et al. 1979, 1980; MIRSKY et al. 1980; STECK u. PERRUISSEAU 1980; BOLOGA-SANDRU et al. 1981; RANSCHT et al. 1982; JESSEN et al. 1985; Tabelle 17), darunter auch einige der O-Antigene (SOMMER u. SCHACHNER 1981; s. Abschn. C.II.2.a). JESSEN et al. (1985) wiesen darauf hin, daß GZ auch Membranbestandteile nicht-Myelin-bildender Schwannzellen sind. STECK u. PERRUISSEAU (1980) haben bisher als einzige Autoren Hirntumoren in Zellkultur untersucht. Sie konnten in den Mäuse-Oligodendrogliom-

Linien G26-20 und G26-24 immunzytochemisch keine Bindung des anti-Galaktozerebrosid-Antiserums nachweisen. Hinzu kommt, daß Galaktozerebroside keine spezifischen Bestandteile des Myelins bzw. der Membranen von Oligodendroglia und Schwannzellen darstellen. SAKAKIBARA et al. (1981) zeigten in einer immunmorphologischen Untersuchung und chemischen Analyse, daß GZ in Epithelzellen des distalen Nephrons in der Niere, der Azini und der Gallengänge in der Leber sowie in der Bronchialschleimhaut der Lunge vorkommen können und damit nicht Myelin-spezifisch sind.

β) Sulfatide

Unter den sog. *O-Antigenen* (SOMMER u. SCHACHNER 1981) sind die *Antigene O3-O6 Sulfatid-spezifisch* (SCHACHNER 1986; vgl. Abschn. C.II.2.a).

Die Expression von Galaktozerebrosid- und Sulfatid-Antikörpern in neurogenen Tumoren wurde bisher nicht untersucht.

2. Spezielle Antikörper gegen Oligodendroglia und Schwannzellen

a) Oligodendroglia-spezifische Oberflächen-Antigene (O-Antigene)

SCHACHNER et al. entwickelten eine Gruppe monoklonaler Antikörper, die Oberflächen-Antigene von Oligodendrozyten erkennen (*O-Antigene* bzw. *O-Antikörper;* SOMMER u. SCHACHNER 1981; TER LAAK et al. 1986; SCHACHNER 1986). Bisher sind zwölf monoklonale Antikörper charakterisiert worden (O1-O12), die mit Epitopen an der Oberfläche von Oligodendroglia in Kultur und im Gewebe in unterschiedlichen Entwicklungsstadien reagieren und sie in verschiedene Subklassen differenzieren. Die biochemische Charakterisierung zeigte, daß *O3-O6* mit Sulfatiden, *O7, O1* und *O2* mit Galaktozerebrosiden und *O8, O9* und *O11* mit bisher nicht näher identifizierten Glykolipiden reagieren. *O10* dagegen erkennt wahrscheinlich ein Protein oder Glykoprotein, da es nach Trypsinierung nicht mehr nachweisbar ist; es kommt nur im zentralen Nervensystem vor (SCHACHNER 1986).

Die monoklonalen, Sulfatid-spezifischen Antikörper *O3-O6* sind die ersten, die in der Zellkultur mit Oligodendroglia und an menschlichem Hirngewebe mit prospektiver weißer Substanz reagieren. In einem späteren Entwicklungsstadium treten innerhalb der *O4*-positiven Zellen Oligodendrozyten auf, die die Galaktozerebroside enthaltenden Antigene *O7, O1* und *O2* exprimieren. Die Antikörper *O8-O11* erkennen schließlich innerhalb der *O4*-positiven Oligodendrogliapopulation höher differenzierte Zellen, wobei der Differenzierungsgrad mit steigender *O*-Nummer zunimmt (SCHACHNER 1986).

Erste vorläufige immunmorphologische Untersuchungen an menschlichem Hirngewebe zeigten, daß die Antikörper *O5-O11* in der PaP-Methode eine diffuse Anfärbung von Myelin in Groß- und Kleinhirn ergeben, wenn Azeton-fixierte (O7-O11) bzw. unfixierte (O5 und O6) Kryostatschnitte benutzt werden. Formaldehydfixation dagegen zerstört die Antigenität (TER LAAK et al. 1986).

b) Myelin/Oligodendrozyten-Glykoprotein

Das *Myelin/Oligodendrozyten-Glykoprotein (MOG)* ist ein quantitativ kleineres Molekül des zentralen Myelins mit einem Molekulargewicht von 54 KD. Der gegen dieses Antigen gerichtete monoklonale Antikörper *8-18C5* zeigte sowohl immunmorphologisch als auch biochemisch (Westernblot) eine spezifische Reaktion mit ZNS-Myelin einer ganzen Reihe von Säugetierspezies wie Ratte, Meerschweinchen und Mensch. Peripheres Myelin reagierte negativ. Das Antigen wurde auch im Golgi-Apparat von Oligodendrozyten gefunden. Das Epitop konnte immunelektronenmikroskopisch auf den äußeren Lamellen der Markscheiden und der Zytoplasmamembran von Oligodendroglia lokalisiert werden (LININGTON et al. 1984; LASSMANN u. LININGTON 1987). In Seren von Tieren mit chronischer experimenteller allergischer Enzephalomyelitis korreliert die Höhe des Antikörpertiters mit dem Ausmaß der Demyelinisierung (LININGTON u. LASSMANN 1987). Der Antikörper wurde bisher nicht an Tumoren des Nervensystems getestet.

c) Besondere monoklonale Antikörper gegen Schwannzellen

Außer einigen *Galaktozerebrosid-Antikörpern,* die in der Zellkultur neben Oligodendroglia auch Schwannzellen erkennen (LISAK et al. 1980; MIRSKY et al. 1980; RANSCHT et al. 1982; JESSEN et al. 1985), wurden weitere Antiseren und monoklonale Antikörper gegen Schwannzellen beschrieben.

Ran-1 („rat neural antigen-1") wurde aus einer Zellinie (33B) eines Äthylnitrosoharnstoff-induzierten Tumors im Spinalkanal und in den Nervenwurzeln von Wistar-Furth-Ratten hergestellt. Der Antikörper reagiert mit Schwannzellen des Nervus ischiadicus der Ratte in Zellkultur (FIELDS et al. 1975; BROCKES et al. 1977).

Der monoklonale Antikörper *224-58* (IgM, kappa) entstand durch Immunisierung mit Myelin aus menschlichem Gehirn. Er erkennt spezifisch die Schwannzellmembran von Maus, Ratte und Mensch (GUERCI et al. 1986). Biochemische Analysen haben gezeigt, daß der Antikörper mit Sulfomono-Galaktolipiden reagiert (GOUJET-ZALC et al. 1986).

Mit beiden Schwannzell-Antikörpern sind immunmorphologische Untersuchungen an Tumoren bisher nicht durchgeführt worden.

3. Anhang: Marker für Perineuralzellen

Axonfaszikel und Endoneurium werden vom *Perineurium* umgeben. Es bildet die wesentliche Nervenscheide, die die eigentliche Diffusionsbarriere des peripheren Nerven darstellt. Die *Perineuralzellen* sind durch Zonulae occludentes (tigh junctions) fest miteinander verknüpft (KRÜCKE 1974).

Über die Herkunft der Perineuralzellen besteht keine einheitliche Auffassung. Eine Ableitung aus Vorläufern von Schwannzellen, aus Fibroblasten oder eine funktionelle Variante von Schwannzellen wird diskutiert (HARKIN u. REED 1969).

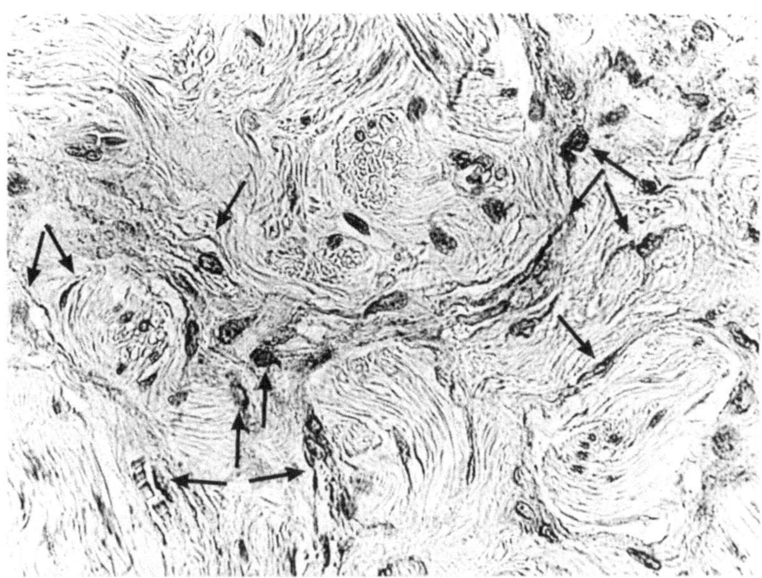

Abb. 30. EMA-Immunreaktivität in Perineuralzellen *(Pfeile)* eines traumatischen Neuroms. Paraffinschnitt, monoklonaler Antikörper gegen EMA (Klon E29), PaP, AEC-Haematoxylin. Original ×20

Immunmorphologisch sind *Perineuralzellen EMA-positiv*, aber Protein S-100- und HNK-1/Leu-7-negativ (PINKUS u. KURTIN 1985; PERENTES et al. 1987; THEAKER et al. 1987). Das neugebildete Perineurium im *traumatischen Neurom* reagiert EMA-positiv (PINKUS u. KURTIN 1985; PERENTES et al. 1987; Abb. 30). Der größte Teil der zwiebelschalenförmig angeordneten Zellen bei der hypertrophischen Mononeuropathie (PECKHAM et al. 1982) zeigt ebenfalls eine EMA-Immunreaktivität (PERENTES et al. 1987). Dagegen waren diese Zellen überwiegend oder vollständig Protein S-100- und HNK-1/Leu-7-negativ (BILBAO et al. 1984; TRANMER et al. 1986; PERENTES et al. 1987).

Man hat u. a. aufgrund dieser immunzytochemischen Befunde für die tumorähnlichen Zellproliferate bei hypertrophischer Neuropathie den Begriff *„Perineuriom"* vorgeschlagen (MITSUMOTO et al. 1980; BILBAO et al. 1984). Im Gegensatz zu den Beobachtungen von ORTONNE et al. (1987) an Hautnerven des Schweins konnten PERENTES et al. (1987) in menschlichen Perineuralzellen mit einer Mischung aus drei monoklonalen Antikörpern keine Zytokeratin-Expression finden.

4. Zusammenfassung

Marker für Oligodendroglia und Schwannzellen lassen sich einteilen in

a) Antikörper gegen Bestandteile des Myelins wie Myelinproteine und -glykoproteine, Myelin-assoziierte Enzyme, Myelinlipide u. a. sowie
b) spezielle Antikörper gegen Oligodendroglia und Schwannzellen.

Antikörper gegen Basisches Myelinprotein (MBP) und Myelin-assoziiertes Glykoprotein (MAG) reagieren in zentralem und peripherem Nervensystem selektiv mit den Markscheiden von Oligodendroglia und Schwannzellen. In Oligodendrogliomen und Schwannzelltumoren wie Neurinomen und Neurofibromen werden die Antigene nicht oder nur in einem kleinen Teil der Fälle exprimiert.

Der monoklonale Antikörper HNK-1 (anti-Leu-7) zeigt eine Kreuzreaktion mit einem Epitop des MAG in nicht-neoplastischen Oligodendrozyten und Schwannzellen. Wegen seiner breit gestreuten Immunreaktivität in neuroepithelialen und anderen Tumoren kann HNK-1 nicht als spezifischer Marker für Oligodendroglia und Schwannzellen sowie für die daraus abgeleiteten Tumoren betrachtet und verwendet werden.

Das Myelin-typische Enzym Carboanhydrase C ist ebenfalls kein spezifischer Marker für Oligodendrogliome und Schwannzelltumoren.

Immunlokalisation und Spezifität weiterer Antikörper gegen Myelin oder gegen Epitope von Schwannzellen und Oligodendroglia wurden an neurogenen Tumoren nicht oder nur ansatzweise untersucht.

Gegenwärtig ist kein spezifischer oder diagnostisch verwertbarer Marker für Oligodendrogliome und Schwannzelltumoren bekannt.

III. Marker für Neurone und neuroendokrine Zellen

Vor der immunzytochemischen Ära wurden normale und neoplastische neuroendokrine Zellen mit verschiedenen Silberfärbeverfahren wie der Methode von GRIMELIUS u. a. dargestellt (GRIMELIUS u. WILANDER 1980). Die meisten dieser Färbungen waren problematisch und nicht immer zuverlässig (SMITH u. HAGGITT 1983). Heute ist eine ganze Reihe von Proteinen isoliert und charakterisiert, mit deren Hilfe eine immunmorphologische Identifizierung normaler und neoplastischer Neurone und neuroendokriner Zellen möglich ist. Solche morphologischen *Markerproteine* für *Neurone* und *neuroendokrine Zellen* lassen sich in *zytoplasmatische Enzyme, Proteine sekretorischer Vesikel, biogene Amine* und ihre *Enzyme, Vesikelproteine, Zytoskelettproteine, retinale Antigene* und *spezielle Antikörper* einteilen (Tabelle 22).

1. Zytoplasmatische Enzyme

a) Neuronen-spezifische Enolase

α) Definition und Charakterisierung

Enolase ist ein Enzym des Glykolysestoffwechsels und katalysiert die Umwandlung von 2-Phospho-D-Glycerat in Phosphoenolpyruvat. Das Enzym Enolase besteht aus drei Untereinheiten (*α, β* und *γ*), die in Geweben als Homodimere (*αα, ββ, γγ*) oder Heterodimere (*αβ, αγ*) vorkommen können. Während Leber und Skelettmuskulatur hauptsächlich ein einziges, als Dimer vorliegendes Isoenzym enthalten (*Leberenolase: αα, Muskelenolase: ββ*), findet man im Gehirn

Tabelle 22. Marker für Neurone und neuroendokrine Zellen

Zytoplasmatische Enzyme
- Neuronen-spezifische Enolase
- Calcineurin

Proteine sekretorischer Granula
- Chromogranine
- Secretogranine

Biogene Amine und ihre Enzyme
- Dopamin - Tyrosin-Hydroxylase
- Adrenalin - Dopamin-β-Hydroxylase
- Noradrenalin - Phenylaethanolamin-N-Methyltransferase
- Serotonin - Tryptophan-Hydroxylase
  Tryptophan-Dekarboxylase

Vesikelproteine
- Synaptophysin
- Protein p38
- Synapsin
- weitere

Zytoskelettproteine
- Tubuline
- Mikrotubuli-assoziierte Proteine
- Neurofilamentproteine

Retinale Antigene
- Retinales S-Antigen
- Opsin
- weitere

Spezielle Antikörper

Tabelle 23. Enolase-Isoenzyme

$\alpha\alpha$	Leberenolase Nicht-neuronale Enolase (NNE)
$\beta\beta$	Muskelenolase
$\gamma\gamma$	Neuronen-spezifische Enolase (NSE)

eine Mischung der Untereinheiten α und γ in Form von drei Enolase-Isoenzymen ($\alpha\alpha$, $\alpha\gamma$, $\gamma\gamma$; RIDER u. TAYLOR 1974, 1975a, b; FLETCHER et al. 1976; Tabelle 23).

Das $\gamma\gamma$-Dimer der Enolase (Neuronen-spezifische Enolase; NSE) wurde zuerst isoliert und „Hirn-spezifisches" lösliches saures Protein genannt (Protein 14.3.2; MOORE u. MCGREGOR 1965). BOCK u. DISSING (1975) entdeckten als erste die Enolase-Aktivität von Protein 14.3.2. MARANGOS et al. (1976) gaben dem Enzym den Namen *„Neuronen-spezifische Enolase" (NSE),* nachdem sie die Homologie zwischen Protein 14.3.2 und γ-Enolase erkannt hatten. Das $\alpha\alpha$-Dimer *(nicht-neuronale Enolase, NNE)* wird hauptsächlich in nicht-neoplastischen Gliazellen gefunden (MARANGOS et al. 1976, 1978; SCHMECHEL et al. 1978b). Die genaue zelluläre Verteilung der Hybridform ($\alpha\gamma$) ist noch unbekannt.

Mit Antiseren, die durch Immunisierung gegen das $\gamma\gamma$-Dimer hergestellt worden waren und sowohl mit der $\alpha\gamma$- als auch der $\gamma\gamma$-Form der Enolase reagierten, konnten mehrere Arbeitsgruppen zeigen, daß die γ-Untereinheit im Gehirn offensichtlich spezifisch für Neurone ist (HAGLID et al. 1973; KATO et al. 1982; SCHMECHEL u. MARANGOS 1983; VINORES et al. 1984; Übersicht bei SCHMECHEL 1985). Während der neuronalen Entwicklung kommt es zu einem Umschalten von nichtneuronaler Enolase (α-Enolase) auf NSE (γ-Enolase); dieser Vorgang soll mit dem Auftreten synaptischer Aktivität korreliert sein (SCHMECHEL et al. 1980). Mit einem sensitiven Enzymimmunassay konnte nachgewiesen werden, daß die drei Enolase-Isoenzyme der Ratte eine breite zelluläre Streuung zeigen, wenngleich die Konzentration von $\alpha\gamma$ und $\gamma\gamma$ im Zentralnervensystem 50- bis 100-fach höher ist. Außerhalb des ZNS wurden die höchsten Werte für $\gamma\gamma$-Enolase in absteigender Reihenfolge in Gallenblase, Rektum, Uterus und Trachea gemessen (KATO et al. 1982).

Nachdem SCHMECHEL et al. (1978a) NSE in peripheren und zentralen neuroendokrinen Zellen nachgewiesen hatten und TAPIA et al. (1981) zeigen konnten, daß NSE in neuroendokrinen Tumoren gebildet wird, wurde γ-Enolase als Marker für diese Tumoren in umfangreichen immunmorphologischen Studien untersucht (TAPIA et al. 1981; DHILLON et al. 1982; WICK et al. 1983; SHEPPARD et al. 1984; TSOKOS et al. 1984; Übersicht bei SCHMECHEL 1985).

β) Expression in Tumoren

Im menschlichen Gehirn ist *NSE* auf Neurone beschränkt, während *NNE* in nicht-neuronalen Zellen wie Astro- und Oligodendroglia, Ependym, Plexusepithel und Arachnoidalzellen zu finden ist (HAGLID et al. 1973; ROYDS et al. 1982, 1985; TROJANOWSKI u. LEE 1983b; VINORES et al. 1984).

NSE-Immunreaktivität wird mit polyvalenten Antiseren in der Mehrzahl *neuroepithelialer Tumoren* (Tabelle 24) wie *Astrozytomen, malignen Astrozytomen* (Abb. 31a), *isomorphen und anaplastischen Oligodendrogliomen, Oligo-Astrozytomen, Ependymomen* unterschiedlicher histologischer Differenzierung, *Subependymomen, Plexuspapillomen* (Abb. 31b) und *Glioblastomen* in Form einer granulären intrazytoplasmatischen Reaktion beobachtet. Die positiven Tumorabschnitte und die Anzahl reaktiver Zellen variieren sehr stark. Die Intensität der Immunreaktion kann von Tumor zu Tumor und innerhalb desselben Tumors schwanken. In isomorphen Oligodendrogliomen können lediglich einzelne Tumorzellen positiv reagieren (Tabelle 24). Die Ergebnisse einzelner Autoren stimmen qualitativ überein, wenngleich deutliche quantitative Unterschiede zu verzeichnen sind (HAGLID et al. 1973; BEEMER et al. 1984; NAKAJIMA et al. 1984; VINORES et al. 1984; ROYDS et al. 1986; SCHWECHHEIMER 1987; Tabellen 24, 26). Diese Beobachtungen weichen von den früheren Arbeiten von ROYDS et al. (1982, 1985) und TROJANOWSKI u. LEE (1983b) insofern ab, als diese Autoren nur α-Enolase-Aktivität, nicht aber γ-Enolase in neuroepithelialen Tumoren nachgewiesen haben. VINORES u. RUBINSTEIN (1985) beschrieben eine simultane Expression von NSE und GFAP in reaktiven und neoplastischen Astrozyten. Immunelektronenmikroskopische Untersuchungen an primären Hirntumoren wie niedriggradigen Gliomen, Glioblastomen und Plexuspapillom zeigten eine irreguläre Verteilung von NSE im Zytoplasma und an der Zellmembran; in neoplastischen Astrozyten reagierten intrazytoplasmatische Filamente positiv (VINORES et al. 1986).

Tabelle 24. NSE-Immunreaktivität in Tumoren des zentralen, peripheren und autonomen Nervensystems

Tumortyp	n	NSE-Immunreaktivität				Positive Tumoren / Tumoren insg.
		+	++	+++	–	
Pilozytisches Astrozytom	3	0	2	0	1	2/3
Astrozytom, Grad II	6	2	2	2	0	6/6
Malignes Astrozytom, Grad III	5	0	0	5	0	5/5
Oligodendrogliom	6					
- isomorph	5	2	0	0	3	2/5
- anaplastisch	1	1	0	0	0	1/1
Oligo-Astrozytom	2	0	1	1	0	2/2
Ependymom	9					
- low grade	6	1	5	0	0	6/6
- anaplastisch	1	1	0	0	0	1/1
- myxopapillär	2	1	1	0	0	2/2
Subependymom	1	0	0	1	0	1/1
Plexuspapillom	2	0	2	0	0	2/2
Glioblastom	11	1	5	5	0	11/11
Medulloblastom	10	2	3	5	0	10/10
Retinoblastom	4	0	4	0	0	4/4
Neurinom	14					
- Typ Antoni A	10	1	8	0	1	9/10
- Typ Antoni A und B	3	0	3	0	0	3/3
- Typ Antoni B	1	0	1	0	0	1/1
Meningeom	19					
- endotheliomatös	4	0	3	1	0	4/4
- transitionell	9	1	5	0	3	6/9
- fibroblastisch	6	2	2	0	2	4/6
Hämangioblastom	3	0	1	2	0	3/3
Chondrom	2	0	0	0	2	0/2
Chondrosarkom	1	0	0	0	1	0/1
Chordom	4	0	2	2	0	4/4
Lipom	1	0	0	0	1	0/1
Rhabdomyosarkom	1	0	0	0	1	0/1
Non-Hodgkin-Lymphom	2	0	0	0	2	0/2
Kraniopharyngeom	3	0	1	1	1	2/3
Epidermoidzyste	3	0	0	0	3	0/3
Kolloidzyste	1	0	0	0	1	0/1
Hypophysenadenom	5	1	0	3	1	4/5
Glio-neuronales Hamartom	1	0	0	1	0	1/1
Neurofibrom	2	0	0	0	2	0/2
Neurogenes Sarkom	8	1	4	0	3	5/8
Mal. periph. neuroekt. Tumor	1	1	0	0	0	1/1
Askin-Tumor	4	0	0	4	0	4/4
Ganglioneurom	3	0	3	0	0	3/3
Neuroblastom	6	2	4	0	0	6/6
Phäochromozytom	1	0	0	1	0	1/1
Paragangliom	7	0	0	7	0	7/7
Karzinoid	5	0	0	5	0	5/5
Ewing-Sarkom	4	2	1	0	1	3/4
Malignes Melanom	5	0	3	2	0	5/5
Insgesamt	165					

Ergebnisse eigener immunzytochemischer Untersuchungen an Formalin-fixiertem Paraplast-eingebettetem Tumorgewebe ($n=165$) mit einem Kaninchen-Antiserum gegen NSE (Schwechheimer 1987).
n Fallzahl.

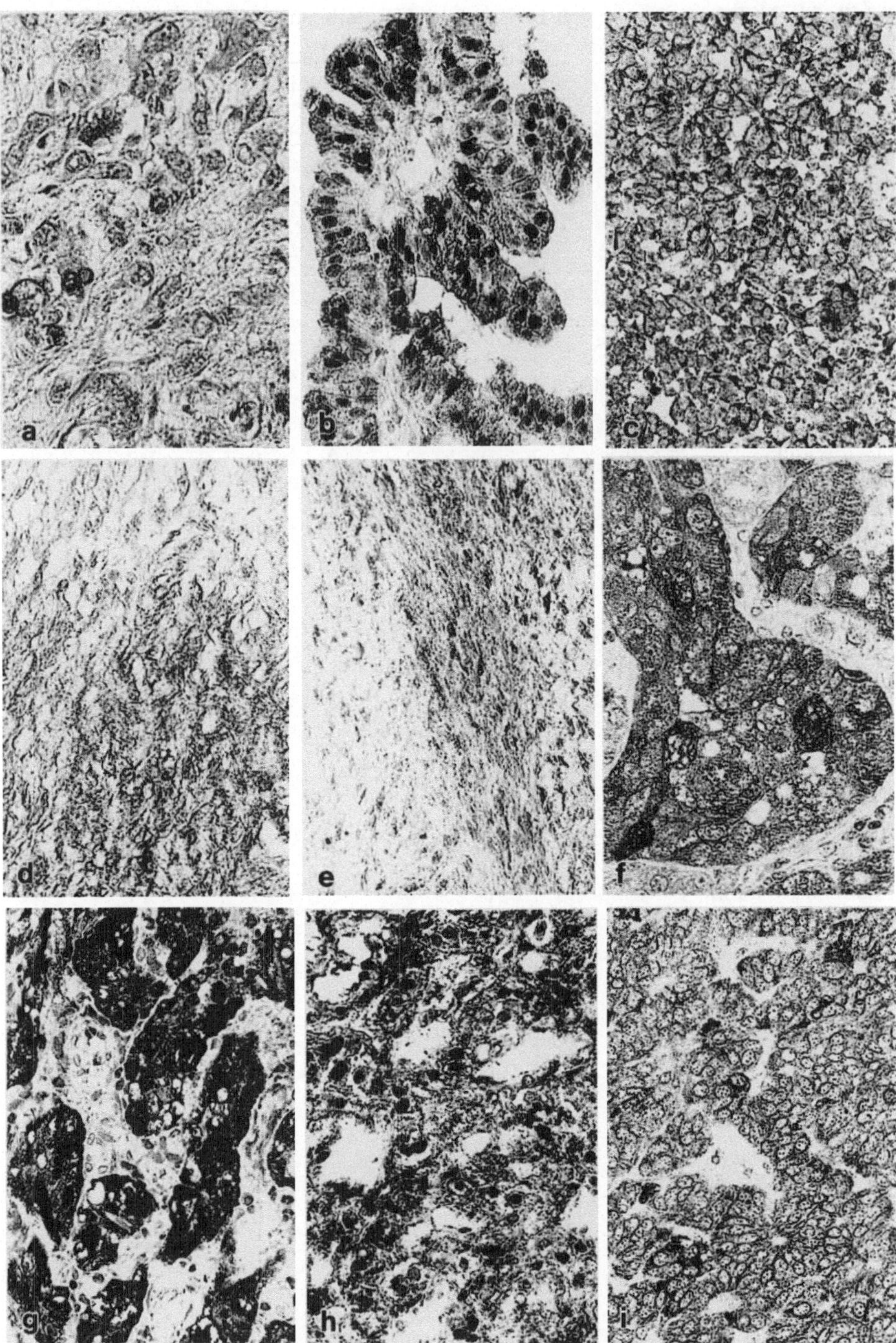

Abb. 31. Immunzytochemischer Nachweis von NSE (polyvalentes Antiserum) in einem malignen Astrozytom (**a**), einem Plexuspapillom (**b**), einem Retinoblastom (**c**), in zahlreichen Zellen eines transitionellen Meningeoms (**d**) und eines fibrillären Neurinoms (**e**), in einem malignen Melanom (**f**), einem Phäochromozytom (**g**), einem Paragangliom (**h**) und einem Karzinoid (**i**). Paraffinschnitte, PaP-Methode, AEC-Haematoxylin. Originale ×25

Tumoren mit neuronaler Differenzierung wie *Gangliogliome, -neurome* und *Ganglioneuroblastome* sind in der Mehrzahl der Fälle NSE-positiv. Dabei ist die Immunreaktion konstant in differenzierten Neuronen und in der Mehrzahl der Neuroblasten, teilweise aber auch im Gliomanteil und Neuromkompartiment dieser Tumoren lokalisiert (TAPIA et al. 1981; VINORES et al. 1984; CHOI u. ANDERSON 1985; SASAKI et al. 1985; TSUCHIDA et al. 1985; ROYDS et al. 1986; SAWA et al. 1986; SCHWECHHEIMER 1987; Tabellen 24, 26).

Die Lokalisation von NSE in *embryonalen zentralen neuroepithelialen Tumoren* wie *Medulloblastomen, Retinoblastomen* (Abb. 31 c), *zentralen Neuroblastomen, Pineoblastomen, Aesthesioneuroblastomen* und *primitiven neuroektodermalen Tumoren* ist trotz beträchtlicher quantitativer Schwankungen von Tumor zu Tumor und innerhalb desselben Tumors ein verhältnismäßig konstanter Befund (GHOBRIAL et al. 1983; KYRITSIS et al. 1984; MOLNAR et al. 1984; NAKAJIMA et al. 1984; TERENGHI et al. 1984; VINORES et al. 1984; CHOI u. ANDERSON 1985; JANZER u. KLEIHUES 1985; MESSMER et al. 1985; WILSON et al. 1985; BURKHARDT et al. 1986; SAWA et al. 1986; TAXY et al. 1986; BURGER et al. 1987; HAYASHI et al. 1987a; REIFENBERGER et al. 1987; REZNIK et al. 1987; SCHWECHHEIMER 1987; TAKAHASHI et al. 1987b; VITREY et al. 1987; Tabellen 24, 26). Einzelne negative Fälle aus dieser Gruppe könnten auf die tatsächliche Abwesenheit von γ-Enolase, die geringe Menge an Antigen und/oder auf eine ungenügende Gewebserhaltung und ungeeignete Fixation zurückzuführen sein.

Pineozytome waren NSE-positiv, was als Ausdruck einer neuronalen Differenzierung gewertet wurde (OKEDA et al. 1984; COLLINS 1987).

NSE-Immunreaktivität wird in zahlreichen *Meningeomen* endotheliomatöser, transitioneller (Abb. 31 d) und fibroblastischer Differenzierung und in den meisten *Neurinomen* (Abb. 31 e) lokalisiert (HAGLID et al. 1983; VINORES et al. 1984; SCHWECHHEIMER 1987; Tabellen 24, 26). Auch die Interpretation der immunmorphologischen Ergebnisse in diesen beiden Tumorgruppen ist nicht einheitlich. So konnten NAKAJIMA et al. (1984) und ROYDS et al. (1985) in Meningeomen und Neurinomen keine NSE-Immunreaktion finden. Bei Verwendung monospezifischer Antiseren gegen die einzelnen Enolase-Untereinheiten (NAKAJIMA et al. 1984; ROYDS et al. 1986) wurde γ-Enolase-Aktivität in einem Teil der Astrozytome, Oligodendrogliome, Ependymome und Glioblastome gebildet, während Plexuspapillome, Akustikusneurinome und Meningeome γ-Enolase-negativ, aber α-Enolase-positiv sind (vgl. aber CRAS et al. 1988).

Die quantitativen Unterschiede zwischen den einzelnen Untersuchern könnten auf Spezifität und Sensitivität der verwendeten Antiseren zurückzuführen sein. Falls die verfügbaren Antiseren gegen NSE auch nur teilweise eine Kreuzreaktion mit der in Gliazellen vorkommenden α-Enolase aufweisen würden, wäre die Immunreaktion in astrozytär differenzierten Tumoren, Meningeomen und Schwannzelltumoren zwanglos erklärt. Auf der anderen Seite haben mehrere Arbeitsgruppen in Untersuchungen über die Verteilung der Enolase-Untereinheiten in Hirntumoren eindeutig γ-Enolase-Aktivität in einem Teil glialer Tumoren sowohl immunzytochemisch mit monospezifischen (NAKAJIMA et al. 1984; ROYDS et al. 1986) und monoklonalen Antikörpern (CRAS et al. 1988) als auch biochemisch beobachtet (BEEMER et al. 1984).

Die Expression von NSE in *Tumoren des peripheren Nervensystems* ist heterogen. Ausnahmsweise reagieren *Schwannome* NSE-positiv; *Neurofibrome* sind NSE-negativ (VINORES et al. 1984; CHOI u. ANDERSON 1985; SCHWECHHEIMER 1987; Tabellen 24, 26). Immunelektronenmikroskopisch wurde NSE-Reaktivität an der Zellmembran proliferierender und neoplastischer Schwannzellen beobachtet (VINORES et al. 1987). Nach den eigenen Ergebnissen kann NSE in mehr als der Hälfte der *neurogenen Sarkome* (5/8) in einzelnen Zellen oder größeren Tumorabschnitten positiv reagieren (SCHWECHHEIMER 1987). SIMPSON et al. (1984) beobachteten in einem einzelnen Fall eine negative Immunreaktion. *Maligne periphere neuroektodermale Tumoren* sind NSE-positiv. (HASHIMOTO et al. 1983; SCHMIDT et al. 1985a; SCHWECHHEIMER 1987; Tabellen 24, 26).

NSE ist ein zuverlässiger Marker für *Tumoren des autonomen Nervensystems* wie *Neuroblastome, Phäochromozytome* und *Paragangliome* (TAPIA et al. 1981; ROYDS et al. 1982, 1985; TRICHE u. ASKIN 1983; CARLEI et al. 1984; SIMPSON et al. 1984; TSOKOS et al. 1984; VINORES et al. 1984; CHOI u. ANDERSON 1985; JOHNSON et al. 1985; SASAKI et al. 1985; TSUCHIDA et al. 1985; WARREN et al. 1985; BATTIFORA u. SILVA 1986; OSBORN et al. 1986a; SONNELAND et al. 1986; HAMID et al. 1987; REIFENBERGER et al. 1987; SCHWECHHEIMER 1987; vgl. auch THOMAS et al. 1987; SESHI et al. 1988; Abb. 31g, h; Tabellen 24, 26).

NSE-positive endokrine Zellen finden sich auch im *Hypophysenvorderlappen* und in der *Pars intermedia* (SCHMECHEL et al. 1978a) und wurden in der Mehrzahl der *Hypophysenadenome* beobachtet (HAGLID et al. 1973; ASA et al. 1984; NAKAJIMA et al. 1984; SIMPSON et al. 1984; SCHWECHHEIMER 1987; vgl. auch CRAS et al. 1988; Tabelle 24, 26).

NSE-Immunreaktivität (Tabelle 26) läßt sich in der Mehrzahl der Fälle außerdem nachweisen in

a) *medullären Schilddrüsenkarzinomen* (TAPIA et al. 1981; LLOYD et al. 1983; SIMPSON et al. 1984; OSKAM et al. 1985; SIKRI et al. 1985; vgl. auch SESHI et al. 1988; Tabelle 26),
b) *Merkelzelltumoren der Haut* (GU et al. 1983; KIRKHAM u. ISAACSON 1983; WICK et al. 1983; SIMPSON et al. 1984; LEFF et al. 1985; SIBLEY u. DAHL 1985; BATTIFORA u. SILVA 1986; vgl. auch THOMAS et al. 1987; Tabelle 26) und
c) *malignen Melanomen* (DHILLON et al. 1982; ROYDS et al. 1983; SIMPSON et al. 1984; CHOI u. ANDERSON 1985; SCHWECHHEIMER 1987; vgl. aber BATTIFORA u. SILVA 1986; s. auch THOMAS et al. 1987; CRAS et al. 1988; Abb. 30f; Tabellen 24, 26).

NSE ist ein molekularer Marker für periphere und zentrale *neuroendokrine Zellen* (SCHMECHEL et al. 1978a) und wird in nahezu allen *neuroendokrinen Tumoren* des Gastrointestinaltrakts, der Lunge (einschließlich des kleinzelligen Bronchialkarzinoms), des Thymus und der Haut konstant gebildet (TAPIA et al. 1981; DHILLON et al. 1982; WICK et al. 1983; SHEPPARD et al. 1984; SIMPSON et al. 1984; SPRINGALL et al. 1984; LEE et al. 1985; INOUE et al. 1985; SAID et al. 1985; WOODRUFF et al. 1985; BATTIFORA u. SILVA 1986; NAGLE et al. 1986; NASH u. SAID 1986; SCHWECHHEIMER 1987; vgl. auch THOMAS et al. 1987; SESHI et al. 1988; Abb. 31i; Tabellen 24, 26).

Die Bildung von NSE in *zentralen und peripheren Weichteiltumoren* ist unvollständig untersucht.

Die Expression von NSE in Stromazellen von *Hämangioblastomen* des Kleinhirns ist überraschend (FELDENZER u. MCKEEVER 1987; SCHWECHHEIMER 1987; Tabellen 24, 26). Die positive Reaktion betraf in den eigenen drei Fällen jeweils größere Tumorabschnitte und war sehr intensiv (Tabelle 24). Aus diesem immunzytochemischen Befund sollte bei der weiten Verteilung von NSE keine Hypothese über die Histogenese von Stromazellen abgeleitet werden (vgl. auch FELDENZER u. MCKEEVER 1987). CRAS et al. (1988) beobachteten mit einem spezifischen monoklonalen Antikörper gegen die γ-Enolase in zwei Fällen eine positive Immunreaktion.

Die positive NSE-Reaktion in *Chordomen* (s. auch VINORES et al. 1984), die in den eigenen vier Fällen ein konstanter Befund war, ist unerwartet (SCHWECHHEIMER 1987; Tabelle 24). Diese Beobachtung kann nicht mit der Vorstellung von NSE als neuronalem und neuroendokrinem Marker in Einklang gebracht werden.

Rhabdomyosarkome, die differentialdiagnostisch von anderen malignen kleinzelligen Tumoren abgegrenzt werden müssen, werden allgemein als NSE-negativ betrachtet (HARMS u. SCHMIDT 1986). Allerdings muß man bei kritischer Betrachtung feststellen, daß Ergebnisse über das Vorkommen von NSE in diesen Tumoren bisher nur selten veröffentlicht wurden. In einer sehr differenzierten Arbeit von DIRK et al. (1986) zeigten 2 von 10 Rhabdomyosarkomen (20%) eine Expression von NSE. TSOKOS et al. (1984) erwähnen einzelne positive Tumorzellen in einem Rhabdomyosarkom aus einer Serie von 10 nicht näher spezifizierten Weichteiltumoren (Tabelle 26). Ob in diesen Fällen die Reaktion des Kaninchen-Antiserums (a) auf eine Kreuzreaktion mit β-Enolase, (b) auf Spuren von γ-Enolase-Aktivität in der Muskulatur (KATO et al. 1982; HAIMOTO et al. 1985) oder (c) auf in Kaninchen-Seren häufig vorkommende Antikörper gegen das Muskel-spezifische Intermediärfilamentprotein Desmin zurückzuführen ist, kann auf immunmorphologischer Ebene nicht entschieden werden. TSUCHIDA et al. (1985) haben jedoch in Rhabdomyosarkomen biochemisch γ-Enolase-Aktivität gemessen, deren Werte allerdings im Vergleich zu Neuroblastomen 20- bis 100fach niedriger liegen.

Das Vorkommen von NSE in *Ewing-Sarkomen* wird widersprüchlich beschrieben. Während DHILLON et al. (1982), CARLEI et al. (1984) und TSOKOS et al. (1984) an unterschiedlich großen Kollektiven keine Immunreaktivität nachweisen konnten, beobachteten andere Autoren in mehreren Fällen eine herdförmig positive NSE-Reaktion (JAFFÉ et al. 1984; KAWAGUCHI u. KOIKE 1986; MOLL et al. 1987; SCHWECHHEIMER 1987; Tabellen 24, 26).

Die Mehrzahl bisher untersuchter *maligner Lymphome* reagierte NSE-negativ (DHILLON et al. 1982; CARLEI et al. 1984; SIMPSON et al. 1984; TSOKOS et al. 1984; VINORES et al. 1984; BATTIFORA u. SILVA 1986; SCHWECHHEIMER 1987; Tabellen 24, 26). Allerdings wurden auch einzelne positive Fälle beschrieben, die auch hier zu Vorsicht und Zurückhaltung mahnen (WICK et al. 1983; PÅHLMAN et al. 1986). In einer neueren Arbeit beobachteten NEMETH et al. (1987) eine unterschiedlich intensive schwache NSE-Positivität in 11 von 23 malignen Lymphomen (48%) mit einem polyklonalen Serum gegen NSE (Formalin-fixiertes Paraffin-eingebettetes Tumorgewebe, im einzelnen: chronisch lymphatische Leukämie 0/2, zentroblastisch-zentrozytisches Lymphom 1/1, zentroblastische Lymphome 2/6, großzellige Lymphome 6/10, histiozytische Lymphome 1/2 und Sternberg-Reed-Zellen bei M. Hodgkin 1/2).

Weitere, zumindest teilweise NSE-positive Weichgewebstumoren (Tabelle 26) sind *Granularzelltumoren* (RODE et al. 1982; NATHRATH u. REMBERGER 1986), *epitheloide Sarkome* (SCHMIDT u. HARMS 1987), *Riesenzelltumoren der Sehnenscheide* (VINORES et al. 1984) und *Leiomyome* (PÅHLMAN et al. 1986).

Die Bedeutung von NSE als neuronalem Marker wird weiterhin dadurch eingeschränkt, daß sich der Kreis NSE-positiver *nicht-neuronaler* und *nicht-neuroendokriner* Zelltypen und Tumoren ständig erweitert (KATO et al. 1982; VINORES et al. 1984; BERGH et al. 1985; HAIMOTO et al. 1985; PÅHLMAN et al. 1986; CHOTT et al. 1987; CRAS et al. 1988; Tabelle 26).

KATO et al. (1982) fanden mit dem sensitiven Enzymimmunoassay hohe Konzentrationen von $\alpha\gamma$- und $\gamma\gamma$-Enolase in Rektum, Gallenblase und Uterus. Im Darm war NSE hauptsächlich in der Lamina muscularis zu finden. HAIMOTO et al. (1985) bestätigten die biochemischen Ergebnisse immunmorphologisch auf zellulärer Ebene und beschrieben γ-Enolase in glatten Muskelzellen der Aortenmedia, fibromuskulärem Gewebe der Prostata, im Myometrium des Uterus, in Myoepithelzellen, im Reizleitungssystem des Herzens, in Epithelzellen der Henle'schen Schleife und Macula densa-Zellen der Niere, in Spermatogonien, Lymphozyten, Plasmazellen, Blutplättchen, Megakaryozyten, im Bronchialepithel und in alveolären Typ II-Zellen der Lunge sowie in sekretorischen Zellen des Eileiters.

Bei dieser weiten Verteilung der γ-Enolase nimmt es nicht wunder, daß bisher bei unsystematischen Untersuchungen eine heterogene Gruppe nicht-neuronaler und nicht-neuroendokriner *epithelialer Tumoren* mit NSE-Immunreaktivität beschrieben wurden (Tabelle 26) wie *Fibroadenome, duktal-invasive* und *lobuläre Karzinome der Mamma, Nierenzellkarzinome, nicht-kleinzellige Karzinome der Lunge,* ein *papillär-zystisches Pankreaskarzinom, Ovarialkarzinome, kleinzellige Karzinome der Zervix, Adenokarzinome des Magens* und ein *anaplastisches Schilddrüsenkarzinom* (MARANGOS et al. 1982; VINORES et al. 1984; BERGH et al. 1985; CROSS et al. 1985; SAID et al. 1985; WOODRUFF et al. 1985; NESLAND et al. 1986; PÅHLMAN et al. 1986; CHOTT et al. 1987; vgl. auch THOMAS et al. 1987; CRAS et al. 1988). Karzinome von Kolon, Rektum und Gallenblase sind negativ (TAPIA et al. 1981).

Unter den primären epithelialen intrakraniellen Geschwülsten zeigen *Kraniopharyngeome* eine fakultativ positive NSE-Immunreaktion (Tabellen 24, 26) und gehören damit ebenso wie Zytokeratin-Vimentin-Desmoplakin-positive *Plexuspapillome* zur Gruppe NSE-positiver epithelialer Tumoren (SCHWECHHEIMER 1987; Abb. 31 b; Tabellen 24, 26).

In den letzten Jahren wurden auch *monoklonale Antikörper* (Maus) gegen *γ-Enolase* hergestellt (THOMAS et al. 1987; CRAS et al. 1988; SESHI et al. 1988; Abb. 32). Die mit diesen Antikörpern durchgeführten immunmorphologischen Studien an Formalin-fixiertem Paraffin-eingebettetem Tumorgewebe führten zu widersprüchlichen Ergebnissen. THOMAS et al. (1987) untersuchten insgesamt 348 Tumoren mit dem monoklonalen Antikörper *H124C28*. Neuronale und neuroendokrine Tumoren reagierten zum großen Teil positiv, während nur in einzelnen nicht-neuroendokrinen Tumoren eine positive Immunreaktion zu beobachten war (Tabelle 25). Vier monoklonale Antikörper von SESHI et al. (1988) zeigten eine

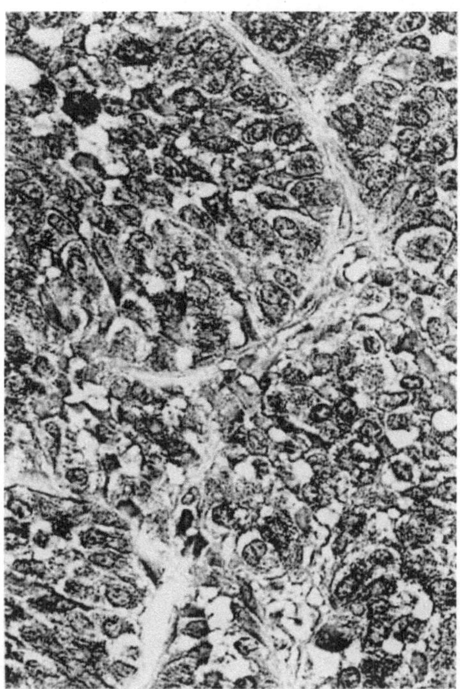

Abb. 32. Spezifischer immunmorphologischer Nachweis von γ-Enolase in einem Paragangliom. Paraffinschnitt, monoklonaler Antikörper BBS/NC/VI-H14, Avidin-Biotin-Peroxidase, AEC-Haematoxylin. Original $\times 40$

zuverlässige Reaktion in *neuronalen Strukturen* und *neuronalen Tumoren* (Neuroblastom, Ganglioneuroblastom, Aesthesioneuroblastom, Phäochromozytom, Paragangliom, gangliozytäres Paragangliom des Duodenum, Teratom mit neuroepithelialer Differenzierung), aber eine *variable Intensität* der Immunreaktion in *„neuroendokrinen" Tumoren* wie kleinzelligen Bronchialkarzinomen der Lunge, Inselzelltumoren des Pankreas, medullärem Schilddrüsenkarzinom und Karzinoiden (Tabelle 25). Zwei monoklonale Antikörper (Klone *CF* und *AD;* SESHI et al. 1988) markierten auch *Gliome* und *Meningeome* (Tabelle 25).

CRAS et al. (1988) untersuchten ein breites Spektrum primärer neurogener Tumoren des zentralen und peripheren Nervensystems einschließlich Hirnmetastasen auf die Expression von *γ-Enolase* mit dem biochemisch charakterisierten monoklonalen Antikörper *BBS/NC VI-H14* (SOLER FEDERSPPIEL et al. 1987; vgl. auch Abb. 32) an Formalin-fixiertem Paraffin-eingebettetem Tumorgewebe mit der ABC-Methode ($n = 169$; Tabelle 25). Die Autoren beobachteten die Expression von *γ-Enolase in neuroepithelialen Tumoren* wie Astrozytomen, Glioblastomen, Gliosarkomen, Medulloblastomen, Gangliogliomen, Oligo-Astrozytomen, Ependymomen und Subependymomen in allen Fällen. γ-Enolase-Immunreaktivität wurde schließlich außerdem in Oligodendrogliomen (2/4), Meningeomen (16/44), Meningosarkomen (2/2), Hypophysenadenomen (8/9), Schwannomen (3/8), Keimzelltumoren (2/2) und zahlreichen Hirnmetastasen beobachtet (CRAS et al.

Tabelle 25. Immunreaktivität monoklonaler Antikörper gegen γ-Enolase in Tumoren des zentralen und peripheren Nervensystems

Tumortyp	Monoklonale Antikörper (Klone)			
	H14[a]	CF[b]	AD[b]	H124C28[c]
Astrozytom, niedriger Malignitätsgrad	10/10	0/6	3/6	–
Astrozytom, anaplastisch	1/1	–	–	–
Oligodendrogliom	2/4	0/1	1/1	–
Oligo-Astrozytom	3/3	–	–	–
Ependymom	5/5	–	–	–
Glioblastoma multiforme	20/20	0/5	5/5	–
Gliosarkom	3/3	–	–	–
Medulloblastom	5/5	–	–	–
Gangliogliom	2/2	–	–	–
Meningeom	16/44	0/3	2/3	0/10
Meningosarkom	4/4	–	–	–
Schwannom	3/8	0/2	0/2	–
Neurofibrom	0/5	0/1	0/1	–
Hypophysenadenom	8/9	0/1	1/1	–
Keimzelltumoren	2/2	–	–	–
Kraniopharyngeom	1/6	–	–	–
Hämangioblastom	0/1	–	–	–
Metastasen[a] - Primärtumor[b]				
- undifferenziertes Karzinom	7/13	0/1	1/4	)[d]
- Adenokarzinom	1/5	–	–	)
- Nierenzellkarzinom	1/2	0/1	0/1	)
- kleinzelliges Bronchialkarzinom	2/2	1/5	3/6	4/12
- malignes Melanom	3/3	0/5	5/5	7/23

[a] Fallzusammenstellung und Ergebnisse von Cras et al. (1988) mit dem monoklonalen Antikörper-Klon *BBS/NC/VI-H14* gegen γ-Enolase; Formalin-fixiertes Paraffin-eingebettetes Tumorgewebe, ABC-Methode.
[b] Ergebnisse aus Seshi et al. (1988) mit zwei monoklonalen Antikörpern *CF* und *AD;* Formalin-fixiertes Paraffin-eingebettetes Tumorgewebe, ABC-Methode.
[c] Immunzytochemische Ergebnisse aus Thomas et al. (1987) mit dem monoklonalen Antikörper *H124C28* gegen menschliche γ-Enolase an Formalin-fixiertem Paraffin-eingebettetem Tumorgewebe, ABC-Methode.
[d] Unterschiedliche Karzinomtypen: Mamma-Karzinom 2/85, nicht-kleinzelliges Bronchialkarzinom 2/49 und verschiedene Karzinome 2/71.
Bei den Ergebnissen ist jeweils die Anzahl positiver Fälle zur Gesamtzahl untersuchter Tumoren angegeben (positive F./Gesamtzahl).
–, nicht untersucht.

1988; Tabelle 25). Bei den Metastasen war die Intensität der Immunreaktion abhängig vom Tumortyp. In kleinzelligen Bronchialkarzinomen, malignen Melanomen und Nierenzellkarzinomen als Primärtumoren war die Markierung sehr intensiv. Metastasen von undifferenzierten Karzinomen (7/13) und Adenokarzinomen (1/5) zeigten dagegen nur gelegentlich eine positive γ-Enolase-Reaktion. Cras et al. (1988) ziehen aus diesen Ergebnissen die *Schlußfolgerung,* daß die fehlende Spezifität der γ-Enolase ihren Einsatz als spezifischen Marker neurogener Tumoren verbietet.

Bemerkenswert sind die diskrepanten und heterogenen Immunreaktionen, die mit verschiedenen, biochemisch charakterisierten monoklonalen Antikörpern

Tabelle 26. Synopsis NSE-positiver Tumoren

Intrakranielle und intraspinale Tumoren	Astrozytom, Oligodendrogliom, Plexuspapillom, Ependymom, Subependymom, Glioblastom, Riesenzellglioblastom, Gliosarkom Pineozytom Meningeom, Meningosarkom Akustikusneurinom Hypophysenadenom, Kraniopharyngeom Keimzelltumoren Chordom, Hämangioblastom
Neuronale Tumoren	Ganglioneurom, -neuroblastom, -gliom
Embryonale zentrale neuroepitheliale Tumoren	Pineoblastom, Medulloblastom, Retinoblastom, zentrales Neuroblastom, Aesthesioneuroblastom, Aesthesioneuroepitheliom
Peripheres Nervensystem	Schwannom, neurogenes Sarkom, maligner peripherer neuroektodermaler Tumor
Tumoren des autonomen Nervensystems	Phäochromozytom, Paragangliom, Ganglioneurom, Neuroblastom
(Neuro-)Endokrine Tumoren	Karzinoid (unterschiedlicher Lokalisation) Inselzelltumor des Pankreas Kleinzelliges Bronchialkarzinom Neuroendokrines Karzinom des Larynx Medulläres Schilddrüsenkarzinom Merkelzelltumor der Haut Nebenschilddrüsenadenom
Malignes Melanom	
Gutartige epitheliale Tumoren	Fibroadenom der Mamma
Karzinome	Nicht-kleinzelliges Karzinom der Lunge Duktal-invasives Mammakarzinom Nierenzellkarzinom Ovarialkarzinom Argyrophiles Karzinom des Endometriums Kleinzelliges Karzinom der Zervix Papillär-zystisches Pankreaskarzinom Adenokarzinom des Magens Anaplastisches Schilddrüsenkarzinom u. a.
Mesenchymale Tumoren	Granularzelltumor, Leiomyom, Rhabdomyosarkom, epitheloides Sarkom, Riesenzelltumor der Sehnenscheide, Lymphom, Ewing-Sarkom

gegen γ-Enolase erzielt wurden. Für die immunmorphologische Differentialdiagnose neurogener Tumoren kann γ-Enolase nur dann als Marker brauchbar sein, wenn es gelingt, eine Mischung monoklonaler Antikörper („Cocktail") herzustellen, die zuverlässig und weitgehend spezifisch mit neuronal und neuroendokrin differenzierten, nicht aber mit anderen Tumoren reagiert.

Das Spektrum NSE-positiver Tumorformen ist in Tabelle 26 zusammengestellt.

γ) *Schlußfolgerung*

Der immunmorphologische Nachweis von NSE ist *weder Neuronen-spezifisch noch vollkommen unspezifisch* (SCHMECHEL 1985). NSE ist ein sehr zuverlässiger Marker für neuroendokrine Tumoren und maligne Melanome. Mit den heute verfügbaren Antiseren erlaubt der Nachweis von NSE jedoch wegen der immer häufiger beobachteten Immunreaktivität in nicht-neuronalen und nicht-neuroendokrinen epithelialen und mesenchymalen Tumoren keine zuverlässige zyto- und histogenetische Zuordnung einer Geschwulst. Über die Bedeutung spezifischer monoklonaler Antikörper gegen γ-Enolase ist ein abschließendes Urteil noch nicht möglich. Die bisher vorliegenden Ergebnisse sind sehr heterogen. Sie zeigen in Abhängigkeit von dem verwendeten monoklonalen Antikörper einerseits eine relativ zuverlässige und weitgehend spezifische Lokalisation von γ-Enolase in neuronalen und neuroendokrinen Tumoren, andererseits aber eine weitgestreute und heterogene Immunreaktion auch in anderen Geschwülsten, wie sie auch von polyvalenten NSE-Antiseren bereits bekannt ist. Daraus folgt, daß NSE für die Differenzierung primärer intrakranieller und intraspinaler Tumoren ungeeignet ist (VINORES et al. 1984; SCHWECHHEIMER 1987; CRAS et al. 1988). Solange die physiologische Rolle der γ-Enolase nicht aufgeklärt ist, bleibt die Interpretation positiver Befunde spekulativ. Möglicherweise erfordern veränderte metabolische Aktivitäten in nicht-neuronalen und nicht-neuroendokrinen Tumorzellen die Eröffnung eines alternativen Stoffwechselweges und damit die Neosynthese oder Aktivitätssteigerung von γ-Enolase, während das Enzym unter physiologischen Bedingungen nur in Nervenzellen und neuroendokrinen Zellen gebildet wird.

b) Calcineurin

α) *Definition und Charakterisierung*

Calcineurin ist eine Ca^{2+} (divalente Kationen)-abhängige Calmodulin-stimulierte Phosphoproteinphosphatase (YANG et al. 1982; KLEE et al. 1983; TONKS u. COHEN 1983). Die Konzentration dieses Enzyms ist im Gehirn sehr groß (WALLACE et al. 1980). Obwohl mehrere Substrate für Calcineurin beschrieben wurden, ist seine physiologische Rolle nicht bekannt (Übersicht bei GOTO et al. 1987). Immunzytochemisch konnte Calcineurin mit der PaP-Technik nur in Nervenzellen des Gehirns, nicht aber in Astrozyten, Oligodendroglia, Ependym und meningealen Zellen von Ratte und Mensch lokalisiert werden (GOTO et al. 1985, 1986a–c).

β) *Expression in Tumoren*

Calcineurin wird nach den bisher vorliegenden immunmorphologischen Ergebnissen ausschließlich in *Tumoren mit neuronaler Differenzierung* gebildet (GOTO et al. 1986b, 1987). Die Immunreaktion ist intensiver in differenzierten als in undifferenzierten Nervenzellen (GOTO et al. 1987). Mit einem monospezifischen Kaninchen-Antiserum gegen Calcineurin reagierten an Paraffinschnitten Formalin-fixierten Tumorgewebes ausschließlich neuronal differenzierte Geschwülste oder Neoplasien mit neuronaler Differenzierungsfähigkeit wie *Gangliogliom* (2/2), *Ganglioneurom* (4/4), *Ganglioneuroblastom* (2/2), *periphere* (7/7) und *zentrale*

(1/2) *Neuroblastome, Retinoblastome* (4/4) und *Medulloblastome* positiv (7/27 = 25,9%; Goto et al. 1987). *Nichtneuronale Tumoren* wie Astrozytom, Ependymom, Oligodendrogliom, Glioblastom, Meningeom, Neurinom, Hypophysenadenom, Kraniopharyngeom, Hämangioblastom, Hamartom, Lymphom und mesenchymale Tumoren (exakte Anzahl der Fälle nicht angegeben) waren negativ (Goto et al. 1986b).

2. Proteine sekretorischer Granula: Chromogranine und Secretogranine

In neuroendokrinen Zellen findet man *zwei* unterschiedliche Formen sekretorischer Organellen, nämlich ultrastrukturell *„dichte" sekretorische Granula („dense core granules/vesicles")* und *kleine „helle" Vesikel* (40–80 nm im Durchmesser). Die Vesikel mit elektronendichtem Kern enthalten Neuropeptide, während in hellen Vesikeln zumindest in Nervenzellen Transmittersubstanzen lokalisiert werden (Lundberg u. Höfkelt 1983; Höfkelt et al. 1984). In den letzten Jahren wurden mehrere Polypeptide isoliert, die mit diesen Vesikeln assoziiert sind. *Chromogranine* und *Secretogranine* sind typische Proteine sekretorischer Granula.

a) Definition und Charakterisierung

Die Bezeichnung *„Chromogranine"* wurde von Blaschko et al. (1967) für die löslichen Proteine chromaffiner Granula eingeführt (Übersichten bei Landsberg 1984; Eiden et al. 1987). Man unterscheidet drei Klassen, nämlich Chromogranin A, B und C (Tabelle 27).

Chromogranin A, ein saures Glykoprotein, ist ein Hauptbestandteil chromaffiner Vesikel des Rindes und macht ungefähr die Hälfte der Matrixproteine chromaffiner Granula aus (Übersicht bei Landsberg 1984). Seine Sekretion aus dem Nebennierenmark wurde erstmals von Banks u. Helle (1965) entdeckt. Das Protein wurde später von Smith und Mitarbeitern (Smith u. Kirshner 1967; Smith u. Winkler 1967) gereinigt und biochemisch charakterisiert. Inzwischen ist die Primärstruktur von Chromogranin A bekannt (Benedum et al. 1986). Das *sekretori-*

Tabelle 27. Biochemische Charakterisierung der Chromogranine. (Mod. nach Hogue Angeletti 1986)

	Rind		Mensch	
	M_r	isoel. Pkt.	M_r	isoel. Pkt.
Chromogranin A[a]	75 KD	5,0	76–78 KD	4,9
Chromogranin B[b]	100 KD	5,2	120 KD	5,2
Chromogranin C[c]	84 KD	5,0	84 KD	4,8
	86 KD		86 KD	

M_r relatives Molekulargewicht; *KD* Kilodalton.
[a] Einschließlich des sekretorischen Proteins I der Nebenschilddrüse (Cohn et al. 1982, 1984).
[b] Entspricht Secretogranin I (Rosa et al. 1985b).
[c] Entspricht Secretogranin II (Rosa et al. 1985b).

sche Protein I der Nebenschilddrüse entspricht Chromogranin A des Nebennierenmarks (COHN et al. 1982, 1984).

Chromogranin B, ein saures Protein von höherem Molekulargewicht als Chromogranin A, wurde aus chromaffinen Vesikeln des Rindes isoliert (FISCHER-COLBRIE u. FRISCHENSCHLAGER 1985). Die beiden Chromogranine A und B sind immunologisch verschieden. Kurze Zeit später isolierten ROSA et al. (1985b) aus der Ratten-Phäochromozytomzellinie PC12 zwei sulfatierte Proteine, die sie als Secretogranine I und II bezeichneten. Es stellte sich heraus, daß Secretogranin I und Chromogranin B identische Proteine sind. Chromogranin B ist die vorherrschende Form in chromaffinen Vesikeln bei Ratte und Mensch, während Chromogranin A einen Hauptbestandteil chromaffiner Granula des Rindes darstellt (FISCHER-COLBRIE u. FRISCHENSCHLAGER 1985; ROSA et al. 1985b; HAGN et al. 1986).

Chromogranin B wird als Vorläufermolekül synthetisiert und im Golgi-Komplex sulfatiert (FALKENSAMMER et al. 1985). Nach der Sulfatierung erfolgt die Prozessierung von Chromogranin B durch endogene Proteasen (YOSHIE et al. 1987). BENEDUM et al. (1987) entschlüsselten die Primärstruktur von Chromogranin B. Sie stellten fest, daß nahe dem N- und C-terminalen Ende homologe Sequenzen zu Chromogranin A vorhanden sind.

Chromogranin C (FISCHER-COLBRIE et al. 1986) oder *Secretogranin II* (ROSA et al. 1985b) wurde ursprünglich als ein wichtiges sulfatiertes sekretorisches Protein der Adenohypophyse charakterisiert (ROSA u. ZANINI 1981, 1983; ZANINI u. ROSA 1981) und später auch im Nebennierenmark gefunden (ROSA u. ZANINI 1983). Die biochemischen Charakteristika der Chromogranine sind in Tabelle 27 synoptisch zusammengestellt.

EIDEN et al. (1987) machten einen Vorschlag zur Nomenklatur der Chromogranine und Secretogranine. Danach sollte die Bezeichnung *Chromogranin A* beibehalten und auch auf das sekretorische Protein I der Nebenschilddrüse angewandt werden. Chromogranin B/Secretogranin I soll künftig nur *Chromogranin B* heißen. Statt des Begriffes Chromogranin C soll ausschließlich die Bezeichnung *Secretogranin II* benutzt werden.

Über die Funktion der Chromogranine liegen bisher keine gesicherten Kenntnisse vor. Es wurden allerdings mehrere Hypothesen entwickelt. Unter diesen ist die Vorstellung sehr interessant, daß aus Chromograninen biologisch aktive Peptide entstehen (ROSA et al. 1985b). Chromogranine/Secretogranine spielen möglicherweise eine bedeutende Rolle bei der „Verpackung“ und Freisetzung regulatorischer Peptide (HUTTNER et al. 1987).

b) Zelluläre Verteilung

Chromogranin A und B sowie Secretogranin II (Chromogranin C) zeigen eine weite Verteilung in endokrinen und neuralen Zellen (COHN et al. 1982, 1984; LLOYD u. WILSON 1983; O'CONNOR et al. 1983; SOMOGYI et al. 1984; FISCHER-COLBRIE et al. 1985; NOLAN et al. 1985; ROSA et al. 1985a, b; HAGN et al. 1986; LASSMANN et al. 1986; RINDI et al. 1986; HANSEN 1987; LAUWERYNS et al. 1987; Tabelle 28). Immunelektronenmikroskopische Untersuchungen an Inselzellen des

Tabelle 28. Verteilung von Chromogranin A, Chromogranin B/Secretogranin I und Secretogranin II (Chromogranin C) in neuroendokrinen Zellen. (Aus RINDI et al. 1986)

Zelltyp	Polypeptid	Chromogranin-Immunreaktivität		
		A	B	C
Pankreas				
A-Zelle	Glukagon	+	+/−	+
B-Zelle	Insulin	+/−	−	−
PP-Zelle	Pankreatisches Polypeptid	+	−	+/−
Darm				
EC-Zelle	Serotonin	+	+/−	−
ECL-Zelle		+	−	−
G-Zelle	Gastrin	+	+	−
L-Zelle	Glycentin/PYY	−	−	+
Schilddrüse				
C-Zelle	Calcitonin	+	−	+
Nebenschilddrüse				
Hauptzelle		+	−	+/−
Nebennierenmark				
A-Zelle	Adrenalin	+	+	+
NA-Zelle	Noradrenalin	+	+	+/−
Adenohypophyse				
Verschiedene Zellen	TSH, FSH, LH	+	+	+

+/− Spezies-abhängige positive oder negative Reaktion.
EC enterochromaffin; *ECL* entero-chromaffin-like; Glycentin, Fragment der Prae-Pro-Glukagon-Familie; *PYY* Peptid Tyrosin-Tyrosin, Fragment der Familie pankreatischer Polypeptide; *TSH* Thyreoidea-stimulierendes Hormon; *FSH* Follikel-stimulierendes Hormon; *LH* luteinisierendes Hormon.

Rinderpankreas zeigten, daß Chromogranin A ausschließlich in sekretorischen Vesikeln vorkommt (EHRHART et al. 1986). Es ist dort unterhalb der Vesikelmembran lokalisiert. In einer vergleichenden immunzytochemischen Untersuchung mit Antiseren gegen Chromogranin A, B und C an endokrinen und neuralen Geweben des Rindes konnten LASSMANN et al. (1986) zeigen, daß nicht in jeder Zelle alle drei Chromogranine gleichzeitig lokalisiert sind. HAGN et al. (1986) sahen eine unterschiedliche Verteilung der Chromogranine in menschlichen endokrinen Geweben. So beobachteten die Autoren eine simultane Expression von Chromogranin A, B und C in einem Teil der adenohypophysären Zellen. In endokrinen Zellen des Pankreas wurde Chromogranin A und B, in der Nebenschilddrüse nur Chromogranin C gefunden. In endokrinen Zellen können zwar grundsätzlich alle drei Formen der Chromogranine vorkommen, aber sie werden nicht immer gemeinsam gespeichert (HAGN et al. 1986; LASSMANN et al. 1986; RINDI et al. 1986).

c) Expression in Tumoren

α) Chromogranin A

Zum immunmorphologischen Nachweis von Chromogranin A wird überwiegend der monoklonale Antikörper *LK2H10* benutzt. Er wurde von LLOYD u. WILSON (1983) durch Immunisierung gegen ein menschliches Phäochromozytom gewonnen. Immunzytochemisch konnte mit LK2H10 eine weite Verteilung von Chromogranin A in den meisten Granula-enthaltenden Zellen und den davon abgeleiteten Tumoren beobachtet werden (LLOYD u. WILSON 1983; LLOYD et al. 1984, 1985a, b, 1986; DE STEPHANO et al. 1984; WILSON u. LLOYD 1984; BUSSOLATI et al. 1985; JOHNSON et al. 1985; NOLAN et al. 1985; SAID et al. 1985; SIKRI et al. 1985; EHRHART et al. 1986; HAGN et al. 1986; LASSMANN et al. 1986; NASH u. SAID 1986; RINDI et al. 1986; SCHMID et al. 1987; SCHWECHHEIMER 1987; WEILER et al. 1987; WIEDENMANN et al. 1988).

Der positive immunmorphologische Nachweis von Chromogranin A gelingt regelmäßig in *Phäochromozytomen, Paragangliomen* und *Karzinoiden* unabhängig von ihrer Lokalisation (LLOYD u. WILSON 1983; WILSON u. LLOYD 1984; LLOYD et al. 1985a, 1986; JOHNSON et al. 1985; NASH u. SAID 1986; SCHWECHHEIMER 1987; WEILER et al. 1987; WIEDENMANN et al. 1988; Abb. 33a–c, 34a; Tabelle 29). Diese Beobachtungen korrelieren sehr gut mit ultrastrukturellen Untersuchungen, in denen Katecholamin-speichernde „dense core vesicles“ in wechselnder Zahl in Phäochromozytomen, Paragangliomen und Karzinoiden beschrieben werden (DOLMAN 1984).

Neuroblastome reagieren nur zum Teil Chromogranin A-positiv (4/10 = 40%, WILSON u. LLOYD 1984; fokal 2/6 = 33,3%, LLOYD et al. 1986; 2/6 = 33,3%, SCHWECHHEIMER 1987; Abb. 33d; Tabelle 29). In den eigenen Fällen (SCHWECHHEIMER 1987) lagen die LK2H10-reaktiven Tumorzellen einzeln oder in Gruppen beieinander. Lichtmikroskopisch waren sie entweder nicht von undifferenzierten Chromogranin A-negativen Neuroblasten zu unterscheiden oder aber deutlich größer mit bläschenförmigem Kern und prominentem Nukleolus. Feinfasrige Zellfortsätze in solchen Abschnitten reagierten ebenfalls positiv (Abb. 33d).

In *Hypophysenadenomen* ist die Lokalisation von Chromogranin A nicht einheitlich. In der normalen menschlichen Adenohypophyse fanden LLOYD et al. (1985b) Chromogranin A im Zytoplasma von β-TSH-, β-FSH-, β-LH- und α-Untereinheit-produzierenden Zellen. Die Neurohypophyse reagierte negativ. In der eigenen Untersuchung (SCHWECHHEIMER 1987) an 32 Hypophysenadenomen waren alle *Gonadotropine-bildenden Adenome* (n = 5), ein *gemischtes Adenom* und 9 von 14 *inaktiven (Nullzell-)Hypophysenadenomen* Chromogranin A-positiv (Abb. 33e; Tabelle 30). Diese Befunde korrelieren sehr gut mit den Ergebnissen von DE STEPHANO et al. (1984) und LLOYD et al. (1985b). Wie bei diesen Autoren, so waren auch in unserer Serie alle reinen *Prolaktinome* (n = 3) Chromogranin A-negativ (SCHWECHHEIMER 1987; Tabelle 30).

Unterschiedliche Ergebnisse werden bei *Wachstumshormon-produzierenden Hypophysenadenomen* berichtet. Während in der Untersuchung von LLOYD et al. (1985b) alle STH-bildenden Adenome negativ waren, beobachteten DE STEPHANO et al. (1984) in allen 9 Fällen eine fokal positive Reaktion in dieser Tumorgruppe.

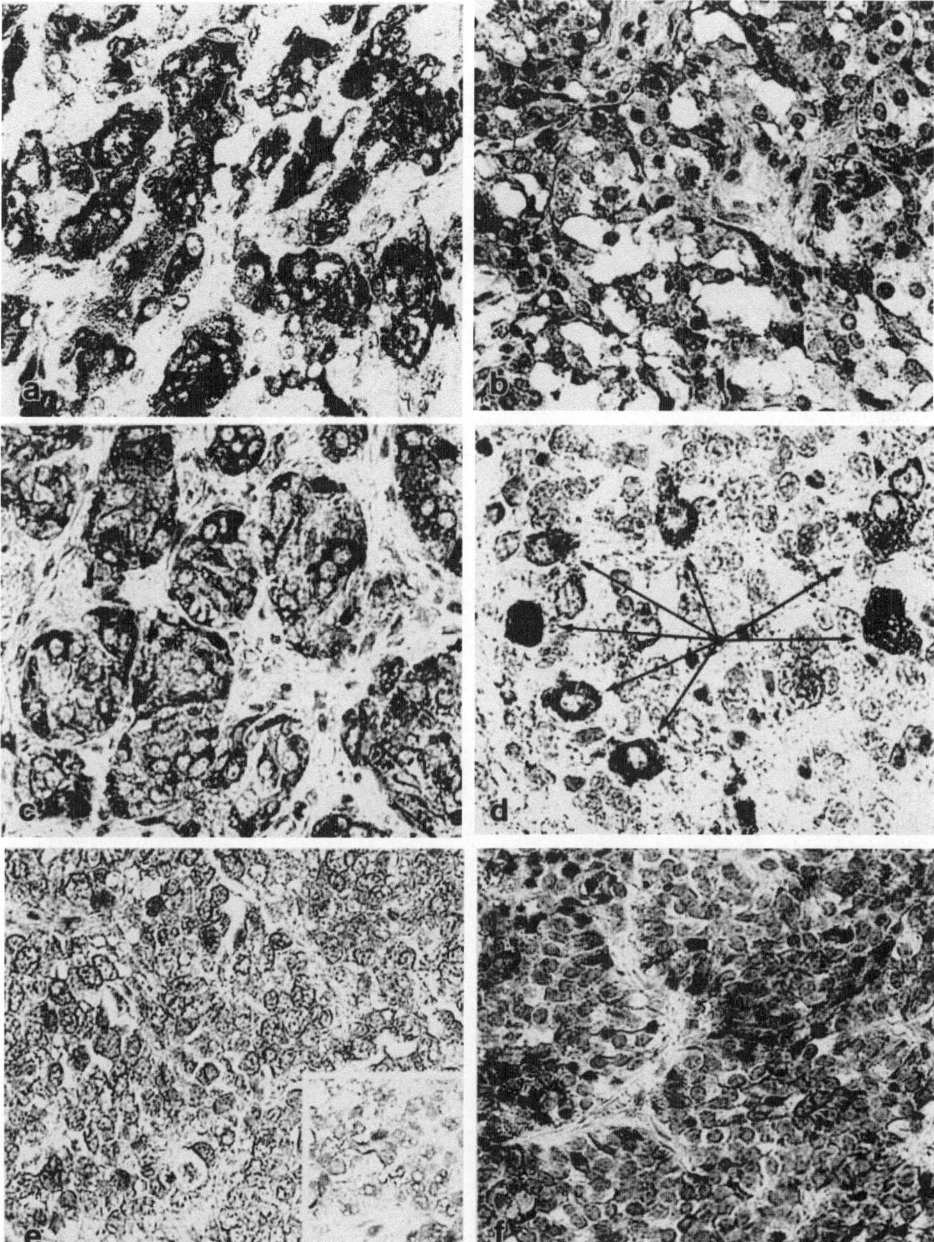

Abb. 33a–f. Chromogranin A-Immunreaktivität. Phäochromozytom (**a**), Paragangliom (**b**), Karzinoid (**c**), Neuroblastom ((**d**) *Pfeile* markieren positive Zellen), chromophobes Hypophysenadenom (**e**) und Askin-Tumor (**f**) sind Chromogranin A-positiv mit dem monoklonalen Antikörper LK2H10; ((**e**) Inset) Chromogranin A-negatives chromophobes Hypophysenadenom. Paraffinschnitte, PaP, AEC-Haematoxylin. Originale ×25

Tabelle 29. Chromogranin A-Immunreaktivität in Tumoren des zentralen, peripheren und autonomen Nervensystems

Tumortyp	n	Positive Tumoren	
		abs.	rel.
Pilozytisches Astrozytom	4	0	0/4
Astrozytom (fibrillär und protoplasmatisch)	2	0	0/2
Malignes Astrozytom, Grad III	2	0	0/2
Oligodendrogliom	5	0	0/5
Oligo-Astrozytom	5	0	0/5
Ependymom			
- low grade	3	0	0/3
- papilläres Hemisphären-Ependymom	1	0	0/1
- myxopapilläres Ependymom	1	0	0/1
Subependymom	1	0	0/1
Plexuspapillom	6	0	0/6
Glioblastom	5	0	0/5
Medulloblastom	6	0	0/6
Aesthesioneuroblastom	1	0	0/1
Retinoblastom	4	0	0/4
Neurinom	3	0	0/3
Meningeom	8	0	0/8
Meningeales Sarkom	1	0	0/1
Hämangioblastom	3	0	0/3
Chondrom	2	0	0/2
Chondrosarkom	1	0	0/1
Chordom	2	0	0/2
Lipom	1	0	0/1
Rhabdomyosarkom	1	0	0/1
Non-Hodgkin-Lymphom	2	0	0/2
Kraniopharyngeom	3	0	0/3
Epidermoidzyste	3	0	0/3
Kolloidzyste	1	0	0/1
Hypophysenadenome[a]	32	19	19/32
Glio-neuronales Hamartom	1	0	0/1
Arteriovenöses Angiom	1	0	0/1
Karzinommetastase	11	0[b]	0/11
Neurofibrom	3	0	0/3
Neurogenes Sarkom	4	0	0/4
Askin-Tumor	4	4[c]	4/4
Ganglioneurom	2	2[d]	2/2
Neuroblastom	6	2	2/6
Phäochromozytom	6	6	6/6
Paragangliom	5	5	5/5
Karzinoid	5	5	5/5
Ewing-Sarkom	4	0	0/4
Malignes Melanom	5	0	0/5
Insgesamt	166		

Ergebnisse eigener immunzytochemischer Untersuchungen an Formalin-fixiertem Paraplast-eingebettetem Tumorgewebe (n = 166) mit dem monoklonalen Antikörper LK2H10 (SCHWECHHEIMER 1987).

n Fallzahl.

[a] Detaillierte Beschreibung und funktionelle Charakterisierung: s. Tabelle 30.

[b] Chromogranin A-Immunreaktivität in neuroendokrinen Zellen von Adenokarzinommetastasen.

[c] Siehe Text.

[d] Chromogranin A-Immunreaktivität in einzelnen Ganglienzellen.

Tabelle 30. Chromogranin A-Immunreaktivität in Hypophysenadenomen

Adenomtyp	n	Intensität der Immunreaktion
STH-bildende eosinophile Adenome		
Klinisch: Akromegalie		
- STH ausschließlich	4	–
- STH-PRL	1	–
- STH-PRL-FSH-LH	1	+ + +
- STH-FSH +/– LH	3	+ +
PRL-bildende chromophobe Adenome		
Klinisch: Prolaktinome		
- PRL ausschließlich	3	–
GN-bildende chromophobe Adenome		
Klinisch: stumm		
- FSH-LH	1	+ +
- FSH	1	(+)
- LH	1	+ + +
	2	+ +
Gemischtes Adenom		
Klinisch: M. Cushing		
- plurihormonell STH-PRL-ACTH-FSH-LH	1	+
Hormonell inaktive chromophobe Adenome		
Klinisch: stumm		
- negativ	3	+ + +
(„Nullzelladenome“)	5	+ +
	1	+
	5	–
Insgesamt	32	19 (59,4%)

Ergebnisse eigener immunzytochemischer Untersuchungen an Formalin-fixiertem Paraplast-eingebettetem Tumorgewebe (n = 32) mit dem monoklonalen Antikörper LK2H10 (SCHWECHHEIMER 1987).

n Fallzahl; *STH* Wachstumshormon; *PRL* Prolaktin; *FSHβ*-Follikel-stimulierendes Hormon; *LH β*-luteinisierendes Hormon; *ACTH* adrenokortikotropes Hormon; *GN* Gonadotropine. *Immunreaktivität:* – negativ, (+) ganz vereinzelt, + wenige, + + sehr viele, + + + fast alle oder alle Adenomzellen positiv.

Im Randbereich der Adenome gelegene Anteile der normalen Adenohypophyse mit Chromogranin-positiven Zellen sind in der Tabelle nicht berücksichtigt.

In unserem Kollektiv von 9 eosinophilen, mit Akromegalie einhergehenden Hypophysenadenomen waren die ausschließlich Wachstumshormon-bildenden Tumoren (n = 4) und ein STH-PRL-positives Adenom negativ. Sobald in den STH-bildenden Adenomen gleichzeitig FSH und/oder LH (n = 4) lokalisiert werden konnte, reagierten sehr viele oder sogar alle Zellen Chromogranin A-positiv (Tabelle 30). Die heterogene Verteilung von Wachstumshormon (und Prolaktin) mit Gonadotropinen ist möglicherweise der Grund für die unterschiedliche Immunreaktivität.

Die variable Expression von Chromogranin A kann biochemisch durch Immunblotexperimente bestätigt werden (SCHWECHHEIMER 1987; Abb. 34a). Ein

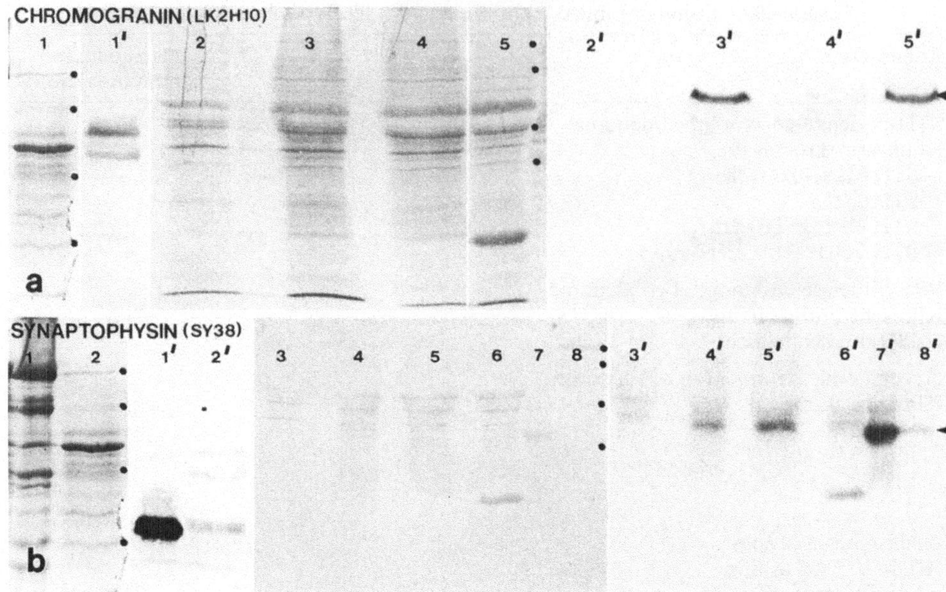

Abb. 34. Biochemischer Nachweis von Chromogranin A (**a**) und Synaptophysin (**b**) durch Immunblotexperimente. **a** Chromogranin A (Klon LK2H10): Gelelektrophoretische Auftrennung (10% SDS-PAGE, Coomassie Blau-Färbung *(1–5)*) von Gewebshomogenaten und Immunlokalisation von Chromogranin A nach Proteintransfer auf Nitrozellulose mit dem monoklonalen Antikörper LK2H10 *(1′–5′)*: Positive Reaktion in der Position von Chromogranin A in einem menschlichen Phäochromozytom *(1,1′)*, einem der beiden chromophoben Hypophysenadenome *(3,3′)* und in der normalen menschlichen Hypophyse *(5,5′)*. Kein Nachweis von Chromogranin A in einem Medulloblastom *(2,2′)* und einem chromophoben Hypophysenadenom *(4,4′)*. Die biochemischen Befunde stimmen mit den immunzytochemischen Ergebnissen an denselben Tumoren überein. **b** Synaptophysin (Klon SY38): Gelelektrophoretische Auftrennung von Gewebshomogenaten (10% SDS-PAGE, Coomassie Blau-Färbung *(1,2)* bzw. 12,5% SDS-PAGE; Ponceau-S-Färbung) nach Transfer auf Nitrozellulose *(3–8)* und Immunlokalisation mit dem monoklonalen Antikörper SY38 *(1′–8′)*. Gleiche Tumoren wie bei (**a**): Im Unterschied zu Chromogranin A (LK2H10 (**a**)) konstante positive Reaktion von SY38 in der Position von Synaptophysin in einem Phäochromozytom *(2,2′)*, einem Medulloblastom *(3,3′)*, zwei chromophoben Hypophysenadenomen *(4,4′; 5,5′)* und in der normalen Hypophyse *(6,6′)*. Beachte die im Vergleich zu LK2H10 (**a**) ebenfalls positive Reaktion von SY38 in einem Medulloblastom *(3′)* und in dem zweiten chromophoben Hypophysenadenom *(5′)*. *Pfeilspitzen (rechter Bildrand)* markieren die Positionen von Chromogranin A (**a**) und von Synaptophysin (**b**). Kontrolle: Präparation synaptischer Vesikel aus Rattengehirn ((**b**) *7,7′*) als positive Kontrolle für die Immunblots mit dem monoklonalen Antikörper SY38 gegen Synaptophysin. Markerproteine: Präparation von sog. „coated vesicles“ aus Rindergehirn ((**a**) *1* und *5*, (**b**) *2* und *8*; *Punkte* von *oben* nach *unten*) Clathrin, schwere Kette (180 KD), ein Clathrin-Bindungsprotein (95 KD), Tubulin (55 KD), Clathrin, leichte Kette, α-Untereinheit (36 KD). Die unterschiedliche Position der vier Markerproteine resultiert aus den Konzentrationsunterschieden der SDS-Polyacrylamidgele. Detektionssysteme: Alkalische Phosphatase-gekoppelte Sekundärantikörper, NBT-BCIP als Farbstoff ((**a**) *1′–5′*; (**b**) *1′,2′*) oder ^{125}J-markierte Sekundärantikörper (Autoradiogramme; (**b**) *3′–8′*)

Protein mit dem Molekulargewicht von Chromogranin A war in einem immunzytochemisch positiven Tumor auch im Immunblot nachweisbar. Die immunreaktive Bande im Adenom findet sich an gleicher Stelle auch in der normalen menschlichen Hypophyse (Abb. 34a). Ein Chromogranin A-negatives Adenom ohne immunzytochemisch nachweisbare hormonelle Aktivität reagierte auch immunchemisch negativ. In beiden Fällen handelte es sich um chromophobe, klinisch stumme Nullzelladenome (Tabelle 30). Möglicherweise ist die begrenzte Empfindlichkeit immunmorphologischer Methoden und des verwendeten Antikörpers zusammen mit der geringen Konzentration des Antigens zumindest in einigen Fällen der Grund für die Variabilität der Chromogranin-Immunreaktion.

Die Heterogenität der Chromogranin A-Expression ist nicht auf Hypophysenadenome beschränkt. In endokrinen Tumoren des Pankreas waren Glukagon-, Gastrin-, vasoaktives Polypeptid-bildende und pankreatisches Polypeptid-bildende Adenome in der Mehrzahl der Fälle positiv, während reine Insulinome negativ reagierten (LLOYD et al. 1984). Der letzte Befund blieb allerdings nicht unwidersprochen, denn EHRHART et al. (1986) fanden mit einem polyklonalen Antiserum Chromogranin A-Immunreaktivität auch in Insulin-bildenden Zellen des Pankreas. Diese Diskrepanz ist möglicherweise auf eine unterschiedliche Sensitivität der verwendeten Antiseren zurückzuführen.

Nach den bisherigen Ergebnissen reagieren *Glykoproteine-bildende Hypophysenadenome* und *Nullzelladenome* Chromogranin A-positiv (Abb. 33e, 34a; Tabelle 30). Nullzelladenome sind Tumoren, die klinisch, biochemisch und immunzytochemisch keine endokrine Aktivität zeigen (KOVACS et al. 1980). Obwohl mit den bekannten immunmorphologischen Methoden in solchen Adenomen keine Polypeptide nachgewiesen werden konnten, ist aus elektronenmikroskopischen Untersuchungen bekannt, daß sie sekretorische Granula besitzen (KOVACS et al. 1980). Gerade für die Diagnose von *funktionell inaktiven Nullzelladenomen* ist der Nachweis von Chromogranin sehr wichtig. Da jedoch auch ein Teil der Nullzelladenome (in der eigenen Serie 5/14 Adenome = 37%; Abb. 33e, Inset; Tabelle 30) Chromogranin A-negativ reagieren kann, ist in solchen Fällen nur ein positives Ergebnis diagnostisch zu verwerten.

Intrakranielle und *intraspinale Tumoren* wie *Astrozytome, Oligodendrogliome, Oligo-Astrozytome, Ependymome,* ein *Subependymom, Plexuspapillome, Glioblastome, embryonale zentrale neuroepitheliale Tumoren* (6 *Medulloblastome,* ein *Aesthesioneuroblastom,* 4 *Retinoblastome*), *Meningeome* und *Neurinome* reagierten an Formaldehyd-fixiertem Paraffin-eingebettetem Gewebe Chromogranin A-negativ (SCHWECHHEIMER 1987; Abb. 34a; Tabelle 29). Erwartungsgemäß waren *Kraniopharyngeome* (n = 3), *Zysten* (n = 4) und ein *arteriovenöses Angiom* (n = 1) negativ (Tabelle 29).

In *embryonalen zentralen neuroepitelialen Tumoren* blieb das negative Ergebnis auch dann bestehen, wenn die Konzentration des Primärantikörpers (LK2H10) deutlich erhöht (max. 200 µg/ml) und gleichzeitig die Inkubationszeit auf 72 Std. verlängert wurde (SCHWECHHEIMER 1987). Obwohl in diesen Tumoren ultrastrukturell Granula vom Typ der „dense core vesicles" beschrieben worden sind (DOLMAN 1984), ist ihre Konzentration möglicherweise so niedrig, daß sie dem immunzytochemischen Nachweis entgehen. Antigen- bzw. Epitop-Maskierung, Zerstörung der Antigenität durch inadäquate Fixation und molekulare Heterogenität sind zusätzliche Faktoren, die grundsätzlich bei jeder negativen Immunreaktion berücksichtigt werden müssen. Andere Formen primitiver neuroektodermaler Tumoren wurden bisher nicht untersucht.

Tumoren des peripheren Nervensystems wie *Neurofibrome, Schwannome* und *neurogene Sarkome* reagierten Chromogranin-negativ (LLOYD u. WILSON 1983; WILSON u. LLOYD 1984; SCHWECHHEIMER 1987; Tabelle 29). Die positive Chromogranin A-Immunreaktion im Zytoplasma einzelner Nervenzellen in einem *Ganglioneurom* (SCHWECHHEIMER 1987; Tabelle 29) stimmt mit den Befunden von SOMOGYI et al. (1984) grundsätzlich überein. Diese Autoren beobachteten im Zentralnervensystem von Schafen - wie später NOLAN et al. (1985) bei Rindern - eine variable Chromogranin-Reaktion teils im Zytoplasma, teils in noradrenergen Synapsen. In Nervenzellen war die Chromogranin-Immunreaktion nach ultrastrukturellen Befunden im Bereich des Golgi-Apparats und in den Synapsen ausschließlich in Verbindung mit „dense-core-vesicles“ zu finden.

Die positive Immunreaktivität in *Askin-Tumoren* (SCHWECHHEIMER 1987; Abb. 33f; Tabelle 29), die in 3 Fällen herdförmig ausgeprägt war und einmal nahezu den gesamten Tumor betraf, wurde erst nach höherer Konzentration des Primärantikörpers und verlängerter Inkubationszeit des spezifischen Antikörpers und des Färbesubstrats erzielt. Die Interpretation dieses Befundes wird dadurch erschwert, daß Tumorstroma und Gefäßwände positiv reagierten. Damit wird ein grundsätzliches Problem der Immunmorphologie berührt: Sehr niedrige Antigenkonzentrationen in einem Gewebe können zu ihrem Nachweis Antikörperkonzentrationen erforderlich machen, die unter Umständen zu einer unspezifischen falsch-positiven Reaktion führen. Solche Schwierigkeiten treten bei kleinzelligen Tumoren mit schmalem Zytoplasmasaum immer wieder auf und können ein Grund für falsch-negative Ergebnisse sein.

Intrakranielle und intraspinale *Karzinommetastasen* sind erwartungsgemäß Chromogranin A-negativ (SCHWECHHEIMER 1987; Tabelle 29). In Karzinommetastasen waren jedoch einzelne positive neuroendokrine Zellen zu beobachten. Dieser Befund korreliert mit dem positiven Nachweis von Chromogranin A in neuroendokrinen Zellen von Magen, Dünn- und Dickdarm, Lunge (WILSON u. LLOYD 1984) und Mamma (BUSSOLATI et al. 1985). Chromogranin A-positive Zellen wurden zumindest in einem Teil der *argyrophilen Karzinome der Mamma* (BUSSOLATI et al. 1985), der *Endometriumkarzinome mit argyrophilen Zellen* (INOUE et al. 1986) und der *neuroendokrinen Tumoren der Lunge* (SAID et al. 1985) gefunden. Die bisher vorliegenden Ergebnisse zur Verteilung von Chromogranin A in kleinzelligen Bronchialkarzinomen sind nicht einheitlich. Während SAID et al. (1985) unter 12 Tumoren keinen positiven Fall beobachten konnten, waren in den Serien anderer Autoren einzelne kleinzellige Bronchialkarzinome Chromogranin A-positiv (LLOYD u. WILSON 1983; WILSON u. LLOYD 1984).

Sämtliche *intrakraniellen* und *intraspinalen mesenchymalen Tumoren* der eigenen Serie wie *Chondrom, Chondrosarkom, Chordom, Lipom, Rhabdomyosarkom* und *Non-Hodgkin-Lymphom* reagierten mit dem monoklonalen Antikörper LK2H10 gegen Chromogranin A negativ (SCHWECHHEIMER 1987; vgl. auch WILSON u. LLOYD 1984; Tabelle 29). Auch in *Ewing-Sarkomen* (n = 4) und *malignen*

Melanomen (n = 5) war keine Chromogranin A-Immunreaktivität nachweisbar (SCHWECHHEIMER 1987; vgl. auch WILSON u. LLOYD 1984; Tabelle 29).

Bemerkenswert und sehr interessant ist das *extraneurale Vorkommen* von Chromogranin A, das bisher in wenigen Zelltypen und Geweben beobachtet wurde. NOLAN et al. (1985) fanden Chromogranin-Immunreaktivität in *Thymusepithelien* und in der *Glandula submandibularis* des Rindes. Sie verwendeten nicht den monoklonalen Antikörper LK2H10, sondern benutzten ein Kaninchen-Antiserum gegen ein aus einem Polyacrylamidgel eluiertes Rinder-Chromogranin (M_r 70000). In Immunblotexperimenten zeigte dieses Antiserum mehrere reaktive Banden. Eine Hauptbande bei ca. 75KD entspricht Chromogranin A. Eine weitere, in allen getesteten Geweben nachweisbare niedermolekulare Bande bei ca. 20KD konnte noch nicht näher charakterisiert werden. HOGUE ANGELETTI u. HICKEY (1985) fanden Chromogranin-positive Zellen in *Milz, Lymphknoten, Thymus* und *fetaler Leber.* Die Autoren schließen aus der Anwesenheit neuroendokriner Zellen in allen immunologisch relevanten Organen auf eine Verbindung zwischen Nerven- und Immunsystem.

β) Chromogranin B (Secretogranin I)

Chromogranin B (Tabelle 27) wurde in *intestinalen* und *pulmonalen Karzinoiden* immunmorphologisch und immunchemisch zuverlässig lokalisiert (WEILER et

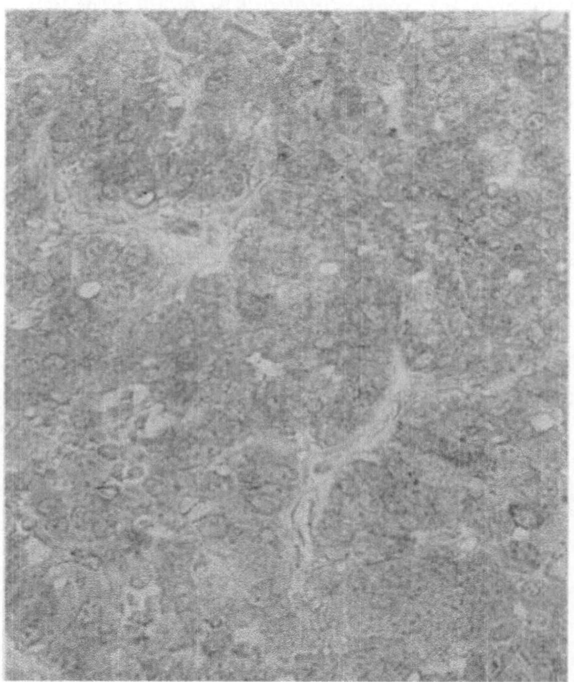

Abb. 35. Immunmorphologischer Nachweis von Chromogranin B/Secretogranin I in einem ACTH-bildenden Hypophysenadenom. Paraffinschnitt, monoklonaler Antikörper Klon 3.I.219-6, PaP, AEC-Haematoxylin. Original ×40

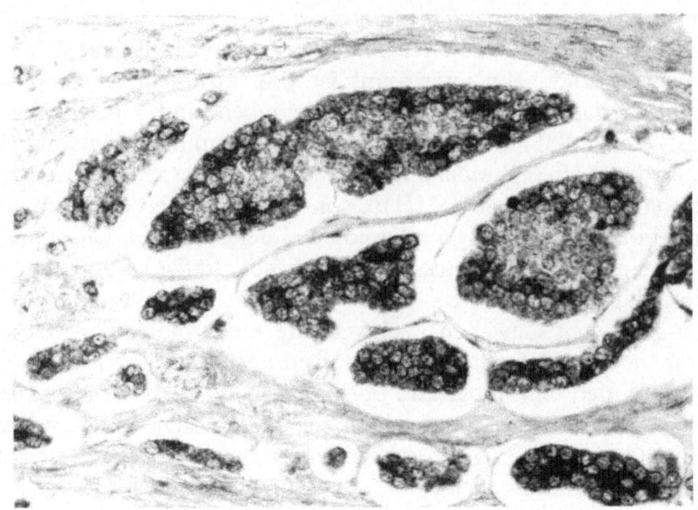

Abb. 36. Chromogranin C-Immunreaktivität in einem Dünndarmkarzinoid. Paraffinschnitt, DNP-Hapten Sandwich Staining. ×200 (freundlicherweise überlassen von Dr. SCHMID, Innsbruck)

al. 1987). WIEDENMANN et al. (1988) beschrieben Chromogranin B-Immunreaktivität in allen untersuchten *gastrointestinalen Karzinoiden* (Magen 1/1, Dünndarm 9/9, Appendix 6/6 und Kolon 1/1). Die Intensität der Immunreaktion war deutlich schwächer als bei Chromogranin A und Synaptophysin. *Phäochromozytome* (n=2) und *Insulin-bildende* (n=7), nicht jedoch Gastrin-produzierende (n=5) *Inselzelltumoren des Pankreas* waren Chromogranin B-positiv (WIEDENMANN et al. 1988). In *medullären Schilddrüsenkarzinomen* wurde immunmorphologisch (16/16) und biochemisch (4/4) Chromogranin B beobachtet (SCHMID et al. 1987). Die Expression von Secretogranin I in *Hypophysenadenomen* ist nicht systematisch untersucht; sie können positiv reagieren (Abb. 35).

γ) Secretogranin II (Chromogranin C)

Secretogranin II (Tabelle 27) ist nach den bisher publizierten Ergebnissen ein zuverlässiger morphologischer Marker für *gastrointestinale* und *pulmonale Karzinoide, Insulin-* und *Gastrin-bildende neuroendokrine Tumoren der Bauchspeicheldrüse, Phäochromozytome* und *medulläre Schilddrüsenkarzinome* (SCHMID et al. 1987; WEILER et al. 1987; WIEDENMANN et al. 1988; Abb. 36).

3. Biogene Amine und ihre Enzyme

a) Definition und Charakterisierung

Zur immunzytochemischen Identifizierung von Zellen des autonomen und diffusen neuroendokrinen Systems können Antikörper gegen die *biogenen Amine Dopamin, Noradrenalin, Adrenalin* und *Serotonin* selbst oder gegen ihre *Enzyme* verwendet werden (Tabelle 22).

Noradrenalin kommt in den Nervenzellen des peripheren und zentralen Nervensystems sowie in Ganglienzellen des Sympathikus und Parasympathikus und seiner Axone vor. *Adrenalin* ist hauptsächlich im Nebennierenmark lokalisiert. *Serotonin* wird in Neuronen des Hirnstamms und in den Zellen des diffusen neuroendokrinen Systems beschrieben. Adrenalin und Noradrenalin besitzen zahlreiche regulatorische Funktionen als Neurotransmitter oder Hormone (Übersicht bei VERHOFSTAD et al. 1983).

Tyrosin-Hydroxylase (TH) katalysiert die Umwandlung von Tyrosin in 3,4-Dihydroxyphenylalanin (Dopa). Noradrenalin entsteht unter Einwirkung von *Dopamin-β*-Hydroxylase (DBH) aus Dopamin. Phenylaethanolamin-N-Methyltransferase (PNMT) wandelt Noradrenalin in Adrenalin um (Übersichten bei VERHOFSTAD et al. 1983; LLOYD 1988a; Abb. 37). Die Synthese von Serotonin aus

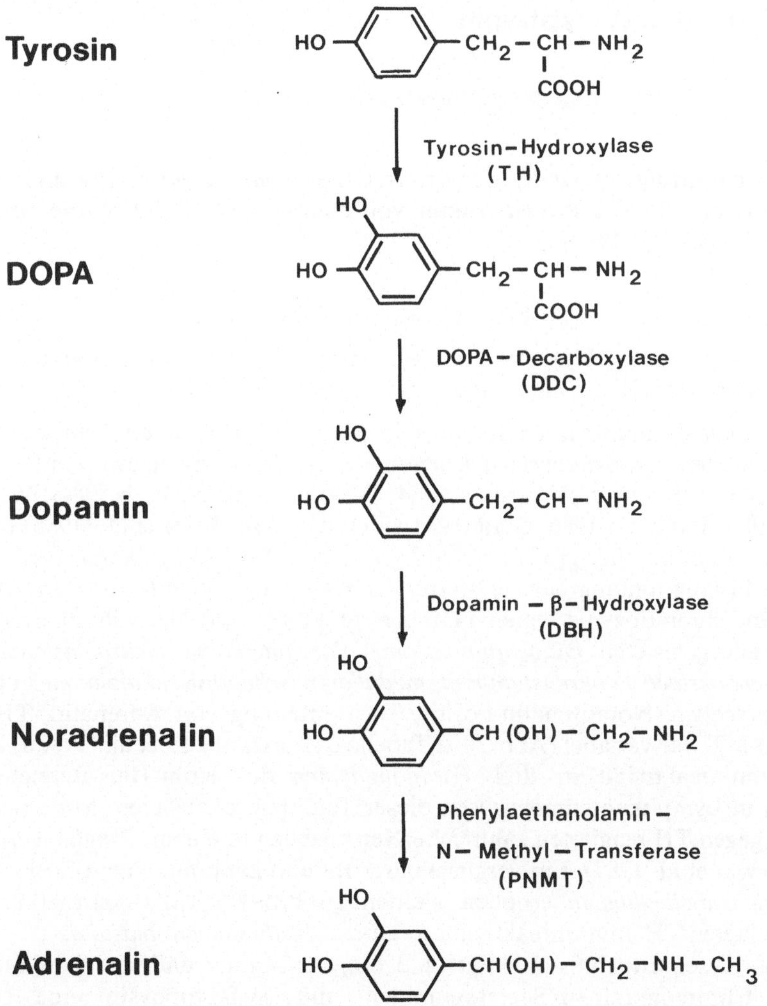

Tyrosin
HO–C₆H₄–CH_2–CH(COOH)–NH_2

Tyrosin-Hydroxylase (TH)

DOPA
(HO)₂C₆H₃–CH_2–CH(COOH)–NH_2

DOPA-Decarboxylase (DDC)

Dopamin
(HO)₂C₆H₃–CH_2–CH–NH_2

Dopamin-β-Hydroxylase (DBH)

Noradrenalin
(HO)₂C₆H₃–CH(OH)–CH_2–NH_2

Phenylaethanolamin-N-Methyl-Transferase (PNMT)

Adrenalin
(HO)₂C₆H₃–CH(OH)–CH_2–NH–CH_3

Abb. 37. Synthese von Dopamin, Adrenalin und Noradrenalin (Schema)

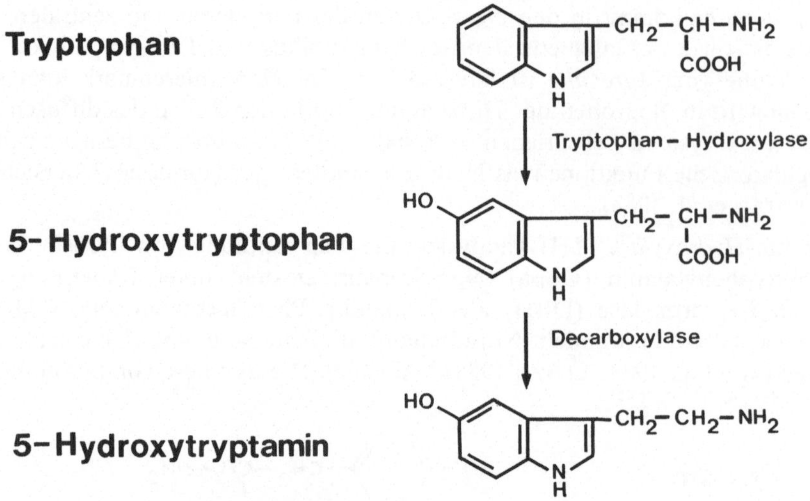

Tryptophan $CH_2-CH(NH_2)-COOH$

↓ Tryptophan-Hydroxylase

5-Hydroxytryptophan HO, $CH_2-CH(NH_2)-COOH$

↓ Decarboxylase

5-Hydroxytryptamin HO, $CH_2-CH_2-NH_2$

Abb. 38. Synthese von Serotonin (Schema)

Tryptophan erfolgt mit Hilfe der Enzyme *Tryptophan-Hydroxylase* und *-Decarboxylase* (Abb. 38). Die Primärstruktur von menschlicher DBH wurde aufgedeckt (LAMOUROUX et al. 1987).

b) Expression in Tumoren

Das Vorkommen biogener Amine und ihrer Enzyme in Tumoren ist bisher immunmorphologisch nicht systematisch untersucht worden.

Serotonin-Immunreaktivität wurde in *Karzinoiden, Paragangliomen* und hochdifferenzierten *neuroendokrinen Karzinomen der Lunge* nachgewiesen (CUELLO et al. 1982; LUNDQVIST u. WILANDER 1984; WARREN et al. 1984a, b, 1985; WILANDER et al. 1985; ITO et al. 1986; SCHEITHAUER et al. 1986). HOLM et al. (1985) beschrieben Serotonin in einer großen Anzahl *medullärer Schilddrüsenkarzinome.*

Die bislang umfangreichste Studie zur Verteilung von *Adrenalin* und *Noradrenalin* und ihrer Enzyme legten LLOYD et al. (1986) vor. Nach ihren Ergebnissen waren alle getesteten *Phäochromozytome, Paragangliome, Neuroblastome, Karzinoide, endokrinen Pankreastumoren, medullären Schilddrüsenkarzinome* und *Hypophysenadenome* Noradrenalin-positiv. Die Verteilung von Adrenalin, TH, DBH und PNMT war variabel (Abb. 39a; Tabelle 31). TAKAHASHI et al. (1987a) konnten TH-Immunreaktivität in drei *Paragangliomen* des Kopf-Hals-Bereichs, nicht jedoch in Lymphknotenmetastasen dieser Tumoren lokalisieren. Mit einem Antiserum gegen TH reagierten zahlreiche Nervenzellen in einem *Ganglioneurom* positiv (KAWAI et al. 1987). Ein vergleichbarer Befund kann mit einem DBH-Antikörper an *Gangliogliomen* erhoben werden (Abb. 39b). TAKAHASHI et al. (1988) beobachteten TH-Immunreaktivität in einem *Aesthesioneuroblastom.*

Aus diesen Ergebnissen folgt, daß biogene Amine und ihre Enzyme neben NSE, Chromograninen/Secretograninen und Synaptophysin eine sinnvolle Ergänzung des Spektrums neuroendokriner Marker darstellen.

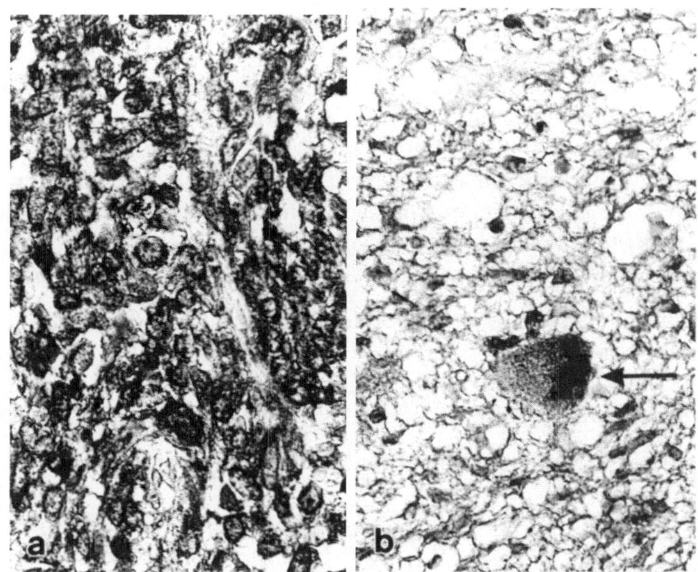

Abb. 39. a Tyrosin-Hydroxylase-Immunreaktivität in einem Phäochromozytom (monoklonaler Antikörper Klon 2/40/15). **b** Granuläre Dopamin-β-Hydroxylase-Reaktion in einer Ganglienzelle eines Ganglioglioms (*Pfeil;* Kaninchen-Antiserum). Paraffinschnitte, Avidin-Biotin-Peroxidase, AEC-Haematoxylin. Originale ×40

Tabelle 31. Immunreaktivität biogener Amine und ihrer Enzyme in neuroendokrinen Tumoren. (Mod. Zusammenstellung der Daten von LLOYD et al. 1986)

Tumortyp	Biogene Amine			Enzyme			
	n	NA	A	n	TH	DBH	PNMT
Phäochromozytom	25	25	25	5	5	5	5 (f)
Paragangliom							
Glomus caroticum	3	3	0	2	2	2	2 (f)
Herz	4	4	4	4	4	4	4 (f)
Duodenum	1	1	1	1	1	1	1 (f)
Glomus jugulare	4	4	0	3	0	0	0
Neuroblastom	6	6	0	4	3	1	0
Karzinoid							
Magen-Darm-Trakt	2	2	0	1	1	0	0
Lunge	4	4	0	–	–	–	–
Endokriner Pankreastumor	3	3	0	1	0	0	0
Medulläres Schilddrüsen-Ka.	4	4	1 (f)	4	4	1	0
Hypophysenadenom[a]	6	6	0	3	0	0	0

n Fallzahl; *NA* Noradrenalin; *A* Adrenalin; *TH* Tyrosin-Hydroxylase; *DBH* Dopamin-β-Hydroxylase; *PNMT* Phenylaethanolamin-N-Methyltransferase; *f* fokal; -, nicht untersucht.

[a] Vier Nullzelladenome, ein Prolaktinom, ein Wachstumshormon- und Prolaktin-bildendes Adenom.

4. Vesikelproteine

In neuroendokrinen Zellen lassen sich elektronenmikroskopisch zwei Formen sekretorischer Organellen unterscheiden, nämlich Granula mit dichtem Kern („dense core granules/vesicles") und kleine Vesikel mit hellem Zentrum („small clear vesicles", 40–80 nm). Im ersten Typ findet man Neuropeptide, während in kleinen Vesikeln der Nervenzellen klassische Neurotransmitter beobachtet werden (LUNDBERG u. HÖFKELT 1983; HÖFKELT et al. 1984; Tabelle 22).

Aus kleinen hellen Vesikeln wurden drei Membranproteine isoliert:

a) ein Protein mit einem relativen Molekulargewicht in der eindimensionalen SDS-Gelelektrophorese von M_r *65000* (MATTHEW et al. 1981),
b) *Protein SV2* (M_r 95000; BUCKLEY u. KELLY 1985) und
c) *Synaptophysin* (M_r 38000; JAHN et al. 1985; WIEDENMANN u. FRANKE 1985).

Die zelluläre Verteilung von Synaptophysin ist bisher am besten untersucht.

a) Synaptophysin

α) Definition und Charakterisierung

Synaptophysin ist ein integrales Membranprotein kleiner Vesikel in Neuronen und neuroendokrinen Zellen, das ursprünglich aus präsynaptischen Vesikeln von Nervenzellen isoliert wurde und dort mit dem monoklonalen Antikörper SY38 identifiziert werden konnte (JAHN et al. 1985; WIEDENMANN u. FRANKE 1985). Das Protein macht in Rattengehirnen ungefähr 2% des Gesamtproteingehalts synaptischer Vesikel aus (REHM et al. 1986). Immunmorphologische Untersuchungen mit dem monoklonalen Antikörper SY38 haben gezeigt, daß Synaptophysin in einem breiten Spektrum nicht-neuronaler neuroendokriner Zellen lokalisiert werden kann (WIEDENMANN u. FRANKE 1985; WIEDENMANN et al. 1986a, b; NAVONE et al. 1986).

In der eindimensionalen SDS-Gelelektrophorese wurden unterschiedliche Molekulargewichte für Synaptophysin von M_r 38000 bis M_r 42000 in den verschiedenen Zelltypen beschrieben (JAHN et al. 1985; WIEDENMANN u. FRANKE 1985; WIEDENMANN et al. 1986b, REHM et al. 1986; LEE et al. 1987). Diese Unterschiede sind vermutlich auf verschiedene Glykosylierungsgrade des Polypeptids zurückzuführen (NAVONE et al. 1986; REHM et al. 1986). Chromatographisch gereinigtes Synaptophysin ist ein saures Glykoprotein (pH ~ 4,8; WIEDENMANN u. FRANKE 1985). Natives Synaptophysin bildet ein Homooligodimer mit einem Molekulargewicht von 119000 (REHM et al. 1986). Nach molekularbiologischen Studien mit klonierter DNS und mRNS besteht das Polypeptid aus 307 Aminosäuren mit vier hydrophoben Regionen zu je 24 Aminosäuren in α-helikaler Konfiguration, besitzt eine N-glykosylierte Stelle, die dem Vesikelinnern zugewandt ist

Abb. 40a–g. Synaptophysin-Immunreaktivität (monoklonaler Antikörper Klon SY38): **a** Menschliche Großhirnrinde in der Nachbarschaft eines Glioms: Dichtes punktförmiges Reaktionsmuster; beachte die weitgehende Aussparung der Zona molecularis und der Nervenzelleiber. **b–g** Positive Synaptophysin-Immunreaktion in Tumoren: **b** Medulloblastom,

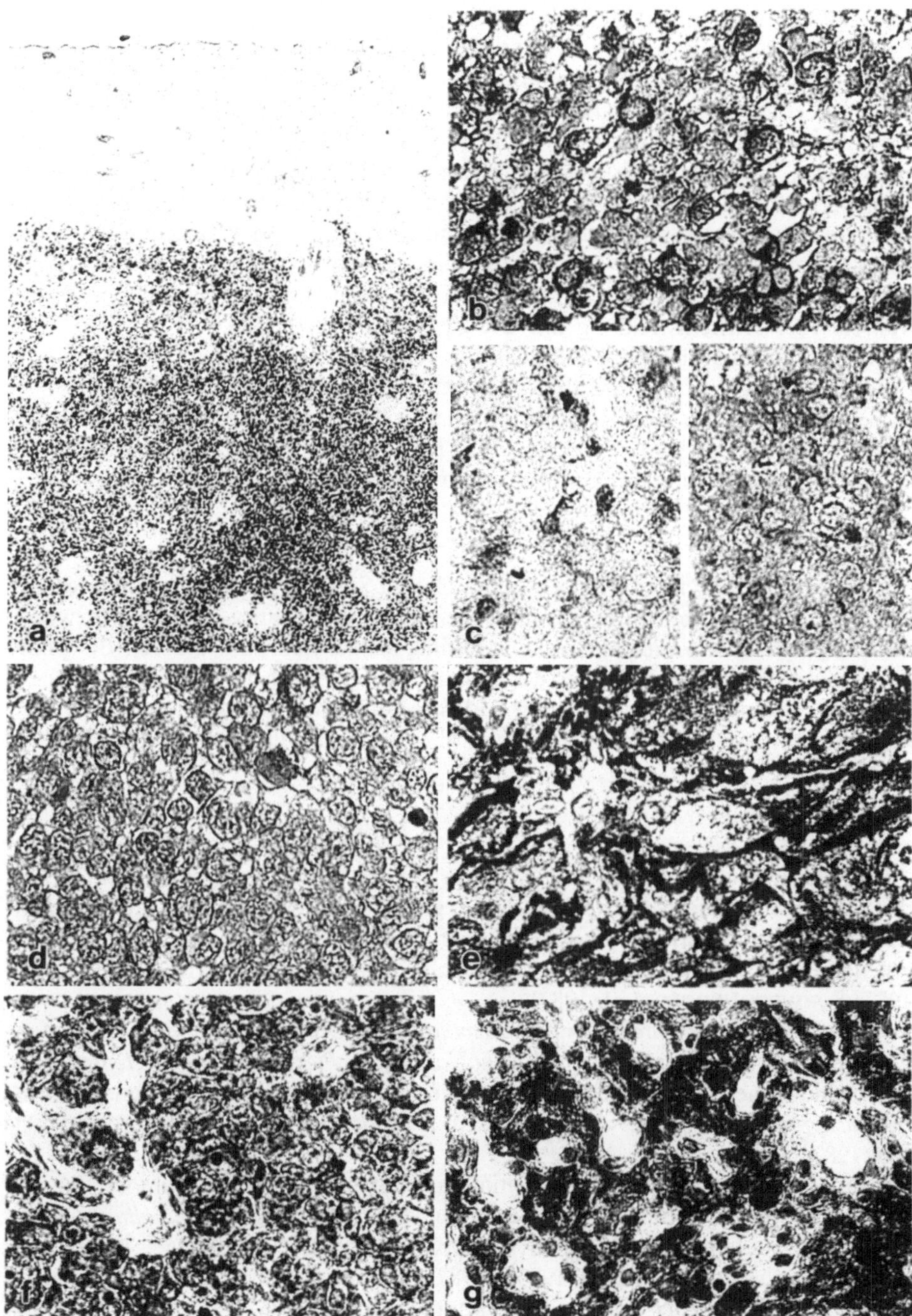

c chromophobes funktionell inaktives *(links)* und eosinophiles Wachstumshormon-bildendes Hypophysenadenom (klinisch Akromegalie, *rechts*), **d** Neuroblastom, **e** Phäochromozytom, **f** Karzinoid und **g** Paragangliom. Paraffinschnitte, PaP, AEC-Haematoxylin. Originale ×25

und trägt an seinem C-terminalen Ende (89 Aminosäuren) das Epitop für den monoklonalen Antikörper SY38 (LEUBE et al. 1987). Synaptophysin gehört zur Gruppe der Kalzium-bindenden Proteine (WIEDENMANN u. FRANKE 1985; WIEDENMANN et al. 1986a, b; REHM et al. 1986). Immunzytochemisch wurde Synaptophysin in Nervenzellen von Gehirn und Rückenmark, in der Retina, in der neuromuskulären Endplatte, im Nebennierenmark und in neuroendokrinen Zellen lokalisiert (WIEDENMANN u. FRANKE 1985). Immunelektronenmikroskopische und biochemische Untersuchungen zeigten, daß das von SY38 erkannte Epitop der zytoplasmatischen Seite der Vesikel zugewandt ist (WIEDENMANN u. FRANKE 1985; REHM et al. 1986; LEUBE et al. 1987). Bei der Maus korreliert seine Expression während der Hirnentwicklung mit der Synaptogenese (KNAUS et al. 1986). Die immunmorphologische Kreuzreaktivität in verschiedenen Spezies (Mensch, Ratte, Rind und Frosch; JAHN et al. 1985; WIEDENMANN u. FRANKE 1985; WIEDENMANN et al. 1986b) und die Kreuzhybridisierung von Synaptophysin-RNS aus verschiedenen Säugetieren (BUCKLEY et al. 1987; LEUBE et al. 1987; SÜDHOF et al. 1987) deuten auf eine hohe Stabilität des Proteins während der Evolution hin.

β) Zelluläre Verteilung

Im Gehirn ist Synaptophysin im Bereich von Synapsen lokalisiert und deshalb in Groß- und Kleinhirnrinde enorm angereichert (Abb. 40a). Das Protein wurde immunzytochemisch außerdem in der Retina, an der neuromuskulären Endplatte und an varikösen Auftreibungen vegetativer Nervenfasern im Meerschweinchenmyokard und in zahlreichen neuroendokrinen Zellen nachgewiesen (WIEDENMANN u. FRANKE 1985; WIEDENMANN et al. 1986a; GOULD et al. 1986a; METZ et al. 1986).

γ) Expression in Tumoren

Der monoklonale Antikörper *SY38* ergibt an Kryostatschnitten mit der indirekten Immunfluoreszenztechnik eine granuläre Reaktion und an Paraffinschnitten mit der PaP-Methode eine eher diffuse, jedoch immer noch deutlich erkennbare granuläre intrazytoplasmatische Immunreaktion (SCHWECHHEIMER 1987; SCHWECHHEIMER et al. 1987).

Unter den *intrakraniellen* und *intraspinalen Geschwülsten* reagieren alle *neuroepithelialen Tumoren* einschließlich *Glioblastomen, Plexuspapillome, Meningeome,* unterschiedlicher histologischer Differenzierung, *Neurinome, Zysten* und *zentrale mesenchymale Tumoren* erwartungsgemäß Synaptophysin-negativ (SCHWECHHEIMER 1987; Tabelle 32).

Für die Diagnose und Differentialdiagnose intrakranieller Tumoren ist die Expression von Synaptophysin in *embryonalen zentralen neuroepithelialen Tumoren* von besonderer Bedeutung. Synaptophysin ist ein zuverlässiger Marker für *Medulloblastome* (GOULD et al. 1986a, 1987; SCHWECHHEIMER 1987; SCHWECHHEIMER et al. 1987). In der eigenen Serie konnte das integrale Membranprotein kleiner Vesikel an Kryostatschnitten Azeton-fixierten Tumorgewebes in allen Fällen (6/6) und in der Mehrzahl der Geschwülste (5/6) auch an Formalin-fixiertem Paraplast-eingebettetem Biopsiematerial nachgewiesen werden. Die Immunreaktivität war an Paraffinschnitten allerdings deutlich schwächer. Die Größe der positi-

Tabelle 32. Synaptophysin-Immunreaktivität in Tumoren des zentralen, peripheren und autonomen Nervensystems

Tumortyp	Paraffinschnitte		Kryostatschnitte	
	n	SY38	n	SY38
Astrozytom (fibrillär u. protoplasmatisch)	2	0	2	0
Pilozytisches Astrozytom	4	0	4	0
Malignes Astrozytom	2	0	3	0
Oligodendrogliom	5	0	5	0
Oligo-Astrozytom	5	0	5	0
Ependymom				
- low grade	3	0	3	0
- papilläres Hemisphären-Ependymom	1	0	–	–
- myxopapilläres Ependymom	1	0	1	0
Subependymom	1	0	1	0
Plexuspapillom	6	0	2	0
Glioblastom	5	0	5	0
Medulloblastom	6	5	6	6
Aesthesioneuroblastom	1	1	–	–
Retinoblastom	4	4	0	0
Neurinom	3	0	3	0
Meningeom	8	0	8	0
Meningeales Sarkom	1	0	–	–
Hämangioblastom	3	0	3	0
Chondrom	2	0	2	0
Chondrosarkom	1	0	1	0
Chordom	2	0	2	0
Lipom	1	0	1	0
Rhabdomyosarkom	1	0	1	0
Non-Hodgkin-Lymphom	2	0	2	0
Kraniopharyngeom	3	0	3	0
Epidermoidzyste	3	0	3	0
Kolloidzyste	1	0	1	0
Hypophysenadenome[a]	32	32	1	1
Glioneuronales Hamartom	1	1	1	1
Arteriovenöses Angiom	1	0	1	0
Karzinommetastasen	11	0[b]	14	0[b]
Neurofibrom	3	3[c]	3	3[c]
Neurogenes Sarkom	4	0	–	–
Askin-Tumor	4	3	–	–
Ganglioneurom	2	2[c]	1	1[c]
Neuroblastom	6	6	3	3
Paragangliom	5	5	1	1
Phäochromozytom	6	6	–	–
Karzinoid	5	5	–	–
Ewing-Sarkom	4	0	–	–
Malignes Melanom	5	0	–	–
Insgesamt	166		92	

Ergebnisse eigener immunzytochemischer Untersuchungen mit dem monoklonalen Antikörper SY38 (Schwechheimer 1987).
n Fallzahl; –, nicht untersucht.
[a] Detaillierte Beschreibung siehe Tabelle 33.
[b] In zwei Metastasen kolorektaler Adenokarzinome reagierten einige neuroendokrine Zellen positiv.
[c] Synaptophysin-Immunreaktivität entlang von Axonen und in Ganglienzellen.

ven Tumorabschnitte und die Zahl der Tumorzellen schwankten von Fall zu Fall und innerhalb eines Tumors beträchtlich (SCHWECHHEIMER 1987; SCHWECHHEIMER et al. 1987; vgl. auch GOULD et al. 1986a, 1987; Abb. 7a, c, 34b, 40b; Tabelle 32). Die Anwesenheit von Synaptophysin konnte in einem Fall eines immunzytochemisch an Kryostat- und Paraffinschnitt fokal bzw. sehr schwach reagierenden Medulloblastoms durch Immunblot bestätigt werden (Abb. 34b). Der schmale perinukleäre Zytoplasmasaum und die geringe Menge vorhandenen Antigens machten jedoch eine sehr viel höhere Konzentration des spezifischen Antikörpers und eine verlängerte Inkubationszeit (bis zu 72 Std.) erforderlich. Diese Bedingungen galten auch für *Retinoblastome,* ein *Aesthesioneuroblastom* und *Askin-Tumoren,* wobei dadurch eine von Tumor zu Tumor unterschiedlich intensive herdförmige positive Reaktion erreicht wurde. Es wird somit verständlich, daß solche Tumoren in Einzelfällen auch negativ sein können (SCHWECHHEIMER 1987; Tabelle 32).

Der immunmorphologische Nachweis von Synaptophysin, der als Marker für die Anwesenheit kleiner Vesikel mit hellem Zentrum auf lichtmikroskopischer Ebene gewertet werden kann, ist neben der allerdings sehr variablen und heterogenen Expression von Neurofilamentpolypeptiden (vgl. Abschn. B.II.4) als ein Hinweis auf die neuronale Differenzierungsfähigkeit embryonaler zentraler neuroepithelialer Tumoren wie Medulloblastome, Aesthesioneuroblastome und Retinoblastome interpretierbar. Weitere immunzytochemische Untersuchungen an dem gesamten Spektrum primitiver neuroektodermaler Tumoren sind notwendig, um diese Tendenz zu bestätigen und die differentialdiagnostische Bedeutung von Synaptophysin innerhalb dieser Tumorgruppe auszuloten.

Hypophysenadenome reagieren unabhängig von ihrer immunzytochemisch nachgewiesenen hormonellen Aktivität Synaptophysin-positiv (GOULD et al. 1987; SCHWECHHEIMER 1987; Abb. 34b, 40c; Tabelle 33). Damit unterscheidet sich die Verteilung von Synaptophysin deutlich von Chromogranin A, das bei Prolaktinomen, einem Teil der ausschließlich Wachstumshormon-bildenden Adenome und einigen Nullzell-Adenomen negativ reagierte (vgl. Abschn. C.III.2; Abb. 33e, 34a; Tabelle 30). Synaptophysin ist in der immunmorphologischen Charakterisierung dieser Tumorgruppe Chromogranin A überlegen. Der Nachweis von Synaptophysin kann bei der Differentialdiagnose infiltrierend wachsender Hypophysenadenome gegenüber epithelialen Tumoren aus dem Bereich von Nase und Nasennebenhöhlen hilfreich sein.

Das Vorkommen von Synaptophysin in *Pinealistumoren* ist bisher nur in einem Fall immunmorphologisch untersucht worden. COLLINS (1987) beobachtete die Expression von NSE, Neurofilamentpolypeptiden und Synaptophysin in einem *Pineozytom mit neuronaler Differenzierung.*

Differenzierte neuronale Tumoren und *tumorähnliche Läsionen* ergeben eine Synaptophysin-Immunreaktivität an den Stellen, an denen synaptische Kontakte erwartet werden können: als sehr dichtes Netzwerk immunreaktiver Punkte im *Glio-neuronalen Hamartom* (Abb. 6f; Tabelle 32), an der Peripherie des ausladenden Zytoplasmas von Ganglienzellen in *Ganglioneurom* und *Ganglioneuroblastom* und als einzelne Punkte entlang von Axonen in *Neurofibromen* und im *Neuromanteil von Ganglioneuromen* (GOULD et al. 1986b, 1987; WIEDENMANN et al. 1986a, b;

Tabelle 33. Synaptophysin-Immunreaktivität in Hypophysenadenomen

Adenomtyp	n	Anzahl der SY38-positiven Adenome
STH-bildende eosinophile Adenome		
Klinisch: Akromegalie		
- STH ausschließlich	4	4
- STH-PRL	1	1
- STH-PRL-FSH-LH	1	1
- STH-FSH +/− LH	3	3
PRL-bildende chromophobe Adenome		
Klinisch: Prolaktinome		
- PRL ausschließlich	3	3
GN-bildende chromophobe Adenome		
Klinisch: stumm		
- FSH-LH	1	1
- FSH	1	1
- LH	3	3
Gemischtes Adenom		
Klinisch: M. Cushing		
- plurihormonell STH-PRL-ACTH-FSH-LH	1	1
Hormonell inaktive chromophobe Adenome		
Klinisch: stumm		
- negativ („Nullzelladenom")	14	14
Insgesamt	32	32 (100%)

Ergebnisse eigener immunzytochemischer Untersuchungen an Formalin-fixiertem Paraplast-eingebettetem Tumorgewebe (n=32) mit dem monoklonalen Antikörper SY38 (SCHWECHHEIMER 1987).
n Fallzahl; *STH* Wachstumshormon; *PRL* Prolaktin; *FSH* β-Follikel-stimulierendes Hormon; *LH* β-luteinisierendes Hormon; *ACTH* adrenokortikotropes Hormon; *GN* Gonadotropine.
Im Randbereich der Adenome gelegene Anteile der normalen Adenohypophyse mit Synaptophysin-positiven Zellen sind in der Tabelle nicht berücksichtigt.

SCHWECHHEIMER 1987; SCHWECHHEIMER et al. 1987; Abb. 6d; Tabelle 32). Ohne quantitativ-morphometrische Untersuchungen durchgeführt zu haben, gewinnt man bei der Auswertung der Präparate den Eindruck, daß die Intensität der Immunreaktion mit der Anzahl von Synapsen bzw. synaptischen Vesikeln korreliert ist. Wenige immunreaktive Punkte entlang von Axonen sind möglicherweise das Äquivalent des Transports von Stoffen (in unserem Fall des Vesikelproteins Synaptophysin) auf dem Wege des Axonflusses vom Ort der Synthese zur Synapse (s. auch GOULD et al. 1986a). *Schwannome (Neurinome),* in denen Axone weder mit Versilberungstechniken noch immunzytochemisch in Form von Neurofilamentproteinen nachweisbar sind, sind auch Synaptophysin-negativ (SCHWECHHEIMER 1987; Tabelle 32).

Nach allen bisherigen immunmorphologischen und immunchemischen Untersuchungen ist Synaptophysin *der* Marker für *Tumoren des autonomen Nervensy-*

stems wie *Neuroblastome, Ganglioneuroblastome, Phäochromozytome* und *Paragangliome* sowie *neuroendokrine Tumoren des Gastrointestinaltrakts, der Bauchspeicheldrüse* und der *Lunge* schlechthin (GOULD et al. 1986a, 1987; WIEDENMANN et al. 1986a, b, 1987, 1988; CHEJFEC et al. 1987; MIETTINEN u. RAPOLA 1987; SCHWECHHEIMER 1987; SCHWECHHEIMER et al. 1987; WICK et al. 1988; Abb. 6c, 34b, 40d–g; Tabelle 32). Diese Wertung wird durch den konstanten und zuverlässigen Nachweis von Synaptophysin mit Hilfe des monoklonalen Antikörpers SY38 sowohl an Kryostat- als auch an Paraffinschnitten gerechtfertigt. Synaptophysin gewinnt noch größere Bedeutung durch die Tatsache, daß das Vesikelprotein auch in *Metastasen* neuroendokriner Tumoren zuverlässig nachgewiesen werden kann (MIETTINEN u. RAPOLA 1987; WIEDENMANN et al. 1987).

Der überzeugende immunzytochemische Nachweis dieses Polypeptids in Neuroblastomen, aber auch in einem Teil der *kleinzelligen Bronchialkarzinome* (GOULD et al. 1986a, 1987; WIEDENMANN et al. 1986a, b; LEE et al. 1987) ist wichtig für die Differentialdiagnose *kleinzelliger rundzelliger maligner Tumoren.* In *Lymphomen, Rhabdomyosarkomen* und *Ewing-Sarkomen* nämlich wird Synaptophysin nicht exprimiert (MIETTINEN u. RAPOLA 1987; SCHWECHHEIMER 1987; Tabelle 32).

Medulläre Schilddrüsenkarzinome sind weitere, konstant Synaptophysin-positive Tumoren in allen bisher vorliegenden immunzytochemischen Untersuchungen, während *Merkelzelltumoren* der Haut nur zum kleinen Teil positiv reagieren und alle untersuchten *malignen Melanome* negativ sind (GOULD et al. 1986a, 1987; WIEDENMANN et al. 1986a, b, 1987; SCHWECHHEIMER 1987; Tabelle 32).

b) Protein p38

JAHN et al. (1985) isolierten aus Vesikelpräparationen von Rattengehirn ein Protein mit einem M_r von 38 KD *(p38)*. Immunzytochemische Untersuchungen mit monoklonalen Antikörpern zeigten eine intensive Anfärbung zerebraler Synapsen und zahlreicher neuroendokriner Zellen. Protein p38 ist mit kleinen synaptischen Vesikeln assoziiert (JAHN et al. 1985; NAVONE et al. 1986). Protein p38 und Synaptophysin sind wahrscheinlich identische Polypeptide (WIEDENMANN u. FRANKE 1985; WIEDENMANN et al. 1986a, b; NAVONE et al. 1986). Ebenso wie Synaptophysin kommt Protein p38 in Vesikeln mit elektronendichtem Kern nicht vor (NAVONE et al. 1986).

c) Synapsin

Synapsin Ia und *Ib* sind extrinsische Proteine an der zytoplasmatischen Seite kleiner präsynaptischer Vesikel (M_r 80000 und 86000; DE CAMILLI et al. 1979, 1983a, b; HUTTNER et al. 1983; NAVONE et al. 1984).

Immunzytochemische Untersuchungen zur Verteilung von Synapsin an Tumoren sind bisher nicht beschrieben worden. In neuralen und neuroendokrinen Tumoren ist eine ähnliche Verteilung wie bei Synaptophysin zu erwarten.

d) Weitere Vesikelproteine

Synaptin ist ein saures Glykoprotein (M_r 45000, pH 4,2), das an der Außenseite synaptischer Vesikel und chromaffiner Granula lokalisiert ist (Übersicht bei Bock 1978).

Matthew et al. (1981) beschrieben ein *Protein mit M_r 65000* in synaptischen Vesikeln mit weiter Verteilung in neuralen und neurosekretorischen Geweben.

Protein *SV2* ist ein integrales Membranprotein kleiner heller Vesikel (M_r 95000; Buckley u. Kelly 1985).

Immunmorphologische Untersuchungen zur Verteilung dieser Vesikelproteine in Tumoren sind u. W. bisher nicht durchgeführt worden.

5. Zytoskelettproteine

a) Tubuline

Mikrotubuli sind Bestandteile des Zytoskeletts (Tabelle 22). Ihr molekulares Substrat bilden die *Tubuline,* die aus zwei gleichschweren Monomeren *(α, β)* mit unterschiedlicher elektrophoretischer Wanderungsgeschwindigkeit aufgebaut sind (Ludueña et al. 1977). In Wirbeltiergehirnen findet man ein zweites β-Tubulinprotein (Little 1979). Da zwischen dem hirnspezifischen β_2-Tubulin und dem ubiquitären β_1-Tubulin Sequenzunterschiede bestehen (Sullivan u. Cleveland 1984; Little u. Ludueña 1985), könnte ein Antikörper gegen die spezifische β_2-Tubulinsequenz ein vielversprechender neuronaler Marker werden.

b) Mikrotubuli-assoziierte Proteine

In Verbindung mit den Mikrotubuli von Nervenzellen (Neurotubuli) wurden zwei Gruppen von Proteinen gefunden: *tau-Proteine* (Weingarten et al. 1975) mit niedrigem Molekulargewicht (55–62 KD, Cleveland et al. 1977) und *Mikrotubuli-assoziierte Proteine, MAP-1 und MAP-2,* mit hohen Molekulargewichten (300 bzw. 350 KD), die in vitro die Polymerisation von Mikrotubuli stimulieren (Murphy u. Borisy 1975; Sloboda et al. 1976; Kim et al. 1979).

MAP-1- und MAP-2-Immunreaktivität wurde im Gehirn der Ratte in einer großen Zahl von Nervenzellen (Wiche et al. 1983, 1984) sowie in Neuroblastomzellen (Izant u. McIntosh 1980; Wiche et al. 1983) nachgewiesen. Artlieb et al. (1985) fanden mit monoklonalen Antikörpern gegen MAP-1 und MAP-2 eine positive Reaktion in allen untersuchten *Neuroblastomen* (Abb. 41), während Rhabdomyosarkome, Ewing-Sarkome und Lymphome negativ reagierten. Sie schlugen deshalb MAP-1 und MAP-2 als Marker für Neuroblastome vor und diskutieren ihre Bedeutung für die Differentialdiagnose von Rundzellsarkomen im Kindesalter.

c) Neurofilamentpolypeptide

Neurofilamentproteine sind Bestandteile des Zytoskeletts und gehören zur Gruppe der Intermediärfilamentproteine. Sie wurden in Abschnitt B abgehandelt.

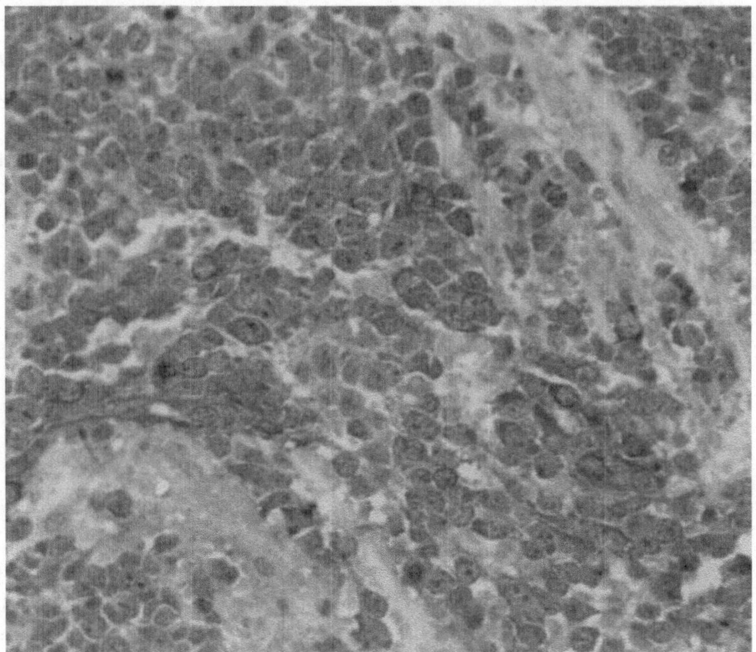

Abb. 41. MAP-1-Immunreaktivität in einem Neuroblastom Grad III (vgl. ARTLIEB et al. 1985). Paraffinschnitt, ABC, AEC-Haematoxylin. Original ×40

6. Retinale Antigene

In der Retina wurden mehrere Gewebe-spezifische Antigene beschrieben wie das Retinale S-Antigen, Opsin, unlösliche retinale Antigene und Rhodopsin (Übersicht bei FAURE 1980; Tabelle 22).

a) Retinales S-Antigen

α) *Definition und Charakterisierung*

Retinales S-Antigen ist ein 50 KD Protein der Retina (WACKER et al. 1977; BENESKI et al. 1984). Das Protein wurde immunzytochemisch mit polyvalenten Antiseren und monoklonalen Antikörpern in Photorezeptoren der Retina und in Pinealiszellen verschiedener Spezies einschließlich des Menschen lokalisiert (KALSOW u. WACKER 1977; FAURE 1980; MIRSHAHI et al. 1984; BROEKHUYSE u. WINKENS 1985; DONOSO et al. 1985c; KORF et al. 1985; PERENTES et al. 1986). Das Antigen induziert die experimentelle Autoimmunuveoretinitis (EAU) in Labortieren und spielt auch bei Autoimmunerkrankungen des Menschen eine Rolle (FAURE 1980). Seine Funktion ist eng mit der Phototransduktion des Sehens verbunden (WACKER et al. 1977; BENESKI et al. 1984; Übersicht bei FAURE 1980).

β) *Expression in Tumoren*

Entsprechend seinem Vorkommen in der Photorezeptorzellschicht der Retina beschrieben mehrere Arbeitsgruppen die Expression und Verteilung von Retinalem S-Antigen in *Retinoblastomen* mit Antiseren und monoklonalen Antikörpern (DONOSO et al. 1985a, b, 1987; MIRSHAHI et al. 1986; PERENTES et al. 1987; RODRIGUES et al. 1987). Mit dem monoklonalen Antikörper *A9-C6* beobachteten DONOSO et al. (1985b) in 19 menschlichen Retinoblastomen S-Antigen-positive Zellen in Verbindung mit sog. „Fleurettes" (3/19), Flexner-Wintersteinerschen Rosetten (7/19) oder in isolierten Tumorzellen (11/19; vgl. auch DONOSO et al. 1987; PERENTES et al. 1987; RODRIGUES et al. 1987). MIRSHAHI et al. (1986) zeigten an Bouin-fixiertem Paraffin-eingebettetem Tumorgewebe mit Hilfe der indirekten Immunfluoreszenztechnik eine konstante Expression von S-Antigen in differenzierten Retinoblastomen (n = 3) mit dem monoklonalen Antikörper *S2D2* und einem Kaninchen-Antiserum, während undifferenzierte Retinoblastome mit mehreren monoklonalen Antikörpern und einem Antiserum negativ reagierten. Retinales S-Antigen kann immunmorphologisch auch in den Retinoblastomzellinien WERI-Rb1 und Y-79 lokalisiert werden (Äthanol-fixierte Paraffin-eingebettete Zellen, monoklonaler Antikörper A9-C6, indirekte Immunperoxidasetechnik; DONOSO et al. 1985a).

Die Expression von Retinalem S-Antigen wird als Ausdruck einer Photorezeptordifferenzierung in Retinoblastomen bzw. einer Ableitung der Retinoblastome aus Vorläuferzellen von Photorezeptoren gewertet (MIRSHAHI et al. 1986; PERENTES et al. 1987). Bei S-Antigen-negativen Retinoblastomen diskutiert man eine Herkunft aus glialen oder primitiven neuroektodermalen Zellen (MIRSHAHI et al. 1986).

Mit einem Kaninchen-Antiserum (NEI 04111083; KORF et al. 1986) und mit einem monoklonalen Antikörper (A9-C6; PERENTES et al. 1986) wird S-Antigen-Immunreaktivität in einzelnen Zellen oder kleinen Tumorzellgruppen in einem Teil der *Pineozytome* und *Pineoblastome* beobachtet (1/1 Pineozytom, KORF et al. 1986; 2/7 Pineozytome, 0/2 maligne Pineozytome, 2/4 Pineoblastome, PERENTES et al. 1986).

An Formalin-fixiertem Paraffin-eingebettetem Gewebe werden in einer großen Zahl von *Medulloblastomen* des klassischen Typs mit einem Kaninchen-Antiserum und dem monoklonalen Antikörper A9-C6 S-Antigen-immunreaktive Zellen gefunden (9/28 = 32,1%, KORF et al. 1987; 8/16 = 50%, BONNIN u. PERENTES 1988). Dieses Ergebnis kann als Zeichen einer neuronalen oder Photorezeptor-Differenzierung interpretiert werden; es ist jedoch auch nicht ausgeschlossen, daß die Expression von Retinalem S-Antigen in neoplastisch transformierten Zellen nicht mehr spezifisch ist (KORF et al. 1987; BONNIN u. PERENTES 1988).

Maligne Teratome (n = 5), *Germinome* (n = 3), *kleinzellige Karzinome* (n = 4), *Glioblastome* (n = 3), *Astrozytome* (n = 5), *Ependymome* (n = 12), *Oligodendrogliome* (n = 12), *Gangliogliome* (n = 3), *Ganglioneuroblastome* (n = 6), ein *Gangliozytom*, *Neuroblastome* (n = 13) und ein *Aesthesioneuroblastom* reagierten S-Antigen-negativ (KORF et al. 1987).

b) Weitere retinale Antigene

Unter den zahlreichen retinalen Antigenen wurde neben Retinalem S-Antigen die Expression von *Opsin* in wenigen Tumorformen immunmorphologisch untersucht. Eine fokale Opsin-Immunreaktivität wurde in einzelnen *Retinoblastomen* beobachtet (RODRIGUES et al. 1987). Opsin konnte in 9 von 28 *Medulloblastomen* des klassischen Typs lokalisiert werden (KORF et al. 1987). Positive Zellen fanden sich in den Tumoren, die auch das Retinale S-Antigen exprimierten. In diesen Fällen war die Zahl Opsin-reaktiver Tumorzellen geringer als die Anzahl S-Antigen-positiver Tumorzellen.

Maligne Teratome, Germinome, kleinzellige Karzinome, Glioblastome, Astrozytome, Oligodendrogliome, Ependymome, Gangliogliome, Ganglioneuroblastome, ein *Gangliozytom, Neuroblastome* und ein *Aesthesioneuroblastom* reagierten Opsin-negativ (KORF et al. 1987).

7. Spezielle Antikörper

Tetanus-Toxin ist ein Oberflächenmarker für Neurone von Maus, Ratte und Huhn in vitro (MIRSKY et al. 1978; RAFF et al. 1979). In Zellkulturen des N. opticus (Ratte) wurde auch eine schwache Markierung GFAP-positiver Astrozyten beobachtet (RAFF et al. 1979). Tetanus-Toxin wurde erfolgreich als Marker menschlicher Neuroblastomzellen benutzt (BERLINER u. UNSICKER 1985).

Thy-1, ein Differenzierungsmarker auf Thymozyten der Maus, wird auch im Gehirn exprimiert, wo es besonders in Nervenzellen lokalisiert ist (WILLIAMS et al. 1976). Der monoklonale Antikörper *390* gegen eine Determinante von menschlichem Thy-1 erkennt Epitope von Gliom-, Neuroblastom-, Sarkom- und Teratomzellen (SEEGER et al. 1982; vgl. auch WIKSTRAND et al. 1983). Mit einem Kaninchenserum gegen Thy-1 der Ratte fanden KEMSHEAD et al. (1982) eine positive Immunreaktion in Zellinien eines Astrozytoms, von Neuroblastomen und Medulloblastomen.

Der monoklonale Antikörper *A2B5* reagiert mit Nervenzellen in Gehirn, Rükkenmark, Spinalganglion und Retina des Huhns (EISENBARTH et al. 1979). ANTEL et al. (1985) erzeugten durch Immunisierung mit Formalin-fixiertem Gewebe von menschlichem Rückenmark und Spinalganglion mehrere Neuronen-spezifische monoklonale Antikörper.

Eine selektive Markierung von *Purkinjezellen* wurde mit den monoklonalen Antikörpern *Leu-4* und *UCHT1* beobachtet (GARSON et al. 1982; Abb. 42). Beide Antikörper erkennen das T3-Antigen menschlicher T-Lymphozyten. Der monoklonale Antikörper *Q113* reagiert selektiv mit einer Subpopulation von Purkinjezellen in Kleinhirn von Ratte und Mensch; die Immunreaktion ist in Dendriten, Zelleib und Axon zu sehen (PLIOPLYS et al. 1985).

VULLIAMY et al. (1981) fanden einen monoklonalen Antikörper *(38/D7),* dessen Epitop bei der Ratte in Nervenzellen des peripheren Nervensystems und nicht in Neuronen des Zentralnervensystems exprimiert wird. Im Gegensatz dazu reagiert der monoklonale Antikörper *A4* mit der Zelloberfläche von Nervenzellen des ZNS, nicht aber des PNS (COHEN u. SELVENDRAN 1981).

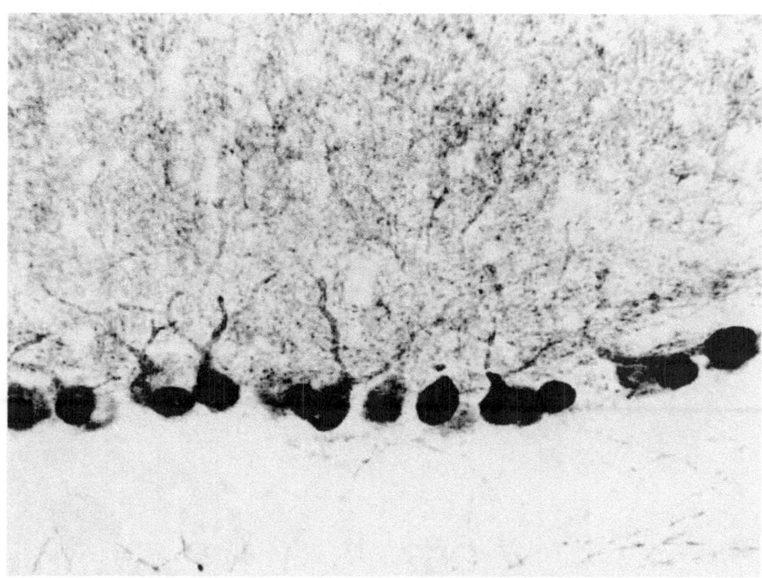

Abb. 42. Selektive Markierung von Purkinjezellen in der Kleinhirnrinde der Maus mit dem monoklonalen Antikörper anti-Leu-4 (CD3). Kryostatschnitt, ABC, DAB-Haematoxylin. Original ×40

In der Literatur wurden mehrere monoklonale Antikörper beschrieben, die Epitope auf *Neuroblastomen* erkennen wie *HSAN1.2* (Reynolds u. Smith 1982), *CE7* und *AD2* (Schönmann et al. 1986). Der monoklonale Antikörper *CE7* (IgG_1) zeigt eine intensive Reaktion mit *Neuroblastomen, Ganglioneuroblastomen, Ganglioneuromen* und *Phäochromozytomen* (Abb. 43a). Mit Melanom- und Gliomzellen, Nebennierenmark und Neuronen von synaptischen Ganglien wird eine schwache Kreuzreaktion beobachtet. Das von dem Antikörper erkannte Antigen ist ein Glykoprotein mit einem Molekulargewicht von 190 KD. *AD2* (IgM, kappa) reagiert *ausschließlich* mit *Neuroblastomen* (Schönmann et al. 1986; Abb. 43b).

Spezielle Marker neuroendokriner Differenzierung verdienen eine besondere Beachtung (Übersicht bei Bishop et al. 1988).

PGP9.5 („protein gene product 9.5“) ist ein lösliches Protein, das aus Gehirngewebe isoliert wurde. Seine Funktion ist noch unbekannt. Das Protein zeigt eine weite Verteilung in Neuronen und neuroendokrinen Zellen. Immunmorphologisch wurde seine Expression in *Hypophysenadenomen, medullären Schilddrüsenkarzinomen, Inselzelltumoren des Pankreas, Phäochromozytomen, Paragangliomen, Neuroblastomen* und *Karzinoiden* beobachtet (Rode et al. 1985).

AB2, ursprünglich isoliert aus der Adenohypophyse von Schwein und Mensch, kann in vielen *endokrinen Zellen, Neuronen* des peripheren und zentralen Nervensystems und in *neuroendokrinen Tumoren* lokalisiert werden; die höchsten Konzentrationen des Proteins findet man in *β*-Zellen des Pankreas und den daraus abgeleiteten Tumoren (Suzuki et al. 1986).

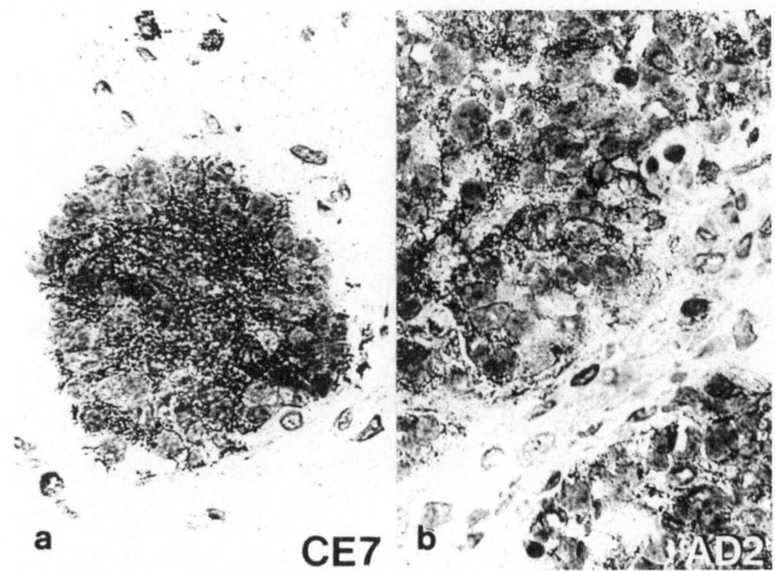

Abb. 43. Immunreaktion der monoklonalen Neuroblastom-Antikörper CE7 (**a**) und AD2 (**b**) in einem Neuroblastom Grad III. Kryostatschnitte, ABC, AEC-Haematoxylin. Originale ×40

Der monoklonale Antikörper *HISL-19* erkennt ein wasserlösliches saures Polypeptid von 67 KD (35/32 KD-Dimer) in sekretorischen Granula Peptidhormon-bildender Zellen (Krisch et al. 1988).

In Formalin-fixiertem Paraplast-eingebettetem Gewebe reagiert der monoklonale Antikörper HISL-19 mit *Insulinomen* (n = 10), *Karzinoiden* (n = 8), *C-Zell-Karzinomen der Schilddrüse* (n = 8), *Hypophysenadenomen* (n = 6), *neuroendokrinen Karzinomen der Haut* (n = 4), *Paragangliomen* (n = 4) und *Phäochromozytomen* (n = 2). Einige schütter verteilte immunreaktive Zellen wurden in Neuroblastomen (n = 3), kleinzelligen Karzinomen der Lunge (n = 2) und Melanomen (n = 4) beobachtet. Mit Ausnahme eines lobulären Karzinoms der Brustdrüse (1/3), eines Adenokarzinoms des Endometriums (1/4) und des Magens (1/6) waren nicht-neuroendokrine Tumoren negativ (Krisch et al. 1986).

8. Zusammenfassung

Marker für Neurone und neuroendokrine Zellen und ihre Tumoren wurden eingeteilt in

1. zytoplasmatische Enzyme (NSE, Calcineurin),
2. Proteine sekretorischer Granula (Chromogranine/Secretogranine),
3. biogene Amine und ihre Enzyme,
4. Vesikelproteine (Synaptophysin, Protein p38, Synapsin u. a.),
5. Zytoskelettproteine,
6. Retinale Antigene (Retinales S-Antigen, Opsin u. a.) und
7. spezielle Antikörper.

Neuronen-spezifische Enolase (NSE). Der immunzytochemische Nachweis von NSE (γ-Enolase; $\gamma\gamma$, $\alpha\gamma$) mit polyklonalen Antiseren gegen NSE ist weder spezifisch für Neurone und neuroendokrine Zellen und ihre Tumoren noch absolut unspezifisch.

Mit den heute kommerziell verfügbaren Antiseren erlaubt der Nachweis von NSE-Immunreaktivität per se keine zyto- und/oder histogenetischen Rückschlüsse. Die immunmorphologischen Ergebnisse mit monoklonalen Antikörpern gegen γ-Enolase sind widersprüchlich und abhängig von dem benutzten Antikörper.

Der Einsatz von NSE als Tumormarker muß von Fall zu Fall entschieden werden. Die Interpretation eines positiven Befundes ist relativ und kann nur dann für eine bestimmte Diagnose gewertet werden, wenn über differentialdiagnostisch in Betracht kommende Tumoren bereits negative immunzytochemische Ergebnisse vorliegen.

Der immunmorphologische Nachweis von NSE kann bei neuralen und neuroendokrinen Tumoren wie Phäochromozytomen, Paragangliomen, Karzinoiden, medullären Schilddrüsenkarzinomen, Merkelzelltumoren der Haut und anderen neuroendokrinen Tumoren sowie malignen Melanomen zusammen mit dem lichtmikroskopischen Befund eine differentialdiagnostische Entscheidungshilfe sein.

NSE besitzt für die Differentialdiagnose von intrakraniellen und intraspinalen Tumoren praktisch keine Bedeutung.

Auch bei der Differentialdiagnose kleinzelliger maligner Tumoren ist NSE problematisch. Neben dem nahezu konstanten Nachweis in Medulloblastomen, Neuroblastomen, Retinoblastomen und kleinzelligen Bronchialkarzinomen kann NSE-Immunreaktivität fakultativ auch in Ewing-Sarkomen, Lymphomen und Rhabdomyosarkomen beobachtet werden.

Calcineurin wird nach den bisher vorliegenden immunmorphologischen Ergebnissen ausschließlich in Tumoren mit neuronaler Differenzierung gebildet.

Proteine sekretorischer Granula: Chromogranine und Secretogranine. Chromogranin A, Chromogranin B (Secretogranin I) und Secretogranin II (Chromogranin C) sind ausgezeichnete Marker neuroendokriner und nervaler Zellen und ihrer Tumoren. Die Verteilung der einzelnen Formen kann differieren. Die Bedeutung von Chromogranin A in der Differentialdiagnose neurogener Geschwülste liegt in seiner zuverlässigen Expression in Phäochromozytomen, Paragangliomen und Karzinoiden sowie in der Erkennung eines großen Teils der Hypophysenadenome, insbesondere der endokrin stummen Nullzelladenome. Nach den bisherigen Ergebnissen sind auch Chromogranin B (Secretogranin I) und Secretogranin II (Chromogranin C) verläßliche neuroendokrine Zell- und Tumormarker.

Biogene Amine und ihre Enzyme. Immunzytochemische Untersuchungen zeigen, daß biogene Amine und ihre Enzyme eine sinnvolle Ergänzung des Spektrums neuroendokriner Marker darstellen. Da die Aktivität der Enzyme biogener Amine stoffwechselabhängig ist, wird die variable Expression in Tumoren des autonomen Nervensystems und neuroendokrinen Neoplasien verständlich. Umfangreiche immunzytochemische Untersuchungen an Hirntumoren liegen unseres Wissens bisher nicht vor.

Vesikelproteine. Synaptophysin ist ein saures integrales Glykoprotein der Membran kleiner Vesikel mit hellem Kern und kommt in dense-core-Vesikeln nicht vor. Sowohl an Kryostatschnitten als auch an Formalin-fixiertem Paraffin-eingebettetem Gewebe ist Synaptophysin nachweisbar und deshalb für Fragestellungen der diagnostischen Pathologie sehr gut geeignet.

Synaptophysin ist ein ausgezeichneter struktureller Marker für neurale und (neuro-)endokrine Tumoren. In der Differentialdiagnose intrakranieller Tumoren ist Synaptophysin besonders wertvoll in der Differenzierung von Medulloblastomen und Hypophysenadenomen.

Das Polypeptid ist ein bedeutender Marker in der Differentialdiagnose maligner kleinzelliger rundzelliger Tumoren, da es konstant in Neuroblastomen und in einem Teil der kleinzelligen Bronchialkarzinome nachgewiesen werden kann, aber in malignen Lymphomen, Rhabdomyosarkomen und Ewing-Sarkomen negativ reagiert. Da Synaptophysin auch noch in der überwiegenden Zahl undifferenzierter Tumoren lokalisiert werden kann, übertrifft es die Bedeutung der Neurofilamentproteine, die in undifferenzierten neuronalen Tumoren wie Neuroblastomen und Medulloblastomen nur schwach oder variabel exprimiert werden.

Neben Synaptophysin sind aus Präparationen synaptischer Vesikel Strukturproteine isoliert worden, die vielversprechende Marker für Neurone und neuroendokrine Zellen und ihre Tumoren darstellen könnten. Es handelt sich um:

a) *p38,* ein wahrscheinlich mit Synaptophysin identisches Protein (Jahn et al. 1985),
b) *Synapsin* (De Camilli et al. 1979),
c) *Synaptin* (vgl. Bock 1978),
d) *Protein mit M_r 65 000* (Matthew et al. 1981) und
e) Protein *SV2* (Buckley u. Kelly 1985).

Von diesen Proteinen ist eine dem Synaptophysin ähnliche oder identische Verteilung der Immunreaktion zu erwarten. Immunmorphologische Untersuchungen an Tumoren stehen allerdings noch aus.

Zytoskelettproteine. Neurofilamentproteine sind zuverlässige strukturelle Marker von hochdifferenzierten neuronalen Tumoren und Neuroblastomen. Sie werden in primitiven neuroektodermalen Tumoren unregelmäßig exprimiert und kommen in einigen neuroendokrinen Tumoren in Ko-Expression mit Zytokeratinen vor.

MAP-1 und *MAP-2* sind wertvolle Marker für Neuroblastome und deshalb bedeutend in der Differentialdiagnose kleinzelliger rundzelliger Tumoren. Weitere immunmorphologische Untersuchungen an größeren Serien müssen die Spezifität von Mikrotubuli-assoziierten Proteinen zeigen.

Inwieweit *Tubuline* trotz ihrer ubiquitären Verteilung potentielle Marker neuraler Tumoren sein könnten, muß zukünftigen Untersuchungen vorbehalten bleiben. Monoklonale Antikörper gegen die spezifische β_2-Tubulinsequenz sind aus theoretischen Gründen aussichtsreiche Kandidaten.

Retinale Antigene. Unter den spezifischen Antigenen der Retina ist insbesondere das *Retinale S-Antigen* immunmorphologisch untersucht. Seine Expression in einem Teil der Retinoblastome, Pineozytome, Pineoblastome und Medulloblastome wird als Äquivalent einer Photorezeptor-Differenzierung gewertet. *Opsin*-Immunreaktivität wurde in einzelnen Retinoblastomen und Medulloblastomen beobachtet.

Spezielle Antikörper. Eine Reihe von Antikörpern gegen Nervenzellen wie *Tetanus-Toxin,* Klon *390* gegen eine Determinante von menschlichem *Thy-1* oder Klon *A2B5* ist nicht oder nur exemplarisch an neurogenen Geschwülsten getestet worden. Die monoklonalen Antikörper *Leu-4, UCHT1* und *Q113* zeigen eine selektive Reaktion mit Purkinjezellen. Ein monoklonaler Antikörper mit der Bezeichnung *38/D7* reagiert ausschließlich mit Neuronen des peripheren, nicht aber des zentralen Nervensystems der Ratte, während das von dem monoklonalen Antikörper *A4* erkannte Epitop ausschließlich in Neuronen des ZNS exprimiert wird.

HSAN1.2, CE7 und *AD2* zeigen eine Immunreaktivität mit Neuroblastomen.

Spezielle Marker neuroendokriner Differenzierung wie die Proteine *PGP9.5* und *AB2* sowie der monoklonale Antikörper *HISL-19* verdienen als Tumormarker besondere Beachtung.

IV. Marker für Mikroglia

Die zytogenetische Zuordnung der Mikroglia wird immer noch kontrovers diskutiert. Nach OEHMICHEN (1982) unterscheiden sich „ruhende" und „reaktive" Mikroglia in Ursprung und Funktion. Die *„ruhende"* Mikroglia ist danach ein besonderer Zelltyp des Zentralnervensystems, während sich die *reaktive* Mikroglia aus dem Monozyten-Makrophagen-System ableitet (OEHMICHEN 1980, 1982; FERRER u. SARMIENTO 1980). Eine Transformation zwischen beiden Formen soll nicht stattfinden (OEHMICHEN 1980).

Immunmorphologische Studien zur Identifizierung ruhender Mikroglia sind äußerst spärlich. MATHEW et al. (1983 a, b) beschrieben einen *monoklonalen Antikörper gegen Makrophagen,* der an Azeton-fixierten Kryostatschnitten des Meerschweinchengehirns mit ruhender Mikroglia reagiert. Das Lektin *Ricinus communis* Agglutinin I (RCA I) erkennt ruhende Mikroglia in Paraffinschnitten menschlichen Hirngewebes (MANNOJI et al. 1986; vgl. auch GROEGER et al. 1983). STREIT u. KREUZBERG (1987) beobachteten mit Meerrettich-Peroxidase-gekoppeltem B_4-Isolektin von *Griffonia simplicifolia* eine Reaktion mit ruhender und aktivierter Mikroglia. Ruhende, aktivierte und phagozytierende Mikrogliazellen der Ratte zeigen Unterschiede in ihrem Immunphänotyp (STREIT et al. 1988). Mit einem Antikörper gegen *α-1-Antichymotrypsin* reagierten einige Mikrogliazellen in einem von drei Teratomen positiv, in denen auch mit konventionellen Silberimprägnationsmethoden Mikrogliazellen identifiziert worden waren (PESCE et al. 1985).

D. Spezielle Immunmorphologie einzelner Tumorgruppen

I. Primäre zentrale Keimzelltumoren

Intrakranielle und intraspinale Keimzellgeschwülste sind seltene Tumoren in Kindheit und Adoleszenz (RUBINSTEIN 1972b; ZÜLCH 1986; JÄNISCH et al. 1988; MENNEL 1988). Ihre Histogenese und Differenzierung erfolgten in Analogie zu den Keimzellgeschwülsten von Hoden und Ovar (RUBINSTEIN 1981). Die von der Weltgesundheitsorganisation vorgeschlagene Klassifikation für Keimzelltumoren des Hodens (MOSTOFI u. SOBIN 1977) wird auch für die Tumorformen des Zentralnervensystems angewandt (Tabelle 34). WALTER u. KLEINERT (1987) haben ein Konzept zur Einteilung dysontogenetischer Hirntumoren vorgeschlagen.

Tabelle 34. WHO-Klassifikation der Keimzelltumoren des Hodens. (Aus MOSTOFI u. SOBIN 1977)

A. Tumoren mit einheitlicher feingeweblicher Differenzierung
- Seminom
- Spermatozytäres Seminom
- Embryonales Karzinom
- Dottersacktumor
- Polyembryom
- Choriokarzinom
- Teratom
  - a) reif
  - b) unreif
  - c) mit maligner Transformation

B. Tumoren mit mehr als einer feingeweblichen Differenzierung
- Embryonales Karzinom und Teratom (Teratokarzinom)
- Choriokarzinom kombiniert mit anderen Typen
- Andere Kombinationstumoren

Tabelle 35. Spezielle Marker für Keimzellgeschwülste

- α-Fetoprotein
- β-Choriogonadotropin
- Karzinoembryonales Antigen
- Schwangerschaftsspezifisches β-1-Glykoprotein
- Alkalische Plazentaphosphatase
- α-1-Antitrypsin
- Transferrin
- Ferritin
- Albumin
- Präalbumin

Für die immunmorphologische Charakterisierung von Keimzelltumoren steht ein ganzes Spektrum von Markerproteinen zur Verfügung. Es umfaßt α-Fetoprotein (AFP), humanes β-Choriogonadotropin, karzinoembryonales Antigen (CEA), schwangerschaftsspezifisches β-1-Glykoprotein und die humane alkalische Plazentaphosphatase (Tabelle 35). AFP und CEA werden zu den onkofetalen Antigenen gerechnet.

1. Spezielle Marker für Keimzelltumoren

a) α-Fetoprotein

In fetalen Kälbern wurde von PEDERSEN (1944) ein Polypeptid entdeckt, das er *Fetuin* nannte. BERGSTRAND u. CZAR (1956) fanden in menschlichem fetalem Serum ein Protein, dessen Wanderungsgeschwindigkeit in der Elektrophorese zwischen der Position von Albumin und alpha-Globulin lag; es wurde *α-Fetoprotein* (AFP) genannt.

AFP ist ein Glykoprotein. Differierende Molekulargewichtsangaben zwischen 61 und 75 KD werden auf eine unterschiedliche Glykosylierung des Moleküls zurückgeführt (NISHI 1970; ADINOLFI et al. 1971; ALPERT et al. 1971; MASOPUST et al. 1971; RUOSLAHTI u. SEPPÄLÄ 1971; RUOSLAHTI et al. 1971; HIRAI et al. 1973).

ABELEV et al. (1963) beobachteten ein fetales α-1-Globulin im Serum von erwachsenen Ratten und Mäusen mit transplantierbaren Hepatomen. TATARINOV (1964) fand ein immunologisch und immunchemisch identisches Protein im Serum von Patienten mit primärem Leberzellkarzinom (vgl. auch ABELEV et al. 1967; ABELEV 1968). Danach wurde AFP von mehreren Arbeitsgruppen im Serum von Patienten mit Keimzelltumoren des Hodens und des Ovars nachgewiesen (ABELEV et al. 1967; GITLIN u. BOESMAN 1967; GITLIN u. PERRICELLI 1970; BALLAS 1972, 1974; TSUCHIDA et al. 1973, 1975; WILKINSON et al. 1973; ITOH et al. 1974; TALERMAN u. HAIJE 1974; NØRGAARD-PEDERSEN et al. 1975).

Immunmorphologisch wird AFP zuverlässig in Dottersacktumoren von Hoden und Ovar im Zytoplasma der Zellen, im Interzellularraum und in hyalinen PAS-positiven Kugeln („droplets") mononukleärer Zellen des embryonalen Karzinoms beobachtet (KURMAN u. NORRIS 1976a, b; KURMAN et al. 1977) sowie in borderline-Tumoren, die histologisch zwischen Seminom und embryonalem Karzinom stehen (HOFSTÄDTER 1986; WALT et al. 1986). AFP-Immunreaktivität kann in unreifen Teratomen und Choriokarzinomen beobachtet werden (KURMAN et al. 1984; vgl. aber JACOBSEN et al. 1981; KURMAN u. SCARDINO 1981). In gemischten malignen Keimzelltumoren mit Anteilen von Dottersacktumoren und embryonalen Karzinomen wird in der Regel AFP gefunden. Reine Seminome und Teratome reagieren negativ.

AFP-Immunreaktivität wird in Hepatozyten der fetalen Leber lokalisiert (ENGELHARDT et al. 1971; PURTILO u. YUNIS 1971; NAYAK et al. 1974; NAYAK u. MITAL 1977; KUHLMANN 1975). In Hepatozyten des Erwachsenen liegt es unterhalb der Nachweisbarkeitsgrenze immunmorphologischer Methoden. AFP wird weiter in einem beträchtlichen Teil der hepatozellulären Karzinome (20–50%; CHU et al. 1974; THUNG et al. 1979; ESPINOZA et al. 1984; IMOTO et al. 1985) und nahezu sämtlichen Hepatoblastomen (SCHMIDT et al. 1985b) exprimiert. Schließlich wurde in einigen Adenokarzinomen von Magen, Pankreas, Kolon und Lunge AFP-Immunreaktivität beobachtet (KODAMA et al. 1981).

Die genaue Funktion von AFP ist unbekannt (LAW u. DUGAICZYK 1981). AFP ersetzt in der Fetalperiode möglicherweise die Funktion des Albumins, schützt wegen seiner Östrogenbindungsfähigkeit den kindlichen Organismus gegen mütterliche Östrogene (LAMERZ u. FATEH-MOGHADAM 1975) oder hat eine immunregulative Aufgabe (CHANDRA 1979).

b) β-Choriogonadotropin

Humanes Choriogonadotropin (HCG) wird von den synzytiotrophoblastären Zellen der Plazenta gebildet (ALBERT u. BERKSON 1951; BENIRSCHKE u. DRISCOLL 1967; BAGSHAWE 1969; VAITUKAITIS et al. 1972; VAITUKAITIS 1973). Erhöhte Serum-HCG-Werte werden bei Tumoren des Trophoblasten, i. e. Choriokarzinomen der Gonaden, beobachtet (JAVADPOUR et al. 1978; JAVADPOUR 1980; NOCHOMOVITZ u. ROSAI 1978).

HCG ist ein Glykoprotein von 45 KD. Es besteht aus einer α- und einer β-Untereinheit. Die β-Kette ist spezifisch für das Molekül und wird als Zell- und Tumormarker benutzt. Die alpha-Untereinheit ist chemisch ähnlich und immunologisch identisch mit der α-Kette des luteinisierenden Hormons, des thyrotropen Hormons und des Follikel-stimulierenden Hormons der Adenohypophyse (FRANCHIMONT et al. 1972; VAITUKAITIS et al. 1972, 1976; REUTER et al. 1976).

HCG wird in synzytiotrophoblastären Zellen gebildet und ist dort immunzytochemisch nachweisbar. Das Vorkommen von HCG in Tumoren ist abhängig von ihrer zellulären Zusammensetzung. HCG ist immunmorphologisch in synzytiotrophoblastären Riesenzellen (STGC) nachweisbar und kann deshalb in Keimzelltumoren immer dann beobachtet werden, wenn STGC auftreten. Dies ist regelmäßig der Fall in Choriokarzinomen und fakultativ in Seminomen (Seminom mit STGC), embryonalen Karzinomen, Dottersacktumoren und Teratomen (KURMAN u. NORRIS 1976a, b; KURMAN et al. 1977; HEDINGER et al. 1979; Übersicht bei KURMAN u. SCARDINO 1981).

Die physiologische Rolle von HCG während der Schwangerschaft ist nur unvollständig bekannt. Es stimuliert den Gelbkörper in den ersten Wochen der Schwangerschaft zur vermehrten Östrogen-Gestagen-Bildung, hat möglicherweise Bedeutung für die Hodenentwicklung (BRAUNSTEIN 1982) und beeinflußt das mütterliche Immunsystem (KAYE u. JONES 1971; PATTILLO et al. 1971; JENKINS et al. 1972; ADCOCK et al. 1973; CONTRACTOR u. DAVIES 1973; TEASDALE et al. 1973; STRELKAUSKAS et al. 1975).

c) Karzinoembryonales Antigen

Karzinoembryonales Antigen (CEA), ein onkofetales Antigen, wurde erstmals von GOLD u. FREEDMAN (1965) aus menschlichen Kolontumoren und ihren Metastasen gereinigt (vgl. auch V. KLEIST u. BURTIN 1977).

CEA aus Kolonkarzinomen und seinen Metastasen ist ein hitzestabiles Glykoprotein mit einem Molekulargewicht von 180±20 KD. Der Kohlehydratanteil liegt bei 40–60%. In der Elektrophorese zeigt es β-Mobilität. CEA enthält kein

Methionin. Die Sequenz der 31 Aminosäuren am N-terminalen Ende ist aufgeklärt (BANJO et al. 1972, 1974a, b; COLIGAN et al. 1972, 1973; TERRY et al. 1972, 1974; EVELEIGH 1974; FUKS et al. 1974; PLOW u. EDGINGTON 1975; PRITCHARD u. TODD 1976; ROGERS 1976; SLAYTER u. COLIGAN 1976; FRITSCHE u. MACH 1977; AITIO et al. 1978; ALPERT 1978; KRANTZ et al. 1979; ZOTTER et al. 1982; v. KLEIST 1983).

Neben CEA wurde eine ganze Reihe CEA-ähnlicher Antigene („CEA-related antigens") identifiziert (MATSUOKA et al. 1982; NEUMAIER et al. 1985; SHIVELY u. BEATTY 1985).

Immunzytochemisch ist CEA im Gastrointestinaltrakt, insbesondere in der Kolonschleimhaut, und in zahlreichen gutartigen und bösartigen epithelialen Tumoren u. a. nachweisbar (Übersicht bei KLÖPPEL u. CASELITZ 1987).

Die biologische Bedeutung von CEA ist unbekannt.

d) Schwangerschaftsspezifisches β-1-Glykoprotein (SP-1)

TATARINOV u. MASYUKEVICH (1970) entdeckten in Seren schwangerer Frauen das schwangerschaftsspezifische *β-1-Glykoprotein* (SP-1). Das Protein wurde später in menschlichen Plazentaextrakten nachgewiesen (BOHN 1971).

SP-1 ist ein eisenhaltiges Glykoprotein mit einem Molekulargewicht von ungefähr 42.3 KD; sein Kohlehydratanteil beträgt 30% (OSBORNE et al. 1982). Unter physiologischen Bedingungen bildet das Protein Komplexe mit Molekulargewichten von 84,6-300 KD (OSBORNE et al. 1982).

SP-1 wird in den synzytiotrophoblastären Zellen der Plazenta gebildet (HORNE et al. 1976; TATARINOV et al. 1976). Die Konzentration von SP-1 im Serum ist bei gut- und bösartigen trophoblastären Erkrankungen erhöht (TATARINOV et al. 1974; TATARINOV u. SOKOLOV 1977; HORNE et al. 1977; SEARLE et al. 1978; SEPPÄLÄ et al. 1978; THAN et al. 1979). Im Radioimmunoassay konnte das Glykoprotein allerdings auch im Serum nicht-schwangerer Frauen, gesunder Männer und bei Patienten mit nicht-trophoblastären Malignomen nachgewiesen werden (TATARINOV u. SOKOLOV 1977; SEARLE et al. 1978; WÜRZ 1979).

Die biologische Funktion des Schwangerschaftsproteins ist noch unbekannt (OSBORNE et al. 1982; ROSEN et al. 1982). In vitro wurden eine immunsuppressive Wirkung und die Fähigkeit zur Bindung von Steroidhormonen beschrieben (BOHN 1974; BOHN et al. 1976; CERNI et al. 1977).

e) Alkalische Plazentaphosphatase

Menschliche *alkalische Plazentaphosphatase* (HPL, PLAP) wird physiologischerweise von den Zellen des Trophoblasten im dritten Schwangerschaftstrimester synthetisiert (FISHMAN et al. 1968). Es existieren mehrere Isoenzyme, die außer in der Plazenta in Leber, Knochen und Dünndarm gebildet werden (HOLMGREN u. STIGBRAND 1976). PLAP ist ein Glykoprotein der Zelloberfläche, das aus zwei Untereinheiten von jeweils 68 KD besteht (STINSON 1984). Die Aminosäuresequenz des Enzyms wurde aufgeklärt (KAM et al. 1985; MILLÁN 1986).

PLAP-Immunreaktivität wurde zuerst in Germinomzellen beschrieben (WACHSTEIN u. MEISEL 1954). Nachfolgende immunzytochemische Untersuchungen bestätigten diesen Befund und zeigten darüber hinaus eine Expression des Enzyms in anderen Varianten von Keimzelltumoren wie *embryonalen Karzinomen, Dottersacktumoren, Choriokarzinomen und Teratomen* des Hodens und des Ovars; die quantitativ und qualitativ zuverlässigste Reaktion wird allerdings in *Germinomen* beobachtet (WAHREN et al. 1979; UCHIDA et al. 1981; BECKSTEAD 1983; PAIVA et al. 1983; EPENETOS et al. 1984, 1985b; JACOBSEN u. NØRGAARD-PEDERSEN 1984; KOIDE et al. 1987; MANIVEL et al. 1987). KOIDE et al. (1988) untersuchten das Vorkommen von Isoenzymen der alkalischen Phosphatase in Germinomzellen mit enzymhistochemischen, biochemischen und immunmorphologischen Methoden.

PLAP ist *nicht spezifisch* für Keimzelltumoren. Immunzytochemisch wurde das Enzym auch in verschiedenen Karzinomen, insbesondere des Gastrointestinaltrakts wie Magen- und Rektumkarzinomen, nachgewiesen (KAWASAKI et al. 1974; MIYAYAMA et al. 1976; SKINNER u. WHITEHEAD 1981; EPENETOS et al. 1984).

Die *biologische Funktion* der alkalischen Phosphatase ist nicht bekannt. Dem Enzym werden Aufgaben bei Zelltransport, Proliferation, Differenzierung, Stoffwechselregulation und Gentranskription zugeschrieben (BENHAM et al. 1977).

f) Weitere Marker

Andere, weniger gebräuchliche und spezifische Marker für Keimzelltumoren sind *α-1-Antitrypsin, Transferrin, Ferritin, Albumin* und *Präalbumin*. Immunmorphologisch wurde Ferritin in Seminomen des Hodens (JACOBSEN u. JACOBSEN 1983; COHEN et al. 1984), die anderen Proteine überwiegend in Dottersacktumoren nachgewiesen (PALMER et al. 1976). Die zelluläre Spezifität dieser Marker ist sehr gering (Übersicht bei OTTO et al. 1987).

2. Immunmorphologie primärer zentraler Keimzelltumoren

In primären intrakraniellen *Germinomen* wird *HCG* in der Regel immunzytochemisch nur dann beobachtet, wenn synzytiotrophoblastäre Zellen vorhanden sind (LAIDLER u. POUNDER 1984; BJORNSSON et al. 1985; SHOKRY et al. 1985; WASHIYAMA et al. 1987; YAMAGAMI et al. 1987; Abb. 44; Tabelle 36). AFP reagiert in diesen Tumoren negativ (BJORNSSON et al. 1985; WASHIYAMA et al. 1987; YAMAGAMI et al. 1987; Tabelle 36).

In *embryonalen Karzinomen* kann an Formalin-fixiertem Paraffin-eingebettetem Tumorgewebe sowohl *AFP* als auch *HCG* lokalisiert werden (PACKER et al. 1984; BJORNSSON et al. 1985; WASHIYAMA et al. 1987; YAMAGAMI et al. 1987; Tabelle 36).

Dottersacktumoren exprimieren zuverlässig *AFP* sowohl intrazellulär als auch im extrazellulären Raum und in hyalinen Kugeln; *HCG* ist mit Ausnahme gelegentlich auftretender STGC negativ (YOSHIKI et al. 1976; NØRGAARD-PEDERSEN et al. 1978; STACHURA u. MENDELOW 1980; BAMBERG et al. 1984; BJORNSSON et al. 1985; WASHIYAMA et al. 1987; YAMAGAMI et al. 1987; Tabelle 36).

Choriokarzinome zeigen eine konstante Immunreaktivität für *HCG* und sind *AFP*-negativ (BJORNSSON et al. 1985, 1986; WASHIYAMA et al. 1987; YAMAGAMI et

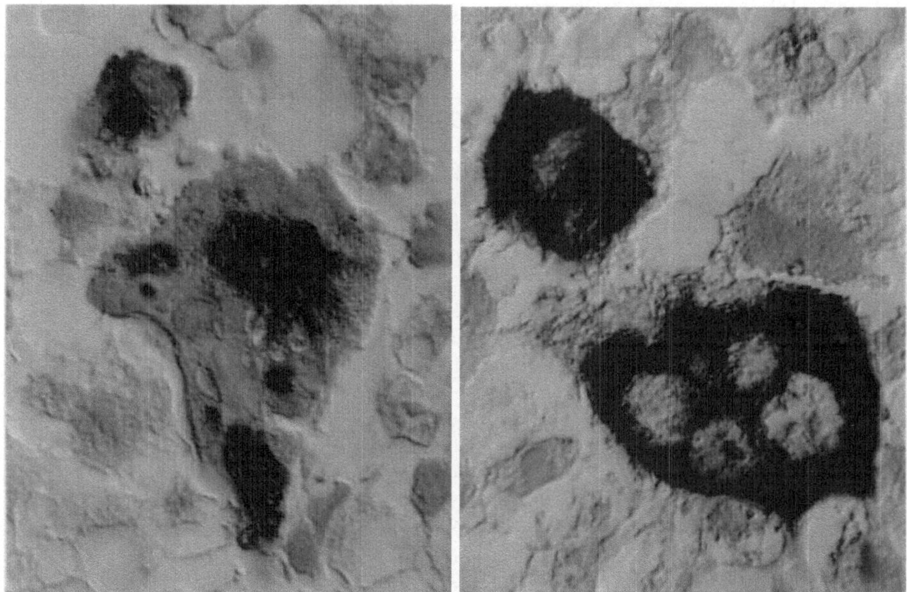

Abb. 44. β-HCG-Immunreaktivität in synzytiotrophoblastären mehrkernigen Riesenzellen in einem Germinom. Paraffinschnitte, polyvalentes Antiserum, PaP, AEC-Haematoxylin. Nomarski-Interferenzkontrast; Originale ×40

al. 1987; Tabelle 36). Reife, unreife und maligne *Teratome* sind in der Regel AFP- und HCG-negativ (Bjornsson et al. 1985; Naganuma et al. 1985; Nakamura et al. 1985; Washiyama et al. 1987; Yamagami et al. 1987; Tabelle 36). Dottersackanteile in einem reifen Teratom waren erwartungsgemäß AFP-positiv (Yamagami et al. 1987; Tabelle 36).

Die immunmorphologischen Ergebnisse zum Vorkommen und zur Verteilung von *CEA* in primären zentralen Keimzelltumoren sind nicht einheitlich. *Germinome* reagieren überwiegend negativ (0/16, Bjornsson et al. 1985; 1/9, Yamagami et al. 1987; Tabelle 36). In den wenigen bisher untersuchten *embryonalen Karzinomen* wurden CEA-positive Zellen in einem Tumor gesehen (1/2, Yamagami et al. 1987; vgl. aber Bjornsson et al. 1985; Tabelle 36). *Dottersacktumoren* können positiv oder negativ reagieren (0/2, Bamberg et al. 1984; 2/3, Yamagami et al. 1987). Epidermal und glandulär differenzierte Abschnitte in reifen, unreifen und malignen Teratomen können eine CEA-Expression zeigen (Bjornsson et al. 1985; Naganuma et al. 1985; Nakamura et al. 1985; Yamagami et al. 1987; Tabelle 36).

Die Bildung von *SP-1* in primären zentralen Keimzelltumoren wurde von Yamagami et al. (1987) untersucht. Die Autoren beobachteten SP-1-Immunreaktivität in *embryonalen Karzinomen* (2/2), einem *Dottersacktumor* (1/3) und in zwei reifen *Teratomen* (2/7); *Germinome* (n=9) und *Choriokarzinome* (n=2) reagierten negativ (Tabelle 36).

Die Bedeutung von *PLAP* als Marker von Keimzelltumoren liegt in ihrer Expression in *Germinomen* (12/15, Washiyama et al. 1987; 1/9, Yamagami et al.

Tabelle 36. Primäre intrakranielle Keimzelltumoren: Synopsis immunmorphologischer Befunde

Tumorart	Referenz		n	AFP	HCG	CEA	SP-1	PLAP
Germinom	Laidler u. Pounder	(1984)	1		1[a]			
	Bjornsson et al.	(1985)	16	0	7[b]	0		
	Shokry et al.	(1985)	8		1[a]			
	Washiyama et al.	(1987)	15	0	3[a]			12
	Yamagami et al.	(1987)	9	0	4[a]	1	0	1
Embryonales Karzinom	Packer et al.	(1984)	6	5	1[c]			
	Bjornsson et al.	(1985)	1	0	0	0		
	Washiyama et al.	(1987)	1	1				1
	Yamagami et al.	(1987)	2	2	2[a]	1	2	1
Dottersack-tumor	Yoshiki et al.	(1976)	1	1				
	Nørgaard-Pedersen et al.	(1978)	1	1	1[a]			
	Stachura u. Mendelow	(1980)	1	1				
	Bamberg et al.	(1984)	1	1	0	0		
	Bjornsson et al.	(1985)	1	1				
	Washiyama et al.	(1987)	1	1	0			0
	Yamagami et al.	(1987)	3	3	0	2	1	0
Chorio-karzinom	Bjornsson et al.	(1985)	1	0	1[a]			
	Bjornsson et al.	(1986)	1	0	1[a]	0		
	Washiyama et al.	(1987)	2	0	2[a]			2
	Yamagami et al.	(1987)	2	0	0[a]	0	0	1
Teratom								
a) reif	Bjornsson et al.	(1985)	7			1		
	Naganuma et al.	(1985)	4			4[d]		
	Washiyama et al.	(1987)	2	0	0			0
	Yamagami et al.	(1987)	7	1[e]	0	7[d]	2	0
b) unreif	Bjornsson et al.	(1985)	16			2		
c) maligne	Nakamura et al.	(1985)	1	0	0	1		

n Fallzahl; *AFP* α-Fetoprotein; *HCG* humanes β-Choriogonadotropin; *CEA* karzinoembryonales Antigen; *SP-1* schwangerschaftsspezifisches β-1-Glykoprotein; *PLAP* humane alkalische Plazentaphosphatase.

[a] β-HCG-Immunreaktivität in synzytiotrophoblastären Riesenzellen (STGC).

[b] β-HCG-Nachweis in vier der sieben positiven Germinome.

[c] β-HCG in großen blastären Zellen.

[d] CEA-Immunreaktivität in epithelialen Strukturen der Teratome.

[e] AFP im Dottersack-Anteil eines Teratoms.

1987). PLAP kann weiter in *embryonalen Karzinomen* (1/1, Washiyama et al. 1987; 1/2, Yamagami et al. 1987) und *Choriokarzinomen* (2/2, Washiyama et al. 1987; 1/2, Yamagami et al. 1987) lokalisiert werden, während alle bisher untersuchten *Dottersacktumoren* und reifen *Teratome* negativ reagierten (Washiyama et al. 1987; Yamagami et al. 1987; Tabelle 36). PLAP-Immunreaktivität wurde in Pineozytomen und Pineoblastomen nicht beobachtet (Washiyama et al. 1987; Yamagami et al. 1987).

3. Zusammenfassung

Die wichtigsten Marker für Keimzelltumoren sind *AFP, HCG, CEA, SP-1* und *PLAP*. Ihre Expression in zentralen Keimzelltumoren korreliert mit dem Vorkommen in entsprechenden Geschwülsten von Ovar und Hoden. Keiner dieser Marker ist absolut spezifisch für eine bestimmte Tumorvariante. *AFP* wird am zuverlässigsten in Dottersacktumoren oder in Mischtumoren mit Dottersackanteilen gebildet. *HCG* ist ein sehr zuverlässiger zellulärer Marker für synzytiotrophoblastäre Zellen und kann infolgedessen in allen Keimzelltumoren beobachtet werden, die diese zelluläre Differenzierung aufweisen. Embryonale Karzinome sind fakultativ *AFP*- und/oder *HCG*-positiv. Der immunmorphologische Nachweis von *SP-1* stimmt in den wenigen bisher untersuchten Fällen sehr gut mit dem Auftreten von *AFP* überein. *PLAP* ist als Marker für Germinome interessant. *CEA*-Immunreaktivität wird im wesentlichen in epidermal und glandulär differenzierten Abschnitten von Teratomen beobachtet.

II. Hypophysenadenome

1. Klassifikation auf der Basis konventioneller Färbungen

Angaben über die Häufigkeit von Hypophysenadenomen sind abhängig von der Untersuchungsserie. In unausgewählten Autopsiestudien wird ihre Häufigkeit mit 8% (SAEGER u. SCHMIDT 1979) und 22% beziffert (COSTELLO 1936).

Hypophysenadenome mit *klinisch erfaßbarer endokriner Symptomatologie* machen 8-12% aller intrakraniellen Tumoren aus (YOUNGHUSBAND et al. 1952; KERNOHAN u. SAYRE 1956). Auf lichtmikroskopischer Ebene lassen sich mit der HE-Färbung und der von PEARSE (1950) angegebenen PAS-Orange G-Reaktion azidophile, mukoidzellige (nicht genau identisch mit basophile), chromophobe und onkozytäre Adenome unterscheiden (WILLIAMS et al. 1980; SAEGER 1981; Abb. 45a; Tabelle 37). Nach konventionellen Färbungen werden 39,1-79,5% der Hypophysenadenome als chromophob, 15-59% als azidophil und 0-19% als basophil bzw. mukoid bezeichnet (BAKAY 1950; GIROD et al. 1980; SAEGER 1981).

Die Ergebnisse konventioneller Färbungen sind sehr stark abhängig von dem Gehalt der Tumorzellen an Mitochondrien und Hormongranula. Die Korrelation zwischen dem färberischen Verhalten und der hormonellen Aktivität der Hypophysenadenome ist nicht sehr eng (WILLIAMS et al. 1980; Tabelle 37). Eine funktionelle Einteilung der Hypophysenadenome nach den produzierten Hormonen ist deshalb erforderlich und mit Hilfe der Immunmorphologie möglich (vgl. auch FURTH et al. 1973). Zur speziellen immunzytochemischen Diagnostik und damit endokrin-funktionellen Charakterisierung werden routinemäßig überwiegend Antikörper gegen Wachstumshormon (STH), Prolaktin (PRL), adrenokortikotropes Hormon (ACTH) und die beta-Untereinheit von Follikel-stimulierendem Hormon (FSH), luteinisierendem Hormon (LH) und Thyreoidea-stimulierendem Hormon (TSH) verwendet (KOVACS et al. 1981; Abb. 45b-g). Daneben kann die allen Glykoproteinhormonen gemeinsame α-Kette immunmorphologisch dargestellt werden (LANDOLT u. HEITZ 1986; Abb. 45h).

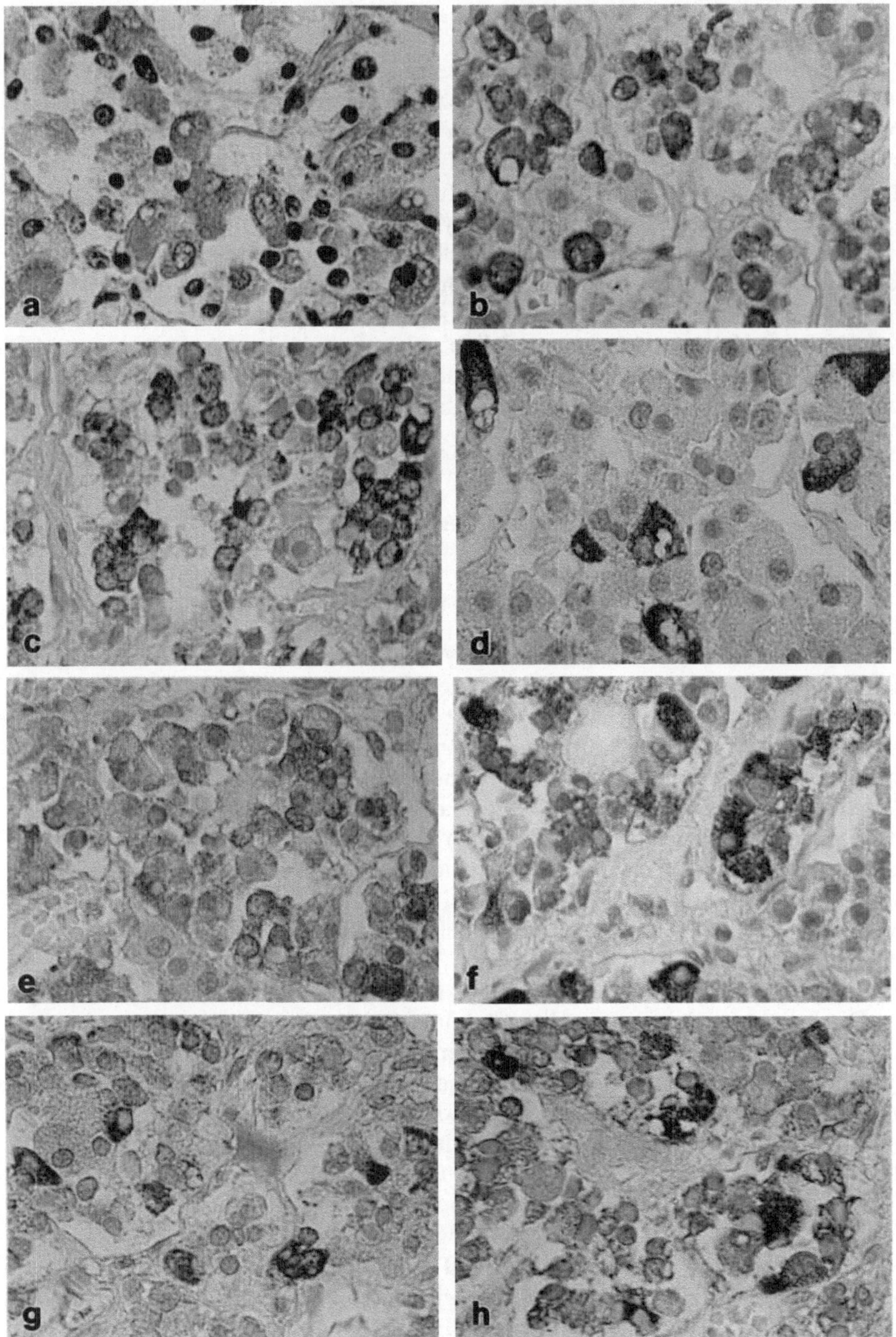

Abb. 45 a–h. Normale menschliche Adenohypophyse. **a** Unterscheidung chromophober, basophiler *(rot)* und eosinophiler *(gelb)* epithelialer Zellen in der menschlichen Adenohypophyse durch die PAS-Orange G-Reaktion. **b–h** Immunreaktive Zellen für (**b**) Wachstums-

Tabelle 37. Struktur und Funktion von Hypophysenadenomen. (Aus WILLIAMS et al. 1980)

HE	PAS-Orange G	Immunhistochemie und Elektronenmikroskopie	Klinisches Syndrom[a]
Azidophil	Azidophil	Somatotrope Zellen Laktotrope Zellen	Akromegalie/Gigantismus Galaktorrhoe-Amenorrhoe
Chromophob	Chromophob	Agranuläre kleine Zellen	Funktion unbekannt
Basophil	Mukoid	ACTH-MSH-Zellen Thyrotrope Zellen Gonadotrope Zellen	Morbus Cushing Thyreotoxikose ?
Onkozytär	Onkozytär	Onkozytär	Funktion unbekannt

[a] Ausschließlich der Unterfunktion der Adenohypophyse, die durch jeden Tumor verursacht werden kann.

2. Immunmorphologisch-funktionelle Klassifikation

In den letzten Jahren wurden einige immunzytochemische Übersichtsarbeiten zur funktionellen Aktivität von Hypophysenadenomen veröffentlicht (HEITZ 1979; GIROD et al. 1980; MARTINEZ et al. 1980; ESIRI et al. 1983; MCCOMB et al. 1983; MUKAI 1983). In großen Tumorkollektiven findet sich unabhängig von der klinischen Symptomatik immunzytochemisch am häufigsten Prolaktin (ca. 50%), gefolgt von STH, LH, ACTH, FSH und TSH (Übersichten bei SAEGER et al. 1986; HEITZ et al. 1987; HORVATH u. KOVACS 1988). LLOYD (1988b) analysierte die Expression von messenger RNS für PRL und STH in menschlichen Hypophysenadenomen mit Hilfe der in situ-Hybridisierung an Kryostat- und Paraffinschnitten.

Phänotypisch heterogene Hypophysenadenome mit Produktion von zwei und mehr Hormonen sind sehr häufig (42/66 = 63,5%, HEITZ 1979; 9/45 = 20%, MARTINEZ u. BARTHE 1982; SAEGER et al. 1986; 158/376 = 42%, HEITZ et al. 1987). In absteigender Reihenfolge werden Prolaktin, Wachstumshormon und die α-Untereinheit, seltener ACTH beobachtet. Die β-Untereinheiten der Glykoproteinhormone werden in einer kleineren Anzahl von Adenomen gefunden (GIROD et al. 1980; TROUILLAS et al. 1980). Vor allem die Kombination von Wachstumshormon und Prolaktin ist häufig (HEITZ 1979, 1986). HORVATH et al. (1983) bezeichnen solche Adenome als „mammosomatotroph cell adenomas" und betrachten sie als eine morphologische Einheit.

Die Ergebnisse über das gemeinsame intrazelluläre Vorkommen von Prolaktin und Wachstumshormon in Adenomzellen sind nicht einheitlich. Während einigen

◄

hormon, (**c**) Prolaktin, (**d**) ACTH, (**e**) β-FSH, (**f**) β-LH, (**g**) β-TSH und (**h**) α-Untereinheit des Choriogonadotropins. (**a–h**) Paraffinschnitte. (**a**) PAS-Orange G-Reaktion. (**b–g**) Polyvalente Antiseren und (**h**) monoklonaler Antikörper Klon F 3458, PaP, AEC-Haematoxylin. Originale ×40

Arbeitsgruppen der simultane Nachweis von STH und PRL in derselben Tumorzelle gelang (KANIE et al. 1983; BASSETTI et al. 1986), konnten andere diesen Befund nicht erheben (BENDAYAN u. MAESTRACCI 1984). Bei plurihormonellen Adenomen ist das die klinische Symptomatik bestimmende Hormon meistens in sehr vielen Adenomzellen immunzytochemisch nachweisbar. Der immunmorphologische Hormonnachweis ohne klinische Symptomatik kann von Fall zu Fall nur einzelne oder mitunter auch sehr viele Adenomzellen betreffen. Die immunzytochemischen Ergebnisse zur Multihormonalität der Hypophysenadenome müssen zurückhaltend interpretiert werden. Zu bedenken sind Zellen oder Zellgruppen der normalen Adenohypophyse, die in den Tumor eingeschlossen sind. Eine Kreuzreaktion der verwendeten Antikörper mit verschiedenen Antigenen und Epitopen könnte ebenfalls für die Plurihormonalität vieler Hypophysenadenome verantwortlich sein. Falls der heterogene Immunphänotyp tatsächlich auf der Produktion verschiedener Hormone beruht, ist die Ursache möglicherweise in einer Störung des komplexen Regulationsmechanismus (vgl. HEITZ 1979), in der neoplastischen Transformation einer pluripotenten Stammzelle (HORVATH et al. 1983; MCCOMB et al. 1984; LAWS et al. 1985) oder in einer zunehmenden Entdifferenzierung zu suchen. HORVATH u. KOVACS (1988) betrachten Plurihormonalität in Hypophysenadenomen als einen Nebeneffekt der neoplastischen Transformation. Sie schlagen vor, die Diagnose eines plurihormonellen Adenoms nur dann zu stellen, wenn

a) mehr als ein Hormon klinische Symptome hervorgerufen hat und/oder
b) die Expression der Hormone mit mehreren verschiedenen, morphologisch gut definierten Zelltypen verbunden ist (Übersicht bei HORVATH u. KOVACS 1988).

In *Wachstumshormon-bildenden Hypophysenadenomen,* die klinisch mit *Akromegalie* einhergehen (Tabelle 38), konnte *STH* immunmorphologisch in 88-100% der Fälle nachgewiesen werden; in 8-71% der Fälle wurde zusätzlich *PRL* beobachtet (FUKAYA et al. 1980; GIROD et al. 1980; TROUILLAS et al. 1980; MARTINEZ u. BARTHE 1982; KANIE et al. 1983; LEICHT et al. 1983; MUKAI 1983; NIEUWEN-

Tabelle 38. Wachstumshormon-bildende Adenome. Klinisch: Akromegalie

Autoren	n	STH	PRL	ACTH	TSH	FSH	LH
FUKAYA et al. 1980)	24	100%	64%				64%
GIROD et al. (1980)	77	100%					
TROUILLAS et al. (1980)	31	97%	39%	29%			29%
MARTINEZ u. BARTHE (1982)	5	100%	8%				
KANIE et al. (1983)	55	100%	45%				
LEICHT et al. (1983)	8	88%	50%				
MUKAI (1983)	12	100%	50%				
NIEUWENHUIJZEN KRUSEMAN et al. (1983)	34	100%	35%				
SMALLMAN et al. (1984)	25	100%					
SAEGER et al. (1986)	191	97%	70%	10%	8%	9%	43%
HEITZ et al. (1987)	85	79%	71%	17%	12%	9%	7%

n Fallzahl; *STH* Wachstumshormon; *PRL* Prolaktin; *ACTH* adrenokortikotropes Hormon; *TSH* β-Thyreoidea-stimulierendes Hormon; *FSH* β-Follikel-stimulierendes Hormon; *LH* β-luteinisierendes Hormon.

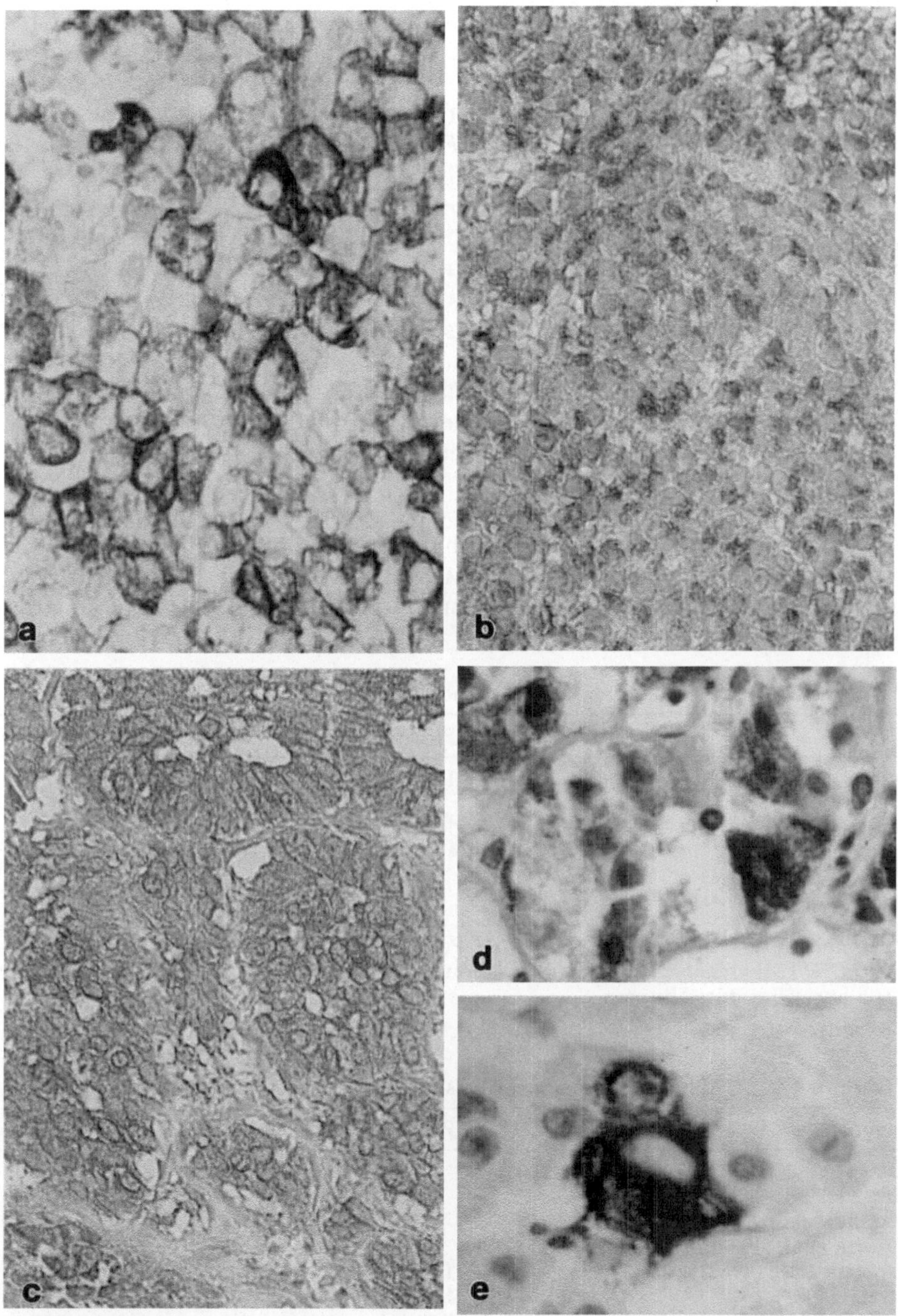

Abb. 46a–e. Immunmorphologische Charakterisierung der funktionellen Aktivität von Hypophysenadenomen. **a** Wachstumshormon-bildendes eosinophiles Adenom (klinisch Akromegalie). **b** Prolaktin-bildendes chromophobes Adenom (Prolaktinom). **c** ACTH-bildendes basophiles Adenom (klinisch Nelson-Syndrom). **d, e** Gemischtes Adenom mit kleinen Gruppen β-FSH (**d**)- und β-LH (**e**)-bildender Zellen. Paraffinschnitte, polyvalente Antiseren, PaP, DAB (**a, d, e**)- und AEC (**b, c**)-Haematoxylin. Originale ×40

HUIJZEN KRUSEMAN et al. 1983; SMALLMAN et al. 1984; SAEGER et al. 1986; HEITZ et al. 1987; Abb. 46a). Schließlich war in 7-64% außerdem *LH* (FUKUYA et al. 1980; TROUILLAS et al. 1980; SAEGER et al. 1986; HEITZ et al. 1987) und in 10-29% *ACTH* (TROUILLAS et al. 1980; SAEGER et al. 1986; HEITZ et al. 1987) zu finden. SAEGER et al. (1986) beobachteten auch *FSH* und *TSH* in 9% bzw. 8% der Adenome (n = 191; vgl. auch HEITZ et al. 1987).

Bei *Prolaktin-bildenden Adenomen* mit klinisch isolierter *Hyperprolaktinämie* (Tabelle 39) war erwartungsgemäß in nahezu allen Adenomen *PRL* immunzytochemisch zu lokalisieren (100%, HORVATH u. KOVACS 1982; 100%, LEICHT et al. 1983; 100%, MUKAI 1983; 96%, SAEGER et al. 1986; 87%, HEITZ et al. 1987; Abb. 46b). In Parallele zu den Wachstumshormon-bildenden Adenomen war hier als zweites Hormon überwiegend *STH* zu beobachten (23%, HORVATH u. KOVACS 1982; 22%, SAEGER et al. 1986; vgl. aber 2%, MUKAI 1983; 4%, HEITZ et al. 1987). Eine Kombination mit anderen Hormonen ist seltener (TSH 20%, LEICHT et al. 1983; FSH 14% und LH 10%, SAEGER et al. 1986; ACTH 26% und FSH 17%, HEITZ et al. 1987).

In allen Serien reagierten Adenome bei klinisch diagnostiziertem *M. Cushing* oder *Nelson-Syndrom* (Tabelle 40) auch immunmorphologisch ACTH-positiv (100%, ROBERT et al. 1978; HEITZ 1979; HASSOUN et al. 1980; OLIVIER et al. 1980; CHARPIN et al. 1982; MUKAI 1983; SAEGER et al. 1986; 47%, HEITZ et al. 1987;

Tabelle 39. Prolaktin-bildende Adenome. Klinisch: Hyperprolaktinämie

Autoren	n	STH	PRL	ACTH	TSH	FSH	LH
HORVATH u. KOVACS (1982)	180	23%	100%	<1%	<1%	<1%	<1%
LEICHT et al. (1983)	5		100%		20%		
MUKAI (1983)	52	2%	100%	2%			
SAEGER et al. (1986)	147	22%	96%	9%	1%	14%	10%
HEITZ et al. (1987)	151	4%	87%	26%	7%	17%	5%

n Fallzahl; *STH* Wachstumshormon; *PRL* Prolaktin; *ACTH* adrenokortikotropes Hormon; *TSH* β-Thyreoidea-stimulierendes Hormon; *FSH* β-Follikel-stimulierendes Hormon; *LH* β-luteinisierendes Hormon.

Tabelle 40. ACTH-bildende Adenome. Klinisch: Morbus Cushing oder Nelson-Syndrom

Autoren	n	STH	PRL	ACTH	TSH	FSH	LH
ROBERT et al. (1978)	13			100%			
HEITZ (1979)	4			100%			
HASSOUN et al. (1980)	4			100%			
OLIVIER et al. (1980)	27			100%			
CHARPIN et al. (1982)	13		15%	100%			
MUKAI (1983)	9		11%	100%			
SAEGER et al. (1986)	86	7%	20%	100%	4%	11%	27%
HEITZ et al. (1987)	32	38%	25%	47%	9%	3%	13%

n Fallzahl; *STH* Wachstumshormon; *PRL* Prolaktin; *ACTH* adrenokortikotropes Hormon; *TSH* β-Thyreoidea-stimulierendes Hormon; *FSH* β-Follikel-stimulierendes Hormon; *LH* β-luteinisierendes Hormon.

Abb. 46c). In der Studie von Saeger et al. (1986) wurde eine Kombination mit LH in 27%, PRL in 20%, FSH in 11%, STH in 7% und TSH in 4% beobachtet. Andere Autoren fanden neben ACTH auch Prolaktin (15%, Charpin et al. 1982; 11%, Mukai 1983; 25%, Heitz et al. 1987).

Adenome, die *klinisch ausschließlich TSH* bilden, sind sehr selten (Abb. 41). Die in der Literatur mitgeteilten immunzytochemischen Ergebnisse beschränken sich überwiegend auf Einzelfälle. TSH wird in 42-100% der Adenome immunmorphologisch lokalisiert (1/1, Duello u. Halmi 1977; 2/2, Mosca et al. 1980; 2/2, Cravioto et al. 1981; 42%, Scheithauer et al. 1985; 2/3, Saeger et al. 1986; 1/1, Heitz et al. 1987). Alle Untersucher - mit Ausnahme von Heitz et al. (1987) - beobachteten auch andere Hormone (Tabelle 41).

In *klinisch inaktiven Hypophysenadenomen* (Tabelle 42) kann immunmorphologisch in einem hohen Prozentsatz eine positive Immunreaktion für ein oder mehrere Hormone nachgewiesen werden. In Operationsserien wird dabei überwiegend *Prolaktin* gefunden (27%, Leicht et al. 1983; 17%, Mukai 1983; 21%, Saeger et

Tabelle 41. TSH-bildende Hypophysenadenome. Klinisch: TSH-Überproduktion

Autoren	n	STH	PRL	ACTH	TSH	FSH	LH
Duello u. Halmi (1977)	1		100%		100%		
Mosca et al. (1980)	2				100%		
Cravioto et al. (1981)	2	50%			100%	100%	50%
Scheithauer et al. (1985)	12 (?)	17%	42%	8%	42%		
Saeger et al. (1986)	3	33%	67%	0%	67%	50%	100%
Heitz et al. (1987)	1	0%	0%	100%	0%	0%	0%

n Fallzahl; *STH* Wachstumshormon; *PRL* Prolaktin; *ACTH* adrenokortikotropes Hormon; *TSH* β-Thyreoidea-stimulierendes Hormon; *FSH* β-Follikel-stimulierendes Hormon; *LH* β-luteinisierendes Hormon.

Tabelle 42. Klinisch inaktive Hypophysenadenome

Autoren	n	Obduktionsserien					
		STH	PRL	ACTH	TSH	FSH	LH
Heitz (1979)	44	68%	34%	45%	41%	80%	
Mosca et al. (1980)	22	18%	14%	23%			
McComb et al. (1983)	107	2%	45%	4%	1%		1%
Saeger et al. (1986)	93	3%	25%	8%	n. u.	n. u.	n. u.
Autoren	**n**	**Operationsserien**					
		STH	PRL	ACTH	TSH	FSH	LH
Leicht et al. (1983)	11		27%				
Mukai (1983)	63		17%		1%	10%	
Kujas et al. (1984)	139	3%	8%	19%	1%	1%	3%
Saeger et al. (1986)	189	7%	21%	7%	6%	8%	16%
Heitz et al. (1987)	90	12%	41%	8%	1%	10%	12%

n Fallzahl; *STH* Wachstumshormon; *PRL* Prolaktin; *ACTH* adrenokortikotropes Hormon; *TSH* β-Thyreoidea-stimulierendes Hormon; *FSH* β-Follikel-stimulierendes Hormon; *LH* β-luteinisierendes Hormon; n. u. = nicht untersucht.

al. 1986; 41%, HEITZ et al. 1987). KUJAS et al. (1984) beobachteten in einer Serie von 139 Adenomen in 19% ACTH-immunreaktive Tumorzellen. In einer Studie an Autopsiematerial fanden HEITZ (1979) 80% Gonadotropine-, 68% STH-, 45% ACTH- und 41% TSH-positive Adenome (Abb. 46d, e).

In der Gruppe der *klinisch inaktiven Hypophysenadenome* nehmen solche Tumoren, die *ausschließlich die α-Untereinheit* der Glykoproteinhormone produzieren (sog. *„α-only-Adenome"*), eine Sonderstellung ein. Die Glykoproteinhormone der Adenohypophyse, d. h. LH, FSH und TSH, sowie das Choriogonadotropin der Plazenta, bestehen aus einer α- und einer β-Untereinheit. Spezifisch für das jeweilige Hormon ist nur die β-Untereinheit. Die α-Kette ist für alle Glykoproteinhormone weitgehend identisch; in ihrer isolierten Form besitzt sie keine biologische Aktivität.

Der Nachweis der α-Untereinheit der Glykoproteinhormone gelang sowohl durch Serumbestimmungen mit Hilfe des Radioimmunoassays (MACFARLANE et al. 1980; RIDGWAY et al. 1981; KLIBANSKI et al. 1983) als auch immunmorphologisch (KLIBANSKI et al. 1983; LANDOLT u. HEITZ 1986). Unter 35 nicht-sezernierenden Hypophysenadenomen waren 19 Tumoren (39%), in denen immunzytochemisch ausschließlich die α-Untereinheit nachweisbar war (HEITZ et al. 1987). Die Autoren stellen fest, daß viele α-only-Adenome zur Gruppe der Onkozytome gehören oder zumindest eine große Anzahl von Onkozyten enthalten. JAUTZKE et al. (1986) fanden α-Untereinheit-produzierende Adenome in 34 von 97 untersuchten Fällen (35%); in 15 Adenomen (15/34 = 44%) wurde die α-Untereinheit als einziges Polypeptid nachgewiesen. In dieser Serie schwankte die Zahl der α-Untereinheit-positiven Zellen von Fall zu Fall zwischen 10 und 50% der Adenomzellen. Neben der α-Untereinheit wurde am häufigsten die β-Untereinheit der Gonadotropine beobachtet (10/34 = 29,4%; JAUTZKE et al. 1986). Bei den α-only-Adenomen handelt es sich möglicherweise um weniger differenzierte Adenome, deren Zellen nicht in der Lage sind, ein vollständiges biologisch aktives Hormon zu bilden. Für diese Interpretation könnte die Beobachtung sprechen, daß sich eine TSH-produzierende Zellinie eines Hypophysenadenoms der Maus in eine ausschließlich die α-Untereinheit-produzierende Zellinie umwandelte (RIDGWAY et al. 1983). ROSS et al. (1985) konnten weiter zeigen, daß die Regulation der α-Untereinheit und ihrer RNS durch Schilddrüsenhormon abgeschwächt wird. Eine andere Erklärungsmöglichkeit könnte in der Entkopplung der Genexpression der β-Untereinheit und der Proteinsynthese liegen, da mRNS der β-Untereinheit in einem ausschließlich die α-Untereinheit-bildenden Tumor gefunden wurde (JAMESON et al. 1986).

Onkozytäre Hypophysenadenome bilden eine eigene Gruppe von Hypophysentumoren (WILLIAMS et al. 1980). Die Kriterien zur Klassifikation eines Onkozytoms werden nicht einheitlich angewandt. KOVACS u. HORVATH (1985) sprechen erst dann von einem Onkozytom, wenn nahezu alle Adenomzellen onkozytär transformiert sind; nach SAEGER (1981) reichen 50% transformierte Zellen für die Diagnose aus. In einer immunmorphologischen Studie an einer großen Serie von onkozytären Hypophysenadenomen (n = 84) und Adenomen mit einem hohen Anteil an Onkozyten (d. h. 26–50% der Tumorzellen; n = 40) zeigte sich eine signifikante Abnahme Prolaktin- und Wachstumshormon-immunreaktiver

Zellen bei zunehmender Zahl der Onkozyten innerhalb eines Tumors (WEBER et al. 1986).

Als *Nullzelladenome* werden solche Tumoren definiert, die weder klinisch noch immunmorphologisch eine endokrine Funktion besitzen (KOVACS et al. 1980). Bei der Anwendung sensitiver immunzytochemischer Methoden kann man allerdings schütter verteilte immunreaktive Adenomzellen für die α- und β-Untereinheit der Glykoproteinhormone finden (KOVACS et al. 1980; LANDOLT u. HEITZ 1986).

3. Zusammenfassung

Die Korrelation zwischen Färbeverhalten und immunzytochemisch nachweisbarer funktionell-endokriner Aktivität eines Hypophysenadenoms ist nicht eindeutig. Mit Hilfe der Immunmorphologie ist eine moderne funktionelle Klassifikation von Hypophysenadenomen leicht möglich. Die meisten Hypophysenadenome sind Prolaktinome. In einem hohen Prozentsatz werden plurihormonale Adenome beobachtet. Zahlreiche klinisch inaktive Hypophysenadenome zeigen eine Immunreaktivität für ein oder mehrere Hormone in einer unterschiedlich großen Zahl von Tumorzellen. In diese Gruppe gehören α-only-Adenome, Onkozytome und Nullzelladenome.

Zwischen den Serumkonzentrationen von Hormonen und dem immunmorphologischen Phänotyp eines Adenoms können Diskrepanzen auftreten. Produktion, Speicherung und Sekretion von Hormonen in der Adenohypophyse sind fein reguliert. Auf zellulärer Ebene besteht ein Fließgleichgewicht zwischen diesen drei Parametern. Bei Adenomen können die Sekretionsrate und damit der Serumspiegel für ein Hormon sehr hoch sein; damit verringert sich das Speicherkompartiment in der Zelle, und die Konzentration eines Hormons fällt unter die Nachweisbarkeitsgrenze immunzytochemischer Methoden. Der umgekehrte Weg ist ebenfalls möglich.

Bei der Interpretation immunmorphologischer Befunde in Hypophysenadenomen sind folgende Punkte besonders wichtig:

a) Der immunmorphologische Phänotyp eines Hypophysenadenoms ist eine Momentaufnahme eines komplex regulierten biochemischen Vorgangs.
b) Eingeschlossene normale Zellen des Hypophysenvorderlappens können zu falsch-positiven immunzytochemischen Ergebnissen führen.
c) Die Spezifität der verwendeten Antiseren muß gesichert sein, da zwischen einzelnen Hormonen Sequenzhomologien bestehen, die zu falsch-positiven immunmorphologischen Befunden führen können.

III. Primäre maligne Lymphome des Zentralnervensystems

JÄNISCH et al. (1988) definieren *primäre maligne Lymphome des Zentralnervensystems* als „neoplastische Wucherungen lymphatischer Stammzellen und ihrer Reifungsstadien, die primär in Gehirn und Rückenmark sowie in den Hirn- und Rückenmarkshäuten auftreten, ohne daß die umgebenden Knochen oder weitere Organe betroffen sind". Die knotig und diffus wachsenden Läsionen können solitär oder multizentrisch auftreten. Primäre maligne ZNS-Lymphome kommen grundsätzlich in allen Abschnitten des Gehirns vor. Sie zeigen oft eine Beziehung zu den Hirnhäuten oder zum Ventrikelsystem (SCHAUMBURG et al. 1972). Primäre maligne Lymphome machen nur 0,8-1,5% aller ZNS-Tumoren aus (JELLINGER et al. 1975; ZIMMERMAN 1975).

Die Herkunft primärer ZNS-Lymphome ist Gegenstand kontroverser Diskussionen und unterschiedlicher Auffassungen. Da das ZNS keine Lymphwege und kein eigenes lymphatisches Gewebe besitzt, konnte auch keine Stammzelle als Matrixzelle primärer ZNS-Lymphome identifiziert werden. Ob sich diese Tumoren tatsächlich von pluripotenten Mesenchymzellen der Blutgefäße oder der Hirn- und Rückenmarkshäute ableiten lassen (JÄNISCH et al. 1988), muß noch gezeigt werden. Nach einer anderen Hypothese gelangt eine nicht-neoplastische reaktive Lymphozytenpopulation im Laufe eines entzündlichen, meist viralen Prozesses in das Gehirn. In einem weiteren Schritt wird dann ein Klon der Entzündungszellen neoplastisch transformiert. Schließlich könnte eine neoplastisch transformierte Lymphozytenpopulation hämatogen ins Gehirn gelangen und dort zur Tumorbildung führen, während der echte Ausgangspunkt der Proliferation in einem Lymphknoten oder einem extranodalen lymphatischen Gewebe unentdeckt bleibt (Übersicht, Diskussion und weitere Literatur siehe HOCHBERG u. MILLER 1988).

1. Nomenklatur und Klassifikation

Problematik und *Uneinheitlichkeit* in der nosologischen Zuordnung und zytogenetischen Ableitung primärer maligner Lymphome des Nervensystems spiegeln sich in der *Nomenklatur* wider. Die erste Beschreibung eines Non-Hodgkin-Lymphoms des ZNS stammt wahrscheinlich von BAILEY (1929), der die Bezeichnung *„peritheliales Sarkom"* gebrauchte. Wegen der morphologischen Ähnlichkeit dieser Tumoren mit extrazerebralen malignen Lymphomen sprachen andere von *„Retikulumzellsarkomen"* (YUILE 1938). Die Affinität vieler Lymphome für Silberimprägnationsmethoden, die auch die nicht-neoplastische Mikroglia auszeichnet, war der Grund für die Bezeichnung *„Mikrogliome"* (RUSSEL et al. 1948). Der Begriff „Mikrogliome" geht auf BENEDEK u. JUBA (1941) zurück. Die gegensätzlichen Auffassungen bestanden über mehrere Jahre. In der angloamerikanischen Literatur wurde die Bezeichnung „Retikulumzellsarkom" bevorzugt, während im europäischen Schrifttum überwiegend der Terminus „Mikrogliom" verwendet wurde. Eine dritte Gruppe benutzte beide Begriffe gemeinsam („Retikulumzellsarkom - Mikrogliom-Gruppe"). *Perivaskuläres Sarkom, Retikuloendotheliom, maligne Retikuloendotheliose, retikulohistiozytäre Enzephalitis, Sarkom des retikuloendothelialen Systems* und *Mikrogliomatosis* sind weitere Synonyma (Übersichten bei ZÜLCH 1986, JÄNISCH et al. 1988).

Die moderne Klassifikation der Non-Hodgkin-Lymphome entwickelte sich aus der Trennung systemischer Lymphome mit unterschiedlicher Prognose (RAPPAPORT 1966). Danach wurden die meisten ZNS-Lymphome als *„diffuse histiozytische Lymphome"* aufgefaßt. Spätere Untersuchungen haben dann gezeigt, daß die Zellen der Non-Hodgkin-Lymphome keine Histiozyten, sondern *transformierte Lymphozyten* sind (LUKES u. COLLINS 1974). Man geht heute allgemein davon aus,

Tabelle 43. Klassifikation von Non-Hodgkin-Lymphomen. (Aus LENNERT 1981)

Kiel-Klassifikation (LENNERT 1981)	LUKES u. COLLINS (1974)	RAPPAPORT (1966)
Lymphome von niedrigem Malignitätsgrad		
lymphocytisch		ML, lymphocytic, well differentiated, diffuse
B-CLL T-CLL	B cell type, small lymphocyte (CLL)	
Haarzellenleukämie		
Mykosis fungoides und Sézary-Syndrom	T cell type, mycosis fungoides and Sézary's syndrome	
T-Zonenlymphom	T cell type, immunoblastic sarcoma of T cells	
lymphoplasmozytisch/zytoid (LP-Immunozytom)	B cell type, plasmacytoid lymphocyte	ML, lymphocytic with dysproteinemia
plasmozytisch	-	-
zentrozytisch	B cell type, FCC types (follicular, diffuse, follicular and diffuse, sclerotic)	ML, lymphocytic, well differentiated, nodular or diffuse ML, lymphocytic, poorly differentiated, nodular or diffuse
zentroblastisch/zentrozytisch follikulär ± diffus diffus ± Sklerose	small cleaved large cleaved	ML, lymphocytic, well differentiated ML, lymphocytic, poorly differentiated ML, mixed (lymphocytic-histiocytic) ML, histiocytic nodular or diffuse
Lymphome von hohem Malignitätsgrad		
zentroblastisch	large noncleaved	ML, histiocytic, nodular or diffuse ML, undifferentiated, nodular or diffuse
lymphoblastisch		ML, undifferentiated, diffuse ML, lymphocytic, poorly differentiated, diffuse
Burkitt-Typ „convoluted-cell type" unklassifiziert	small noncleaved T cell type, convoluted lymphocyte U cell (undefined cell) type	
immunoblastisch	B cell type, immunoblastic sarcoma of B-cells T cell type, immunoblastic sarcoma of T cells	ML, histiocytic, diffuse

daß die Non-Hodgkin-Lymphome des ZNS zytologisch und immunmorphologisch den Lymphomen im Körper vergleichbar sind. Aus diesem Grund werden sie im allgemeinen nach der Kiel-Klassifikation (LENNERT 1981) oder anderen Schemata (RAPPAPORT 1966; LUKES u. COLLINS 1974) eingeteilt (Tabelle 43). Den Versuch einer Vereinheitlichung und Vergleichbarkeit der Nomenklatur maligner Non-Hodgkin-Lymphome stellt die National Cancer Institute Working Formulation (1982) dar. In dieser internationalen klinisch-pathologischen Studie unter Beteiligung mehrerer Institute wurden maligne Non-Hodgkin-Lymphome nach rein morphologischen Kriterien in zehn Typen unterteilt (Tabelle 44). Eine ausführliche Diskussion der „Working Formulation" findet man bei LENNERT (1981).

Tabelle 44. Vergleich der Kiel-Klassifikation mit der NCI Working Formulation. (Aus LENNERT 1981)

Kiel-Klassifikation (LENNERT 1981)	Working Formulation (1982)
Lymphome von niedrigem Malignitätsgrad	
lymphozytisch	
B-CLL	Small lymphocytic, consistent with CLL (A)
T-CLL	Small lymphocytic, consistent with CLL (A)
Haarzellenleukämie	-
Mykosis fungoides/Sézary-Syndrom	Mycosis fungoides/-
T-Zonenlymphom	Large cell, immunoblastic, polymorphous (H)
lymphoplasmozytisch/-zytoid	
lymphoplasmozytisch	Small lymphocytic, plasmocytoid (A)
lymphoplasmozytoid	Small lymphocytic, plasmacytoid (A)
polymorph	Diffuse, mixed, small and large cell (F)
plasmozytisch	Extramedullary plasmacytoma
zentrozytisch	Diffuse, small cleaved cell (E) Diffuse, large cell, cleaved cell (G)
zentroblastisch/zentrozytisch	
follikulär follikulär und diffus	Follicular, predominantly small cleaved cell (B) Follicular, mixed, small cleaved and large cell (C) Follicular, predominantly large cell (D)
diffus	Diffuse, mixed, small and large cell (F) Diffuse, large cell, cleaved cell (G)
Lymphome von hohem Malignitätsgrad	
zentroblastisch	Diffuse, large cell, non-cleaved cell (G)
lymphoblastisch	
B-lymphoblastisch	Small non-cleaved cell (J)
Burkitt-Typ	Small non-cleaved cell, Burkitt's (J)
T-lymphoblastisch	Lymphoblastic, convoluted cell and non-convoluted cell (I)
„convoluted-cell type"	Lymphoblastic, convoluted cell (I)
unklassifiziert	Lymphoblastic, non-convoluted cell (I)
immunoblastisch	Large cell, immunoblastic (H)

2. Immunmorphologie primärer maligner ZNS-Lymphome

a) Intrakranielle Lymphome

Immunmorphologische Untersuchungen an primären malignen Non-Hodgkin-Lymphomen wurden bis auf wenige Ausnahmen an Formalin-fixiertem und Paraffin-eingebettetem Tumorgewebe durchgeführt. Der Nachweis von Membran- oder intrazytoplasmatischen Immunglobulinen stand dabei ganz im Vordergrund (Houthoff et al. 1978; Reddick et al. 1978; Taylor et al. 1978; Varadachari et al. 1978; Hassoun et al. 1981; Jardon-Jeghers u. Reznik 1982; De Mascarel et al. 1982; Allan et al. 1983b; Merkel et al. 1983; Allegranza et al. 1984; Kawakami et al. 1985; Freeman et al. 1986; Grant et al. 1986a; Kumanishi et al. 1986; Jellinger et al. 1988).

Morphologische und immunmorphologische Befunde dieser Autoren zeigen, daß es sich bei der überwiegenden Mehrzahl primärer intrakranieller maligner Lymphome um B-Zell-Lymphome handelt. Eine Expression von *Immunglobulinen* an der Zelloberfläche oder im Zytoplasma wird bei vielen *Immunozytomen* und *Immunoblastomen,* seltener bei *zentroblastischen* und *lymphoblastischen malignen Lymphomen* beobachtet. Eine *monoklonale Produktion* von Immunglobulinen wird in vielen, wenn auch nicht allen B-Zell-Lymphomen gesehen (Houthoff et al. 1978; Taylor et al. 1978; Varadachari et al. 1978; Hassoun et al. 1981; Jardon-Jeghers u. Reznik 1982; De Mascarel et al. 1982; Merkel et al. 1983; Allegranza et al. 1984; Kawakami et al. 1985; Freeman et al. 1986; Kumanishi et al. 1986; Abb. 47a, b). *Bi- und multiklonale Immunglobulinmuster* sind jedoch nicht selten und sprechen nicht gegen die Diagnose eines malignen Non-Hodgkin-Lymphoms (Reddick et al. 1978; Taylor et al. 1978; Hassoun et al. 1981; De Mascarel et al. 1982; Allegranza et al. 1984; Kawakami et al. 1985; Kumanishi et al. 1986). Manche Autoren weisen ausdrücklich auf die große Variabilität und Heterogenität der Immunglobulinexpression hin (Taylor et al. 1978; Kumanishi et al. 1986). Bei monoklonaler Immunglobulinbildung ist die häufigste Kombination IgM, kappa (6/14 = 42,9%, Jardon-Jeghers u. Reznik 1982; 2/2 = 100%, Grant et al. 1986a; 3/4 = 75%, Kumanishi et al. 1986). IgM wird insgesamt häufiger als IgG beobachtet; bei den Leichtketten überwiegt kappa vor lambda (Übersicht bei Jellinger et al. 1988).

Erste molekularbiologische Untersuchungen zum „gene rearrangement" von Immunglobulinen an vier malignen Non-Hodgkin-Lymphomen des ZNS zeigten die B-Zell-Herkunft der Lymphome (Kumanishi et al. 1988).

Mehrere Arbeitsgruppen beobachteten eine *polyklonale Immunglobulinimmunreaktivität* in *Astrozyten* und seltener auch *Nervenzellen* (Houthoff et al. 1978; Taylor et al. 1978; Jardon-Jeghers u. Reznik 1982; Merkel et al. 1983; Allegranza et al. 1984). Dieser Befund wurde auf eine Aufnahme von Immunglobulinen bei gestörter Blut-Hirn-Schranke zurückgeführt (Merkel et al. 1983).

Primäre intrakranielle T-Zell-Lymphome sind eine Rarität. Grant et al. (1986a) fanden in einer Serie von sechs primär zentralen malignen Non-Hodgkin-Lymphomen nur ein T-Zell-Lymphom. Nahezu alle Zellen reagierten mit einem Pan T-Zell-Antikörper positiv (Antikörper UCHL1), bei den meisten dieser Zellen handelte es sich um T-Helfer-Zellen (Antikörper HB2).

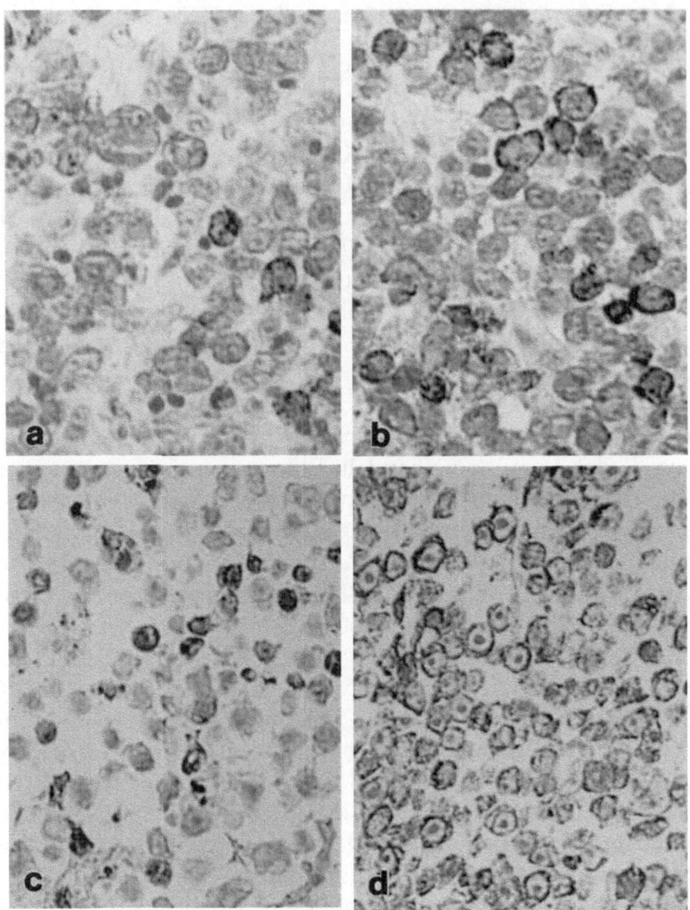

Abb. 47 a–d. Monoklonaler intrazytoplasmatischer Immunglobulinnachweis. **a, b** Polymorphes zentroblastisches Lymphom mit Expression von IgM (**a**) und Ig lambda (**b**). **c, d** Epidurales B-immunoblastisches Lymphom mit monoklonaler Bildung von IgG (**c**) und Ig lambda (**d**). Paraffinschnitte, polyvalente Antiseren, PaP, DAB-Haematoxylin. Originale ×25

Immunmorphologische Untersuchungen mit *monoklonalen Antikörpern* gegen B- und T-Lymphozyten an primären zentralen malignen Lymphomen sind noch selten (Allan et al. 1983b; Grant et al. 1986a; Feiden et al. 1988). Ein Grund dafür liegt in der mangelhaften oder fehlenden Reaktivität monoklonaler Antikörper an Formalin-fixiertem und Paraffin-eingebettetem Tumorgewebe. Mit einem Panel von zehn monoklonalen Antikörpern konnten Allan et al. (1983b) zeigen, daß *primäre ZNS-Lymphome B-Zell-Lymphome* sind. Zu diesem Ergebnis kamen

Abb. 48 a–d. Primäres zentrales malignes B-Zell-Lymphom. **a** Histomorphologisches Bild. **b** Membranständige Immunreaktion von CLA (common leukocyte antigen; monoklonaler Antikörper T 200). **c** Membran-assoziierte Immunreaktion zahlreicher Tumorzellen mit dem monoklonalen Pan-B-Lymphozytenmarker L26. **d** Einzelne T-Lymphozyten (monoklonaler

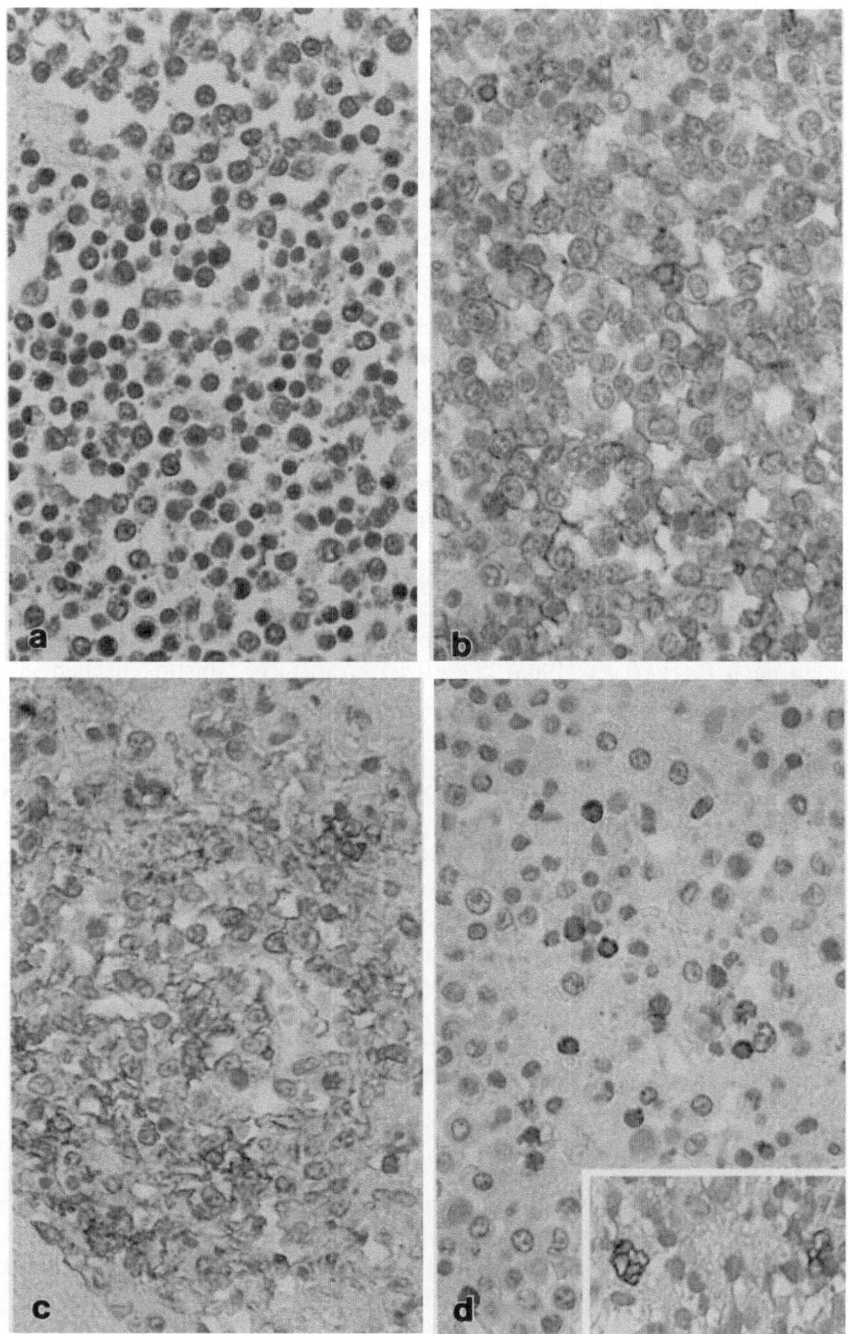

Pan-T-Lymphozytenmarker UCHL1). (**d**, Inset) Primär zentrales malignes Non-Hodgkin-Lymphom, stereotaktische Hirnbiopsie. Einzelne positiv markierte histiozytäre Zellen (monoklonaler Antikörper MAC 387). Paraffinschnitte. **a** Klüver-Barrera-Färbung. **b–d, d** Inset, ABC, AEC-Haematoxylin. Originale ×40

auch KUMANISHI et al. (1986). Diese Autoren fanden jedoch eine unterschiedliche Reaktivität der von ihnen benutzten monoklonalen B-Lymphozytenmarker. FEIDEN et al. (1988) testeten die Immunreaktivität von monoklonalen Antikörpern gegen B-Lymphozyten (L26, MB1, MB2), T-Lymphozyten (UCHL1) und histiomonozytäre Zellen (MAC 387) an Formalin-fixiertem Paraffin-eingebettetem Gewebe von 27 primär zentralen malignen Lymphomen. Sie fanden eine positive Immunreaktivität mit den B-Zell-Antikörpern. Jedoch wurde in allen Proben eine teilweise sehr große Zahl von T-Lymphozyten (UCHL1) und histiomonozytären Zellen (MAC 387) beobachtet (Abb. 48a-d). Ein vergleichbares Resultat erzielten KUMANISHI et al. (1986) mit den monoklonalen Antikörpern OKT-11 und Leu-1 gegen T-Lymphozyten und OKM-1 gegen Monozyten. Diese Zellen werden als nicht-neoplastische und reaktive Lymphozyten und Monozyten betrachtet.

b) Intramedulläre Lymphome

Primäre spinale intramedulläre maligne Non-Hodgkin-Lymphome sind ausgesprochen selten. Bis 1983 waren lediglich sechs gut dokumentierte Einzelfälle in der Literatur mitgeteilt worden (HERBST et al. 1976; BRUNI et al. 1977; FISHER 1979; MITSUMOTO et al. 1980; SLAGER et al. 1982; HAUTZER et al. 1983; MAUNEY u. SCIOTTO 1983).

Immunzytochemische Ergebnisse liegen von einigen dieser Beobachtungen vor. In einem nach RAPPAPORT (1966) klassifizierten diffusen „histiozytischen" Lymphom des lumbalen Rückenmarks waren keine Immunglobuline immunmorphologisch nachweisbar (MITSUMOTO et al. 1980). Ebenfalls Immunglobulin-negativ reagierte ein primäres malignes Lymphom des Rückenmarks mit „plasmazytoiden, lymphozytären und immunoblastischen Zellen" (SLAGER et al. 1982). In dem von HAUTZER et al. (1983) beobachteten intramedullären thorakolumbalen malignen, nicht näher klassifizierten Non-Hodgkin-Lymphom (26jährige Frau, Zustand nach Thymektomie wegen Myasthenia gravis elf Jahre zuvor) zeigten einige Plasmazellen eine Expression von Immunglobulinen (IgG, leichte Ketten vom Kappa- und Lambda-Typ); Histiozyten waren Lysozym-positiv. In einem malignen B-Zell-Lymphom (diffuses „histiozytisches" Lymphom nach RAPPAPORT (1966) oder large noncleaved FCC lymphoma nach LUKES u. COLLINS (1974)) der Cauda equina konnte eine monoklonale Bildung leichter Ketten vom Lambda-Typ gezeigt werden (MAUNEY u. SCIOTTO 1983).

c) AIDS-assoziierte Lymphome

Das erworbene Immundefektsyndrom *(„acquired immune deficiency syndrome", AIDS)* ist als das Auftreten opportunistischer Infektionen oder eines Kaposi-Sarkoms bei zuvor gesunden Menschen ohne vorher bekannte Immunsuppression definiert (CDC 1985). AIDS ist das Endstadium einer Erkrankung, die durch das T-lymphotrope HIV (human immunodeficiency virus) hervorgerufen wird (COFFIN et al. 1986). Der Erreger wird als LAV (BARRÉ-SINOUSSI et al. 1983) bzw. HTLV III bezeichnet (GALLO et al. 1984).

Komplikationen einer HIV-Infektion im Nervensystem sind sehr häufig und vielgestaltig (REICHERT et al. 1983; MOSKOWITZ et al. 1984; LEVY et al. 1985; SHA-

RER u. KAPILA 1985; ANDERS et al. 1986; BUDKA et al. 1987; ENZENSBERGER u. FISCHER 1987; KATO et al. 1987; SOLCHER 1988). Sie können alle Abschnitte des Nervensystems betreffen und oft die Erstmanifestation einer HIV-Infektion darstellen.

Im Zentralnervensystem werden nicht selten maligne Non-Hodgkin-Lymphome beobachtet (Übersicht bei JELLINGER et al. 1988). Bei insgesamt 870 Autopsien von AIDS-Patienten wurden nach einer Zusammenstellung von JELLINGER et al. (1988) 56 primäre zentrale Lymphome diagnostiziert. Soweit sie näher klassifiziert waren (18/56 Fälle), handelte es sich überwiegend um maligne B-Zell-Lymphome von hohem Malignitätsgrad. Die Neoplasien entsprachen dem morphologischen Bild von B-Immunoblastomen (10/18) oder B-lymphoblastischen Lymphomen vom Burkitt-Typ (4/18). Wenige Lymphome (2/18) waren nicht klassifizierbar, und in zwei Fällen (2/18) wurden die Tumoren als „large cell lymphomas" beschrieben.

Die *immunmorphologischen* Ergebnisse bestätigen die B-Zell-Herkunft primärer zentraler AIDS-assoziierter maligner Lymphome (SO et al. 1986; EGERTER u. BECKSTEAD 1988). Aus der Serie von SO et al. (1986, 20 primäre ZNS-Lymphome) konnten 5 Fälle immunzytochemisch untersucht werden. An Kunststoff-eingebettetem Gewebe zeigten zwei immunoblastische Lymphome und drei „small noncleaved lymphomas" eine positive Immunreaktion mit einem monoklonalen Pan B-Marker. Oberflächen-Immunglobuline (IgM) wurden in zwei Fällen beobachtet (1/2 immunoblastic lymphoma; 1/3 small noncleaved lymphoma).

Die Reaktionen für T-Zellen (monoklonale Antikörper Leu-4 und Leu-9) und Monozyten (monoklonaler Antikörper Leu-M1) waren negativ.

In Kunststoff-eingebettetem Gewebe von 9 AIDS-assoziierten Lymphomen (3 small noncleaved lymphomas, 3 diffuse large cell lymphomas und 3 large cell immunoblastic lymphomas) reagierte in der Untersuchung von EGERTER u. BECKSTEAD (1988) mindestens einer oder mehrere der getesteten B-Lymphozyten-Marker positiv (HLA-DR/Ia, Pan B, Leu-12, Leu-14, IgM), während der Pan T-Lymphozyten-Marker Leu-4 und der Makrophagen-Marker Leu-M1 keine Immunreaktion zeigten.

d) Liquorzytologie

Bei den primären intrazerebralen und den sehr seltenen primären leptomeningealen Non-Hodgkin-Lymphomen kommt der *Liquorzytologie* sowohl eine diagnostische als auch eine prognostische Bedeutung zu (JELLINGER et al. 1988). Die Immunzytologie ist hierbei besonders hilfreich. Eine monoklonale Proliferation von B-Lymphozyten im Liquor wurde bei malignen Non-Hodgkin-Lymphomen mehrfach beschrieben (JELLINGER et al. 1979; JONES et al. 1985; LI et al. 1986). Der immunzytochemische Nachweis einer monoklonalen Immunglobulinexpression an der Lymphozytenoberfläche (IgM, kappa) im Zytozentrifugat des Liquors führte bei einem Kind ohne erkennbare intrakranielle Raumforderung zur Diagnose eines malignen B-Zell-Lymphoms (JONES et al. 1985). In allen 6 Fällen, in denen im Liquorzentrifugat eine monoklonale Proliferation von B-Lymphozyten gefunden wurde (positiver Immunglobulinnachweis; kappa, 4/6; lambda, 2/6), entwickelte sich ein ZNS-Lymphom (LI et al. 1986). Im Gegensatz dazu waren bei einer reaktiven Lymphozytose nahezu ausschließlich T-Lymphozyten zu finden (3 Fälle, LI et al. 1986). Ein *primäres T-Zell-Lymphom der Leptomeningen* konnte im Liquorzentrifugat mit der Immunfluoreszenzmethode diagnostiziert werden (MARSH et al. 1983). Mit einem Antikörper gegen T-Lymphozyten (OKT3) reagierten alle neoplastischen T-Zellen sehr intensiv positiv. In der anschließend durchgeführten Hirnbiopsie des frontalen Kortex wurden mit der Immunperoxidasetechnik keine intrazytoplasmatischen Immunglobuline nachgewiesen.

e) Epidurale Lymphome

Eine spinale *epidurale Manifestation* eines malignen Non-Hodgkin-Lymphoms wird in 0,1-5,8% der Fälle beobachtet (VERITY 1968; FRIEDMAN et al. 1976; HERMAN et al. 1979; LEVITT et al. 1980). Bei den im Epiduralraum auftretenden Lymphomen handelt es sich nach Auffassung der meisten Autoren um die Ausbreitung eines systemischen Lymphoms oder um eine sekundäre Infiltration aus benachbarten Strukturen wie Wirbelkörpern oder mediastinalen und retroperitonealen Lymphknoten (FRIEDMAN et al. 1976; HADDAD et al. 1976; EPELBAUM et al. 1986; GRANT et al. 1986b). Dennoch besteht offenbar kein Zweifel daran, daß es in seltenen Fällen *primäre epidurale* maligne Non-Hodgkin-Lymphome gibt (BUCY u. JERVA 1962; VASUDEV RAO et al. 1982). Nach der älteren Nomenklatur wurden solche Tumoren überwiegend als „Retikulumzellsarkome" oder „Lymphosarkome" bezeichnet (Übersicht bei ZÜLCH 1986). In der WHO-Klassifikation der Hirntumoren wird das *epidurale Lymphosarkom* als besonders strahlensensibler Tumor mit relativ günstiger Prognose hervorgehoben (ZÜLCH 1979).

Die Histogenese primärer epiduraler maligner Lymphome ist unklar. Trotz gründlicher Untersuchung konnten einige Autoren im Epiduralraum kein normales lymphatisches Gewebe finden (IWANOW u. ROMODANOWSKY 1928; BROWDER u. DEVEER 1939; DRAKE 1941). RUBINSTEIN (1982b) dagegen stellt fest, daß in diesem Bereich lymphatisches Gewebe vorkommt.

Wesentlich häufiger als echte primäre epidurale maligne Lymphome ist die *klinische Erstmanifestation* eines malignen Lymphoms als epiduraler raumfordernder Prozeß. Solche Tumoren führen zur Kompression des Rückenmarks mit entsprechender neurologischer Symptomatik, die die oft notfallmäßige neurochirurgische Intervention erforderlich macht. In der Serie von HADDAD et al. (1976) war ein Lymphom zum Zeitpunkt der Operation in 85% der 72 Patienten nicht bekannt. Eine Kompression des Rückenmarks war das erste klinische Symptom eines epiduralen Lymphoms in mehreren Fällen (CHI'EN et al. 1980). Im Gegensatz dazu war jedoch in anderen großen Serien die histologische Diagnose eines malignen Lymphoms zum Zeitpunkt der Operation bereits bekannt und in vielen Fällen histologisch gesichert (81 Fälle von Rückenmarkskompression bei 73 Patienten, FRIEDMAN et al. 1976) oder es gab bereits radiologische oder makroskopische Hinweise auf eine Beteiligung benachbarter Wirbelkörper (GRANT et al. 1986b).

Immunzytochemische Untersuchungen an epiduralen Non-Hodgkin-Lymphomen sind bisher erwartungsgemäß sehr selten (Abb. 47c, d). VASUDEV RAO et al. (1982) beobachteten eine intrazytoplasmatische Immunfluoreszenz mit einem FITC-gekoppelten Ziegenantiserum gegen menschliche Immunglobuline in zwei histiozytischen Lymphomen, in drei histiozytisch-lymphozytischen Lymphomen und in einem Fall eines Hodgkin-Lymphoms. GRANT et al. (1986b) konnten in einer Serie von 15 Lymphomen im Epiduralraum an Gefrierschnitten mit monoklonalen Antikörpern die histologische Diagnose eines B- und T-Zell-Lymphoms bestätigen. Ein lymphoblastisches Lymphom reagierte mit dem monoklonalen Pan B-Lymphozyten-Marker RFB4 positiv. Fünf von elf Keimzentrumszell-Lymphome (45,5%) zeigten eine monoklonale Expression von membranständigen und zytoplasmatischen Immunglobulinen.

f) Solitäre intrakranielle Plasmozytome

Extramedulläre Plasmozytome sind äußerst seltene Tumoren. Das Auftreten *solitärer intrakranieller Plasmozytome* der Meningen oder des Hirnparenchyms ohne Beteiligung des Knochens und ohne Vorliegen eines multiplen Myeloms ist eine Rarität. Nach einer Übersicht von MANCARDI u. MANDYBUR (1983) wurden in der Literatur bis dahin nur insgesamt zehn gut dokumentierte Fälle mitgeteilt. *Immunmorphologische Untersuchungen* beschränken sich auf einzelne kasuistische Mitteilungen. MANCILLA-JIMENEZ u. TAVASSOLI (1976) berichten über ein solitäres intrakranielles Plasmozytom in den Meningen der vorderen Schädelgrube bei einer 58jährigen Frau, bei dem mit einer direkten Immunfluoreszenztechnik an Gefrierschnitten eine monoklonale Immunglobulinbildung (IgA, kappa) gezeigt werden konnte. In der Beobachtung von MANCARDI u. MANDYBUR (1983) wurde eine monoklonale Expression von Immunglobulin G und Lambda-Leichtketten mit Hilfe der PaP-Methode nachgewiesen (62jähriger Mann, Tentorium).

Im Gegensatz dazu zeigen die von Plasmozytomen abzugrenzenden intrakraniellen *Plasmazellgranulome* eine heterogene Population von Plasmazellen mit einer polyklonalen Immunglobulinproduktion (WEST et al. 1980; MAEDA et al. 1984).

g) Extrazelluläre Matrix

Die Anwendung von Silberfärbemethoden in malignen Lymphomen des Gehirns zeigt ein dichtes Netzwerk von *Retikulinfasern,* die konzentrisch um Blutgefäße angeordnet und in unterschiedlichem Maße auch zwischen den Tumorzellen gelegen sind. Dieses charakteristische Muster gab den Tumoren den Namen „Retikulumzellsarkom" (vgl. Abschn. D.III.1).

Immunmorphologische Untersuchungen zur Charakterisierung der Retikulinfasern in primären malignen ZNS-Lymphomen sind selten (KALIMO et al. 1985; KOCHI et al. 1986). KALIMO et al. (1985) untersuchten einen Autopsiefall eines primären malignen Non-Hodgkin-Lymphoms des ZNS. Sie fanden Kollagen Typ III (klassisches Retikulin) als molekulares Äquivalent der Retikulinfasern, die beiden Basalmembranbestandteile Kollagen Typ IV und Laminin, das perizelluläre Kollagen Typ V und Fibronektin, ein Zelladhäsionsmolekül; Kollagen Typ I war nur in Spuren nachweisbar. Man nimmt an, daß Retikulinfasern nicht von malignen B-Lymphozyten, sondern möglicherweise von Perizyten und Astrozyten gebildet werden; sie sollen die Ausbreitung der Tumorzellen in das Gehirn eindämmen (KALIMO et al. 1985). In einer immunzytochemischen Studie an Operationsmaterial von 17 malignen Non-Hodgkin-Lymphomen des Gehirns und zahlreichen spinalen und kranialen epiduralen lymphoretikulären Tumoren (9 Non-Hodgkin-Lymphome, 6 Hodgkin-Lymphome und 19 Plasmozytome) beobachteten KOCHI et al. (1986) Fibronektin-Immunreaktivität in Form konzentrisch angeordneter perivaskulärer Ringstrukturen in allen malignen Lymphomen des Gehirns, nicht aber in den epidural lokalisierten Tumoren. Dieses Bild kommt nach Meinung der Autoren durch eine Aufsplitterung der Basalmembran ortsständiger Blutgefäße zustande.

3. Zusammenfassung

Primäre maligne Lymphome des Zentralnervensystems sind selten. Es handelt sich in der Mehrzahl um maligne B-Zell-Lymphome. Die B-Zell-Natur primärer maligner Non-Hodgkin-Lymphome des ZNS wird auch immunzytochemisch bestätigt. Dabei zeigt sich oft eine beträchtliche Begleitreaktion durch T-Lymphozyten.

E. Proliferationsmarker

Die morphologische Beurteilung der Dignität einer Geschwulst ist für die Bewertung ihres biologischen Verhaltens und damit für die Prognose sehr wichtig. Feingeweblich können Zellreichtum, Zell- und Kernpolymorphie, Mitosen, Chromatindichte, Zahl und Größe der Nukleolen und Nekrosen erfaßt werden. Unabhängig von morphologischen Parametern war man schon lange bemüht, objektivierbare Kriterien zu finden, die eine Aussage über die proliferative Kapazität eines Tumors erlauben. ^{3}H-Thymidinmarkierung, Zytophotometrie an Einzelzellen und Impulszytophotometrie an Zellsuspensionen sind Verfahren zur Darstellung des S-Phasen-Anteils und des Ploidieprofils einer Geschwulst. Schließlich wurden mehrere *Kernantigene* gefunden, die in proliferierenden, nicht aber in ruhenden Zellen exprimiert werden und die mit monoklonalen Antikörpern darstellbar sind. Die immunmorphologische Erfassung solcher *proliferationsassoziierter Antigene (Proliferationsmarker)* erlaubt die Bestimmung des proliferierenden Zellkompartiments eines Tumors.

I. Ki-67

Der monoklonale Antikörper *Ki-67* erkennt ein Kernantigen, das in proliferierenden (G_1-, S-, G_2- und M-Phase), nicht aber in ruhenden Zellen (G_0-Phase) exprimiert wird (GERDES et al. 1983, 1984; GERDES 1985). Der Antikörper entstand durch Immunisierung von Mäusen mit einer ungereinigten Kernfraktion von L428-Zellen. Der immunzytochemische Nachweis dieses Kernantigens gelingt nur an Gefrierschnitten. Formaldehydfixation verändert das Antigen in einer Weise, daß es von dem monoklonalen Antikörper Ki-67 nicht mehr erkannt werden kann. Die positive Immunreaktion zeigt eine selektive, unterschiedlich intensive Markierung der Zellkerne.

Einige immunmorphologische Arbeiten beschreiben die Ki-67-Immunreaktion in intrakraniellen Geschwülsten (BURGER et al. 1986; GIANGASPERO et al. 1987; KLEIHUES et al. 1987; LANDOLT et al. 1987; ROGGENDORF et al. 1987, 1988; Abb. 49a, b). In *Gliomen* korrelierte die Anzahl reaktiver Zellkerne mit dem histologischen Grad und dem biologischen Verhalten dieser Tumoren (BURGER et al. 1986; GIANGASPERO et al. 1987; KLEIHUES et al. 1987; Abb. 49a). Die niedrigsten Werte wurden in *pilozytischen Astrozytomen* (n = 3, 0,6%-1,4%, BURGER et al. 1986; n = 1, 1%, GIANGASPERO et al. 1987; n = 6, 0,4%-1,4%, KLEIHUES et al. 1987) gefunden. In *fibrillären Astrozytomen* von geringer Zelldichte (BURGER et al. 1986) korrelierte der Prozentsatz Ki-67-positiver Zellkerne gut mit dem Grad der Kernpolymorphie und Chromatindichte (n = 4, 0,8%-3,2%). Die höchsten Werte wurden erwartungsgemäß in *Glioblastomen* beobachtet (n = 9, 1,3%-12,4%, BURGER et

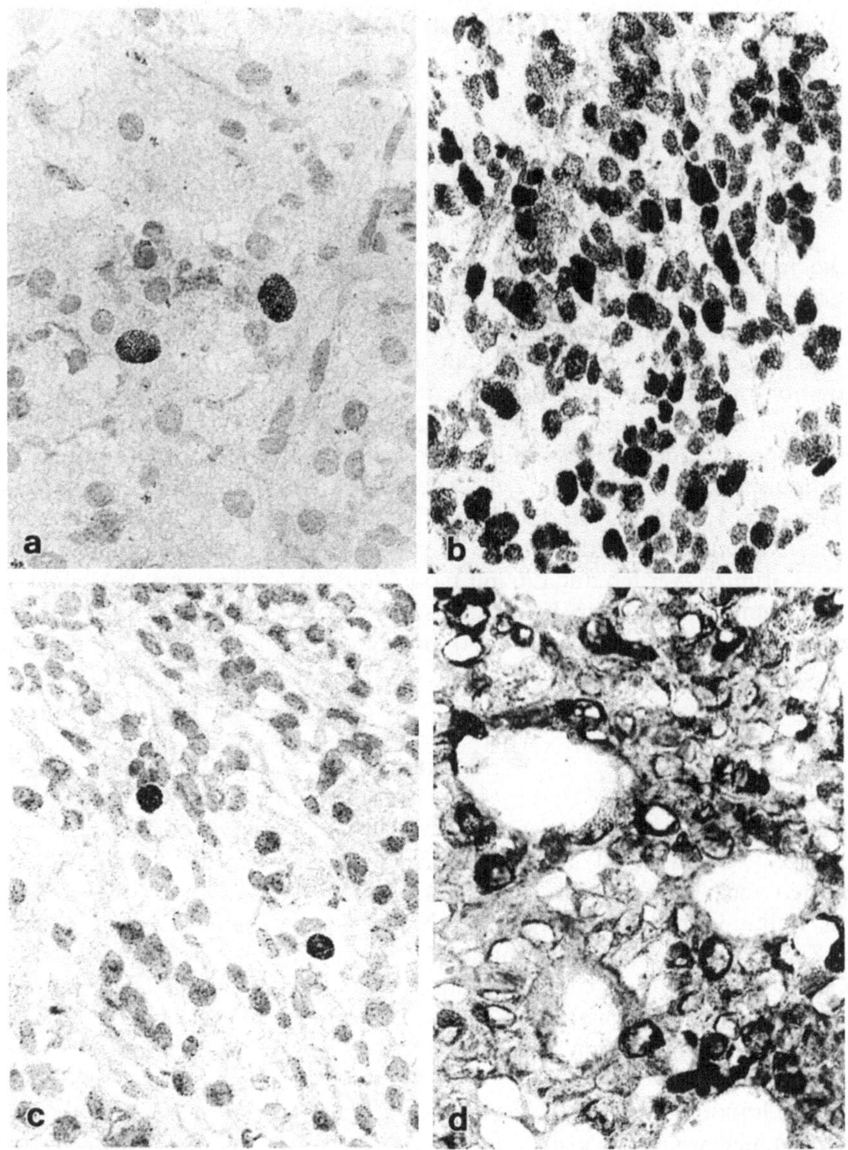

Abb. 49 a–d. Immunmorphologische Darstellung *proliferierender Zellen*. Variable Markierung von Zellkernen mit dem monoklonalen Antikörper Ki-67 in (**a**) einem *Oligodendrogliom*, (**b**) einem *Glioblastom*, (**c**) einem *endotheliomatösen Meningeom* und (**d**) einer *Metastase* eines tubulär differenzierten Adenokarzinoms. Kryostatschnitte, Streptavidin-Biotin-Peroxidase, AEC-Haematoxylin. Originale ×40

al. 1986; n=6, 10%-40%, GIANGASPERO et al. 1987; n=32, 1,3%-27,6%, KLEIHUES et al. 1987; Abb. 49b). Insgesamt zeigt sich bei Gliomen eine breite Streuung der Ki-67-Werte innerhalb einer Tumorgruppe. Bemerkenswert ist in diesem Zusammenhang die Beobachtung von GIANGASPERO et al. (1987), die in einem *Plexuspapillom* in 60% der Tumorzellen Ki-67-reaktive Zellkerne fanden. Diese Autoren beschreiben im Vergleich zu anderen Arbeitsgruppen (BURGER et al. 1986; KLEIHUES et al. 1987) sehr viel höhere Werte Ki-67-positiver Zellkerne. Die niedrigeren Werte sind möglicherweise auf eine längere Lagerung in flüssigem Stickstoff zurückzuführen, die zu einem partiellen Verlust der Antigenität führt (GIANGASPERO et al. 1987).

Medulloblastome zeigen in Übereinstimmung mit ihrem biologischen Verhalten sehr hohe Ki-67-Werte (n=3, 40%-50%, GIANGASPERO et al. 1987; n=1, 10,2%, KLEIHUES et al. 1987).

In *Neurinomen* und *Meningeomen* (Abb. 49c) liegt der Prozentsatz Ki-67-reaktiver Zellkerne im Durchschnitt unter 1% (BURGER et al. 1986; ROGGENDORF et al. 1987, 1988). Nach den Ergebnissen von ROGGENDORF et al. (1987, 1988) werden niedrige Werte besonders bei endotheliomatösen, fibroblastischen und angioblastischen Meningeomen beobachtet. In rezidivierenden, transitionellen und angioblastischen Meningeomen können jedoch positive Kerne in bis zu 20% der Zellen gefunden werden. In einzelnen Fällen weisen fibroblastische und endotheliomatöse Meningeome Proliferationsraten bis zu 10% auf, ohne daß histologische Zeichen der Malignität gefunden werden (ROGGENDORF et al. 1988).

Die mit dem monoklonalen Antikörper Ki-67 gemessene Proliferationsrate zeigte in *Hypophysenadenomen* nach den Ergebnissen aller Untersucher eine breite Streuung (BURGER et al. 1986; GIANGASPERO et al. 1987; KLEIHUES et al. 1987; LANDOLT et al. 1987). In 31 von LANDOLT et al. (1987) untersuchten Hypophysenadenomen lag die Streubreite zwischen 0,1% und 3,7%. Die höchsten Werte fanden sich bei Prolaktinomen (n=12, 0,1%-3,5%) und klinisch mit M. Cushing einhergehenden Adenomen (n=2, 0,3%-3,7%). Die Werte lagen bei endokrin inaktiven Adenomen (n=11, 0,1%-1%) und bei Adenomen mit Akromegalie (n=6, 1,1%-1,5%) deutlich niedriger. Invasiv wachsende Hypophysenadenome ergaben deutlich höhere Prozentzahlen Ki-67-positiver Zellkerne (im Durchschnitt 1,15%) als nicht-invasive Adenome (im Durchschnitt 0,6%).

Bei *Metastasen* (Abb. 49d) wurden trotz einer im Einzelfall beträchtlichen Schwankung durchschnittlich sehr hohe Ki-67-Werte erreicht (33,6%, BURGER et al. 1986; 23,4%, KLEIHUES et al. 1987).

II. Bromdesoxyuridin

Bromdesoxyuridin (BrdU) ist ein nicht-radioaktives Thymidinanalogon, das in die DNS der Zellkerne eingebaut wird (SZYBALSKI 1974). Mit einem monoklonalen Antikörper (GRATZNER 1982) können BrdU-enthaltende Zellkerne mit immunmorphologischen Methoden sichtbar gemacht werden (GRATZNER 1982; DOLBEARE et al. 1983; MORSTYN et al. 1983; DEAN et al. 1984).

NAGASHIMA et al. (1985) untersuchten *menschliche Hirntumoren* (n=5) mit dem monoklonalen Antikörper gegen BrdU, nachdem den Patienten 150-200 mg/m^2

BrdU intravenös als einstündige Infusion zum Zeitpunkt der Kraniotomie verabreicht worden war. BrdU-positive Zellkerne wurden mit einer direkten Fluoreszenzmethode an Gefrier- und Paraffinschnitten oder einer indirekten Peroxidasetechnik an Paraffinschnitten Äthanol-fixierten (70%) Tumorgewebes sichtbar gemacht. Die Anzahl BrdU-positiver Zellkerne korrelierte recht gut mit dem histologisch bestimmten Grad der Malignität, aber nicht mit der Anzahl der Mitosen. YOSHII et al. (1986) bestimmten die Wachstumsfraktion von 25 menschlichen Hirntumoren immunzytochemisch mit einem monoklonalen Antikörper gegen BrdU an Paraffinschnitten Äthanol-fixierten Tumorgewebes mit einer Immunperoxidasemethode. Die Patienten erhielten drei Tage lang alle acht Stunden eine halbstündige intravenöse Infusion von 200 mg BrdU/m^2. Die Proliferationsraten waren in *malignen Gliomen* einschließlich *Glioblastomen* (9%-46%) und *Hirnmetastasen* (11%-43%) hoch, aber niedrig in *nicht malignen Astrozytomen* (2%-7%), *Meningeomen* (3,9%-8,2%), *Neurinomen* (3,9%-4,1%) und *Hypophysenadenomen* (0,8%-1,9%).

III. Cyclin

Cyclin oder *proliferating cell nuclear antigen (PCNA)* ist ein Kernantigen mit einem Molekulargewicht von 36 KD. Die Synthese des Proteins korreliert direkt mit der Zellproliferationsrate und der DNS-Synthese (MIYACHI et al. 1978; BRAVO et al. 1981; TAKASAKI et al. 1981; CELIS et al. 1984; MATHEWS et al. 1984). Erhöhte Cyclin-Werte wurden im Zellkern in der späten G_1-Phase unmittelbar vor Beginn der DNS-Synthese beobachtet; sie erreichen den höchsten Wert während der Synthesephase und nehmen in der G_2- und M-Phase wieder ab (TAKASAKI et al. 1981; CELLS u. CELIS 1985). Das in Vertebratenzellen weit verbreitete Protein spielt offensichtlich eine bedeutende Rolle in der Regulation der DNS-Synthese und Zellproliferation (MATHEWS et al. 1984).

In einer immunmorphologischen Untersuchung an Paraffinschnitten Formaldehyd-fixierten Biopsiematerials solider menschlicher maligner Tumoren (62 Karzinome unterschiedlicher Lokalisation, ein malignes fibröses Histiozytom, ein Ewing-Sarkom) wurden PCNA-positive Zellkerne in 42 von 64 Tumoren (65,6%) gesehen (ROBBINS et al. 1987). In den meisten Fällen lag die Anzahl PCNA-positiver Zellkerne unter 1%; es wurden jedoch auch Werte über 20% immunreaktiver neoplastischer Zellen beobachtet. Im allgemeinen korrelierte die PCNA-Immunreaktion mit der mitotischen Aktivität und dem Tumorgrad (ROBBINS et al. 1987).

Immunzytochemische Studien an neurogenen Geschwülsten liegen u. W. bisher nicht vor.

IV. Proliferationsassoziiertes Kernantigen p105

Das *Kernantigen p105* ist in proliferierenden Zellen vermehrt und kann mit dem monoklonalen Antikörper *780-3* in „interchromatin granules" sichtbar gemacht werden (CLEVENGER u. EPSTEIN 1984; CLEVENGER et al. 1987).

In 23 menschlichen Hirntumoren (4 gut differenzierte Astrozytome, 9 anaplastische Astrozytome, 10 Glioblastome) war die p105-Immunfluoreszenz diploider

Tumoren in den Zellen der S- und G_2M-Phase intensiver als in der G_0-/G_1-Phase (FITZGIBBONS et al. 1988). Aneuploide Tumoren zeigten im Vergleich zu diploiden Geschwülsten eine erhöhte p105-Fluoreszenz. Die Expression von p105 korreliert nicht mit dem histologischen Tumortyp.

V. Zusammenfassung

Proliferationsmarker wie Ki-67, Bromdesoxyuridin, Cyclin und p105 erlauben eine immunmorphologische Darstellung des proliferierenden Kompartiments eines Tumors. An neurogenen Geschwülsten ist die Immunreaktivität von Ki-67 bislang am besten untersucht. Die vorliegenden Ergebnisse zeigen im allgemeinen eine gute Korrelation mit dem bekannten biologischen Verhalten einzelner Tumorformen. Die breite Streuung des Anteils proliferierender Zellen innerhalb einer Tumorgruppe erlaubt allerdings im Einzelfall keine zuverlässige Aussage zur Dignität eines Tumors. Hierzu sind die Ergebnisse größerer Serien und ihre Korrelation mit dem klinischen Verlauf notwendig.

F. Lektine

Lektine (von lat.: *legere,* auswählen, auslesen; Synonyma: Pflanzenagglutinine, Phytoagglutinine, Phytohämagglutinine, Hämagglutinine) stellen eine große Klasse von Proteinen und Glykoproteinen dar, die hauptsächlich in Pflanzen vorkommen, aber auch aus tierischem Gewebe isoliert werden können (SHARON u. LIS 1972, 1975; LIS u. SHARON 1973; ROTH 1978). Lektine besitzen eine hohe Affinität zu Kohlehydraten und Kohlehydratsequenzen von zellulären und extrazellulären Glykokonjugaten; die Lektinbildung ist durch Zugabe des spezifischen Kohlehydrats inhibierbar (SHARON u. LIS 1972, 1975; LIS u. SHARON 1973; NICOLSON 1974; KÖTTGEN 1977; KÖTTGEN u. GEROK 1979; ROTH 1978). Die Funktionen von Lektinen in vivo und in vitro sind sehr vielfältig und nur teilweise bekannt. In vitro führen sie u. a. zur Präzipitation von Glykoproteinen, zur Agglutination von Zellen, zur mitogenen Transformation von Lymphozyten und zur toxischen Zerstörung von Zellen (KÖTTGEN 1977).

Die morphologische Darstellung von Lektinbindungen und die Erarbeitung von Lektinbindungsmustern an Zellen und Geweben stellen auch methodisch eine Alternative zu den immunologischen, auf einer Antigen-Antikörper-Reaktion beruhenden Verfahren dar. Lektine fanden deshalb in der Morphologie eine breite Anwendung zur Charakterisierung von Zellen in vivo und in vitro, von Tumoren und von Speicherprodukten bei verschiedenen Speicherkrankheiten (Übersichten bei CASELITZ 1987; ALROY et al. 1988).

Die einzelnen Zelltypen des menschlichen Gehirns zeigen eine unterschiedliche Affinität gegenüber Lektinen wie *Peanut-Agglutinin* (PNA), *Concanavalin A* (Con A) und *Ulex europaeus Agglutinin I* (UEA I; SCHWECHHEIMER et al. 1984c). UEA I reagiert mit bestimmten Abschnitten des Rückenmarks und einem Teil der sensorischen Neurone in spinalen Hinterstrangganglien und der Neurone des Ganglion Gasseri, während sympathische Ganglienzellen negativ sind (FISCHER et al. 1985). *Ricinus communis Agglutinin I* (RCA I) und das B_4-Isolektin von *Griffonia simplicifolia* erkennen Mikroglia (GROEGER et al. 1983; MANNOJI et al. 1986; STREIT u. KREUZBERG 1987; vgl. Abschn. C.IV).

In der *menschlichen Adenohypophyse* zeigte ein großer Teil der epithelialen Zellen eine unterschiedlich intensive granuläre Bindung der Lektine PNA (Abb. 50), Con A und UEA I (SCHWECHHEIMER et al. 1984c). Durch Doppelmarkierungsversuche und den Vergleich von Serienschnitten Formalin-fixierten und Paraffin-eingebetteten Autopsiegewebes konnten die PNA-positiven Zellen der menschlichen Adenohypophyse einer Teilpopulation der in der PAS-Orange G-Färbung basophilen und chromophoben epithelialen Zellen zugeordnet werden (KERN 1984). Die basophilen PNA-bindenden Zellen exprimieren die Proopiomelanocortin-Abkömmlinge γ-MSH, ACTH, α-MSH, β-Endorphin und Met-Enkephalin sowie Leu-Enkephalin (Abb. 50).

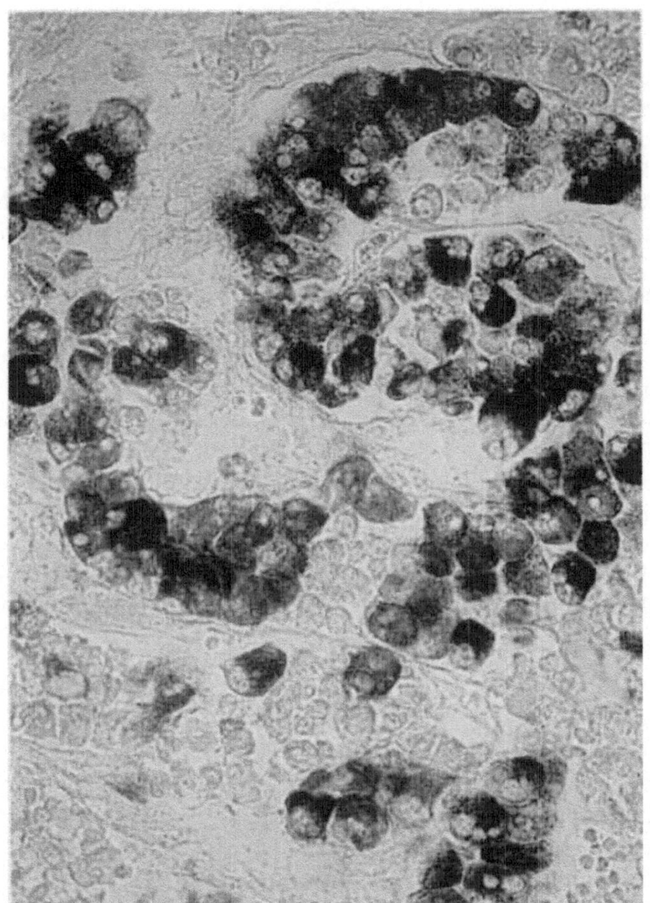

Abb. 50. PNA-Bindung in der menschlichen Adenohypophyse. Die PNA-positiven Zellen *(dunkelblau)* sind eine Teilpopulation β-Endorphin-positiver *(braun)* basophiler Zellen. Paraffinschnitt, erweiterte PaP-Methode, 4-Chlor-1-Naphthol *(dunkelblau)* und DAB *(braun)*. Original ×25

Wegen der diffusen Verteilung der Zellen war die PNA-positive chromophobe Zellpopulation in der menschlichen Adenohypophyse funktionell nicht exakt einzugrenzen. In *chromophoben Hypophysenadenomen* korrelierte die PNA-Bindung mit Prolaktin- und TSH-bildenden oder funktionell inaktiven Zellen (KERN 1984). HORI et al. (1982, 1983) beschrieben Lektinbindungsstellen für Con A und RCA in menschlichen Hypophysenadenomen auf ultrastruktureller Ebene. MERCHANT-LARIOS u. MENA (1982) beobachteten unterschiedliche Reaktionsmuster von Con A und WGA (*Wheat germ* Agglutinin) in einzelnen Zelltypen der Rattenadenohypophyse.

Lektinbindungsmuster an menschlichen *nervalen Tumoren* ergeben ein sehr heterogenes morphologisches Bild, das offensichtlich ein Ausdruck der molekularen Komplexität und zellulären Differenzierung eines Tumors ist (MÜLLER u.

KLEIN 1979; SCHWECHHEIMER u. SCHNABEL 1982; SCHWECHHEIMER et al. 1983b, 1984b, 1985b; SCHNABEL 1983; WEISS 1984). Die Autoren testeten eine große Anzahl nervaler menschlicher Tumoren wie *Astrozytome, Oligodendrogliome, Ependymome, Plexuspapillome, Glioblastome, Medulloblastome, Meningeome, Neurinome, neuronale Tumoren, Gefäßfehlbildungen* und *gefäßbildende Tumoren* mit mehreren Lektinen wie Con A, HPA (*Helix pomatia* Agglutinin), LPA (*Limulus polyphemus* Agglutinin), PNA, SBA (*Soy bean* Agglutinin), RCA I (*Ricinus communis* Agglutinin I) und UEA I an Paraffinschnitten Formaldehyd-fixierten Gewebes.

Lichtmikroskopisch ließen sich *grundsätzlich membranständige und intrazytoplasmatische Bindungsstellen oder eine Kombination* aus beiden beobachten (Abb. 51a-d). Trotz unterschiedlicher Zuckeraffinitäten können Lektine morphologisch ähnliche Bindungsmuster zeigen. Zur Freilegung der Lektinakzeptormoleküle im Gewebe war in einigen Fällen eine Neuraminidase-Vorbehandlung notwendig (Abb. 51b). KLEINERT u. RADNER (1987) stellten bei ihren Untersuchungen mit einer Vielzahl von Lektinen fest, daß histologische Subtypen von *Meningeomen* durch unterschiedliche Bindungsmuster differenziert werden können. Con A zeigt eine granuläre intrazytoplasmatische Reaktion in *Neuronen* vom Typ der Pyramidenzellen (SCHWECHHEIMER et al. 1984c) und ist auch in *neuronalen Tumoren* nachweisbar (Abb. 51c); die Intensität der Reaktion nimmt mit zunehmender Entdifferenzierung ab (SCHWECHHEIMER 1984b, 1985b; WEISS 1984).

In vitro-Untersuchungen zur Lektinbindung wurden an Glioblastomzellen (Con A, RCA II, HOGAN u. MANUELIDIS 1976), normalen und neoplastischen Gliazellen der Ratte (Con A; ANZIL et al. 1977) und Neuroblastomzellen (Maus, Con A und WGA; MAHER u. MOLDAY 1979; Neuroblastomzellinie NS 20, PNA, CARON et al. 1981) durchgeführt. LIWNICZ (1982) berichtete über den Einfluß mitogener Lektine auf das Wachstumsverhalten von glialen Tumoren, Neuroblastomen, Schwannomen und Meningeomen.

UEA I, ein Lektin aus dem Samen des Stechginsters, zeigt eine hohe Affinität zu α-L-Fucose (MATSUMATO u. OSAWA 1969). Morphologisch beobachtet man eine sehr intensive und zuverlässige, wenn auch nicht absolut zellspezifische Reaktion mit *Gefäßendothel* (HOLTHÖFER et al. 1981, 1982). Aus diesem Grund wurde *UEA I als Endothelmarker* in gefäßbildenden Tumoren oder zur Endotheldarstellung auch in neurogenen Tumoren erfolgreich verwendet. In allen untersuchten neuroektodermalen Tumoren, Gliosarkomen, Meningeomen, Neurinomen, Hämangioblastomen, zerebralen Metastasen angiogener Sarkome und bei zentraler Manifestation einer systemischen Angioendotheliomatose markierte UEA I die Gefäßendothelien; Stromazellen und Perizyten reagierten negativ (Abb. 51d; BÖHLING et al. 1983; WEBER et al. 1983, 1985; WEISS 1984; SCHWECHHEIMER et al. 1985b; SLOWIK et al. 1985; SCHELPER et al. 1986; KLEINERT u. RADNER 1987).

Abb. 51a-d. Lektinbindungsmuster intrakranieller Tumoren. **a** Fokale intrazytoplasmatische und an der Zellmembran akzentuierte PNA-Bindung in einem endotheliomatösen *Meningeom.* **b** Apikale membranständige SBA-Reaktion in einem *Plexuspapillom* nach Neuraminidase-Vorbehandlung. **c** Feingranuläre intrazytoplasmatische Bindung von

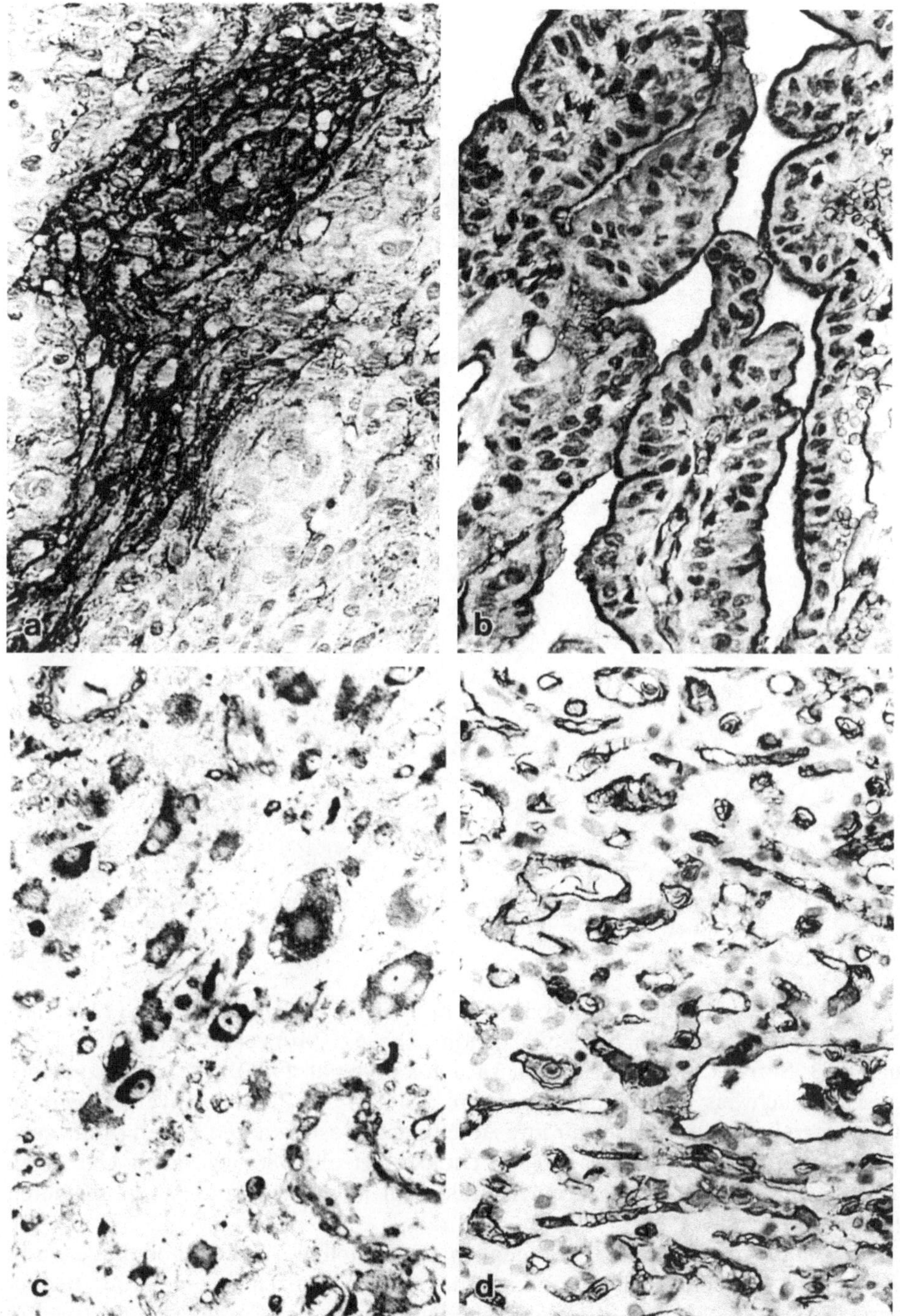

Con A in einem *Gangliozytom*. **d** UEA I-Bindung an der luminalen Seite der Endothelzellen eines *Hämangioblastoms*. **a, b, d** Erweiterte PaP-Methode; **c** modifizierte Methode nach Avrameas et al. (1976); (**a–d**) DAB-Haematoxylin. Originale ×25

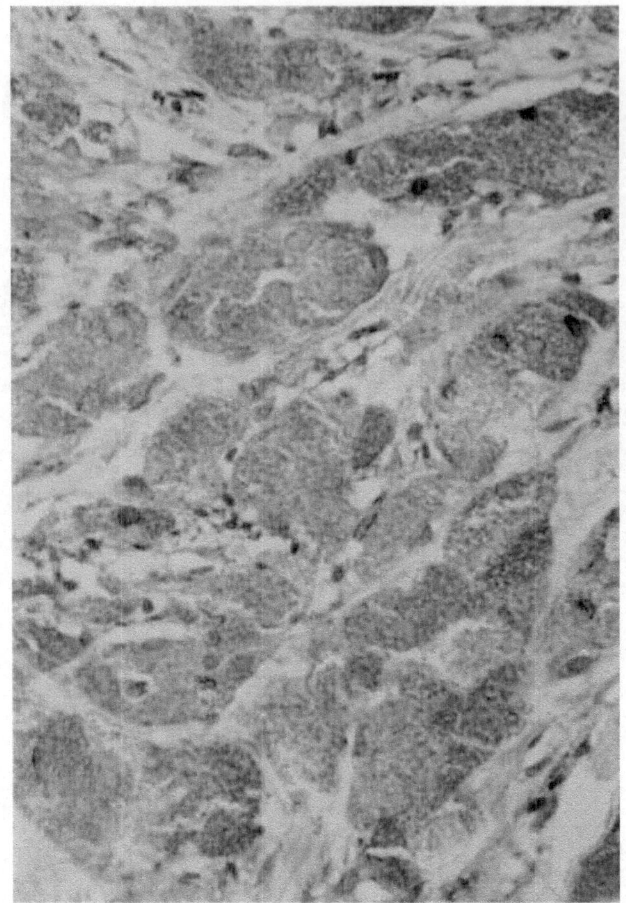

Abb. 52. PNA-Bindung in einem Granularzelltumor der Haut. Paraffinschnitt, erweiterte PaP-Methode, DAB-Haematoxylin. Original ×25

PNA, das Lektin der Erdnuß, ist ein *Marker für Granularzellen und Granularzelltumoren* unterschiedlicher Lokalisation (Abb. 52; MÜLLER et al. 1980; SCHNABEL 1983; SCHWECHHEIMER et al. 1983a; DICKSON et al. 1986). Der immunzytochemische Nachweis von Gliafaserprotein (GFAP) in PNA-positiven *zerebralen* Granularzelltumoren spricht für ihre Ableitung aus astrozytären Zellen (SCHNABEL 1983; SCHWECHHEIMER et al. 1983a; DICKSON et al. 1986; vgl. auch ULE et al. 1975). Granularzelltumoren können außerdem mit Con A und WGA reagieren (RAJU u. O'REILLY 1987).

Mit Hilfe von Lektinen ist es möglich, die Verteilung von Glykokonjugaten in Zellen und Geweben sichtbar zu machen. Insofern besitzen sie eine große Bedeutung für Zellbiologie und experimentelle Pathologie. Der Einsatz von Lektinen in der diagnostischen Pathologie wird jedoch durch mehrere Faktoren wesentlich limitiert:

- Gewebserhaltung und Fixation spielen für das Bindungsverhalten eine sehr wichtige Rolle;
- Lektine besitzen zwar eine sehr hohe Affinität, aber keine absolute Spezifität für bestimmte Kohlehydrate und Kohlehydratsequenzen;
- Vorkommen und Verteilung von Glykokonjugaten sind nicht spezifisch für einen Zelltyp und zeigen eine große zelluläre und in Geweben auch regionale Variabilität.

Die Bedeutung von Lektinen für Diagnose und Differentialdiagnose in der Neuroonkologie kann noch nicht abschließend beurteilt werden. UEA I ist als Gefäßendothelmarker allgemein anerkannt (Übersicht bei Damjanov 1987).

G. Möglichkeiten und Grenzen der Immunmorphologie in der Diagnose und Differentialdiagnose neurogener Geschwülste

I. Grundsätzliche Aspekte

1. Vorbemerkungen

Mit Hilfe von polyvalenten Antiseren und monoklonalen Antikörpern kann man zelluläre membranständige und intrazytoplasmatische Moleküle (Antigene) unter Verwendung immunzytochemischer Techniken auf lichtmikroskopischer Ebene sichtbar machen *(„molekulare Morphologie")*. Die meisten bisher bekannten und verfügbaren Antikörper erkennen zelluläre Antigene und sind damit zunächst *Zell- und keine Tumor-Marker*. Sie können in der Diagnose und Differentialdiagnose von Tumoren deshalb angewandt werden, weil die Antigene auch nach neoplastischer Transformation von Zellen und Geweben, also in Geschwülsten, noch mehr oder weniger zuverlässig nachweisbar sind. Dabei wird vorausgesetzt, daß sich ein bestimmter Tumor von bekannten und immunzytochemisch charakterisierten Zellformen ableiten läßt, was nicht immer der Fall ist. In malignen Tumoren können vielmehr atypische Zellen auftreten, die kein nicht-neoplastisches Korrelat besitzen (Rubinstein 1986). In fortgeschrittenen Stadien der Anaplasie kann es zu einem zunehmenden, im Einzelfall nicht vorhersehbaren und damit nicht kalkulierbaren Verlust von Antigenen *(„Markerverlust")* kommen, woraus (falsch-) negative immunzytochemische Ergebnisse resultieren (vgl. auch Damjanov 1982; Erlandson 1984).

Immunmorphologische Methoden arbeiten sehr zuverlässig, sind im Gegensatz zur Elektronenmikroskopie apparativ nicht aufwendig und verhältnismäßig schnell durchführbar.

Die Grundlage für die Diagnose eines Tumors bildet der histologische Befund an konventionell gefärbten, technisch einwandfreien Paraffinschnitten zusammen mit der Erfahrung und dem Kenntnisstand des Untersuchers. Bei der histologischen Diagnose werden *klinische Daten* wie Alter und Geschlecht des Patienten, Anamnese, Lokalisation und klinischer Verlauf und der makroskopische Aspekt des Tumors berücksichtigt. Die Immunmorphologie ist stets eine *adjuvante Methode*. Ihr Einsatz in der diagnostischen Neuroonkologie ist dann indiziert, wenn die Tumordiagnose am Paraffinschnitt nicht gestellt werden kann oder abgesichert werden soll. Die Auswahl der Antikörper richtet sich nach der differentialdiagnostischen Problematik. Allein auf dem Boden des „Immunphänotyps" eines Tumors kann und darf keine pathologisch-anatomische Diagnose gestellt werden. Vielmehr sind immunmorphologische Befunde nur zusammen mit klinischen Angaben und der histologischen Verdachtsdiagnose und Differentialdiagnose an konventionell bearbeiteten Schnittpräparaten interpretierbar. Die Erkennung einer pathologischen Veränderung als Geschwulst und das Grading bleiben nach wie vor eine Domäne der konventionellen Histologie.

Wichtige Voraussetzung für die zuverlässige Durchführung immunzytochemischer Methoden und die Verläßlichkeit ihrer Ergebnisse sind guter Erhaltungszustand sowie adäquate und optimale Fixation des Gewebes und eine standardisierte einwandfreie immunmorphologische Technik.

2. Antigene und Antikörper

Ein sehr großes Problem der Immunmorphologie stellt die fehlende und ungenügende biochemische und zelluläre Charakterisierung von Antigenen und Antikörpern dar (vgl. auch PERENTES u. RUBINSTEIN 1987). In der diagnostischen Pathologie ist ihr Einsatz besonders fragwürdig, und viele Beispiele zeigen, daß bei der Verwendung solcher Antikörper mehr Verwirrung gestiftet als Klarheit erreicht werden kann. Die in der Tumordiagnostik eingesetzten Antikörper müssen ausreichend immunzytochemisch und biochemisch charakterisiert sein. Das bedeutet

a) *immunmorphologische Testung des Antikörpers* an zahlreichen repräsentativen normalen menschlichen Geweben *(„whole body screening")* und an einer großen Serie von Tumoren zur Erfassung der *zellulären Spezifität des Antigens* und
b) *biochemische Identifizierung der immunreaktiven Polypeptide* und damit *Charakterisierung der molekularen Spezifität des Antikörpers* durch immunchemische Verfahren.

Monoklonale Antikörper besitzen den Vorteil, daß sie gegen eine ganz bestimmte antigene Determinante (Epitop) gerichtet sind und nahezu unbegrenzt zur Verfügung stehen. Dennoch sind sie für immunmorphologische Techniken nicht notwendigerweise geeigneter als polyvalente Antiseren, da ihre erhöhte Spezifität nicht immer mit einer größeren Sensitivität korreliert und weil Kreuzreaktionen mit anderen Epitopen und damit Molekülen möglich sind. Eine Mischung *(„Cocktail")* mehrerer monoklonaler Antikörper gegen dasselbe Antigen erhöht die Sensitivität bei erhaltener Spezifität und kann damit die gleiche Affinität wie ein polyvalentes Antiserum erreichen (LANE u. KOPROWSKI 1982; ERLANDSON 1984; RUBINSTEIN 1986).

Die *zelluläre Spezifität* der heute bekannten Antigene und verfügbaren Antikörper ist limitiert. Sie werden entweder nur in wenigen Zelltypen sehr zuverlässig exprimiert, wie z. B. die Intermediärfilamentpolypeptide, oder sie zeigen eine weite Verteilung in den unterschiedlichsten Zellformen, ohne daß ein logisch erscheinender Zusammenhang erkennbar ist, wie z. B. bei Protein S-100 (geringe *„zelluläre Spezifität des Antigens"*). Hinzu kommt, daß in vielen Fällen keine sicheren Kenntnisse über die physiologische Bedeutung der Antigene vorliegen. Auch Antigene (Antikörper) mit geringer zellulärer Spezifität können jedoch eine diagnostische Hilfe sein, wenn sie sinnvoll und zielgerichtet eingesetzt werden. Daraus ergibt sich, daß ein diagnostischer Problemfall immunmorphologisch in der Regel mit Hilfe mehrerer Antikörper *(„Marker-Panel")* gelöst werden kann, auch wenn einzelne Antikörper wenig zellspezifisch sind *(„Immunphänotyp" eines Tumors).*

Antikörper gegen Strukturproteine wie Intermediärfilamente, Desmoplakine oder Synaptophysin sind zuverlässigere Marker als funktionelle Antigene wie z. B. Enzyme (NSE), denn sie sind nicht oder nicht in dem Maße stoffwechselbedingten quantitativen und teilweise qualitativen Veränderungen ausgesetzt.

3. Auswertung und Interpretation immunmorphologischer Befunde

Die Auswertung eines immunzytochemischen Präparates und die Interpretation der Immunreaktion sollten nur an solchen Schnitten vorgenommen werden, die eine *optimale Gewebserhaltung* zeigen, von sehr guter *Schnittqualität* sind und *methodisch einwandfrei* durchgeführt wurden. Voraussetzung für die Interpretation sind wie bei jeder konventionellen pathologisch-anatomischen Diagnose eine große Erfahrung und ein ausreichender Kenntnisstand des Diagnostikers auf dem Gebiet der Immunmorphologie. Eine Tumordiagnose erfolgt in erster Linie auf dem Boden der konventionellen Histologie und den sich daraus ergebenden Diffentialdiagnosen. Es sollten grundsätzlich *nur positive immunmorphologische Befunde* für eine Diagnose herangezogen werden. Da ein *negativer* immunzytochemischer Befund neben dem tatsächlichen Fehlen des Antigens sehr viele andere Ursachen, wie z. B. inadäquate Gewebefixation, zu geringe Konzentration des Antigens, Epitopmaskierung, geringe Sensitivität, zu niedrige oder zu hohe Konzentration des spezifischen Antikörpers, und methodisch bedingte Gründe haben kann, sollte er *nicht für eine positive Tumordiagnose* herangezogen werden.

Bei fragwürdigen positiven immunzytochemischen Befunden kann ein Immunblotexperiment die tatsächliche Anwesenheit des Antigens bestätigen. Voraussetzung hierfür ist allerdings eine bestimmte Mindestkonzentration des Antigens. Ist die Zahl der positiven Zellen innerhalb eines Gewebes nur sehr gering und das Antigen also nur in Spuren vorhanden, so kann es auch im Immunblot zu falsch-negativen Ergebnissen kommen.

Zu geringe Konzentrationen eines Antigens können zu falsch-negativen immunzytochemischen Resultaten führen oder umgekehrt so hohe Konzentrationen des Primärantikörpers erforderlich machen, daß gleichzeitig „unspezifische" Reaktionen in anderen Zelltypen auftreten.

Ein negatives immunzytochemisches Ergebnis an Paraffinschnitten Formalinfixierten Tumorgewebes sollte an Kryostatschnitten evaluiert werden, um Artefakte durch Fixation und Einbettung auszuschließen.

Die Expression einzelner Antigene ist eher ein Indikator der aktuellen Differenziertheit einer Zelle als der Ausdruck einer Zugehörigkeit zu einer bestimmten Zellinie.

Es ist wenig begründet, aus einem positiven immunzytochemischen Befund zu weitreichende zyto- und histogenetische Schlußfolgerungen abzuleiten, wie mehrere Beispiele gerade auf dem Gebiet der Neuroonkologie gezeigt haben (vgl. auch Gould 1986; Rubinstein 1986). So kann heute nicht mehr davon die Rede sein, daß Protein S-100 ein „Hirn-spezifisches Protein" ist, und Neuronen-spezifische ($\gamma\gamma$-)Enolase ist nicht „Neuronen-spezifisch". Diese beiden Beispiele zeigen eindrucksvoll, wie aus einer unvollständigen Kenntnis der zellulären Spezifität in Verbindung mit einer enthusiastischen und euphorischen Namensgebung *(„Neuronen-spezifisch")* aus positiven immunzytochemischen Befunden zytogenetische Schlüsse gezogen wurden.

Es ist vielmehr sinnvoll, die *Expression bestimmter Polypeptide,* z. B. des Zytoskeletts, in einer Zelle als *molekulares Äquivalent der aktuellen Zelldifferenzierung* innerhalb eines Tumors aufzufassen. So ist z. B. der Nachweis von Neurofilamentpolypeptiden in einigen neuroendokrinen Tumoren kein ausreichender Beweis für ihren „neuralen" Ursprung. Auf der anderen Seite ist die Tatsache, daß viele neuroendokrine Tumoren Zytokeratine exprimieren, kein Widerspruch zu der Auffassung von ihrer neuroendokrinen Natur (GOULD 1986). Die Bildung von Zytokeratinen ist ein Indikator für die momentane epitheliale Differenzierung einer Zelle und nicht notwendigerweise der Beweis für eine Ableitung aus einem bestimmten Keimblatt (ERLANDSON 1984). So können auch stabile intrazytoplasmatische Antigene wie die Intermediärfilamente in Tumoren einen Wandel erfahren, der von grundsätzlicher zellbiologischer und praktisch diagnostischer Bedeutung ist. Das Auftreten von Vimentin-Intermediärfilamenten in spindelzelligen Karzinomen (ELLIS et al. 1987, 1988) oder die Expression der epithelialen Zytokeratin-Intermediärfilamente in einem papillär differenzierten Meningeom, in Plattenepithelinseln von Glioblastomen, in soliden, tubulär und papillär differenzierten Abschnitten eines primitiven neuroektodermalen Tumors können als Beispiele angeführt werden. Es stellt sich in solchen Fällen die Frage, ob die Änderung der Intermediärfilamentexpression den zellulären und geweblichen Gestaltwandel induziert hat.

II. Immunmorphologische Diagnose und Differentialdiagnose neurogener Geschwülste

Im folgenden sollen die immunzytochemischen diagnostischen und differentialdiagnostischen Möglichkeiten aufgezeigt werden, die sich durch den Einsatz von heute frei verfügbaren, für neurogene Geschwülste relevanten Antikörpern gegen *Intermediärfilamentpolypeptide, Desmoplakine, Protein S-100, Neuronen-spezifische Enolase, Chromogranin A* und *Synaptophysin* für *Tumoren des zentralen, peripheren und autonomen Nervensystems* ergeben. Dieses Markerspektrum wurde aus einer sehr viel größeren Zahl von Antigenen und Antikörpern ausgewählt, weil damit zum gegenwärtigen Zeitpunkt bereits große Erfahrungen vorliegen und schon umfangreiche Tumorserien immunmorphologisch getestet worden sind. Die Auswahl erfolgte außerdem unter dem Gesichtspunkt der diagnostischen und differentialdiagnostischen Bedeutung der Antigene.

Obwohl *Bestandteile des Myelins* ausgezeichnete strukturgebundene *Marker für Oligodendroglia und Schwannzellen* darstellen und mit einem Polypeptid-spezifischen monoklonalen Antikörper gegen ein *basisches Myelinprotein* ein hervorragender Marker für Markscheiden normaler Oligodendroglia und Schwannzellen verfügbar ist, wird er in der nachfolgenden Erörterung nicht berücksichtigt, da das Polypeptid in Tumoren nicht mehr exprimiert wird. Vergleichbares gilt für das *Myelin-assoziierte Glykoprotein* (vgl. Abschn. C.II).

Nicht eingegangen wird ferner auf den monoklonalen Antikörper *HNK-1 (anti-Leu-7),* der zwar in Schwannzellen und Oligodendroglia mit einem Epitop des Myelin-assoziierten Glykoproteins reagiert, aber wegen zahlreicher Reaktionen mit unterschiedlichen Polypeptiden und der nahezu ubiquitären Immunreaktivität in neuroepithelialen Tumoren keinen zuverlässigen und spezifischen Marker darstellt und deshalb in der Tumordiagnostik nicht verwendet werden sollte. Dies bedeutet nicht, daß den HNK-1-reaktiven Epitopen („HNK-1-Familie") keine wichtige zellbiologische Rolle zukommt (weitere potentielle Marker für Oligodendroglia und Schwannzellen vgl. Abschn. C.II).

Intermediärfilamentpolypeptide sind ausgezeichnete strukturelle zelltypische Marker für normale, reaktive und neoplastische Zellen *epithelialer (Zytokeratine), mesenchymaler (Vimentin), myogener (Desmin), glialer (GFAP) und neuronaler (Neurofilamenttriplet) Differenzierung.* Da mit wenigen Ausnahmen in jeder Zelle mindestens ein und in den meisten Fällen nur ein einziger Intermediärfilamenttyp vorkommt, sind sie als Marker im Rahmen ihrer *zelltypischen Expression* hervorragend für diagnostische Fragestellungen geeignet.

Gewisse Einschränkungen ergeben sich daraus, daß die einzelnen Intermediärfilamentpolypeptide zwar *sehr typisch, aber nicht absolut spezifisch* für einen bestimmten Zelltyp und damit Tumor sind. Im Gegensatz zu anderen Markern wie NSE und Protein S-100, bei denen wegen zahlreicher unerwarteter Lokalisationen des Antigens (geringe zelluläre Spezifität) kaum eine einheitliche Linie erkennbar ist, gibt es in der Expression von Intermediärfilamentpolypeptiden neben der Regel nur wenige Ausnahmen, die differentialdiagnostisch berücksichtigt, aber auch genutzt werden können wie z. B. bei Zytokeratin-positiven Weichteiltumoren. Mit *Proteinen der desmosomalen Plaque* wie den *Desmoplakinen* stehen zusätzliche strukturelle *generelle Epithelmarker* zur Verfügung.

Es ist jedoch wichtig, auf einige Besonderheiten hinzuweisen:

1. *Vimentin* wird zwar in allen mesenchymalen nicht-myogenen Zellen und Tumoren exprimiert, kommt jedoch auch vor
   a) in einigen *epithelialen* Tumoren in Ko-Expression mit Zytokeratinen,
   b) in einigen *myogenen* Tumoren in Ko-Expression mit Desmin oder sogar als einziges Intermediärfilamentpolypeptid (Molenaar et al. 1985),
   c) in *glialen* Tumoren in Ko-Expression mit GFAP und
   d) in *spindelzelligen Karzinomen* in Ko-Expression mit Zytokeratinen oder als alleiniger Intermediärfilamenttyp (Ellis et al. 1987, 1988).
2. Trotz einer sehr konservativen Expression in neoplastisch transformierten Zellen kann auch die Bildung von Intermediärfilamentpolypeptiden in anaplastischen Tumoren verlorengehen.
3. Die Intermediärfilamentexpression kann eine Adaptation an die Umgebung und/oder einen Wandel in Korrelation mit einer veränderten Morphologie und Funktion zeigen.
   Als Beispiele hierfür seien die fakultative Expression von GFAP in Schwannzellen und Schwannzelltumoren, die Zytokeratinbildung in einigen Weichteiltumoren, die Vimentin-Neoexpression in spindelzelligen Karzinomen (Ellis et al. 1987, 1988) und der Verlust der Zytokeratinbildung epithelialer Zellen in Zellkultur genannt (Rattenhepatom-Linie; Venetianer et al. 1983).

4. Die Verteilung der einzelnen Zytokeratinpolypeptide in Karzinomen und ihren vermeintlichen Ausgangsgeweben stimmt oft nicht überein (vgl. ERLANDSON 1984). Diese Tatsache kompliziert die Zuordnung einer Organmetastase zu einem bestimmten Primärtumor aufgrund der Verteilung selektiver Zytokeratinpolypeptide.
5. Alle Klassen von Intermediärfilamentproteinen haben eine gemeinsame antigene Determinante, die von einem monoklonalen Antikörper erkannt wurde (PRUSS et al. 1981).

Daraus läßt sich als *Schlußfolgerung* ableiten, daß es auch bei den strukturellen und sehr stabilen Molekülen des Zytoskeletts eine gewisse Variabilität und Plastizität der zellulären Expression gibt, die sich ebenso wie die Deutung der Doppel- und seltener Dreifach-Expression verschiedener Intermediärfilamentklassen einer begründeten Interpretation solange entziehen, wie über die Funktionen des Zytoskeletts keine gesicherten Erkenntnisse vorliegen (vgl. auch DAMJANOV 1982; ERLANDSON 1984; BUDKA 1986).

Die Bedeutung der Intermediärfilamente und Desmoplakine in der diagnostischen Pathologie ist sehr groß und unbestritten. Sie wird auch nicht durch sich mehrende Kenntnisse über die Variabilität der Intermediärfilamentverteilung in Tumoren geschmälert (vgl. auch BUDKA 1986).

Protein S-100 wird neben GFAP als ein weiterer *glialer Marker* diskutiert. Das Polypeptid ist GFAP als Gliamarker unterlegen und wird heute für die Diagnose glialer Tumoren praktisch nicht benutzt. Es ist wegen seiner geringen zellulären Spezifität und weiten Verteilung in mesenchymalen und epithelialen Zellen und Tumoren lediglich von nachgeordneter Bedeutung als Tumormarker. Dennoch gibt es für den Einsatz von Protein S-100 einige wenige, jedoch wichtige Indikationen, die sich im wesentlichen auf folgende differentialdiagnostische Probleme konzentrieren:

1. die Abgrenzung gutartiger *Nervenscheidentumoren* wie *Neurinomen (Schwannomen)* und *Neurofibromen* gegenüber *fibroblastischen Meningeomen* (cave: einzelne positive Fälle) und *Leiomyomen;*
2. die Unterscheidung fakultativ S-100-positiver *maligner Schwannome (neurogener Sarkome)* gegenüber anderen negativ reagierenden *spindelzelligen Sarkomen;*
3. die Differentialdiagnose von *malignen Melanomen* und *Karzinomen* mit der Einschränkung, daß das differentialdiagnostisch diskutierte Karzinom Protein S-100-negativ ist sowie
4. die Charakterisierung der *Histiocytosis X* und damit des *eosinophilen Granuloms* als deren lokaler Variante gegenüber anderen Granulomen.
5. Schließlich kann das Vorkommen Protein S-100-positiver *follikulostellarer Zellen in Hypophysenadenomen, Sustentakularzellen* in *Paragangliomen* und *Phäochromozytomen* sowie *Schwannzellen* in *Karzinoiden* in der Unterscheidung von *Adenomen* und *Karzinomen* behilflich sein.

Unter den Markern für *Neurone* und *neuroendokrine Zellen* besitzt *NSE* die geringste zelluläre Spezifität und sollte deshalb mit den heute verfügbaren Antiseren für diagnostische Fragestellungen nicht mehr verwendet werden. Es bleibt abzuwarten, inwieweit *monoklonale Antikörper gegen γ-Enolase* eine höhere zelluläre Spezifität aufweisen; die bisher mitgeteilten Befunde sind widersprüchlich (vgl. Abschn. C.III.1). Mit *Chromograninen* und *Synaptophysin* stehen andere neuronale Marker von sehr hoher Spezifität zur Verfügung, die ebenfalls beide wie NSE am Formalin-fixierten Paraplast-eingebetteten Gewebe lokalisiert werden können. Synaptophysin ist dabei Chromogranin A (monoklonaler Antikörper LK2H10) wegen der zuverlässigeren Reaktion überlegen. Synaptophysin ist heute der am besten charakterisierte und am zuverlässigsten exprimierte Marker für Neurone und neuroendokrine Zellen und ihre Tumoren. Das Spektrum der bereits etablierten Marker für neuronale und neuroendokrine Zellen wird sehr bald durch weitere Antikörper gegen Chromogranin B und C (Secretogranin I und II) ergänzt werden. Zu diesen Markern liegen noch keine ausreichenden Ergebnisse über ihre Immunreaktivität und Spezifität in Tumoren vor (vgl. Abschn. C.III.7).

Die Verteilung der Intermediärfilamentpolypeptide und Desmoplakine sowie von Protein S-100, NSE, Synaptophysin und Chromogranin A in *intrakraniellen und intraspinalen Tumoren, embryonalen zentralen neuroepithelialen Tumoren, Tumoren des peripheren und autonomen Nervensystems* einschließlich *Karzinoiden* und *malignen kleinzelligen rundzelligen Tumoren* (small-, round-, blue-cell tumors) ist in den Tabellen 45-49 zusammengestellt. Dabei wurden sowohl die Ergebnisse der eigenen Untersuchungen (SCHWECHHEIMER 1987) als auch die Daten der Literatur berücksichtigt (vgl. Abschn. B und C).

III. Spezielle differentialdiagnostische Fragestellungen

1. Intrakranielle und intraspinale Tumoren

Wie sich aus der Zusammenstellung in Tabelle 45 ergibt, lassen sich unter Verwendung einzelner Marker oder durch ein Markerpanel einige wichtige differentialdiagnostische Probleme lösen.

a) Gliom - Karzinom - Sarkom - malignes Melanom - endotheliomatöses Meningeom

GFAP ist der zuverlässigste Marker astrozytär differenzierter Tumoren. Das Gliafilament wird in gutartigen Astrozytomen wie pilozytischen, fibrillären, protoplasmatischen sowie gemistozytischen Astrozytomen konstant und in malignen Astrozytomen und Glioblastomen sehr zuverlässig zusammen mit Vimentin exprimiert. Da GFAP auch in Ependymomen und in einzelnen Fällen in Oligodendrogliomen vorkommt, können diese Tumoren auf der Basis ihres Zytoskeletts nicht eindeutig unterschieden werden. Allerdings sind die gut differenzierten Tumoren mit konventionellen Methoden sicher diagnostizierbar. Neben ihrem charakteristischen histomorphologischen Phänotyp sind isomorphe Oligodendrogliome außerdem nur in einzelnen Fällen GFAP-positiv. *GFAP-positive Gliome und Glioblastome* können sicher von *Zytokeratin-Desmoplakin-positiven Karzinomen* und *Vimentin-positiven Sarkomen und malignen Melanomen* differenziert werden. In der Unterscheidung zwischen *Karzinomen* und *malignen Melanomen* ist *Protein S-100* trotz

Tabelle 45. Immunmorphologischer Phänotyp neurogener Geschwülste

Tumortyp	ZK	Vim	Des	GFAP	NF	Dpl	S-100	NSE	Syn	Chr A
Astrozytom	−	+	−	+	−	−	+	+	−	−
Malignes Astrozytom	−	+	−	+	−	−	+	+	−	−
Oligodendrogliom	−	−/(+)	−	−/(+)	−	−	+	−/+	−	−
Malig. Oligodendrogliom	−	−/(+)	−	−/(+)	−	−	+	+	nb	nb
Oligo-Astrozytom	−	+	−	+	−	−	+	+	−	−
Ependymom										
- klass. Variante	−	+	−	+	−	−	+	+	−	−
- myxopapillär	−	+	−	+	−	−	+	+	−	−
Subependymom	−	+	−	+	−	−	+	+	−	−
Plexuspapillom	+	+	−	−/(+)	−	+	+	+	−	−
Pineozytom	nb	nb	nb	−/+[a]	−/+[b]	nb	−/+[a]	−/+[b]	+[c]	nb
Glioblastom	−	+	−	+	−	−	+	+	−	−
Meningeom[d]	−/(+)	+	−	−	−	+	−/+	+/−	−	−
Neurinom	−	+	−	−/(+)	−	−	+	+	−	−
Hypophysenadenom	+	−	−	−[e]	−	(+)	−/(+)	+	+	+/−
Kraniopharyngeom	+	(+)	−	−	−	+	−/+	+/−	−	−
Epidermoidzyste	+	−	−	−	−	+	−	−	−	−
Kolloidzyste	+	−	−	−	−	nb	−	−	−	−
Hämangioblastom	−	+	−	−	−	−	−/+	+[f]	−	−
Chondrom	−	+	−	−	−	−	+	−	−	−
Chondrosarkom	−	+	−	−	−	−	+	−	−	−
Lipom	−	+	−	−	−	−	+	−	−	−
Chordom	+	+	−	−	−	+	+	+	−	−
Rhabdomyosarkom	−	−/+	+/(−)	−	−	−	−	−/(+)	−	−
Malig. Melanom	−	+	−	−	−	−	+	+	−	−
Karzinommetastase	+	−/(+)	−	−	−	+	−/(+)	−/(+)	−	−
Schwannom	−	+	−	−/(+)	−	−	+	−/+	−	−
Neurofibrom	−	+	−	−/(+)	−	−	+	−	+[g]	−
Malig. Schwannom	−	+	−	−/(+)	−	−	+/−	+/−	−	−
MPNT	−	−/+	−	−/+	−/+	nb	+/−	+/−	+	+
Gangliozytom	−	−	−	−	+	−	−	+	nb	nb
Gangliogliom	−	+	−	+	+	−	+	+	nb	nb
Ganglioneurom	−	+	−	−/(+)	+	−	+	+	+[h]	+[i]
Ganglioneuroblastom	−	−	−	−	+	−	−/+	+	+	nb
Neuroblastom	−	−/(+)	−	−	+	−	−/+[j]	+	+	−/+
Phäochromozytom[k]	−	−	−	−	+	−	−/+	+	+	+
Paragangliom[k]	−	−/+	−	−	+/−	−	−/+	+	+	+
Karzinoid[l]	+	−	−	−	−/(+)	+	−/+	+	+	+

ZK Zytokeratine; *Vim* Vimentin; *Des* Desmin; *GFAP* Gliafilament; *NF* Neurofilamentpolypeptide; *Dpl* Desmoplakine; *S-100* Protein S-100; *NSE* Neuronen-spezifische Enolase; *Syn* Synaptophysin; *Chr A* Chromogranin A; *nb* nicht bekannt; *MPNT* Maligner peripherer neuroektodermaler Tumor.

Auswertung: +, positiv; −, negativ; +/−, teils positiv, teils negativ und umgekehrt: −/+; (+) einzelne Fälle oder einige Zellen positiv; (−) einzelne Fälle negativ.

[a] Pineozytom mit astrozytärer Differenzierung: GFAP und S-100-positiv.

[b] Pineozytom mit neuronaler Differenzierung: NF- und NSE-positiv.

[c] Bisher ein Fall eines „Pineozytoms mit neuronaler Differenzierung" (COLLINS 1987).

[d] Aber papilläres Meningeom: ZK^+, Vim^+, $GFAP^+$ (BUDKA 1986).

[e] Follikulostellare Zellen sind GFAP-positiv.

[f] Einzelne Stromazellen positiv.

[g] Synaptophysin-Immunreaktivität entlang der Axone.

[h] Synaptophysin-Immunreaktivität entlang der Axone und in Ganglienzellen.

[i] Ganglienzellen.

[j] Abhängig von der Differenzierung.

[k] Zusätzlich GFAP- und Protein S-100-positive Sustentakularzellen in Phäochromozytomen und Paragangliomen.

[l] Schwannzellen in Karzinoiden sind Protein S-100- und fakultativ GFAP-positiv.

Tabelle 46. Immunmorphologische Differentialdiagnose intrakranieller und intraspinaler Geschwülste

a) Tumortyp	GFAP	Vim	ZK	Dpl	S-100	NSE
Gliom	+	+	–	–	+	+
Glioblastom	+	+	–	–	+	+
Karzinommetastase	–	–/(+)	+	+	–/(+)	–/(+)
Malignes Melanom	–	+	–	–	+	+
Sarkom[a]	–	+	–	–	–/(+)[b]	–

b) Tumortyp	Vim	Dpl	ZK	S-100	NSE
Meningeom[a]	+	+	–/(+)	–/+	+/–
Karzinommetastase	–/(+)	+	+	–/(+)	–/(+)
Malignes Melanom	+	–	–	+	+

c) Tumortyp	Vim	Dpl	GFAP	S-100
Meningeom	+	+	–	–/+
Neurinom	a. +	–	–	+
	b. +	–	+	+

d) Tumortyp	ZK	Vim	Des	GFAP	NF	Dpl
Plexuspapillom	+	+	–	–/(+)	–	+
Myxopap. Ependymom	–	+	–	+	–	–
Pap. diff. Karzinommetastase	+	–	–	–	–	+

e) Tumortyp	ZK	Dpl	NSE	Syn	Chr A
Hypophysenadenom	+	(+)	+	+	+/–
Adenom - Karzinom	+	+	–	–	–

f) Tumortyp	Vim	ZK	Dpl	S-100	NSE
Chordom	+	+	+	+	+
Chondrom	+	–	–	+	–

Abkürzungen und Auswertungskriterien s. Tabelle 45.
[a] Ausnahmen s. Text.
[b] Protein S-100-positive Sarkome s. Abschn. C.I.

seiner nur relativen zellulären Spezifität ein wichtiger Marker, da das Polypeptid in malignen Melanomen sehr zuverlässig, aber in Karzinomen und ihren Metastasen nur ausnahmsweise gebildet wird (Tabelle 46a). Bei dieser Differentialdiagnose müssen selbstverständlich *Protein S-100-positive Karzinome* bedacht werden.

Die Abgrenzung gegenüber *endotheliomatösen Meningeomen* kann wiederum mit Hilfe der Zytoskelettproteine erfolgen: Das *Vimentin-Desmoplakin-Zytoskelett* ist in dieser seltenen Kombination so charakteristisch für Meningeome, daß diese Tumorgruppe von *Zytokeratin-Desmoplakin-positiven Karzinommetastasen,* ausschließlich *Vimentin-bildenden Sarkomen* und *Vimentin-Protein-S-100-bildenden malignen Melanomen* differenziert werden kann (Tabelle 46b).

b) Neuronale Tumoren

Hochdifferenzierte neuronale Tumoren wie *Gangliozytome, Ganglioneurome, Gangliogliome und Ganglioneuroblastome* stellen im allgemeinen kein differentialdiagnostisches Problem dar. Für diese Tumoren steht mit *Neurofilamenten, NSE, Synaptophysin* und *Chromogranin A* ein ganzes Panel von Markern zur Verfügung, mit denen der *neuronale Anteil* dieser Tumoren auch immunmorphologisch überzeugend charakterisiert werden kann. In gemischten Tumoren kann das *Gliomkompartiment* mit *GFAP* und *Protein S-100* leicht identifiziert werden, während *Protein S-100* zusammen mit dem variabel exprimierten *GFAP* zur molekularen Erkennung von *Schwannzellen* und *Satellitenzellen* in *Ganglioneuromen* verwendet werden kann. Zur Charakterisierung astrozytärer und neuronaler Differenzierungen in *Pinealistumoren* können dieselben Marker herangezogen werden (Tabelle 45).

c) Meningeom - Neurinom

Das *Vimentin-Desmoplakin-Zytoskelett* in Meningeomen ist sehr gut geeignet, um *fibroblastische Meningeome* von *Vimentin- und fakultativ GFAP-positiven fibrillären Neurinomen* abzugrenzen. Die konstante Expression von *Protein S-100* in differenzierten Nervenscheidentumoren und damit auch in Neurinomen ist bei dieser differentialdiagnostischen Fragestellung sehr wichtig, da Meningeome *meistens* Protein S-100-negativ sind (Tabelle 46c).

d) Papillär differenzierte Tumoren

Bei der Verwendung von Zytokeratinen und Desmoplakinen zur positiven Markierung von Karzinometastasen müssen *primäre epitheliale intrakranielle Tumoren* bedacht werden. Es handelt sich hierbei um *Hypophysenadenome, Kraniopharyngeome, Epidermoid-* und *Kolloidzysten, Plexuspapillome* und *Keimzelltumoren.* Während die Diagnose von Epidermoid- und Kolloidzysten sowie Kraniopharyngeomen einfach und unproblematisch ist, kann die *Differentialdiagnose papillär aufgebauter Tumoren* (Tabelle 46d) wie *Plexuspapillomen* und *papillär differenzierten Karzinommetastasen* schwierig sein. Da beide Tumoren sowohl Zytokeratine als auch Desmoplakine exprimieren, ist ihre Differenzierung auf dieser Grundlage nicht möglich. Das Vorkommen von *Vimentin* in Plexuspapillomen, nicht aber in der Mehrzahl der Karzinome, mag für die Diagnose eines Plexuspapilloms in Anspruch genommen werden. Es ist jedoch kein zuverlässiges Kriterium, da auch in bestimmten Karzinomen eine Zytokeratin-Vimentin-Ko-Expression auftreten kann. Anders verhält es sich mit dem Nachweis von GFAP. *GFAP-positive Zellen* in einem papillär aufgebauten Zytokeratin-Desmoplakin-positiven epithelialen Tumor sind ein schwerwiegendes Argument für die Diagnose eines Plexuspapilloms. *Myxopapilläre Ependymome* lassen sich aufgrund der *Ko-Expression von GFAP und Vimentin* sehr sicher von Zytokeratin-Desmoplakin-positiven epithelialen Tumoren abgrenzen (Tabelle 46d).

e) Hypophysenadenom - Adenom - Karzinom

Insbesondere invasiv wachsende *Hypophysenadenome* können in Ausnahmefällen schwierig gegen *Nasennebenhöhlenadenome* oder manchmal sogar *Karzinome* abgrenzbar sein (Tabelle 46e). Hypophysenadenome bilden wie alle epithelialen Tumoren Zytokeratine. Deshalb ist der Nachweis der epithelialen Intermediärfilamente in solchen Situationen nicht geeignet, eine diagnostische Entscheidung herbeizuführen. Hier sind es *neuroendokrine Marker wie Chromogranin A* und wegen seiner zuverlässigeren Expression insbesondere *Synaptophysin,* die im positiven Falle für die Diagnose eines *Hypophysenadenoms* sprechen (Tabelle 46e). Zusätzlich unterstreicht der Nachweis *GFAP-positiver follikulostellarer Zellen* die Diagnose. Mit den angesprochenen Markern wird lediglich eine Artdiagnose gestellt. Die funktionelle Charakterisierung der Hypophysenadenome erfolgt durch die immunzytochemische Lokalisation von Hormonen und Peptiden der Adenohypophyse, die ihrerseits wiederum als differentialdiagnostisches Kriterium herangezogen werden können.

f) Chordom - Chondrom

Die seltene *Expression von Zytokeratinen in Weichteiltumoren* kann diagnostisch ausgenutzt werden. So ist bei Tumoren an der Schädelbasis die Differentialdiagnose zwischen *Chondromen* und *Chordomen* manchmal sehr schwierig und wird noch dadurch kompliziert, daß Chordome eine chondroide Differenzierung aufweisen können. Immunmorphologisch können beide Tumorentitäten zuverlässig abgegrenzt werden: *Chordome* zeigen eine *Expression von Vimentin, Zytokeratinen* und *Desmoplakinen,* während in *Chondromen nur Vimentin* gebildet wird. Bei dieser speziellen Fragestellung ist möglicherweise sogar *NSE* von gewisser Bedeutung, da es in *Chordomen positiv,* in *Chondromen* jedoch *negativ* ist. *Protein S-100* wird in beiden Tumoren gebildet und hat damit für differentialdiagnostische Überlegungen keine Bedeutung (Tabelle 46f).

g) Granulomatöse Läsionen

Bei *granulomatösen Prozessen* spricht der Nachweis von *Protein S-100* für eine Läsion aus der Gruppe der *Histiocytosis X* und gegen eine Ableitung der Granulom-bildenden Zellen aus der Monozyten-Makrophagen-Reihe.

2. Embryonale zentrale neuroepitheliale Tumoren

Die Kenntnisse des *immunmorphologischen Phänotyps embryonaler zentraler neuroepithelialer Tumoren* (Tabelle 47) sind trotz einer umfangreichen Literatur noch unvollständig. Deshalb kann eine abschließende Beurteilung der immunzytochemischen Möglichkeiten und Grenzen in der Unterscheidung der einzelnen Tumorentitäten noch nicht erfolgen. Aus den bisherigen Ergebnissen läßt sich ebenfalls wie bei anderen Tumorgruppen ablesen, daß sich die Variabilität der zellulären Differenzierungsmöglichkeiten einzelner Tumorformen auch in ihrem Immunphänotyp widerspiegeln. In Tabelle 47 sind u. W. alle bisher beschriebenen Ergebnisse zusammengefaßt. Manchmal handelt es sich lediglich um eine Untersuchung an Einzelfällen. Ein umfassendes Bild ist erst dann zu erwarten, wenn sämtliche Marker auch an Kryostatschnitten getestet worden sind. Möglicherweise ergibt sich daraus für jeden Tumor aus dieser Gruppe ein individuelles, entsprechend seiner zellulären Differenzierung sehr heterogenes Markerprofil, das ande-

Tabelle 47. Immunmorphologischer Phänotyp embryonaler zentraler neuroepithelialer Tumoren

Tumortyp	ZK	Vim	Des	GFAP	NF	Dpl	S-100	NSE	Syn	Chr A
Medulloepitheliom				–			–			
Zentr. Neuroblastom		–		–/+	–/+		–[a]	+		
Spongioblastom polare				–						
Pineoblastom		–		–/+	+/–		–	+		
Ependymoblastom	–	+	–	+	–		–			
Retinoblastom		–		–/(+)	–/(+)		–/(+)	+	+	–
Aesthesioneuroblastom	–/(+)	–/(+)		–/+	–/+		–	+	+	–
Medulloblastom	–	+/–	–	–/(+)	–/+	–	–/+	+	+	–
Primitive neuro-ektodermale Tumoren[b]		+/–		+/–	–/+		+	+		

Berücksichtigt sind alle u. W. mitgeteilten Ergebnisse einschließlich der eigenen Resultate (SCHWECHHEIMER 1987). Leere Felder: Immunzytochemische Daten nicht bekannt.
[a] In einem Fall eines zentralen Neuroblastoms wurden Protein S-100-positive Zellkerne beschrieben (NAKAMURA et al. 1983a).
[b] Vgl. auch einen Fall eines pigmentierten malignen neuroepithelialen Tumors der hinteren Schädelgrube (Abb. 8): ZK^+, Vim^+, Des^+, $GFAP^+$, NF^+, Dpl^+.
Abkürzungen und Auswertungskriterien s. Tabelle 45.

rerseits wiederum den einzelnen Tumortyp sehr gut charakterisiert. Ein komplexer Immunphänotyp primitiver neuroektodermaler Tumoren kann auch als immunmorphologisch faßbarer Ausdruck der multidirektionalen Differenzierungsfähigkeit dieser Tumorgruppe aufgefaßt werden, die sich zunächst auf *molekularer* und erst später und seltener auch auf *morphologischer* Ebene manifestiert. Die *Expression von GFAP* wird als ein molekulares Äquivalent einer *glialen*, und die *Bildung von Neurofilamenten und Synaptophysin* als Ausdruck einer *neuronalen bzw. neuroendokrinen Differenzierung* dieser Tumoren interpretiert. Man kann *vermuten*, daß *GFAP-* und *Neurofilament-negative kleinzellige Tumoren* oder *Tumorabschnitte* das mesenchymale Intermediärfilamentpolypeptid *Vimentin* exprimieren, was den undifferenzierten Charakter solcher Tumoren unterstreichen würde. Dies wurde für Medulloblastome bereits gezeigt.

Eine *myogene Differenzierung*, wie sie bei Medulloblastomen beschrieben wurde, geht *möglicherweise* mit der Bildung von Desmin einher. Das Vorkommen *Zytokeratin-positiver Tumorzellen* innerhalb der Gruppe primitiver neuroektodermaler Tumoren charakterisiert u. a. das Aesthesioneuroblastom und ist auch in Medulloepitheliomen zu erwarten. In einem *pigmentierten (melanotischen) malignen neuroektodermalen Tumor* der hinteren Schädelgrube mit einem kleinen typischen Medulloblastomanteil und überwiegend soliden und tubulo-papillär differenzierten Abschnitten wurden Zytokeratine, Desmoplakine, Vimentin, Desmin und in kleinen Zellgruppen auch GFAP und Neurofilamente lokalisiert, ohne daß diese Zellen histomorphologisch unterscheidbar waren.

Im Gegensatz zu der heterogenen Verteilung von Intermediärfilamentpolypeptiden und Protein S-100 ist *NSE* in der Mehrzahl embryonaler zentraler neuroepithelialer Tumoren in einem großen Prozentsatz von Zellen positiv. Wegen der weiten Verteilung von NSE kann dieser Befund nicht als ein besonderes diagnostisches Merkmal betrachtet werden, und auch bei der Interpretation als Indikator für eine neuronale Differenzierung ist größte Zurückhaltung geboten.

Dagegen ist *Synaptophysin* in den bisher untersuchten Tumoren dieser Gruppe wie *Medulloblastomen, Retinoblastomen* und *Aesthesioneuroblastomen* ein ausgezeichneter Marker neuronaler (bzw. neuroendokriner) Differenzierung. Dies ist diagnostisch umso wichtiger, weil gleichzeitig an denselben Tumoren *Neurofilamente* als die typischen neuronalen Intermediärfilamentpolyptide nur in einem geringen Prozentsatz immunzytochemisch beobachtet werden konnten.

Daraus läßt sich der Schluß ziehen, daß eine neuronale Differenzierung auf der Ebene des Zytoskeletts mit Expression von Neurofilamenten nicht in jedem Falle mit der Bildung anderer neuroendokriner Marker, wie z. B. des Vesikelproteins Synaptophysin, gekoppelt ist. Der Befund ist möglicherweise ein Beispiel für eine Divergenz oder Heterochronie der neuronalen Differenzierung auf struktureller (Zytoskelett-Neurofilamente) einerseits und funktioneller neuroendokriner (Synaptophysin) Ebene andererseits. Eine vergleichbare Situation findet sich bei epithelialen Zytokeratin-positiven neuroendokrinen Tumoren mit konstanter Synaptophysin- und Chromogranin A-Immunreaktion.

Chromogranin A, immunmorphologisch mit dem *monoklonalen Antikörper LK2H10* dargestellt, war in den bisher untersuchten Medulloblastomen und Retinoblastomen im Gegensatz zu Synaptophysin *negativ.* Hierbei muß neben dem tatsächlichen Fehlen des Antigens, das in einem der von uns untersuchten Fälle durch Immunblot gezeigt wurde, bedacht werden, daß der negative Befund auch auf eine eingeschränkte Sensitivität des Antikörpers und/oder zu geringe Mengen des Antigens zurückzuführen sein könnte.

3. Tumoren des peripheren Nervensystems

Unter den Tumoren des peripheren Nervensystems lassen sich sowohl morphologisch als auch immunzytochemisch zwei Gruppen unterscheiden, nämlich *von Schwannzellen abgeleitete Tumoren* wie *Schwannome, Neurofibrome* und *maligne Schwannome (neurogene Sarkome)* und *maligne periphere neuroektodermale Tumoren.*

Der gegenwärtig wichtigste Marker für Schwannzelltumoren ist *Protein S-100.* Es ist zuverlässig in differenzierten Schwannomen und Neurofibromen exprimiert und in einem hohen Prozentsatz in neurogenen Sarkomen zu finden. Vimentin wird in diesen Tumoren zwar konstant gebildet, ist aber als Marker allein zu unspezifisch. GFAP unterstützt im positiven Fall die Diagnose eines Schwannzelltumors. Eine Unterscheidung zwischen Schwannomen und Neurofibromen ist auf immunmorphologischer Ebene nicht möglich.

Mit dem verfügbaren Markerspektrum können grundsätzlich Schwannome von Leiomyomen und neurogene Sarkome von anderen spindelzelligen Sarkomen differenziert werden (Tabelle 48).

Maligne periphere neuroektodermale Tumoren sind sowohl morphologisch als auch immunmorphologisch von Nervenscheidentumoren verschieden. Die malignen kleinzelligen Tumoren zeigen eine heterogene Verteilung und variable Expression von Vimentin, GFAP und Neurofilamenten, wie sie auch in einigen embryonalen zentralen neuroepithelialen Tumoren wie Medulloblastomen, Reti-

Tabelle 48. Immunmorphologische Differentialdiagnose von Nervenscheidentumoren

Tumortyp	S-100	Vim	GFAP	Des
Neurofibrom	+	+	−/(+)	−
Schwannom	+	+	−/(+)	−
Leiomyom	−	−/+	−	+/−
Neurogene Sarkome	+/−	+	−/(+)	−
Spindelzellige Sarkome	−	+	−	−

Abkürzungen und Auswertungskriterien s. Tabelle 45.

noblastomen und Aesthesioneuroblastomen beobachtet wurde. Auch Protein S-100 und NSE werden variabel gebildet. Aber ähnlich wie bei den embryonalen zentralen neuroepithelialen Tumoren zeigte sich eine konstante Immunreaktivität für Synaptophysin und im Gegensatz zu dieser Gruppe auch für Chromogranin A. Nach dem immunmorphologischen Phänotyp läßt sich diese Tumorform als ein wenig differenzierter Tumor mit neuronaler bzw. neuroendokriner Differenzierungspotenz charakterisieren.

4. Tumoren des autonomen Nervensystems und neuroendokrine Tumoren

Phäochromozytome und *Paragangliome* als Tumoren des autonomen Nervensystems und *Karzinoide* sind lichtmikroskopisch gut diagnostizierbare Tumoren. Die Diagnose von (undifferenzierten) *Neuroblastomen* kann problematisch sein.

Hinsichtlich des Zytoskeletts sind beide Tumorgruppen verschieden: Die *Tumoren des autonomen Nervensystems* einschließlich der Neuroblastome expri-

Tabelle 49. Immunmorphologischer Phänotyp maligner kleinzelliger Tumoren

Tumortyp	ZK	Vim	Des	GFAP	NF	MAP	Dpl	S-100	NSE	Syn	Chr A
Neuroblastom	−	−/(+)	−	−	+	+	−	−/+[a]	+	+	−/+
Lymphom	−	+	−	−	−	−	−	−	−/(+)	−	−
Ewing-Sarkom[b]	−/+	+	−	−	−/+	−	−/+	−	−/+	−	−
Embryonales Rhabdomyosarkom	−	+/−	+(−)[c]	−	−	−	−	−	−/+[d]	−	−
Kleinzelliges Bronchialkarzinom	+	−	−	−	−/(+)[e]	nb	+	−	+/−	−	−/+

Abkürzungen und Auswertungskriterien siehe Tabelle 45. *nb* nicht bestimmt; *MAP* Mikrotubuli-assoziierte Proteine.

[a] Die Zahl Protein S-100-positiver Neuroblastome nimmt mit der Differenzierung des Tumors zu (Carlei et al. 1984; Harms u. Schmidt 1986).

[b] Moll et al. (1987).

[c] Nach Molenaar et al. (1985) können undifferenzierte Rhabdomyosarkome Desmin-negativ sein.

[d] Nach Dirk et al. (1986) sind 20% der Rhabdomyosarkome (2/10; embryonale RMS) NSE-positiv.

[e] Kleinzellige Bronchialkarzinome der Lunge können in Einzelfällen Neurofilament-positiv sein.

mieren *Neurofilamentpolypeptide.* MAP-1 und MAP-2 sind weitere Zytoskelettproteine mit zuverlässiger Expression in Neuroblastomen (vgl. Abschn. C.III.5). Ihre Spezifität wurde bisher nur in malignen kleinzelligen Tumoren des Kindesalters überprüft.

Karzinoide bilden *Zytokeratine* und *Desmoplakine.* In Einzelfällen werden auch Neurofilamente exprimiert. Der neuronale bzw. neuroendokrine Charakter findet seine molekulare Entsprechung in dem konstanten Nachweis von Synaptophysin und Chromogranin A in allen Tumoren. Lediglich in Neuroblastomen ist Chromogranin A nur in einem Teil der Fälle zu finden. Auch NSE wird in allen Tumoren konstant gebildet (Tabelle 45).

Durch die Expression von Neurofilamenten, Synaptophysin und Chromogranin A können diese neuroendokrinen Tumoren von anderen epithelialen Tumoren unterschieden werden. Eine Ausnahme bildet das kleinzellige Bronchialkarzinom in der Differentialdiagnose gegenüber Neuroblastomen. In diesem Fall spricht jedoch die Bildung von Zytokeratinen und Desmoplakinen für ein kleinzelliges Bronchialkarzinom (Tabelle 49).

5. Maligne kleinzellige Tumoren

Die Differentialdiagnose *maligner kleinzelliger Tumoren (small-, round-, blue-cell tumors)* stellt eine Herausforderung für den Pathologen dar. Auch hier muß betont werden, daß klinische Daten sowie makromorphologischer und feingeweblicher Befund bereits wichtige und unverzichtbare Bausteine in der Diagnose darstellen. Aber gerade bei dieser Tumorgruppe ist wegen unterschiedlicher therapeutischer Konsequenzen eine immunmorphologische Abklärung der Diagnose angezeigt.

Von den in Tabelle 49 aufgeführten Markern besitzen *Protein S-100* und *NSE* keine echte differentialdiagnostische Relevanz. Es soll an dieser Stelle noch einmal betont werden, daß der γ-Enolase für die Differentialdiagnose der malignen kleinzelligen Tumoren im Einzelfall keine diskriminierende Bedeutung zukommt, da das Enzym in allen Tumoren dieser Gruppe grundsätzlich vorkommen kann.

Jede *Tumorentität* innerhalb der malignen kleinzelligen Tumoren besitzt einen *individuellen Immunphänotyp.* Typischerweise bilden *Neuroblastome Neurofilamentpolypeptide, maligne Lymphome Vimentin, embryonale Rhabdomyosarkome Desmin* und *kleinzellige Bronchialkarzinome Zytokeratine und Desmoplakine. Ewing-Sarkome* zeichnen sich durch ein *heterogenes* und *variables Zytoskelettmuster* aus (Tabelle 49).

Die Abgrenzung zwischen *Neuroblastomen* (NF+, ZK−, Dpl−) und *kleinzelligen Bronchialkarzinomen* (NF−/(+), ZK+, Dpl+) sollte immer möglich sein. Bei den anderen drei Formen kleinzelliger Tumoren kann die Situation eintreten, daß sie ausschließlich Vimentin bilden, wodurch eine Differentialdiagnose auf der Basis der diskutierten Marker nicht mehr möglich ist. Zumindest in der Differentialdiagnose von Rundzellsarkomen im Kindesalter kann die zuverlässige Expression von *MAP-1 und MAP-2* in *Neuroblastomen* in der Abgrenzung gegenüber negativen Rhabdomyosarkomen, Lymphomen und Ewing-Sarkomen sehr wichtig sein.

6. Spezielle Marker einzelner Tumorgruppen

a) Epitheliale Tumoren

Bei der Diagnose von *Karzinommetastasen* stellt sich oft die Frage nach der Lokalisation des Primärtumors. Auf diesem Gebiet sind die Möglichkeiten der Immunmorphologie noch sehr bescheiden.

Saure Prostataphosphatase und *Prostata-spezifisches Antigen* werden typischerweise in *Prostatakarzinomen* gebildet. Der Nachweis von *Thyroglobulin* spricht für ein *Schilddrüsenkarzinom* (vgl. Abschn. B.III.8.g).

Die Bedeutung des Nachweises *selektiver Zytokeratinpolypeptide* kann heute noch nicht abschließend beurteilt werden, da insgesamt zu wenige Fälle immunzytochemisch untersucht worden sind und andererseits noch nicht gegen sämtliche Zytokeratinpolypeptide Antikörper zur Verfügung stehen. Hinzu kommt, daß das Zytokeratinpolypeptidmuster in Karzinomen komplexer aufgebaut ist als in den entsprechenden Ausgangsgeweben. Durch den Nachweis selektiver Zytokeratinpolypeptide ist es bereits mit den heute verfügbaren Antikörpern möglich, zwischen der Metastase eines Plattenepithel- und eines Adenokarzinoms zu unterscheiden. Diese Differentialdiagnose ist jedoch meistens bereits aufgrund der konventionellen Histologie möglich. In der Differentialdiagnose von Adenokarzinomen besitzt der immunzytochemische Nachweis von Zytokeratinpolypeptid Nr. 7 möglicherweise eine gewisse Bedeutung: Zytokeratinpolypeptid Nr. 7 wird in duktal-invasiven Mamma-, follikulären Schilddrüsen- und papillären Adenokarzinomen der Lunge, nicht aber in kolorektalen Karzinomen gebildet. Schließlich kann die Ko-Expression von Zytokeratinen und Vimentin in Nierenzellkarzinomen und follikulären Schilddrüsenkarzinomen als zusätzliches differentialdiagnostisches Kriterium herangezogen werden.

b) Mesenchymale Tumoren

Vimentin ist das typische Intermediärfilament in *mesenchymalen nicht myogenen Tumoren* und damit ein genereller Marker für diese Tumorgruppe. Auf der anderen Seite ist eine weitere Differenzierung auf der Basis der Zytoskelettproteine, abgesehen von wenigen Ausnahmen, nicht möglich.

Myogene Tumoren bilden *Desmin,* wobei dieses Intermediärfilamentpolypeptid eine Unterscheidung zwischen Tumoren der glatten und quergestreiften Muskulatur nicht erlaubt. Sie kann mit Antikörpern gegen *Myosin, Titin, Myoglobin* und *Aktin der glatten Muskulatur* getroffen werden (Übersicht bei Otto et al. 1987). Unter den myogenen Tumoren ist für den Bereich der Neuroonkologie insbesondere die Differentialdiagnose von *Rhabdomyosarkomen* wichtig. Hier ist Desmin im *positiven* Fall der Marker, der allein bereits diagnostisch entscheidend ist. Man muß jedoch auch bedenken, daß embryonale Rhabdomyosarkome Desmin-negativ und ausschließlich Vimentin-positiv sein können. Dies bedeutet, daß bei negativer Desmin-Reaktion ein Rhabdomyosarkom nicht mit Sicherheit ausgeschlossen werden kann (Molenaar et al. 1985).

Die Diagnose ausschließlich Vimentin-positiver Sarkome erfordert jedoch die Integration aller verfügbaren Daten unter Einschluß klinischer Befunde, der konventionellen Histologie, Elektronenmikroskopie und ausgewählter immunzytochemischer Marker (MACKAY 1985).

c) Pinealistumoren

Für die speziellere immunmorphologische Charakterisierung von *Pineozytomen* und *Pineoblastomen* kommt *retinalen Antigenen* wie dem *Retinalen S-Antigen* u. a. eine gewisse Bedeutung zu (s. Abschn. C.III.6).

d) Keimzelltumoren

Als Marker für *Keimzelltumoren* werden mehrere Polypeptide diskutiert, von denen *α-Fetoprotein* und *β-Choriogonadotropin* am häufigsten verwendet wurden. *Alkalische Plazentaphosphatase* wird in Germinomen, nicht aber Pineozytomen und Pineoblastomen beobachtet (s. Abschn. D.I).

e) Hypophysenadenome

Die Diagnostik von *Hypophysenadenomen* bedarf der endokrin-funktionellen Charakterisierung durch den immunmorphologischen Nachweis von *PRL, STH, ACTH, β-FSH, β-LH, β-TSH* und der *α-Untereinheit der Glykoproteinhormone* (s. Abschn. D.II).

f) Maligne Lymphome

Die zeitgemäße Diagnose und Klassifizierung *maligner Lymphome* sind eine Domäne der Immunmorphologie. Der Nachweis von *Immunglobulinen* und die Typisierung und Subtypisierung von *lymphoretikulären Zellen* mit monoklonalen Antikörpern ergeben den Immunphänotyp eines malignen Lymphoms (s. Abschn. D.III).

IV. Grenzen und offene Fragen

Die Immunmorphologie ist ein integraler Bestandteil der Neuroonkologie. Wie die aufgeführten Beispiele zeigen, sind mit den heute zur Verfügung stehenden Markern bereits sehr viele differentialdiagnostisch problematische Fragestellungen neurogener Geschwülste lösbar.

Es bleiben jedoch noch viele Fragen offen. Die heute bekannten Antikörper erkennen in der Regel zelluläre Antigene. Das bedeutet, daß zwischen normalen, reaktiven und neoplastischen Zellen nicht unterschieden werden kann. Neben einem Markerverlust kann es in Geschwülsten zur Neoexpression von Antigenen kommen. Es gibt bis jetzt keine absolut zelltypischen Marker, die eine zuverlässige Unterscheidung zwischen neuroepithelialen Tumoren astrozytärer, oligodendroglialer und ependymärer Differenzierung erlauben.

Die eindeutige immunzytochemische und damit zytologische Charakterisierung undifferenzierter embryonaler zentraler neuroepithelialer Tumoren ist für die meisten Tumorformen noch nicht endgültig geklärt. Hier ist möglicherweise mit ganz ungewöhnlichen Zytoskelettkonstellationen zu rechnen.

Karzinommetastasen können bisher immunmorphologisch nur in seltenen Fällen einem bestimmten Primärtumor zugeordnet werden.

Der Beitrag der Immunmorphologie für die Differentialdiagnose nicht-myogener Weichteiltumoren ist gering (Übersichten bei DU BOULAY 1985; ROHOLL et al. 1985; vgl. auch Abschn. B.II.9).

H. Methodischer Anhang

In diesem Kapitel werden einige wichtige immunmorphologische und immunchemische Verfahren beschrieben, mit denen die eigenen Untersuchungen durchgeführt wurden (SCHNABEL 1983; KERN 1984; WEISS 1984; SCHWECHHEIMER 1987; GASS 1988). Es schließt sich eine Auswahl von Antiseren, Antikörpern und Lektinen an, die für die speziellen Fragestellungen der Neuroonkologie von Interesse sind, fast alle kommerziell zur Verfügung stehen und in den eigenen Untersuchungen verwendet wurden (SCHNABEL 1983; KERN 1984; WEISS 1984; SCHWECHHEIMER 1987; GASS 1988). Die Verdünnungen müssen für die einzelnen Antikörper und Antiseren bzw. Lektine ausgetestet werden; auf solche Angaben wird deshalb bewußt verzichtet.

I. Immunmorphologische Methoden

1. Indirekte Immunfluoreszenzmethode

Das Prinzip der Methode besteht im Nachweis einer Antigen-Antikörper-Reaktion durch einen fluorochromierten, gegen den Primärantikörper gerichteten sekundären Antikörper (Abb. 53a).

4-6 μm dicke Azeton-fixierte (5-10 Min. bei $-20\,°C$) Kryostatschnitte wurden mit dem ersten spezifischen Antikörper überschichtet und in einer feuchten Kammer je nach Antikörper für 40-60 Min. (s. Abschn. H.VI) inkubiert. Danach wurden die Schnitte ausgiebig mit Phosphatpuffer (PBS; pH 7,2-7,4) gewaschen (dreimal je 5 Min.), anschließend der zweite fluorochromierte Antikörper aufgetragen und ebenfalls in einer feuchten Kammer für 30 Min. bei Raumtemperatur inkubiert (FRANKE et al. 1978a). Als fluorochromierte Sekundärantikörper wurden Fluorescein-Isothiocyanat(FITC)-, Tetramethyl-Rhodamin-Isothiocyanat(TRITC)- oder Texas Red-gekoppelte Ziegen-Antikörper gegen Meerschweinchen-, Kaninchen- oder Maus-Immunglobuline in einer ausgetesteten Verdünnung von 1:10-1:20 benutzt. Die Kryostatschnitte wurden unmittelbar nach erneutem Waschen in PBS-Puffer (dreimal je 5 Min.) eingedeckt.

Die Immunfluoreszenzmethode wurde in den eigenen Untersuchungen (SCHWECHHEIMER 1987) nur an Kryostatschnitten tiefgefrorenen Gewebes durchgeführt. Natives Tumorgewebe wurde unmittelbar postoperativ als kleine Stückchen (maximal $1 \times 1 \times 0{,}5$ cm) in Isopentan, das duch flüssigen Stickstoff auf $-120\,°C$ vorgekühlt war, für 10-20 Min. tiefgefroren (FRANKE et al. 1978a) und bis zum Gebrauch bei $-75\,°C$ asserviert.

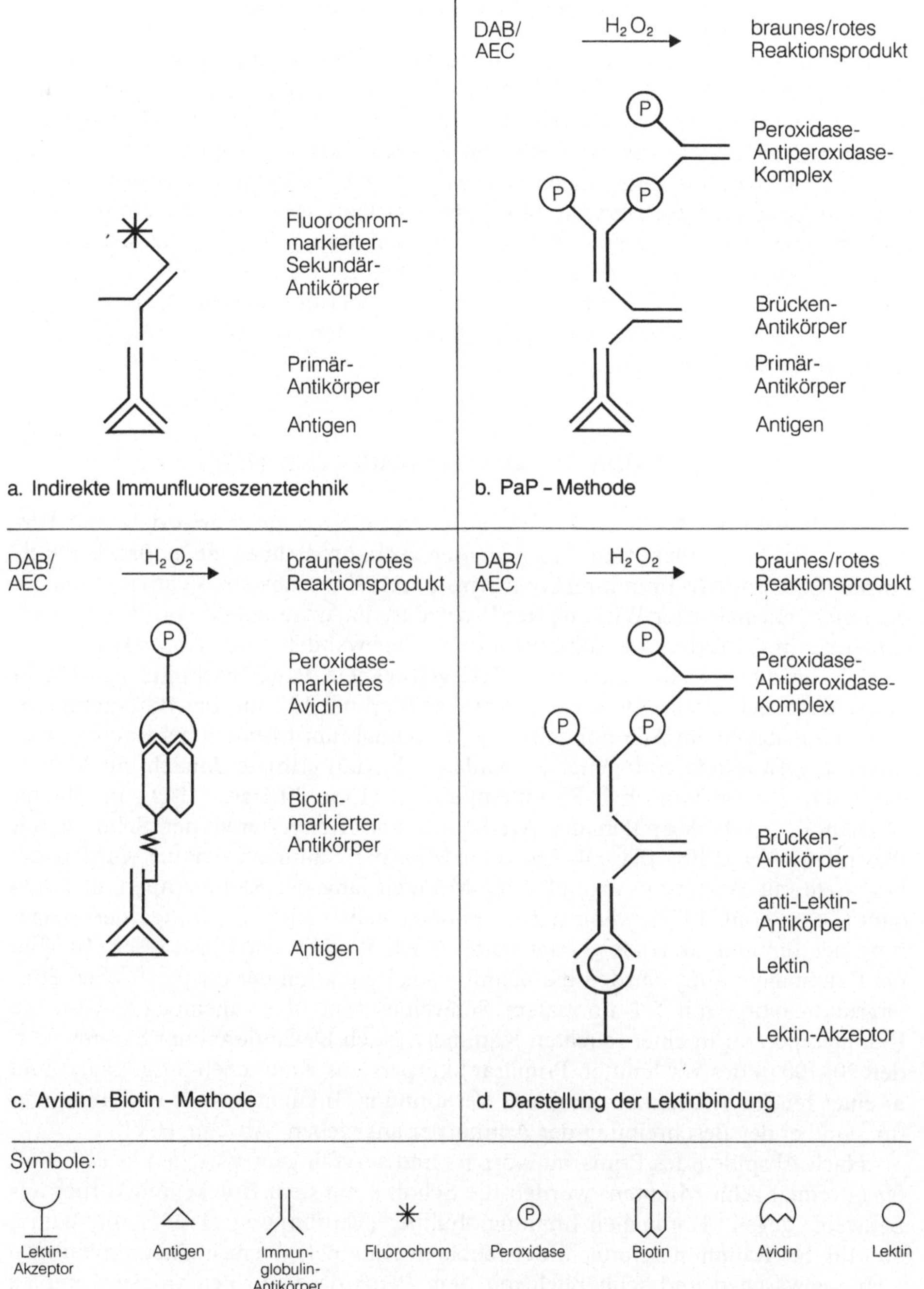

Abb. 53a–d. Schematische Darstellung immunmorphologischer Methoden

2. Indirekte Doppelimmunfluoreszenzmethode

Mit der indirekten Doppelimmunfluoreszenztechnik können zwei unterschiedliche Antigene an demselben Schnitt lokalisiert werden. Stammen die spezifischen Antikörper aus verschiedenen Spezies, werden zunächst beide Primärantikörper und danach beide, mit unterschiedlichen Fluorochromen gekoppelten Sekundärantikörper gleichzeitig aufgetragen *(simultane Doppelimmunfluoreszenztechnik)*. In Fällen, in denen lediglich Primärantikörper derselben Spezies zur Verfügung standen (meistens monoklonale Antikörper von der Maus), wurde eine *sequentielle Doppelimmunfluoreszenzmethode* angewandt. Dabei wird die indirekte Immunfluoreszenzmethode zweimal hintereinander durchgeführt. Die Verdünnungen der Antikörper und die Inkubationszeiten entsprechen den Angaben für die indirekte Immunfluoreszenzmethode.

3. PaP-Methode nach STERNBERGER et al. (1970)

Das Prinzip der Methode beruht auf der Bindung eines Peroxidase-anti-Peroxidase (PaP)-Komplexes an den primären Antikörper über einen Brückenantikörper. Eine positive Immunreaktion wird durch eine Substanz sichtbar gemacht, die unter enzymatischer Wirkung der Peroxidase in Anwesenheit von Wasserstoffsuperoxid in ein farbiges Reaktionsprodukt umgewandelt wird (Abb. 53b).

4–6 μm dicke, über Nacht bei 37 °C getrocknete Paraffinschnitte wurden in zweimal gewechseltem Xylol entparaffiniert (dreimal 10 Min. bei Raumtemperatur) und in absolutem Alkohol dehydriert (zweimal fünf Minuten bei Raumtemperatur). Die Blockade endogener Peroxidase-Aktivität erfolgte danach mit Methanol/H_2O_2 für 20 Min. bei Raumtemperatur (1 ml 30%iges H_2O_2 in 100 ml Methanol). Nach Abspülen des Methanols und Rehydrieren der Schnitte mit Phosphatpuffer (PBS; pH 7,4–7,6, zehn Min. bei Raumtemperatur) wurden die Präparate mit Pronase (1 mg/ml) fünf Minuten lang bei Raumtemperatur angedaut (DENK et al. 1977), wenn sich in Pilotversuchen eine Erhaltung oder Steigerung der Immunreaktivität gezeigt hatte. Nach Waschen in PBS-Puffer (10 Min. bei Raumtemperatur) wurden die Schnitte zur Reduktion der unspezifischen Hintergrundreaktion mit 5% normalem Schweineserum überschichtet (30 Min. bei Raumtemperatur in einer feuchten Kammer). Nach Dekantieren des Serums wurden 20–100 μl des verdünnten Primärantikörpers aus Kaninchen aufgetragen und in einer feuchten Kammer inkubiert. Verdünnung, Inkubationszeit und Temperatur sind bei der Beschreibung der Antikörper angegeben (Abschn. H.VI).

Nach Abspülen des Primärantikörpers und sorgfältigem Waschen in PBS-Puffer (zweimal zehn Minuten) wurden die Schnitte mit dem Brückenantikörper aus Schwein gegen Kaninchen-Immunglobuline (Verdünnung 1:20; Inkubation 30 Min. bei Raumtemperatur in der feuchten Kammer) überschichtet, erneut ausgiebig gewaschen und schließlich mit dem Peroxidase-anti-Peroxidase-Komplex aus Kaninchen (PaP-Komplex; Verdünnung 1:100; Inkubation 30 Min., feuchte Kammer) überschichtet. Erneutes ausführliches Waschen ging der Darstellung der Immunreaktion mit einem geeigneten Färbesubstrat voraus. Als Farbstoffe dienten:

a) 3,3'-Diamino-benzidin-tetrahydrochlorid (DAB): 0,5 mg/ml DAB in PBS (pH 7,4), braungelbes Reaktionsprodukt (GRAHAM u. KARNOVSKY 1966) oder
b) 3-Amino-9-aethylcarbazol (AEC): 4 mg/ml AEC in 50 mM Azetat-Puffer (pH 5,0), rotbraunes Reaktionsprodukt (GRAHAM et al. 1965).

Die Farbsubstratlösungen wurden jeweils frisch angesetzt, filtriert und vor Licht geschützt. Den Lösungen wurde kurz vor Gebrauch H_2O_2 (0,5 µl/ml 30 Gew.%) zugesetzt.

Die Kontrolle der Farbreaktion erfolgte lichtmikroskopisch. Die Reaktion wurde individuell nach 5-45 Min. in Wasser abgestoppt. In der Regel erfolgte danach eine Kernfärbung mit Haematoxylin (3 Min. Farblösung, 10 Min. Bläuen unter fließendem Wasser), bevor die Präparate mit Glyzeringelatine eingedeckt werden konnten.

4. Modifizierte PaP-Methode nach STERNBERGER et al. (1970)

In den Fällen, in denen monoklonale Antikörper aus Maus oder Ratte als Primärantikörper benutzt wurden, mußte ein Zwischenschritt eingebaut werden. Bei monoklonalen Antikörpern aus der Maus wurde nach dem Primärantikörper ein Brückenantikörper aus Kaninchen gegen Maus-Immunglobuline (Verdünnung 1:50; Inkubation 30 Min. bei Raumtemperatur in einer feuchten Kammer) aufgetragen. Bei Anwendung eines monoklonalen Antikörpers aus der Ratte wurde vor dem Kaninchen-anti-Maus-Antikörper eine Inkubation mit einem Maus-anti-Ratte-Immunglobulin (Verdünnung 1:20; 30 Min. bei Raumtemperatur in einer feuchten Kammer) eingeschoben. Die weiteren Schritte erfolgten nach dem oben beschriebenen Verfahren.

5. Avidin-Biotin-Peroxidase-Komplex(ABC)-Methode

Avidin-Biotin-Verfahren beruhen auf der hohen Affinität von Avidin, einem hochmolekularen Glykoprotein des Hühnereiweißes, zu Biotin, einem Vitamin (HSU et al. 1981). Eine deutliche Sensitivitätssteigerung läßt sich durch die Biotin-Avidin-Peroxidase-Komplex(ABC)-Methode erzielen. Dabei bildet Avidin mit an Biotin gekoppelter Peroxidase einen stabilen Komplex, der mit einem biotinylierten Sekundärantikörper reagiert (Abb. 53c). Die Sensitivität der Methode wird dadurch gesteigert, daß mehrere Biotinmoleküle an ein Peroxidasemolekül gekoppelt sein können, die ihrerseits mit mehreren Avidinmolekülen reagieren.

Das Glykoprotein Avidin besitzt histonartige Eigenschaften. Diese bedingen häufig unspezifische Bindungen im Gewebe (Hintergrundreaktion). Mit dem Avidin aus *Streptomyces avidinii* („Streptavidin") steht eine Alternative zur Verfügung, mit der sich die unspezifischen Reaktionen des Avidins weitgehend vermeiden lassen (HAEUPTLE et al. 1983).

In den eigenen Untersuchungen wurde die ABC-Methode an Kryostatschnitten als Alternative zur indirekten Immunfluoreszenztechnik angewandt. 4-6 µm dicke Schnitte schockgefrorenen Tumorgewebes wurden zur Blockade unspezifischer Bindungsstellen zunächst mit 3% Rinderserumalbumin in PBS überschichtet (10 Min. Raumtemperatur), das Serum dekantiert und der Primärantikörper aufgetragen. Nach ausführlichem Waschen in PBS (dreimal 10 Min.) wurden die Schnitte mit einem biotinylierten Sekundärantikörper aus Schaf gegen Maus-Immunglobuline überschichtet (30 Min. bei Raumtemperatur in einer feuchten Kammer), bevor nach erneutem Waschen der biotinylierte Streptavidin-Peroxidase-Komplex (1:100; 30 Min. bei Raumtemperatur in einer feuchten Kammer) aufgetragen werden konnte. AEC diente als Farbsubstrat (vgl. Abschn. H.I.3).

II. Elektronenmikroskopie

Kleine Biopsien (1 mm Kantenlänge) nativen Tumorgewebes wurden in 2,5% gepuffertem Glutaraldehyd fixiert (50 mM Cacodylat, pH 7,2, mit 50 mM KCl, 1,25 mM $MgCl_2$ und 1,25 mM $CaCl_2$ bei Raumtemperatur für 30-60 Min.). Danach wurden die Gewebsproben wiederholt in Cacodylatpuffer gewaschen und in 2% Osmiumtetroxyd in 50 mM Cacodylatpuffer, pH 7,2, für ein bis zwei Stunden nachfixiert. Entwässerung und Einbettung der Proben in Epon und Kontrastierung der Ultradünnschnitte mit Uranylazetat und Bleizitrat erfolgten nach Standardmethoden (Franke et al. 1976).

III. Immunelektronenmikroskopie

Zur ultrastrukturellen Antigenlokalisation wurden 4-6 μm dicke Kryostatschnitte zehn Minuten in Azeton (−20 °C) fixiert und mit den Primärantiseren für 40 Min. bei Raumtemperatur in einer feuchten Kammer inkubiert, anschließend in Phosphatpuffer (pH 7,4) gewaschen (dreimal 5 Min.) und mit einem Ziegenserum (1 μg/ml) für 20 Min. überschichtet, bevor das mit kolloidalen Goldpartikeln gekoppelte Ziegenantiserum aufgetragen wurde. Nach wiederholtem Waschen in Phosphatpuffer (dreimal 5 Min.) wurden die Schnitte in 2,5% Glutaraldehyd und in 2% Osmiumtetroxyd (vgl. Abschn. H.IV) nachfixiert und danach in Epon eingebettet. Nach Absprengen des Objektträgers in flüssigem Stickstoff konnten Ultradünnschnitte angefertigt werden (Kartenbeck et al. 1983).

IV. Immunultrakryomikrotomie

Die Methode basiert auf dem immunologischen Antigennachweis (Immunlokalisation) durch spezifische Antikörper am ultradünnen Gefrierschnitt mit Goldmarkiertem Protein A als Detektionssystem und anschließender elektronenmikroskopischer Auswertung. Kolloidales Gold wird an Immunglobuline oder Protein A absorbiert. Protein A ist Bestandteil der Zellwand von *Staphylococcus aureus;* für seine Anwendung in immunologischen Techniken werden die hohe Affinität und Bindungskapazität an Immunglobuline, besonders Immunglobulin G, ausgenutzt (Übersichten bei Goding 1978; Roth 1984).

Winzige Proben nativen Tumorgewebes (1 mm^3) wurden in 1% gepuffertem Glutaraldehyd (0,1 M Piperazin-N, N'-bis-2-äthan-sulfonat (PIPES-)Puffer, pH 7,0) mit 5% Saccharose fixiert. Die Biopsie wurde danach für 15 Min. in 2,1 M Saccharose in PIPES-Puffer getränkt und unmittelbar danach in flüssigem Stickstoff tiefgefroren. Danach wurden 50–70 nm dicke Kryostatschnitte mit einem Ultragefriermikrotom bei −110 °C angefertigt und auf Formvar-beschichtete bekohlte Kupfernetze mit 200 Maschen aufgezogen. Die ultradünnen Gefrierschnitte wurden für 2–3 Min. in 0,02 M Glycin getaucht, danach 10 Min. in 10% fetalem Kälberserum und anschließend mit dem Primärantikörper für 45–60 Min. bei Raumtemperatur inkubiert. Nach intensivem Waschen in mehreren Tropfen PBS-Puffer (pH 7,4) wurde der Protein-A-Gold-Komplex aufgetragen (15 Min. bei Raumtemperatur). Es folgten erneutes Waschen in Phosphatpuffer, Kontrastieren, Einbetten und Konservieren des Schnittes durch Überschichten mit 2% Methylzellulose, die 0,2% Uranylazetat enthielt (GRIFFITH et al. 1983, 1984; ZIMMER et al. 1984).

V. Westernblot-Analysen

1. Intermediärfilamentproteine

a) Präparation von Zytoskelettmaterial

Tiefgefrorene Gewebsproben (1–2 g) oder Tumorzellen wurden in PBS-Puffer bei 4 °C aufgetaut, mit einer Schere oder einem Skalpell zerkleinert, homogenisiert und für 5 Min. bei 4 °C mit 2500xg zentrifugiert. Der Bodensatz wurde resuspendiert in „Detergens-Puffer“ (140 mM NaCl, 10 mM Tris-HCl, 5 mM EDTA und 1% Triton X-100, pH 7,6), auf 4 °C gekühlt und erneut zentrifugiert (2500xg; 5 Min.). Der hierbei erhaltene Bodensatz wurde resuspendiert in Puffer mit hochmolarer KCl-Konzentration (1,5 M KCl, 140 mM NaCl, 10 mM Tris-HCl, 5 mM EDTA und 0,5% Triton X-100, pH 7,6) und 3 Std. bei 4 °C gerührt. Nach Zentrifugation (2500xg, 4 °C, 20 Min.) wurde der Bodensatz in PBS-Puffer oder 10 mM Tris-HCl (pH 7,6) gewaschen. Dieser Bodensatz wurde als „Zytoskelettmaterial“ bezeichnet (weitere Einzelheiten bei ACHTSTÄTTER et al. 1985, 1986a).

b) Eindimensionale SDS-Polyacrylamidgelelektrophorese

Die eindimensionale SDS-Polyacrylamidgelelektrophorese (SDS-PAGE) wurde grundsätzlich nach dem von LAEMMLI (1970) angegebenen Verfahren ausgeführt.

In einer Elektrophoresekammer wurden 9 cm hohe und 1,5 mm dicke Flachgele gegossen.

Über das Trenngel aus 10% oder 12,5% bzw. einem Gradienten aus 7,5–15% Polyacrylamid (mit 0,4% Bisacrylamid, 0,4 M Tris und 0,58% Natriumdodecylsulfat (SDS), pH 8,5) wurde ein 3% bzw. 5% SDS-PAGE als Sammelgel gegossen (mit 0,4% Bisacrylamid, 0,135 M Tris und 0,53% SDS, pH 6,8). Beiden Gelen wurde 20 µl TEMED (N,N,N',N'-tetramethylaethylendiamin) und 40 µl Ammoniumpersulfat (10%) pro 10 ml Gelgemisch zur Polymerisation des Polyacrylamidgemisches zugesetzt. Auf die Gele wurden pro Tasche kleine Aliquots der Zytoskelettpräparationen (ca. 40–50 µg Protein; Proteinbestimmung nach LOWRY et al.

1951) aufgetragen. Diese waren in 4% SDS gelöst und im Verhältnis 1:1 mit „Probenpuffer“ verdünnt (0,125 M Tris, 4% SDS, 2% β-Mercaptoaethanol, 10% Saccharose, pH 6,8) und 5-10 Min. auf 95 °C erhitzt. Jeder Probe war 1 µl Bromphenolblau als Farbreagenz zur Markierung der Lauffront beigemischt. In einer Parallelspur lief jeweils ein Gemisch aus Markerproteinen bekannter Molekulargewichte (die einzelnen Proteine und ihre Molekulargewichte sind in den Abbildungslegenden angegeben).

Die Auftrennung der Proteine erfolgte unter Anlegung einer konstanten Spannung von 90 V für das Sammelgel und 180 V für das Trenngel (Laufpuffer: 50 mM Tris, 0,38 M Glycin, 0,1% SDS, pH 8,5; 10-15 °C; Laufzeit 4-5 Std.).

Ein Teil der Gele (Referenzgele) wurde anschließend in 50% (v/v) Methanol, 12% (v/v) Eisessig und 38% (v/v) deionisiertem Wasser für eine Stunde fixiert. Die aufgetrennten Polypeptide wurden danach über Nacht bei Raumtemperatur mit 0,175% (w/v) Coomassie Brilliant Blue R-250, das in 45% (v/v) Methanol, 10% (v/v) Eisessig und 45% (v/v) deionisiertem Wasser gelöst war, sichtbar gemacht und anschließend mit 45% (v/v) Methanol, 10% (v/v) Eisessig und 45% (v/v) deionisiertem Wasser, danach mit 5% (v/v) Methanol, 7,5% (v/v) Eisessig und 87,5% (v/v) deionisiertem Wasser teilweise entfärbt.

Die gefärbten SDS-Gele wurden spätestens nach zwei Tagen photographisch dokumentiert.

c) Immunblot-Verfahren (Towbin et al. 1979)

Proteine, die durch eindimensionale Elektrophorese nach der Methode von Laemmli (1970) aufgetrennt waren, wurden auf Nitrozellulosepapier transferiert (Towbin et al. 1979).

Der Proteintransfer aus SDS-PAGE-Flachgelen erfolgt bei 0,35 A und 10 °C in einer Transferkammer, die eine Lösung aus 195 mM Glycin, 25 mM Tris-HCl, pH 8,5, in 20% Methanol (v/v) enthielt (Dauer ca. 10-12 Std.).

Der Nachweis bestimmter, auf Nitrozellulose transferierter Proteine erfolgte in einem indirekten Verfahren autoradiographisch mit ^{125}J-gekoppeltem Protein A oder enzymatisch mit einem Streptavidin-Biotin-Peroxidase-Komplex. Vor der Ausführung der Immunreaktion wurde das Nitrozelluloseblatt entsprechend den einzelnen Spuren im eindimensionalen Gel in Längsstreifen geschnitten. Nach zweimaligem Waschen der Nitrozellulosestreifen in TBS-Puffer (10 mM Tris-HCl, 150 mM NaCl, pH 7,6) erfolgte eine zwölfstündige Blockade unspezifischer Proteinbindungsstellen mit 3% Rinderserumalbumin (RSA) in TBS-Puffer. Dazu und für die folgenden Inkubationsschritte wurden die Nitrozellulosestreifen in Kunststoffolie eingeschweißt und mit einem Rotor ständig gedreht. Nach Abtropfen des RSA-TBS-Gemisches wurden die Nitrozellulosestreifen mit dem spezifischen Primärantikörper zwei Stunden bei Raumtemperatur inkubiert, danach 0,1% Tween-20-TBS- bzw. TBS-Puffer mehrfach gewaschen. Nun erfolgte die Inkubation mit einem biotinylierten Maus-Immunglobulin für monoklonale primäre Antikörper (Verdünnung 1:1000, eine Stunde bei Raumtemperatur).

Nach erneutem ausführlichem Waschen wurden die Nitrozellulosestreifen mit einem biotinylierten Streptavidin-Peroxidase-Komplex inkubiert (Verdünnung 1:500; 30 Min. bei Raumtemperatur) und die Enzymaktivität als Indikator für die erfolgte Immunreaktion mit dem Farbstoff 4-Chlor-1-Naphthol (54 mg 4-Chlor-1-Naphthol in 150 ml TBS, pH 7,6) sichtbar gemacht, der in Anwesenheit von H_2O_2 (30%) durch Anlagerung von Wasserstoffionen in ein schwarz-blaues Reaktionsprodukt umgewandelt wird (HAWKES et al. 1982).

Alternativ zu diesem Nachweisverfahren wurde nach dem spezifischen Primärantikörper ^{125}J-markiertes Protein A aufgetragen und damit immunreaktive Banden autoradiographisch sichtbar gemacht.

2. Marker für Oligodendroglia und Schwannzellen

a) Gewebepräparation

Die Präparation von *Zytoskelettmaterial* erfolgte nach dem von ACHTSTÄTTER et al. (1985, 1986a) angegebenen Verfahren (s. Abschn. H.V.1.a).

Zur Herstellung einer Fraktion von *löslichen und unlöslichen Proteinen* wurden tiefgefrorene Gewebsproben aufgetaut, mit einem Skalpell zerkleinert und in 20 Teilen 0,32 M Saccharose homogenisiert und anschließend zehn Minuten lang bei 1000xg zentrifugiert. Der gewonnene Überstand (Ü 1) wurde schließlich in einer Ultrazentrifuge 30 Min. mit 40000xg zentrifugiert. Um den Anteil der löslichen Proteine zu erhöhen, wurde das Sediment in 20 Teilen hypotonen Tris-Puffers (50 mM Tris-HCl, 1 mM EDTA, 1 mM Phenylmethylsulfonylfluorid (PMSF), pH 7,4) erneut homogenisiert. Hypoton homogenisierter Bodensatz und Ü 1 wurden danach getrennt eine Stunde lang mit 100000xg zentrifugiert. Die Überstände beider Zentrifugate enthielten die Fraktion der löslichen Proteine. In den unlöslichen Bodensätzen waren unter anderem auch die membrangebundenen Proteine enthalten; sie wurden als „Membranfraktion“ bezeichnet. Alle Schritte wurden bei 40 °C ausgeführt (GASS 1988; modifiziert nach GRAY u. WHITTAKER 1962; BERLET u. LEHNERT 1978).

Die *Isolierung von Myelin* erfolgte nach dem von NORTON u. PODUSLO (1973) angegebenen Verfahren.

b) Gelelektrophorese

Die eindimensionale SDS-Polyacrylamid-Gelelektrophorese wurde nach dem von LAEMMLI (1970) angegebenen Verfahren durchgeführt.

c) Immunblot-Verfahren

Um bei dem Proteintransfer nach der Methode von TOWBIN et al. (1979) auch eine ausreichende Wanderung basischer Proteine zu erzielen, wurde die Zusammensetzung des Transferpuffers modifiziert (SZEWSZYK u. KOZLOFF 1985). Zum immunologischen Nachweis reaktiver Polypeptide wurde die Streptavidin-Biotin-Komplex-Methode angewandt und die Peroxidaseaktivität mit 4-Chlor-1-Naphthol sichtbar gemacht.

3. Marker für Neurone und neuroendokrine Zellen: Chromogranin und Synaptophysin

a) Gewebepräparation

Ungefähr ein Gramm tiefgefrorenen Gewebes wurde in zwei bis dreifachem Volumen eiskalten Phosphatpuffers (140 mM NaCl, 2,6 mM KCl, 6,4 mM Na_2HPO_4, 1,4 mM KH_2PO_4, 0,1 mM Dithioerythritol und 0,005% PMSF, pH 7,4) homogenisiert. Das Homogenat wurde zehn Minuten mit 5000xg zentrifugiert und der Bodensatz verworfen (vgl. auch WIEDENMANN u. FRANKE 1985).

b) Eindimensionale SDS-Polyacrylamidgelelektrophorese und Proteintransfer

Ein Aliquot (50 µl) des Überstandes wurde für die gelelektrophoretische Auftrennung benutzt. Eindimensionale Gelelektrophorese nach LAEMMLI (1970) und Proteintransfer auf Nitrozellulose (TOWBIN et al. 1979) erfolgten nach dem oben beschriebenen Verfahren (Abschn. H.V.1.b und c).

c) Immunblot-Verfahren

In den Immunblotexperimenten wurde die Immunreaktivität von anti-Chromogranin (monoklonaler Antikörper LK2H10, Konzentration 0,2–1 µg/ml, Inkubationszeit eine Stunde bei Raumtemperatur) durch einen alkalische Phosphatase-gekoppelten zweiten Antikörper aus Ziege gegen Maus-Immunglobuline (Verdünnung 1:2000 entsprechend 0,5 µg/ml Protein; Inkubation eine Stunde bei Raumtemperatur) mit 5-Brom-4-Chlor-3-Indoxylphosphat (BCIP) und Nitroblau-Tetrazolium (NBT) als Farbstoff nachgewiesen. Das Reaktionsprodukt war graublau.

Für die Immunlokalisation von Synaptophysin an Nitrozellulose wurde der monoklonale Antikörper SY38 in einer Konzentration von 1 µg/ml benutzt (Inkubation eine Stunde bei Raumtemperatur). Die Lokalisation der Immunreaktion erfolgte enzymatisch mit alkalische Phosphatase-gekoppelten Sekundärantikörpern aus Ziege gegen Maus-Immunglobuline (s. oben) oder autoradiographisch mit ^{125}Jod-gekoppelten Antikörpern aus Ziege gegen Maus-Immunglobuline (Verdünnung 1:250; Inkubation eine Stunde bei Raumtemperatur; vgl. WIEDENMANN u. FRANKE 1985). Präparationen synaptischer Vesikel aus Rattengehirn dienten als positive Kontrolle (methodische Einzelheiten der Präparation s. REHM et al. 1986).

VI. Darstellung der Lektinbindung

1. Erweiterte PaP-Methode nach STERNBERGER et al. (1970)

Die erweiterte PaP-Methode zur Darstellung der Lektinbindung unterscheidet sich von der klassischen PaP-Methode nach STERNBERGER et al. (1970) darin, daß nach dem Entparaffinieren und der Blockade der endogenen Peroxidase die Schnitte in einem ersten Schritt mit dem gewählten Lektin überschichtet werden

(Inkubation eine Stunde bei Raumtemperatur in der feuchten Kammer). Das Lektin bindet an seine spezifische Kohlehydratkomponente im Gewebe. Danach folgt die Inkubation mit einem gegen das Lektin gerichteten Kaninchen-Antiserum („anti-Lektin"; Inkubation 30 Minuten bei Raumtemperatur). Das weitere Verfahren entspricht der PaP-Methode (STERNBERGER et al. 1970). Diaminobenzidin diente als Farbsubstrat (Abb. 53d; vgl. Abschn. H.I.3).

2. Concanavalin A-Peroxidase-Methode nach AVRAMEAS et al. (1976)

Bei neutralem pH liegt Con A in der tetrameren Form vor. Die vier Proteine lagern sich räumlich so aneinander, daß eine globuläre Struktur entsteht. Dabei sind die vier Kohlehydratbindungsstellen jeweils gleich weit voneinander entfernt. Deshalb sind nach Bindung von Con A an die Akzeptormoleküle im Gewebe nicht alle Kohlehydratbindungsstellen des Lektins besetzt. Mit diesen freien Liganden von Con A kann direkt die Meerrettich-Peroxidase, die selbst ein Glykoprotein ist, reagieren (AVRAMEAS et al. 1976). Die enzymatische Aktivität der Peroxidase wird dann durch die Umwandlung von Diaminobenzidin in Anwesenheit von Wasserstoffsuperoxid in ein braunes Reaktionsprodukt lichtmikroskopisch sichtbar gemacht.

3. Vorbehandlung mit Neuraminidase

Das Prinzip der Vorbehandlung von Paraffinschnitten mit Neuraminidase besteht darin, daß dieses Enzym endständige Neuraminidasemoleküle von Glykoproteinen und Glykolipiden abspaltet und damit möglicherweise Zuckermoleküle freigelegt werden, an die das Lektin (zusätzlich) binden kann.

4. Zuckerinhibition als Kontrolle der Lektinbindung

Die Lektinbindung kann durch Inkubation des Lektins mit seinem spezifischen Zucker (30 Min. bei Raumtemperatur) inhibiert werden (Negativkontrolle). Dafür wurden folgende Kohlehydrate verwendet:

Concanavalin A	Methyl-α-D-Mannopyranosid (0,2 M)
Peanut Agglutinin	Galaktose (0,8 M)
Soybean Agglutinin	N-Azetyl-D-Galaktosamin (0,2 M)
Ulex europaeus Agglutinin I	Fukose (0,5 m)

5. Sequentielle Doppelmarkierung von PNA und Peptiden der Adenohypophyse

Für die lichtmikroskopische Darstellung mehrerer Antigene an demselben Schnitt ist die (modifizierte) PaP-Methode in Form einer sequentiellen Doppelfärbung sehr gut geeignet (NAKANE 1968). Zunächst erfolgte die Immunlokalisation eines Peptids der Adenohypophyse mit einem Kaninchen-Antiserum unter Anwendung der PaP-Methode mit DAB als Farbsubstrat. Im zweiten Schritt wurde die Lektinbindung mit 4-Chlor-1-Naphthol als Farbsubstrat (grau-blaues Reaktionsprodukt) dargestellt. Nach dem ersten Schritt der Doppelmarkierung wird der Paraffinschnitt mit 0,2 M Glycin-Hydrochloridpuffer (pH 2,2; dreimal 30 Min. bei Raumtemperatur) gewaschen. Dies ist notwendig, um alle ungebundenen Antikörper und die überschüssige Peroxidase zu entfernen. Das braune DAB-Reaktionsprodukt wird dabei nicht abgespült.

VII. Antikörper

1. Zytoskelettproteine

a) Breitreagierende monoklonale Zytokeratin-Antikörper

α) Klone AE1+AE3, Mischung zweier monoklonaler Antikörper von der Maus (IgG_1) gegen menschliche epidermale Keratine (AE1:AE3=20:1); reagieren immunzytochemisch mit der gesamten Epidermis und allen Epithelien und erkennen im Immunblot Zytokeratinpolypeptide mit M_r 50 und 56.5 KD (AE1) sowie 58 und 65-67 KD (AE3; WOODCOCK-MITCHELL et al. 1982).

β) Klon KL 1, monoklonaler Antikörper von der Maus (IgG_1); menschliche epidermale Keratine als Immunogene; erkennt im Immunblot menschliche Zytokeratine mit M_r 56 KD (VIAC et al. 1983).

γ) Klon lu-5, monoklonaler Antikörper von der Maus (IgG_1); Lungentumorzellinien A549 und A2182 als Immunogen; reagiert immunzytochemisch mit jedem Typ von Epithel (v. OVERBECK et al. 1985); das Epitop kommt auf den meisten Zytokeratinpolypeptiden der sauren und basischen Subfamilie vor, jedoch nicht auf anderen Zytoskelettproteinen (FRANKE et al. 1987).

δ) Klon PKK1, monoklonaler Antikörper von der Maus; Nierenepithellinie LLC-PK als Immunogen; reagiert im Immunblot mit sämtlichen Zytokeratinpolypeptiden verschiedener epithelialer Zellinien in vitro wie LLC-PK, MDCK, HeLa und A431-Zellen (HOLTHÖFER et al. 1983).

ε) Klon 8.13.2, monoklonaler Antikörper von der Maus (GIGI et al. 1982).

b) Monoklonale Antikörper gegen selektive Zytokeratinpolypeptide

(Die Numerierung erfolgt nach dem von MOLL et al. (1982) erstellten Katalog der menschlichen Zytokeratine).

α) Klon CK 7, monoklonaler Antikörper von der Maus gegen Zytokeratinpolypeptid Nr. 7 (IgG_1); Blasenkarzinomzellinie RT112 als Immunogen; reagiert immunzytochemisch mit Drüsenepithel und im zweidimensionalen Immunblot mit Zytokeratinpolypeptid Nr. 7 (TÖLLE et al. 1985).

β) Klon LE41, monoklonaler Antikörper von der Maus gegen Zytokeratinpolypeptid Nr. 8 (IgG_1); Nierenepithelzellinie PtK1 als Immunogen, reagiert immunzytochemisch mit einfachem Epithel von Mensch, Affe und anderen Säugetierspezies und mit Zytokeratinpolypeptid Nr. 8 im zweidimensionalen Immunblot (LANE 1982).

γ) Klon TROMA-1, monoklonaler Antikörper von der Ratte gegen Zytokeratinpolypeptid Nr. 8; Zytoskelettpräparation einer Trophoblastomzellinie als Immunogen; reagiert im zweidimensionalen Immunblot mit Zytokeratin Nr. 8 des HeLa-Zytoskeletts (BRÛLET et al. 1980; TÖLLE et al. 1985).

δ) Klon CK2, monoklonaler Antikörper von der Maus gegen Zytokeratinpolypeptid Nr. 18 (IgG_{2a}); Zytoskelettpräparation von HeLa-Zellen als Immunogen; reagiert immunzytochemisch mit einfachem Epithel von Mensch und einer Reihe anderer Spezies und im zweidimensionalen Immunblot mit Zytokeratinpolypeptid Nr. 18 (DEBUS et al. 1982b).

ε) Klon A53-B/A2, monoklonaler Antikörper von der Maus gegen Zytokeratinpolypeptid Nr. 19 (IgG_{2b}); menschliche Mammakarzinomzellinie MCF-7 als Immunogen; der Antikörper reagiert immunzytochemisch mit verschiedenen epithelialen Zellen und Tumoren und im Immunblot mit Zytokeratinpolypeptid Nr. 19 (KARSTEN et al. 1985; persönliche Mitteilung Dr. KASPER).

ζ) Klon K_s 13.1, monoklonaler Antikörper von der Maus gegen Zytokeratinpolypeptid Nr. 13 (IgG_1); Zytokeratinpolypeptid von M_r 54 KD aus menschlichem Oesophagus als Immunogen; der monoklonale Antikörper reagiert immunzytochemisch mit mehrschichtigem, nicht verhornendem Plattenepithel von Exozervix, Vagina, Mundschleimhaut und Zunge und im Immunblot mit Zytokeratinpolypeptid Nr. 13 (ACHTSTÄTTER et al. 1985).

η) Klon KS8.58, monoklonaler Antikörper von der Maus gegen die Zytokeratinpolypeptide Nrs. 13 und 16; der Antikörper reagiert im eindimensionalen Immunblot mit den Zytokeratinpolypeptiden Nrs. 13 und 16 (GEIGER et al. 1987).

c) Antikörper gegen Vimentin

α) Klon V 9, monoklonaler Antikörper von der Maus (IgG_1); gereinigtes Vimentin aus der Augenlinse des Schweins als Immunogen; reagiert immunzytochemisch mit mesenchymalem Gewebe von Mensch, Schwein, Huhn und Ratte und im Immunblot ausschließlich mit einem Polypeptid, das der Position von Vimentin entspricht (OSBORN et al. 1984).

β) Polyvalentes Antiserum vom Meerschweinchen (FRANKE et al. 1979).

d) Monoklonaler Antikörper gegen Desmin

- *Klon DE-B-5* von der Maus (IgG_1); gereinigtes Desmin aus Schweinemagen als Immunogen; reagiert immunzytochemisch mit Skelettmuskulatur, Herzmuskel, viszeraler Muskulatur und einigen Zellen der Gefäßmedia und im Immunblot ausschließlich mit Desmin (DEBUS et al. 1983a).

e) Antikörper gegen Gliafaserprotein

α) Klon G-A-5, monoklonaler Antikörper von der Maus (IgG_1); gereinigtes Gliafilament aus Rückenmark des Schweins als Immunogen; reagiert immunzytochemisch mit Astrozyten und Bergmann-Glia und im Immunblot ausschließlich mit einem Polypeptid, das der Position von Gliafaserprotein entspricht (Debus et al. 1983b).

β) Klone GF12.23 und 12.24, monoklonale Antikörper von der Maus (IgG_{2a}). Zytoskelettpräparation der menschlichen Gliomzellinie U333 CG/343 MG als Immunogen; der Antikörper reagiert mit Astroglia und Gliomen und im Immunblot ausschließlich mit GFAP (Achtstätter et al. 1986b).

γ) Polyvalentes Kaninchen-Antiserum gegen ein Polypeptid von 51KD aus Rindergehirn; das Antiserum reagiert mit GFAP und zeigt eine schwache Kreuzreaktion gegen andere Filamentproteine, die jedoch bei entsprechender Verdünnung des Antiserums in der PaP-Technik unproblematisch sein sollen.

f) Monoklonale Antikörper gegen Neurofilamentpolypeptide

α) Klon NR4 gegen das Neurofilamentpolypeptid von 68KD (IgG_1),

β) Klon NN18 gegen das Neurofilamentpolypeptid von 160 KD (IgG_1) und

γ) Klon NE14 gegen das Neurofilamentpolypeptid von 200KD (IgG_1) von der Maus; als Immunogene dienten für alle drei Klone gereinigte Neurofilamentproteine vom Rückenmark des Schweins; die Spezifität der drei Antikörper für Neurofilamentpolypeptide wurde sowohl immunzytochemisch als auch biochemisch durch Immunblot gezeigt (Debus et al. 1982a, 1983b).

g) Antikörper gegen Desmoplakine

α) Meerschweinchen-Antiserum gegen Desmoplakin I und II aus Rinderschnauze (Franke et al. 1983; Mueller u. Franke 1983).

β) Klon DP1&2-2.15; monoklonale Antikörper gegen Desmoplakin I (M_r 250000) und Desmoplakin II (M_r 215000) von der Maus; als Immunogen wurden aus Rinderschnauze isolierte Desmosomen benutzt; die Spezifität der Antikörper für Desmoplakin wurde immunzytochemisch an Geweben, epithelialen Tumoren und epithelialen Zellinien und biochemisch durch Immunblot nachgewiesen (Cowin et al. 1985).

2. Epithelial Membrane Antigen (EMA)

Klon *E29,* monoklonaler Antikörper von der Maus (IgG_{2a}, kappa); reagiert mit einer Vielzahl normaler und neoplastischer epithelialer Zellen und Gewebe (Heyderman et al. 1985).

3. Marker für Astroglia

Protein S-100. Kommerziell erhältliches Kaninchen-Antiserum gegen Protein S-100 aus Ochsengehirn; reagiert mit menschlichem Protein S-100a und S-100b.

4. Marker für Oligodendroglia

Basisches Myelinprotein. Monoklonaler Antikörper gegen basisches Myelinprotein von der Maus (IgG_1); basisches Myelinprotein von Affen als Immunogen; reagiert spezifisch mit den Aminosäuren 130–137 des basischen Myelinproteins bei Mensch, Affe, Rind und Ratte (SIRES et al. 1981).

Myelin-assoziiertes Glykoprotein. a) Kaninchen-Antiserum gegen Myelin-assoziiertes Glykoprotein (MAG); säulenchromatographisch affinitätsgereinigtes MAG von Mäusen als Immunogen. Das affinitätsgereinigte Antiserum reagiert im Immunblot spezifisch mit MAG von Mensch, Rind und Maus (POLTORAK et al. 1987).

b) Monoklonaler Antikörper gegen das HNK-1/Leu-7-Epitop von der Maus (IgM) mit Kreuzreaktion gegen menschliches MAG im zentralen und peripheren Nervensystem; menschliche T-Zellinie HSB-2 als Immunogen; erkennt ein Antigen an der Zelloberfläche von großen granulierten Lymphozyten (LGL) in menschlichem peripherem Blut, die zur Gruppe der Killerzellen und natürlichen Killerzellen zählen (ABO u. BALCH 1981).

5. Marker für Neurone und neuroendokrine Zellen

Neuronen-spezifische Enolase. a) Kommerziell erhältliches Kaninchen-Antiserum gegen Neuronen-spezifische Enolase (NSE) von Rinderhirn als Immunogen; zeigt nach Angaben des Herstellers keine Kreuzreaktion mit Glia, aber mit Muskelzellen.

b) Kaninchen-Antiserum gegen menschliche NSE; die Homogenität des als Immunogen verwendeten Polypeptids wurde im SDS-Polyacrylamidgel gezeigt.

c) Klon *BBS/NC/VI-H14*, monoklonaler Antikörper von der Maus gegen γ-Enolase (IgG_1, kappa); menschliche γ-Enolase als Immunogen; Spezifität sowohl im Immunblot als auch immunmorphologisch an Tumoren getestet (CRAS et al. 1988).

Chromogranin A. Klon *LK2H10*, monoklonaler Antikörper von der Maus gegen Chromogranin A; menschliches Phäochromozytom als Immunogen; reagiert im Immunblot mit einem Protein zytoplasmatischer sekretorischer Granula mit einem Molekulargewicht von 68 KD; diese Position entspricht dem Molekulargewicht von Chromogranin A. Nach Überladen der Gele findet man im Immunblot weitere reaktive Banden höheren und niedrigeren Molekulargewichts. Die Beziehung dieser zusätzlichen Polypeptide zum Hauptprotein von 68 KD ist unbekannt (LLOYD u. WILSON 1983).

Secretogranin I/Chromogranin B. Klon *3.I.219-6*, monoklonaler Antikörper von der Maus (IgG_1) gegen Secretogranin I; Secretogranin aus PC 12-Zellen als

Immunogen; erkennt im Immunblot Secretogranin I von Ratte (PC 12-Zellen) und Mensch (Phäochromozytom), nicht aber von Maus (AtT-20 Zellen, Nebenniere) und Rind (Nebennierenmark, Adenohypophyse; Rosa et al. 1985a; Benedum et al. 1987).

Tyrosin-Hydroxylase. Klon *2/40/15*, monoklonaler Antikörper aus Maus (IgG_{2a}) gegen Tyrosin-Hydroxylase; gereinigte Tyrosin-Hydroxylase (EC 114.16.2) eines Ratten-Phäochromozytoms als Immunogen. Der Antikörper reagiert mit dopaminergen und adrenergen Neuronen und erkennt im Immunblot eine einzelne Proteinbande von M_r 56–60 KD (Thibault et al. 1981; Rohrer et al. 1986).

Dopamin-β-Hydroxylase. Kaninchen-Antiserum; Dopamin-β-Hydroxylase aus dem Nebennierenmark des Rindes als Immunogen.

Synaptophysin. Klon *SY38*, monoklonaler Antikörper aus Maus (IgG_1) gegen Synaptophysin; Vesikelfraktion aus Rindergehirn als Immunogen. Die Spezifität von anti-Synaptophysin wurde sowohl immunzytochemisch als auch biochemisch getestet. SY38 reagiert mit präsynaptischen Vesikeln zentraler und spinaler Neurone, mit der motorischen Endplatte und der Retina. Synaptophysin-Immunreaktivität konnte außerdem in Vesikeln des Nebennierenmarks, Inselzellen der Bauchspeicheldrüse sowie nervalen und endokrinen Tumoren nachgewiesen werden. Nach immunelektronenmikroskopischen Befunden ist das immunreaktive Epitop an der zytoplasmatischen Seite präsynaptischer Vesikel von Neuronen des Gehirns und des Rückenmarks lokalisiert. Im Immunblot erkennt SY38 ein 38 KD-Polypeptid (Wiedenmann u. Franke 1985; Wiedenmann et al. 1986a, b; Gould et al. 1987).

Leu-4. Klon *SK7*, monoklonaler Antikörper aus Maus (IgG_1) gegen Leu-4, ein menschliches T-Zell-Antigen (M_r 20–30 KD). Menschliche Thymozyten als Antigen; reagiert mit T-Zellen, Thymozyten und Purkinjezellen des Kleinhirns.

Neuroblastom-Antikörper. a) Klon *CE7*, monoklonaler Antikörper aus Maus (IgG_1); ein Antigen der menschlichen Neuroblastom-Linie IMR-32 als Immunogen. Der Antikörper erkennt ein Glykoprotein von 190 KD und reagiert mit Neuroblastomen, Ganglioneuroblastomen, Ganglioneuromen und Phäochromzytomen. b) Klon *AD2*, monoklonaler Antikörper aus Maus (IgM, kappa); menschliche Neuroblastom-Linie IMR-32 als Immunogen. Der Antikörper reagiert ausschließlich mit Neuroblastomen (Schönmann et al. 1986).

6. Marker für Keimzelltumoren

β-HCG. Kommerziell erhältliches Kaninchen-Antiserum gegen β-HCG.

7. Marker für Hypophysenadenome

Hormone der menschlichen Adenohypophyse. a) Kaninchen-Antiseren gegen menschliches Prolaktin, Wachstumshormon, β-Thyreotropin, β-Follikel-stimulierendes Hormon, β-luteinisierendes Hormon, β-Endorphin und gegen ein synthetisches Polypeptid des adrenokortikotropen Hormons ($ACTH^{1-24}$). Die Kreuzreaktionen der Antiseren mit anderen Hormonen lagen nach Angaben der Herstellerfirma im Radioimmunoassay überwiegend unter 1%.

b) *Alpha-Kette des menschlichen Choriogonadotropins.* Klon *F 3458*, monoklonaler Antikörper aus Maus (IgG_1).

8. Marker für maligne Lymphome

a) Kaninchen-*Antiseren gegen Immunglobuline* (schwere und leichte Ketten).

b) *Monoklonale Antikörper* (geeignet für routinemäßig fixiertes, Paraffin-eingebettetes Gewebe):

Common Leukocyte Antigen. Klon *T 200*, monoklonaler Antikörper aus Maus (IgG_{2b}); T-Zell-Leukämie-Linie CCRF-CEM als Immunogen. Der Antikörper reagiert mit dem T 200-Glykoprotein auf Zellen des hämatopoetischen Systems.

B-Lymphozyten. Klon *L26*, monoklonaler Antikörper von der Maus (IgG_{2a}, kappa); B-Lymphozyten der menschlichen Tonsille als Immunogen. Der Antikörper reagiert mit der Mehrzahl der B-Lymphozyten (Ishii et al. 1986; Cartun et al. 1987).

T-Lymphozyten. Klon *UCHL1*, monoklonaler Antikörper von der Maus (IgG_{2a}); IL-2-abhängige T-Zell-Linie CA 1 als Immunogen. Der Antikörper reagiert mit Thymozyten und T-Lymphozyten (Smith et al. 1986).

Myelohistiozytäre Marker. Klon *MAC 387*, monoklonaler Antikörper von der Maus (IgG_1, kappa); affinitätsgereinigte Bestandteile peripherer Blutmonozyten als Antigen. Der Antikörper reagiert mit einem menschlichen zytoplasmatischen Antigen, das in Granulozyten, Blutmonozyten und Histiozyten exprimiert wird (Flavell et al. 1987).

9. Proliferationsmarker

Klon *Ki-67*, monoklonaler Antikörper von der Maus (IgG_1) gegen proliferierende Zellen; menschliche Tumor-Zellinie als Immunogen. Der Antikörper reagiert mit einem Kernantigen, das von proliferierenden Zellen in allen Phasen des aktiven Zellzyklus (G_1-, S-, G_2- und M-Phase) exprimiert wird (Gerdes et al. 1983, 1984; Gerdes 1985).

VIII. Charakterisierung der verwendeten Lektine

Concanavalin A (Con A; M_r 112000) wird aus der Bohnenart *Canavalia ensiformis* gewonnen und besitzt mitogene Aktivität. Der kleinste funktionsfähige Baustein besteht aus einem Protein, das durch die spezifische Bindung eines Ca^{2+}- und eines Mn^{2+}-Ions seine volle Zuckerbindungsfähigkeit erhält (Fitz-Gerald et al. 1983). Das Monomer kann sich zu größeren Konglomeraten zusammenlagern; dieser Vorgang ist reversibel und pH-abhängig. Con A bindet an α-D-

Mannopyranosid, α-D-Glukopyranosid, D-Fruktofuranosid, ihre Glykoside und sterisch verwandte Strukturen. Es besitzt keine Blutgruppenspezifität.

Peanut-Agglutinin (PNA). PNA ist das Lektin der Erdnuß, *Arachis hypogaea.* Es agglutiniert Neuraminidase vorbehandelte menschliche Erythrozyten (BIRD 1964; UHLENBRUCK et al. 1969). PNA reagiert mit dem „Thompson-Friedenreich-Antigen" (FRIEDENREICH 1930). Gereinigtes PNA (LOTAN et al. 1975) ist ein Protein mit einem Molekulargewicht von 110000, das aus vier gleichschweren Untereinheiten besteht. PNA bindet an terminale Zuckerreste von Mono-, Di- und Oligosacchariden, die in der Galaktopyranosidform vorliegen. Es besitzt eine höhere Affinität zu solchen Zuckerverbindungen, in denen Galaktose β-1-3-glykosidisch mit einem weiteren Galaktoserest verknüpft ist (KABAT 1978).

Soybean Agglutinin (SBA). SBA wurde 1958 von WADA et al. isoliert. Das Glykoprotein besteht aus vier identischen Untereinheiten (M_r eines Monomers 30000; weitere physikochemische Daten bei LIENER (1958)). SBA agglutiniert Erythrozyten und maligne Tumorzellen und bindet spezifisch an B-Lymphozyten (BROWN und WILLIAMS 1982). Die Lektinbindung ist durch N-Azetyl-D-Galaktosamin, etwas weniger gut durch D-Galaktose inhibierbar (HAMMARSTRÖM et al. 1977)

Ulex europaeus Agglutinin I (UEA I). MATSUMOTO u. OSAWA (1969) konnten zwei Agglutinine aus dem Samen des Stechginsters isolieren, die beide Erythrozyten der Blutgruppe 0 agglutinieren, sich aber in ihrer Zuckerspezifität unterscheiden. UEA I ist spezifisch für L-Fukose. Es ist ein Glykoprotein (M_r 170000).

Literatur

Abelev GI (1968) Production of embryonal serum alpha-globulin by hepatomas: review of experimental and clinical data. Cancer Res 28: 1344-1350

Abelev GI, Perova SD, Khramkova NI, Postnikova ZA, Irlin IS (1963) Production of embryonal alpha-globulin by transplantable mouse hepatomas. Transplantation 1: 174-180

Abelev GI, Assecritova IV, Kraevsky NA, Perova SD, Perevodchikova NI (1967) Embryonal serum alpha-globulin in cancer patients: diagnostic value. Int J Cancer 2: 551-558

Abenoza P, Sibley RK (1986) Chordoma: an immunohistologic study. Hum Pathol 17: 744-747

Abo T, Balch CM (1981) A differentiation antigen of human NK and K cells identified by a monoclonal antibody (HNK-1). J Immunol 127: 1024-1029

Achtstätter T, Moll R, Moore B, Franke WW (1985) Cytokeratin polypeptide patterns of different epithelia of the human male urogenital tract: immunofluorescence and gel electrophoretic studies. J Histochem Cytochem 33: 415-426

Achtstätter T, Hatzfeld M, Quinlan RA, Parmelee DC, Franke WW (1986a) Separation of cytokeratin polypeptides by gel electrophoretic and chromatographic techniques and their identification by immunoblotting. Methods Enzymol 134: 355-371

Achtstätter T, Moll R, Anderson A, Kuhn C, Pitz S, Schwechheimer K, Franke WW (1986b) Expression of glial filament protein (GFP) in nerve sheaths and non-neural cells reexamined using monoclonal antibodies, with special emphasis on the co-expression of GFP and cytokeratins in epithelial cells of human salivary gland and pleomorphic adenomas. Differentiation 31: 206-227

Adcock EW, Teasdale F, August CS, Cox S, Meschia G, Battaglia FC, Naughton MA (1973) Human chorionic gonadotropin: its possible role in maternal lymphocyte suppression. Science 181: 845-847

Adinolfi A, Adinolfi M, Cohen S (1971) Isolation and characterization of human foetal alphaglobulin (α_1F) from foetal and hepatoma sera. Biochim Biophys Acta 251: 197-207

Aitio M-L, Yamashita K, Dawson JR (1978) The electrophoretic heterogeneity of carcinoembryonic antigen: an immunochemical analysis. FEBS Lett 93: 29-32

Albert A, Berkson J (1951) A clinical bioassay for chorionic gonadotropin. J Clin Endocrinol 11: 805-820

Alguacil-Garcia A, Pettigrew NM, Sima AAF (1986) Secretory meningioma. A distinct subtype of meningioma. Am J Surg Pathol 10: 102-111

Allan PM, Garson JA, Harper EI, Asser U, Coakham HB, Brownell B, Kemshead JT (1983a) Biological characterization and clinical applications of a monoclonal antibody recognizing an antigen restricted to neuroectodermal tissues. Int J Cancer 31: 591-598

Allan PM, Garson JA, Harper EI, Coakham HB, Brownell B (1983b) The classification of brain lymphoma using monoclonal antibodies. Br Neuropathol Soc Proc, pp 492-493

Allegranza A, Mariani C, Giardini R, Brambilla MC, Boeri R (1984) Primary malignant lymphomas of the central nervous system: a histological and immunohistological study of 12 cases. Histopathology 8: 781-791

Alles JU, Bosslet K, Schachenmayr W (1986) Hemangioblastoma of the cerebellum - an immunocytochemical study. Clin Neuropathol 5: 238-241

Alpert E (1978) The immunochemical complexity of CEA. A golden dream or molecular night-mare? Cancer 42: 1585-1588

Alpert E, Pinn VW, Isselbacher KJ (1971) α-Fetoprotein in a patient with gastric carcinoma metastatic to the liver. New Engl J Med 285: 1058-1059

Alroy J, Ucci AA, Periera MEA (1988) Lectin histochemistry: an update. In: DeLellis RA (ed) Advances in immunohistochemistry. Raven Press, New York, pp 93-131

Altmannsberger M, Osborn M (1987) Mesenchymal tumor markers: Intermediate filaments. In: Seifert G (ed) Morphological tumor markers. General aspects and diagnostic relevance. Springer, Berlin Heidelberg New York, pp 155-178 (Curr Top Pathol, vol 77)

Altmannsberger M, Osborn M, Schäfer H, Schauer A, Weber K (1984) Distinction of nephroblastomas from other childhood tumors using antibodies to intermediate filaments. Virchows Arch [Cell Pathol] 45: 113-124

Altmannsberger M, Weber K, Droste R, Osborn M (1985) Desmin is a specific marker for rhabdomyosarcomas of human and rat origin. Am J Pathol 118: 85-95

Altmannsberger M, Alles JU, Fitz H, Jundt G, Osborn M (1986) Mesenchymale Tumormarker. Verh Dtsch Ges Pathol 70: 51-63

Anders K, Steinsapir KD, Iverson DJ, Glasgow BJ, Layfield LJ, Brown WJ, Cancilla PA, Verity MA, Vinters HV (1986) Neuropathologic findings in the acquired immunodeficiency syndrome (AIDS). Clin Neuropathol 5: 1-20

Anderton BH (1981) Intermediate filaments: a family of homologous structures. J Muscle Res Cell Motil 2: 141-166

Anderton BH, Thorpe R, Cohen J, Selvendran S, Woodhams P (1980) Specific neuronal localization by immunofluorescence of 10 nm filament polypeptides. J Neurocytol 9: 835-844

Angervall L, Kindblom L-G, Haglid K (1984) Dermal nerve sheath myxoma. A light and electron microscopic, histochemical and immunohistochemical study. Cancer 53: 1752-1759

Antel JP, Kuchibhotla J, Stefansson K (1985) Generation of monoclonal antibodies recognizing neuronal elements in formalin-fixed paraffin-embedded human tissue. J Neuropathol Exp Neurol 44: 533-545

Anzil AP, Stavrou D, Blinzinger K, Osterkamp U (1977) Interactions of concanavalin A with cell surfaces of normal and tumour rat glial cells monitored by agglutination and cytochemical detection. Eur J Cancer 13: 627-632

Armin A, Connelly EM, Rowden G (1983) An immunoperoxidase investigation of S-100 protein in granular cell myoblastomas: evidence for Schwann cell derivation. Am J Clin Pathol 79: 37-44

Arnason BGW (1982) Abnormalities of immunoregulatory cells in demyelinating disease. Clin Immunol Allergy 2: 263-278

Artlieb U, Krepler R, Wiche G (1985) Expression of microtubule-associated proteins, MAP-1 and MAP-2, in human neuroblastomas and differential diagnosis of immature neuroblasts. Lab Invest 53: 684-691

Asa SL, Kovacs K, Bilbao JM, Penz G (1981) Immunohistochemical localization of keratin in craniopharyngiomas and squamous cell nests of the human pituitary. Acta Neuropathol (Berl) 54: 257-260

Asa SL, Ryan N, Kovacs K, Singer W, Marangos PJ (1984) Immunohistochemical localization of neuron-specific enolase in the human hypophysis and pituitary adenomas. Arch Pathol Lab Med 108: 40-43

Askin FB, Rosai J, Sibley RK, Dehner LP, McAllister WH (1979) Malignant small cell tumor of the thoracopulmonary region in childhood. A distinctive clinicopathologic entity of uncertain histogenesis. Cancer 43: 2438-2451

Autilio-Gambetti L, Sipple J, Sudilovsky O, Gambetti P (1982) Intermediate filaments of Schwann cells. J Neurochem 38: 774-780

Avrameas S, Karsenti E, Bornens M (1976) Peroxidase-concanavalin A method: application in light and electron microscopy. In: Bittiger H, Schnebli HP (eds) Concanavalin A as a tool. John Wiley & Sons, London New York Sydney Toronto, pp 85-93

Baba H, Sato S, Inuzuka T, Nishizawa M, Tanaka M, Miyatake T (1986) Characterization of the antigenic determinant on HSB-2 cells shared with myelin-associated glycoprotein (MAG) using monoclonal antibodies. J Neuroimmunol 13: 89-97

Bagshawe KD (1969) Choriocarcinoma: the clinical biology of the trophoblast and its tumors. Arnold, London

Bailey P (1929) Intracranial sarcomatous tumors of leptomeningeal origin. Arch Surg 18: 1359-1402

Bakay L (1950) The results of 300 pituitary adenoma operations (Prof. Herbert Olivecrona's series). J Neurosurg 7: 240-255

Balcarek JM, Cowan NJ (1985) Structure of the mouse glial fibrillary acidic protein gene: implications for the evolution of the intermediate filament multigene family. Nucleic Acids Res 13: 5527-5543

Ballas M (1972) Yolk sac carcinoma of the ovary with alpha fetoprotein in serum and ascitic fluid demonstrated by immunoosmophoresis. Am J Clin Pathol 57: 511-516

Ballas M (1974) The significance of alpha-fetoprotein in the serum of patients with malignant teratomas and related gonadal neoplasms. Ann Clin Lab Sci 4: 267-275

Bamberg M, Metz K, Alberti W, Heckemann R, Schulz U (1984) Endodermal sinus tumor of the pineal region. Metastases through a ventriculoperitoneal shunt. Cancer 54: 903-906

Banjo C, Gold P, Freedman SO, Krupey J (1972) Immunologically active heterosaccharides of carcinoembryonic antigen of human digestive system. Nature 238: 183-185

Banjo C, Gold P, Gehrke CW, Freedman SO, Krupey J (1974a) Preparation and isolation of immunologically active glycopeptides from carcinoembryonic antigen (CEA). Int J Cancer 13: 151-163

Banjo C, Shuster J, Gold P (1974b) Intermolecular heterogeneity of the carcinoembryonic antigen. Cancer Res 34: 2114-2121

Banks P, Helle K (1965) The release of protein from the stimulated adrenal medulla. Biochem J 97: 40c

Barré-Sinoussi F, Chermann JC, Rey F, Nugeyre MT, Chamaret S, Gruest J, Dauguet C, Axler-Blin C, Vézinet-Brun F, Rouzioux C, Rozenbaum W, Montagnier L (1983) Isolation of a T-lymphotropic retrovirus from a patient at risk for acquired immune deficiency syndrome (AIDS). Science 220: 868-871

Basset F, Turiat MJ (1965) Identification par la microscopie électronique de particules de nature probablement virale dans les liaisons granulomateuses d'une histiocytose X pulmonaire. CR Acad Sci Paris 261: 3701-3703

Bassetti M, Spada A, Arosio M, Vallar L, Brina M, Giannattasio G (1986) Morphological studies on mixed growth hormone (GH)- and prolactin (PRL)-secreting human pituitary adenomas. Coexistence of GH and PRL in the same secretory granule. J Clin Endocrinol Metab 62: 1093-1100

Battifora H (1984) Recent progress in the immunohistochemistry of solid tumours. Semin Diagn Pathol 1: 251-268

Battifora H, Silva EG (1986) The use of antikeratin antibodies in the immunohistochemical distinction between neuroendocrine (Merkel cell) carcinoma of the skin, lymphoma, and oat cell carcinoma. Cancer 58: 1040-1046

Battifora H, Sheibani K, Tubbs RR, Kopinski MI, Sun T-T (1984) Antikeratin antibodies in tumor diagnosis. Distinction between seminoma and embryonal carcinoma. Cancer 54: 843-848

Baudier J, Briving C, Deinum J, Haglid K, Sörskog L, Wallin M (1982) Effect of S-100 proteins and calmodulin on Ca^{2+}-induced disassembly of brain microtubule proteins in vitro. FEBS Lett 147: 165-167

Becker LE, Hinton D (1983) Primitive neuroectodermal tumors of the central nervous system. Hum Pathol 14: 538-550

Beckstead JH (1983) Alkaline phosphatase histochemistry in human germ cell neoplasms. Am J Surg Pathol 7: 341-349

Beemer FA, Vlug AMC, van Veelen CWM, Rijksen G, Staal GEJ (1984) Isozyme pattern of enolase of childhood tumors. Cancer 54: 293-296

Bellon G, Caulet T, Cam Y, Pluot M, Poulin G, Pytlinska M, Bernard MH (1985) Immunohistochemical localisation of macromolecules of the basement membrane and extracellular matrix of human gliomas and meningiomas. Acta Neuropathol (Berl) 66: 245-252

Bendayan M, Maestracci D (1984) Pituitary adenomas: patterns of hPRL and hGH secretion as revealed by high resolution immunocytochemistry. Biol Cell 52: 129-138

Benedek L, Juba A (1941) Über das Mikrogliom. Dtsch Z Nervenheilkd 152: 159-169

Benedum UM, Baeuerle PA, Konecki DS, Frank R, Powell J, Mallet J, Huttner WB (1986) The primary structure of bovine chromogranin A: a representative of a class of acidic secretory proteins common to a variety of peptidergic cells. EMBO J 5: 1495-1502

Benedum UM, Lamouroux A, Konecki DS, Rosa P, Hille A, Baeuerle PA, Frank R, Lottspeich F, Mallet J, Huttner WB (1987) The primary structure of human secretogranin I (chromogranin B): comparison with chromogranin A reveals homologous terminal domains and a large intervening variable region. EMBO J 6: 1203-1211

Beneski DA, Donoso LA, Edelberg KE, Magargal LE, Folberg R, Merryman C (1984) Human retinal S-antigen: isolation, purification and characterization. Invest Opthalmol Vis Sci 25: 686-690

Benham F, Cottell DC, Franks LM, Wilson PD (1977) Alkaline phosphatase activity in human bladder tumor cell lines. J Histochem Cytochem 25: 266-274

Benirschke K, Driscoll SG (1967) The pathology of the human placenta. Springer, Berlin Heidelberg New York

Bennett GS, Fellini SA, Croop JM, Otto JJ, Bryan J, Holtzer H (1978) Differences among 100-Å filament subunits from different cell types. Proc Natl Acad Sci USA 75: 4364-4368

Bergh J, Esscher T, Steinholtz L, Nilsson K, Påhlman S (1985) Immunocytochemical demonstration of neuron-specific enolase (NSE) in human lung cancers. Am J Clin Pathol 84: 1-7

Bergland RM, Torack RM (1969) An ultrastructural study of follicular cells in the human anterior pituitary. Am J Pathol 57: 273-286

Bergstrand CG, Czar B (1956) Demonstration of a new protein fraction in serum from the human fetus. Scand J Clin Lab Invest 8: 174

Berlet HH, Lehnert T (1978) Differential isoenzyme patterns of soluble and particle-bound lactate dehydrogenase of rat brain. FEBS Lett 91: 45-48

Berliner P, Unsicker K (1985) Tetanus toxin labeling as a novel rapid and highly specific tool in human neuroblastoma differential diagnosis. Cancer 56: 419-423

Bignami A, Dahl D (1974) Astrocyte-specific protein and neuroglial differentiation. An immunofluorescence study with antibodies to the glial fibrillary acidic protein. J Comp Neurol 153: 27-38

Bignami A, Dahl D (1977) Specificity of the glial fibrillary acidic protein for astroglia. J Histochem Cytochem 25: 466-469

Bignami A, Raju T, Dahl D (1982) Localization of vimentin, the nonspecific intermediate filament protein, in embryonal glia and in early differentiating neurons. In vivo and in vitro immunofluorescence study of the rat embryo with vimentin and neurofilament antisera. Dev Biol 91: 286-295

Bilbao JM, Khoury NJS, Hudson AR, Briggs SJ (1984) Perineurioma (Localized hypertrophic neuropathy). Arch Pathol Lab Med 108: 557-560

Bird GW (1964) Anti-T in peanuts. Vox Sang 9: 748-749

Bishop AE, Power RF, Polak JM (1988) Markers for neuroendocrine differentiation. Pathol Res Pract 183: 119-128

Björklund H, Dahl D, Seiger Å (1984) Neurofilament and glial fibrillary acid protein-related immunoreactivity in rodent enteric nervous system. Neuroscience 12: 277-287

Bjornsson J, Scheithauer BW, Okazaki H, Leech RW (1985) Intracranial germ cell tumors: pathobiological and immunohistochemical aspects of 70 cases. J Neuropathol Exp Neurol 44: 32-46

Bjornsson J, Scheithauer BW, Leech RW (1986) Primary intracranial choriocarcinoma: a case report. Clin Neuropathol 5: 242-245

Blaauwgeers JLG, Troost D (1988) A midline cerebral primitive neuroectodermal tumor: immunohistochemical evidence for a germinal matrix origin. Clin Neuropathol 7: 73-76

Blaschko H, Comline RS, Schneider FH, Silver M, Smith AD (1967) Secretion of a chromaffin granule protein, chromogranin, from the adrenal gland after splanchnic stimulation. Nature 215: 58-59

Blobel GA, Moll R, Franke WW, Vogt-Moykopf I (1984) Cytokeratins in normal lung and lung carcinomas. I. Adenocarcinomas, squamous cell carcinomas and cultured cell lines. Virchows Arch [Cell Pathol] 45: 407-429

Blobel GA, Gould VE, Moll R, Lee I, Huszar M, Geiger B, Franke WW (1985a) Coexpression of neuroendocrine markers and epithelial cytoskeletal proteins in bronchopulmonary neuroendocrine neoplasms. Lab Invest 52: 39-51

Blobel GA, Moll R, Franke WW, Kayser KW, Gould VE (1985b) The intermediate filament cytoskeleton of malignant mesotheliomas and its diagnostic significance. Am J Pathol 121: 235-247

Bock E (1978) Nervous system specific proteins. J Neurochem 30: 7-14

Bock E, Dissing J (1975) Demonstration of enolase activity connected to the brain-specific protein 14-3-2. Scand J Immunol [Suppl 2] 4: 31-36

Böcker W, Dralle H, Dorn G (1981) Thyroglobulin: An immunohistochemical marker in thyroid disease. In: DeLellis (ed) Diagnostic immunohistochemistry. Masson, New York, pp 37-59

Böhling T, Paetau A, Ekblom P, Haltia M (1983) Distribution of endothelial and basement membrane markers in angiogenic tumors of the nervous system. Acta Neuropathol (Berl) 62: 67-72

Bohn H (1971) Nachweis und Charakterisierung von Schwangerschaftsproteinen der menschlichen Placenta sowie ihre quantitative immunologische Bestimmung im Serum schwangerer Frauen. Arch Gynäkol 210: 440-457

Bohn H (1974) Isolierung, Charakterisierung und quantitative immunologische Bestimmung des Steroid-bindenden β-Globulins. Blut 29: 17-31

Bohn H, Schmidtberger R, Zilg H (1976) Isolierung des schwangerschaftsspezifischen beta-1-Glykoproteins (SP-1) und antigenverwandter Proteine durch Immunadsorption. Blut 32: 103-113

Bologa-Sandru L, Siegrist HP, Z'Graggen A, Hofmann K, Wiesmann U, Dahl D, Herschkowitz N (1981) Expression of antigenic markers during the development of oligodendrocytes in mouse brain cell cultures. Brain Res 210: 217-229

Bonnin JM, Perentes E (1988) Retinal S-antigen immunoreactivity in medulloblastomas. Acta Neuropathol (Berl) 76: 204-207

Bonnin JM, Rubinstein LJ (1984) Immunohistochemistry of central nervous system tumors. Its contributions to neurosurgical diagnosis. J Neurosurg 60: 1121-1133

Bonnin JM, Colon LE, Morawetz RB (1987) Focal glial differentiation and oncocytic transformation in choroid plexus papilloma. Acta Neuropathol (Berl) 72: 277-280

Born IA, Schwechheimer K, Maier H, Otto HF (1987) Cytokeratin expression in normal salivary glands and in cystadenolymphomas demonstrated by monoclonal antibodies against selective cytokeratin polypeptides. Virchows Arch [Pathol Anat] 411: 583-589

Bourdon MA, Wikstrand CJ, Furthmayr H, Matthews TJ, Bigner DD (1983) Human glioma-mesenchymal extracellular matrix antigen defined by monoclonal antibody. Cancer Res 43: 2796-2805

Bourdon MA, Coleman RE, Blasberg RG, Groothuis DR, Bigner DD (1984) Monoclonal antibody localization in subcutaneous and intracranial human glioma xenografts: paired-label and imaging analysis. Anticancer Res 4: 133-140

Braunstein GD (1982) Chorionic gonadotropin (HCG) and HCG-like substances in human tissues and bacteria. In: Pregnancy proteins. Academic Press, Australia, pp 39-49

Bravo R, Fey SJ, Bellatin J, Larsen PM, Arevalo J, Celis JE (1981) Identification of a nuclear and of a cytoplasmic polypeptide whose relative proportions are sensitive to changes in the rate of cell proliferation. Exp Cell Res 136: 311-319

Bretscher A, Weber K (1979) Villin: the major microfilament-associated protein of the intestinal microvillus. Proc Natl Acad Sci USA 76: 2321-2325

Bretscher A, Weber K (1980a) Villin is a major protein of the microvillus cytoskeleton which binds both G and F actin in a calcium-dependent manner. Cell 20: 839-847

Bretscher A, Weber K (1980b) Fimbrin, a new microfilament-associated protein present in microvilli and other cell surface structures. J Cell Biol 86: 335-340

Brockes JP, Fields KL, Raff MC (1977) A surface antigenic marker for rat Schwann cells. Nature 266: 364-366

Broekhuyse RM, Winkens HJ (1985) Photoreceptor cell-specific localization of S-antigen in retina. Curr Eye Res 4: 703-706

Broers J, Huysmans A, Moesker O, Vooijs P, Ramaekers F, Wagenaar S (1985) Small cell lung cancers contain intermediate filaments of the cytokeratin type (letter). Lab Invest 52: 113

Brooks JJ, LiVolsi VA, Trojanowski JQ (1987) Does chondroid chordoma exist? Acta Neuropathol (Berl) 72: 229-235

Browder J, DeVeer JA (1939) Lymphomatoid diseases involving the spinal epidural space. A pathologic and therapeutic consideration. Arch Neurol Psych 41: 328-347

Brown WRA, Williams AF (1982) Lymphocyte cell surface glycoproteins which bind to soybean and peanut lectins. Immunology 46: 713-726

Brûlet P, Babinet C, Kemler R, Jacob F (1980) Monoclonal antibodies against trophectoderm-specific markers during mouse blastocyst formation. Proc Natl Acad Sci USA 77: 4113-4117

Bruni J, Bilbao JM, Gray T (1977) Primary intramedullary malignant lymphoma of the spinal cord. Neurology (Minneap) 27: 896-898

Buckley K, Kelly RB (1985) Identification of a transmembrane glycoprotein specific for secretory vesicles of neural and endocrine cells. J Cell Biol 100: 1284-1294

Buckley KM, Floor E, Kelly RB (1987) Cloning and sequence analysis of cDNA encoding p38, a major synaptic vesicle protein. J Cell Biol 105: 2447-2456

Bucy PC, Jerva MJ (1962) Primary epidural spinal lymphosarcoma. J Neurosurg 19: 142-152

Budka H (1986) Non-glial specificities of immunocytochemistry for the glial fibrillary acidic protein (GFAP). Triple expression of GFAP, vimentin and cytokeratins in papillary meningioma and metastasizing renal carcinoma. Acta Neuropathol (Berl) 72: 43-54

Budka H, Majdic O (1985) Shared antigenic determinants between human hemopoietic cells and nervous tissues and tumors. Acta Neuropathol (Berl) 67: 58-66

Budka H, Majdic O, Knapp W (1985) Cross-reactivity between human hemopoietic cells and brain tumors as defined by monoclonal antibodies. J Neuro-Oncol 3: 173-179

Budka H, Costanzi G, Cristina S, Lechi A, Parravicini C, Trabattoni R, Vago L (1987) Brain pathology induced by infection with the human immunodeficiency virus (HIV). A histological, immunocytochemical, and electron microscopical study of 100 autopsy cases. Acta Neuropathol (Berl) 75: 185-198

Bullard DE, Bigner DD (1985) Applications of monoclonal antibodies in the diagnosis and treatment of primary brain tumors. J Neurosurg 63: 2-16

Bullard DE, Adams CJ, Coleman RE, Bigner DD (1986) In vivo imaging of intracranial human glioma xenografts comparing specific with non specific radiolabeled monoclonal antibodies. J Neurosurg 64: 257-262

Bunn PA jr, Linnoila I, Minna JD, Carney D, Gazdar AF (1985) Small cell lung cancer, endocrine cells of the fetal bronchus, and other neuroendocrine cells express the Leu-7 antigenic determinant present on natural killer cells. Blood 65: 764-768

Burger PC, Shibata T, Kleihues P (1986) The use of the monoclonal antibody Ki-67 in the identification of proliferating cells: application to surgical neuropathology. Am J Surg Pathol 10: 611-617

Burger PC, Grahmann FC, Bliestle A, Kleihues P (1987) Differentiation in the medulloblastoma. A histological and immunohistochemical study. Acta Neuropathol (Berl) 73: 115-123

Burkhardt A, Gebbers J-O, Hess M, Moll C (1986) Esthesioneurogene Tumoren - Beobachtungen zur zellulären Differenzierung. Verh Dtsch Ges Pathol 70: 371-375

Bussolati G, Gugliotta R, Sapino A, Eusebi V, Lloyd RV (1985) Chromogranin-reactive endocrine cells in argyrophilic carcinomas („carcinoids") and normal tissue of the breast. Am J Pathol 120: 186-192

Caillaud J-M, Benjelloun S, Bosq J, Braham K, Lipinski M (1984) HNK-1-defined antigen detected in paraffin-embedded neuroectoderm tumors and those derived from cells of the amine precursor uptake decarboxylation system. Cancer Res 44: 4432-4439

Cairncross JG, Mattes MJ, Beresford HR, Albino AP, Houghton AN, Lloyd KO, Old LJ (1982) Cell surface antigens of human astrocytoma defined by mouse monoclonal antibodies: Identification of astrocytoma subsets. Proc Natl Acad Sci USA 79: 5641-5645

Calissano P, Bangham AD (1971) Effect of two brain specific proteins (S100 and 14.3.2) on cation diffusion across artificial lipid membranes. Biochem Biophys Res Commun 43: 504-509

Cancilla PA, Lahey ME, Carnes WH (1967) Cutaneous lesions of Letterer-Siwe disease. Electron microscopic study. Cancer 20: 1986-1991

Carbone A, Manconi R, Poletti A, Volpe R, Santi L (1985) S-100 protein immunostaining in cells of dendritic morphology within reactive germinal centers by ABC immunoperoxidase method. Virchows Arch [Pathol Anat] 406: 27-32

Carlei F, Polak JM, Ceccamea A, Marangos PJ, Dahl D, Cocchia D, Michetti F, Lezoche E, Speranza V (1984) Neuronal and glial markers in tumours of neuroblastic origin. Virchows Arch [Pathol Anat] 404: 313-324

Caron M, Deugnier MA, Albe X, Bisconte JC, Fallre A (1981) Rhodamine isothiocyanate coupled peanut lectin for quantitative studies of D-galactosyl receptors of neuroblastoma cells. Experientia 37: 1154-1157

Carrel S, Accolla RS, Carmagnola AL, Mach JP (1980) Common human melanoma-associated antigen(s) detected by monoclonal antibodies. Cancer Res 40: 2523-2528

Carrel S, de Tribolet N, Mach JP (1982a) Human melanoma- and glioma-associated antigen(s) identified by monoclonal antibodies. In: Busch H, Yeoman LC (eds) Methods in cancer research. Tumor markers, vol 20. Academic Press, New York, pp 317-354

Carrel S, de Tribolet N, Mach JP (1982b) Expression of neuroectodermal antigens common to melanomas, gliomas, and neuroblastomas. I. Identification by monoclonal anti-melanoma and anti-glioma antibodies. Acta Neuropathol (Berl) 57: 158-164

Carter LP, Beggs J, Waggener JD (1972) Ultrastructure of three choroid plexus papillomas. Cancer 30: 1130-1136

Cartun RW, Coles FB, Pastuszak WT (1987) Utilization of monoclonal antibody L26 in the identification and confirmation of B-cell lymphomas. A sensitive and specific marker applicable to formalin- and B5-fixed, paraffin-embedded tissues. Am J Pathol 129: 415-421

Caselitz J (1987) Lectins and blood group substances as „tumor markers". In: Seifert G (ed) Morphological tumor markers. General aspects and diagnostic relevance. Springer, Berlin Heidelberg New York, pp 245-277 (Curr Top Pathol, vol 77)

Caselitz J, Osborn M, Wustrow J, Seifert G, Weber K (1982) The expression of different intermediate-sized filaments in human salivary glands and their tumours. Pathol Res Pract 175: 266-278

Caselitz J, Jänner M, Breitbart E, Weber K, Osborn M (1983) Malignant melanomas contain only the vimentin type of intermediate filaments. Virchows Arch [Pathol Anat] 400: 43-51

Caselitz J, Becker J, Seifert G, Weber K, Osborn M (1984) Coexpression of keratin and vimentin filaments in adenoid cystic carcinomas of salivary glands. Virchows Arch [Pathol Anat] 403: 337-344

CDC (Center of Disease Control) (1985) Revision of the case definition of AIDS for national reporting - United States. MMWR 34: 373-375

Celis JE, Celis A (1985) Cell cycle-dependent variations in the distribution of the nuclear protein cyclin proliferating cell nuclear antigen in cultured cells: Subdivision of S phase. Proc Natl Acad Sci USA 82: 3262-3266

Celis JE, Bravo R, Larsen PM, Fey SJ (1984) Cyclin: a nuclear protein whose level correlates directly with the proliferative state of normal as well as transformed cells. Leuk Res 8: 143-157

Cerni C, Tatra G, Bohn H (1977) Immunosuppression by human placenta lactogen (HPL) and the pregnancy-specific β-glykoprotein (SP-1). Arch Gynaekol 223: 1-7

Cervós-Navarro J, Vazquez JJ (1969) An electron microscopic study of meningiomas. Acta Neuropathol (Berl) 13: 301-323

Chandra RK (1979) Functional significance of alpha-fetoprotein during pregnancy: immunosuppression, estrogen binding, and morphogenesis. In: Hemmings WA (ed) Protein transmission through living membranes. Elsevier, Amsterdam

Charpin C, Hassoun J, Oliver C, Jaquet P, Argemi B, Grisoli F, Toga M (1982) Immunohistochemical and immunoelectron-microscopic study of pituitary adenomas associated with Cushing's disease. A report of 13 cases. Am J Pathol 109: 1-7

Chattarjee P (1984) Ultrastructure of the pars intermedia: development in vivo and in organ culture. In: Motta PM (ed) Ultrastructure of endocrine cells and tissue. Martinus Nijhoff, Boston, pp 286-295

Chejfec G, Falkmer S, Grimelius L, Jacobsson B, Rodensjö M, Wiedenmann B, Franke WW, Lee I, Gould VE (1987) Synaptophysin. A new marker for pancreatic neuroendocrine tumors. Am J Surg Pathol 11: 241-247

Chi'en LT, Kalwinsky DK, Peterson G, Pratt CB, Murphy SB, Hayes A, Green AA, Johnston B, Chen L-S, George S (1980) Epidural spinal compressions in childhood cancer patients. Neurology 30: 378

Choi BH, Kim RC (1984) Expression of glial fibrillary acidic protein in immature oligodendroglia. Science 223: 407-409

Choi BH, Kim RC (1985) Expression of glial fibrillary acidic protein by immature oligodendroglia and its implications. J Neuroimmunol 8: 215-235

Choi H-SH, Anderson PJ (1985) Immunohistochemical diagnosis of olfactory neuroblastoma. J Neuropathol Exp Neurol 44: 18-31

Choi H-SH, Anderson PJ (1986) Olfactory neuroblastoma: An immuno-electron microscopic study of S-100 protein-positive cells. J Neuropathol Exp Neurol 45: 576-587

Chott A, Klöppel G, Buxbaum P, Heitz PU (1987) Neuron specific enolase demonstration in the diagnosis of a solid-cystic (papillary cystic) tumour of the pancreas. Virchows Arch [Pathol Anat] 410: 397-402

Chou KH, Ilyas AA, Evans JE, Quarles RH, Jungalwala FB (1985) Structure of a glycolipid reacting with monoclonal IgM in neuropathy and with HNK-1. Biochem Biophys Res Commun 128: 383-388

Chu ML, Lin W-S-J, Yoshida TO, Chu SH, Lin TY (1974) Demonstration of alpha-foetoglobulin in hepatoma tissue by fluorescent antibody technique. Cancer 34: 268-273

Chu T-A (1987) Chondroid chordoma of the sacrococcygeal region. Arch Pathol Lab Med 111: 861-864

Clark HB, Hartman BK (1981) S-100 protein as an immunohistochemical marker for neoplasms of glial and Schwann cell origin. J Neuropathol Exp Neurol 40: 335

Clark HB, Minesky JJ, Agrawal D, Agrawal HC (1985) Myelin basic protein and P_2 protein are not immunohistochemical markers for Schwann cell neoplasms. A comparative study using antisera to S-100, P_2, and myelin basic proteins. Am J Pathol 121: 96-121

Clark RK, Damjanov I (1985) Intermediate filaments of human trophoblast and choriocarcinoma cell lines. Virchows Arch [Pathol Anat] 407: 203-208

Cleveland DW, Hwo S-Y, Kirschner MW (1977) Purification of tau, a microtubule-associa-

ted protein that induces assembly of microtubules from purified tubulin. J Mol Biol 116: 207-225
Clevenger CV, Epstein AL (1984) Identification of a nuclear protein component of interchromatin granules using a monoclonal antibody and immunogold electron microscopy. Exp Cell Res 151: 194-207
Clevenger CV, Epstein AL, Bauer KD (1987) Modulation of the nuclear antigen p105 as a function of cell-cycle progression. J Cell Physiol 130: 336-343
Coakham HB (1984) Immunology of human brain tumors. Eur J Cancer Clin Oncol 20: 145-149
Coakham HB, Kornblith PL, Quindlen EA, Pollak LA, Wood WC, Hartnett LC (1980) Autologous humoral response to human gliomas and analysis of certain cell surface antigens: in vitro study with the use of microcytotoxicity and immune adherence assays. J Natl Cancer Inst 64: 223-233
Coakham HB, Garson JA, Kemshead JT, Harper EZ, Brownell B (1982) Monoclonal antibodies to uncultured human astrocytomas. J Neuroimmunol 3: 238
Coakham HB, Garson JA, Allan PM, Harper EI, Brownell B, Kemshead JT, Lane EB (1985a) Immunohistological diagnosis of central nervous system tumours using a monoclonal antibody panel. J Clin Pathol 38: 165-173
Coakham HB, Garson JA, Brownell B, Kemshead JT (1985b) Diagnosis of cerebral neoplasms using monoclonal antibodies. Prog Exp Tumor Res 29: 57-77
Cocchia D, Miani N (1980) Immunocytochemical localization of the brain-specific S-100 protein in the pituitary gland of adult rat. J Neurocytol 9: 771-782
Cocchia D, Michetti F (1981) S-100 antigen in satellite cells of the adrenal medulla and the superior cervical ganglion of the rat. An immunochemical and immunocytochemical study. Cell Tissue Res 215: 103-112
Cocchia D, Michetti F, Donato R (1981) Immunochemical and immunocytochemical localization of S-100 antigen in normal human skin. Nature 294: 85-87
Cocchia D, Lauriola L, Stolfi VM, Tallini G, Michetti F (1983) S-100 antigen labels neoplastic cells in liposarcoma and cartilaginous tumours. Virchows Arch [Pathol Anat] 402: 139-145
Coffin CM, Braun JT, Wick MR, Dehner LP (1985) Choroid plexus neoplasia: an immunohistochemical study with clinicopathologic correlation. Lab Invest 52: 15A
Coffin J, Haase A, Levy JA, Montagnier L, Oroszlan S, Teich N, Temin H et al. (1986) Human immunodeficiency viruses (Letter). Science 232: 697
Cohen J, Selvendran SY (1981) A neuronal cell-surface antigen is found in the CNS but not in peripheral neurones. Nature 291: 421-423
Cohen C, Shulman G, Budgeon LR (1984) Immunohistochemical ferritin in testicular seminoma. Cancer 54: 2190-2194
Cohn DV, Zangerle R, Fischer-Colbrie R, Chu LLH, Elting JJ, Hamilton JW, Winkler H (1982) Similarity of secretory protein I from parathyroid gland to chromogranin A from adrenal medulla. Proc Natl Acad Sci USA 79: 6056-6059
Cohn DC, Elting JJ, Frick M, Elde R (1984) Selective localization of the parathyroid secretory protein-I/adrenal medulla chromogranin A protein family in a wide variety of endocrine cells of the rat. Endocrinology 144: 1963-1974
Coindre J-M, Rivel J, Trojani M, de Mascarel I, de Mascarel A (1986) Immunohistological study in chordomas. J Pathol 150: 61-63
Coindre J-M, de Mascarel A, Trojani M, de Mascarel I, Pages A (1988) Immunohistochemical study of rhabdomyosarcoma. Unexpected staining with S100 protein and cytokeratin. J Pathol 155: 127-132
Coligan JE, Lautenschleger JT, Egan ML, Todd CW (1972) Isolation and characterization of carcinoembryonic antigen. Immunochemistry 9: 377-386
Coligan JE, Henkart PA, Todd CW, Terry WD (1973) Heterogeneity of the carcinoembryonic antigen. Immunochemistry 10: 591-599
Collins VP (1987) Pineocytoma with neuronal differentiation demonstrated immunocytochemically. A case report. Acta Pathol Microbiol Scand [A] 95: 113-117
Contractor SF, Davies H (1973) Effect of human chorionic somatomammotrophin and human chorionic gonadotrophin on phytohaemagglutinin-induced lymphocyte transformation. Nature 243: 284-285

Coons AH, Creech HJ, Jones RN (1941) Immunological properties of an antibody containing a fluorescent group. Proc Soc Exp Biol Med 47: 200-202

Cooper D, Schermer A, Sun T-T (1985) Classification of human epithelia and their neoplasms using monoclonal antibodies to keratins: strategies, applications, and limitations. Lab Invest 52: 243-256

Cosgrave JW, Heikkila JG, Marks A, Brown IR (1983) Synthesis of S-100 protein on free and membrane-bound polysomes of the rabbit brain. J Neurochem 40: 806-813

Costello RT (1936) Subclinical adenoma of the pituitary gland. Am J Pathol 12: 205-215

Cowin P, Garrod DR (1983) Antibodies to epithelial desmosomes show wide tissue and species cross-reactivity. Nature 302: 148-150

Cowin P, Mattey D, Garrod D (1984) Identification of desmosomal surface components (desmocollins) and inhibition of desmosome formation by specific Fab'. J Cell Sci 70: 41-60

Cowin P, Kapprell H-P, Franke WW (1985) The complement of desmosomal plaque proteins in different cell types. J Cell Biol 101: 1442-1454

Cowin P, Kapprell H-P, Franke WW, Tamkun J, Hynes RO (1986) Plakoglobin: a protein common to different kinds of intercellular adhering junctions. Cell 46: 1063-1073

Coxe WS, Luse SA (1964) Colloid cyst of third ventricle. An electron microscopic study. J Neuropathol Exp Neurol 23: 431-445

Cras P, Martin JJ, Gheuens J (1988) γ-Enolase and glial fibrillary acidic protein in nervous system tumors. An immunohistochemical study using specific monoclonal antibodies. Acta Neuropathol (Berl) 75: 377-384

Cravioto H, Fukaya T, Zimmerman EA, Kleinberg DL, Flamm ES (1981) Immunohistochemical and electron-microscopic studies of functional and non-functional pituitary adenomas including one TSH secreting tumor in a thyrotoxic patient. Acta Neuropathol (Berl) 53: 281-292

Crocker J, Jenkins R, Campbell J, Fuggle WJ, Shah VM (1985) Immunohistochemical demonstration of S-100 protein in salivary gland neoplasms. J Pathol 146: 115-121

Cross AS, Azzopardi JG, Krausz T, van Noorden S, Polak JM (1985) A morphological and immunocytochemical study of a distinctive variant of ductal carcinoma in-situ of the breast. Histopathology 9: 21-37

Cuello AC, Wells C, Chaplin AJ, Milstein C (1982) Serotonin immunoreactivity in carcinoid tumours demonstrated by a monoclonal antibody. Lancet I: 771-773

Curtis DR, Watkins JC (1960) The excitation and depression of spinal neurons by structurally related amino acids. J Neurochem 6: 117-141

Cushing H, Eisenhardt L (1938) Meningiomas, their classification, regional behaviour, life history and surgical end results. Thomas, Springfield/IL

Czernobilsky B, Moll R, Levy R, Franke WW (1985) Co-expression of cytokeratin and vimentin filaments in mesothelial, granulosa and rete ovarii cells of the human ovary. Eur J Cell Biol 37: 175-190

Czernobilsky B, Moll R, Leppien G, Schweikhart G, Franke WW (1987) Desmosomal plaque-associated vimentin filaments in human ovarian granulosa cell tumors of various histologic patterns. Am J Pathol 126: 476-486

Dahl D, Bignami A (1983) The glial fibrillary acidic protein and astrocytic 100-nanometer filaments. In: Lajtha A (ed) Handbook of neurochemistry, vol 5. Plenum Press, New York, pp 127-151

Dahl D, Bignami A (1985) Intermediate filaments in nervous tissue. In: Shay JW (ed) Cell and muscle motility, vol 6. Plenum Press, New York, pp 75-96

Dahl D, Rueger DC, Bignami A, Weber K, Osborn M (1981) Vimentin, the 57000 molecular weight protein of fibroblast filaments, is the major cytoskeletal component in immature glia. Eur J Cell Biol 24: 191-196

Dahl D, Chi NH, Miles LE, Nguyen BT, Bignami A (1982) Glial fibrillary acidic (GFA) protein in Schwann cells: fact or artifact? J Histochem Cytochem 30: 912-918

Daimaru Y, Hashimoto H, Enjoji M (1985) Malignant peripheral nerve-sheath tumors (malignant schwannomas). An immunohistochemical study of 29 cases. Am J Surg Pathol 9: 434-444

Damjanov I (1982) Antibodies to intermediate filaments and histogenesis. Lab Invest 47: 215-217

Damjanov I (1987) Lectin cytochemistry and histochemistry. Lab Invest 57: 5-20
Damjanov I, Clark RK, Andrews PW (1984) Cytoskeleton of human embryonal carcinoma cells. Cell Differ 15: 133-139
Davison PF, Jones RN (1981) Filament proteins in central, cranial, and peripheral mammalian nerves. J Cell Biol 88: 67-72
Dean PN, Dolbeare F, Gratzner H, Rice GC, Gray JW (1984) Cell-cycle analysis using a monoclonal antibody to BrdUrd. Cell Tissue Kinet 17: 427-436
DeArmond SJ, Eng LF, Rubinstein LJ (1980) The application of glial fibrillary acidic (GFA) protein immunohistochemistry in neurooncology. A progress report. Pathol Res Pract 168: 374-394
Debus E, Flügge G, Weber K, Osborn M (1982a) A monoclonal antibody specific for the 200 K polypeptide of the neurofilament triplet. EMBO J 1: 41-45
Debus E, Weber K, Osborn M (1982b) Monoclonal cytokeratin antibodies that distinguish simple from stratified squamous epithelia: characterization on human tissues. EMBO J 1: 1641-1647
Debus E, Weber K, Osborn M (1983a) Monoclonal antibodies to desmin, the muscle-specific intermediate filament protein. EMBO J 2: 2305-2312
Debus E, Weber K, Osborn M (1983b) Monoclonal antibodies specific for glial fibrillary acidic (GFA) protein and for each of the neurofilament triplet polypeptides. Differentiation 25: 193-203
DeCamilli P, Ueda T, Bloom FE, Battenberg E, Greengard P (1979) Widespread distribution of protein I in the central and peripheral nervous system. Proc Natl Acad Sci USA 76: 5977-5981
DeCamilli P, Cameron R, Greengard P (1983a) Synapsin I (protein I), a nerve terminal-specific phosphoprotein. I. Its general distribution in synapses of the central and peripheral nervous system demonstrated by immunofluorescence in frozen and plastic sections. J Cell Biol 96: 1337-1354
DeCamilli P, Harris SM jr., Huttner WB, Greengard P (1983b) Synapsin I (protein I), a nerve-terminal specific phosphoprotein. II. Its specific association with synaptic vesicles demonstrated by immunohistochemistry in agarose-embedded synaptosomes. J Cell Biol 96: 1355-1373
Deck JHN, Rubinstein LJ (1981) Glial fibrillary acidic protein in stromal cells of some capillary hemangioblastomas: significance and possible implications of an immunoperoxidase study. Acta Neuropathol (Berl) 54: 173-181
Deck JH, Eng LF, Bigbee J (1976) A preliminary study of glioma morphology using the peroxidase-antiperoxidase immunohistological method for glial fibrillary acidic protein. J Neuropathol Exp Neurol 35: 362
Deck JHN, Eng LF, Bigbee J, Woodcock SM (1978) The role of glial fibrillary acidic protein in the diagnosis of central nervous system tumors. Acta Neuropathol (Berl) 42: 183-190
DeLellis RA (ed) (1981) Diagnostic immunohistochemistry. Masson, New York
DeLellis RA (ed) (1988) Advances in immunohistochemistry. Raven Press, New York
Delpech B, Delpech A, Vidard MN, Girard N, Tayot J, Clement JC, Creissard P (1978) Glial fibrillary acidic protein in tumours of the nervous system. Br J Cancer 37: 33-40
Delsol G, Stein H, Pulford KAF, Gatter KC, Erber WN, Zinne K, Mason DY (1984) Human lymphoid cells express epithelial membrane antigen. Implications for diagnosis of human neoplasms. Lancet II: 1124-1128
Denk H (1986) Morphologische Nachweismethoden: Methodisches Spektrum (Prinzipien, Mechanismen und Wertigkeit). Verh Dtsch Ges Pathol 70: 18-27
Denk H (1987) Immunohistochemical methods for the demonstration of tumor markers. In: Seifert G (ed) Morphological tumor markers. General aspects and diagnostic relevance. Springer, Berlin Heidelberg New York, pp 47-69 (Curr Top Pathol, vol 77)
Denk H, Radaszkiewicz T, Weirich E (1977) Pronase pretreatment of tissue sections enhances sensitivity of the unlabelled antibody-enzyme (PAP) technique. J Immunol Methods 15: 163-167
Denk H, Krepler R, Artlieb U, Gabbiani G, Rungger-Brändle E, Leoncini P, Franke WW (1983) Proteins of intermediate filaments. An immunohistochemical and biochemical approach to the classification of soft tissue tumors. Am J Pathol 110: 193-208

Denk H, Weybora W, Ratschek M, Sohar R, Franke WW (1985) Distribution of vimentin, cytokeratins, and desmosomal-plaque proteins in human nephroblastoma as revealed by specific antibodies: co-existence of cell groups of different degrees of epithelial differentiation. Differentiation 29: 88-97

Denk H, Moll R, Weybora W, Lackinger E, Vennigerholz F, Beham A, Franke WW (1987) Intermediate filaments and desmosomal plaque proteins in testicular seminomas and non-seminomatous germ cell tumours as revealed by immunohistochemistry. Virchows Arch [Pathol Anat] 410: 295-307

DeStephano DB, Lloyd RV, Pike AM, Wilson BS (1984) Pituitary adenomas. An immunohistochemical study of hormone production and chromogranin localization. Am J Pathol 116: 464-472

Dhillon AP, Rode J, Leathem A (1982) Neurone specific enolase: an aid to the diagnosis of melanoma and neuroblastoma. Histopathology 6: 81-92

Di Carlo EF, Woodruff JM, Bansal M, Erlandson RA (1986) The purely epithelioid malignant peripheral nerve sheath tumor. Am J Surg Pathol 10: 478-490

Dickson DW, Suzuki KI, Kanner R, Weitz S, Horoupian DS (1986) Cerebral granular cell tumour: immunohistochemical and electron microscopic study. J Neuropathol Exp Neurol 45: 304-314

Dippold WG, Lloyd KO, Li LTC, Ikeda H, Oettgen HF, Old LJ (1980) Cell surface antigens of human malignant melanoma: Definition of six antigenic systems with mouse monoclonal antibodies. Proc Natl Acad Sci USA 77: 6114-6118

Dirk T, Osborn M, Altmannsberger M (1986) Die Bedeutung immunhistologischer Methoden bei der Differentialdiagnose solider Tumoren im Kindesalter. Klin Pädiatr 198: 194-201

Dittmann L, Axelsen NH, Nørgaard-Pedersen B, Bock E (1977) Antigens in human glioblastomas and meningiomas. Search for tumour and onco-foetal antigens. Estimation of S-100 and GFA protein. Br J Cancer 35: 135-141

Dobersen MJ, Gascon P, Trost S, Hammer JA, Goodman S, Noronha AB, O'Shannessy DJ, Brady RO, Quarles RH (1985) Murine monoclonal antibodies to the myelin-associated glycoprotein react with large granular lymphocytes of human blood. Proc Natl Acad Sci USA 82: 552-555

Doglioni C, dell'Orto P, Coggi G, Iuzzolino P, Bontempini L, Viale G (1987) Choroid plexus tumors. An immunocytochemical study with particular reference to the coexpression of intermediate filament proteins. Am J Pathol 127: 519-529

Dohan FC, Kornblith PL, Wellum GR, Pfeiffer SE, Levine L (1977) S-100 protein and 2', 3'-cyclic nucleotide 3'-phosphohydrolase in human brain tumors. Acta Neuropathol (Berl) 40: 123-128

Dohrmann GJ, Bucy PC (1970) Human choroid plexus: a light and electron microscopic study. J Neurosurg 33: 506-516

Dolbeare F, Gratzner H, Pallivicini MG, Gray JW (1983) Flow cytometric measurement of total DNA content and incorporated bromodeoxyuridine. Proc Natl Acad Sci USA 80: 5573-5577

Dolman CL (1984) Ultrastructure of brain tumors and biopsies. A diagnostic atlas. Praeger, New York

Donato R (1983) Effect of S-100 protein on assembly of brain microtubule proteins in vitro. FEBS Lett 162: 310-313

Donato R (1984a) Chlorpromazine inhibits the calcium-mediated effects of S-100 protein(s) on assembled brain microtubule proteins, but not those on microtubule protein assembly. Biochem Biophys Res Commun 122: 983-990

Donato R (1984b) Mechanism of action of S-100 protein(s) on brain microtubule protein assembly. Biochem Biophys Res Commun 124: 850-856

Donato R, Isobe T, Okuyama T (1985) S-100 proteins and microtubules: analysis of the effects of rat brain S-100 (S-100b) and ox brain S-100a$_0$, S-100a and S-100b on microtubule assembly-disassembly. FEBS Lett 186: 65-69

Donoso LA, Felberg NT, Augsburger JJ, Shields JA (1985a) Retinal S-antigen and retinoblastoma: a monoclonal antibody and flow cytometric study. Invest Ophthalmol Vis Sci 26: 568-571

Donoso LA, Folberg R, Arbizo V (1985b) Retinal S antigen and retinoblastoma. A monoclonal antibody histopathologic study. Arch Ophthalmol 103: 855-857

Donoso LA, Merryman CF, Edelberg KE, Naids R, Kalsow C (1985c) S-antigen in the developing retina and pineal gland: a monoclonal antibody study. Invest Ophthalmol Vis Sci 26: 561-567

Donoso LA, Rorke LB, Shields JA, Augsburger JJ, Brownstein S, Lahoud S (1987) S-antigen immunoreactivity in trilateral retinoblastoma. Am J Ophthalmol 103: 57-62

Drake RL (1941) Lymphosarcoma involving the epidural space. J Kans Med Soc 42: 212-222

Drier JK, Swanson PE, Cherwitz DL, Wick MR (1987) S100 protein immunoreactivity in poorly differentiated carcinomas. Arch Pathol Lab Med 111: 447-452

Droese M, Altmannsberger M, Dralle H (1984) Verteilung der Intermediärfilamente in Schilddrüsencarcinomen. Verh Dtsch Ges Pathol 68: 498

Du Boulay CEH (1985) Immunohistochemistry of soft tissue tumors: a review. J Pathol 146: 77-94

Duello TM, Halmi NS (1977) Pituitary adenoma producing thyrotropin and prolactin. An immunocytochemical and electron microscopic study. Virchows Arch [Pathol Anat] 376: 255-265

Duffel D, Farber L, Chou S, Hartmann JF, Nelson E (1963) Electron microscopic observations on astrocytomas. Am J Pathol 43: 539-545

Duffy PE, Graf L, Rapport MM (1977) Identification of glial fibrillary acidic protein by the immunoperoxidase method in human brain tumors. J Neuropathol Exp Neurol 36: 645-652

Duffy PE, Graf L, Rapport M (1978) Glial fibrillary acidic protein in gliomas using the immunoperoxidase method. J Neuropathol Exp Neurol 37: 610

Duffy PE, Graf L, Huang Y-Y, Rapport MM (1979) Glial fibrillary acidic protein in ependymomas and other brain tumors. Distribution, diagnostic criteria, and relation to formation of processes. J Neurol Sci 40: 133-146

Egerter DA, Beckstead JH (1988) Malignant lymphomas in the acquired immunodeficiency syndrome. Additional evidence for a B-cell origin. Arch Pathol Lab Med 112: 602-606

Eggers AE, Tarmin L (1984) In vitro immunization against autologous glioblastoma cells coupled to adjuvant peptide. J Neurol Sci 63: 147-151

Ehrhart M, Grube D, Bader M-F, Aunis D, Gratzl M (1986) Chromogranin A in the pancreatic islet: cellular and subcellular distribution. J Histochem Cytochem 34: 1673-1682

Eiden LE, Huttner WB, Mallet J, O'Connor DT, Winkler H, Zanini A (1987) A nomenclature proposal for the chromogranin/secretogranin proteins. Neuroscience 21: 1019-1021

Eisenbarth GS, Walsh FS, Nirenberg M (1979) Monoclonal antibody to a plasma membrane antigen of neurons. Proc Natl Acad Sci USA 76: 4913-4917

Ekblom P, Miettinen M, Rapola J, Foidart J-M (1982) Demonstration of laminin, a basement membrane glycoprotein, in routinely processed formalin-fixed human tissues. Histochemistry 75: 301-307

Ellis GL, Langloss JM, Heffner DK, Hyams VJ (1987) Spindle-cell carcinoma of the aerodigestive tract. An immunohistochemical analysis of 21 cases. Am J Surg Pathol 11: 335-342

Ellis IO, Bell J, Ronan JE, Elston CW, Blamey RW (1988) Immunocytochemical investigation of intermediate filament proteins and epithelial membrane antigen in spindle cell tumours of the breast. J Pathol 154: 157-165

Endo T, Hidaka H (1983) Effect of S-100 protein on microtubule assembly-disassembly. FEBS Lett 161: 235-238

Eng LF, Rubinstein LJ (1978) Contribution of immunohistochemistry to diagnostic problems of human cerebral tumors. J Histochem Cytochem 26: 513-522

Eng LF, Vanderhaeghen JJ, Bignami A, Gerstl B (1971) An acidic protein isolated from fibrous astrocytes. Brain Res 28: 351-354

Eng LF, Smith ME, de Vellis J, Skoff RP (1985) Recent studies of the glial fibrillary acidic protein. Ann NY Acad Sci 455: 525-537

Engelhardt NV, Goussev AI, Shipova LJ, Abelev GI (1971) Immunofluorescent study of alpha-fetoprotein (afp) in liver and liver tumours. I. Technique of afp localization in tissue sections. Int J Cancer 7: 198-206

Enzensberger W, Fischer P-A (1987) Zentralnervöse Befunde bei 140 Frankfurter Patienten mit HIV-Infektion. In: Fischer P-A, Schlote W (Hrsg) AIDS und Nervensystem. Springer, Berlin Heidelberg New York, S 54-63

Enzinger FM, Weiss SW (1983) Soft tissue tumors. Mosby, St. Louis

Enzinger FM, Lattes R, Torloni H (1969) Histological typing of soft tissue tumours. International histological classification of tumours, no 3. World Health Organization, Geneva

Epelbaum R, Haim N, Ben-Shahar M, Ben-Arie Y, Feinsod M, Cohen Y (1986) Non-Hodgkin's lymphoma presenting with spinal epidural involvement. Cancer 58: 2120-2124

Epenetos AA, Travers P, Gatter KC, Oliver RDT, Mason DY, Bodmer WF (1984) An immunohistological study of testicular germ cell tumours using two different monoclonal antibodies against placental alkaline phosphatase. Br J Cancer 49: 11-15

Epenetos AA, Courtenay-Luck N, Pickering D, Hooker G, Durbin H, Lavender JP, McKenzie CG (1985a) Antibody guided irradiation of brain glioma by arterial infusion on radioactive monoclonal antibody against epidermal growth factor receptor and blood group A antigen. Br Med J 290: 1463-1466

Epenetos AA, Munro AJ, Tucker DF, Gregory W, Duncan W, MacDougall RH, Faux M, Travers P, Bodmer WF (1985b) Monoclonal antibody assay of serum placental alkaline phosphatase in the monitoring of testicular tumours. Br J Cancer 51: 641-644

Epstein JI, White C III, Mendelsohn G (1984) Factor VIII related antigen and glial fibrillary acidic protein immunoreactivity in the differential diagnosis of central nervous system hemangioblastomas. Am J Clin Pathol 81: 285-292

Erlandson RA (1984) Diagnostic immunohistochemistry of human tumors. An interim evaluation. Am J Surg Pathol 8: 615-624

Erlandson RA, Woodruff JM (1982) Peripheral nerve sheath tumors: an electron microscopic study of 43 cases. Cancer 49: 273-287

Esiri MM, Adams CBT, Burke C, Underdown R (1983) Pituitary adenomas: immunohistology and ultrastructural analysis of 118 tumors. Acta Neuropathol (Berl) 62: 1-14

Espinoza CG, Pillarisetti SG, Azar HA (1984) Immunohistochemistry of hepatocellular carcinoma associated with cirrhosis. Ann Clin Lab Sci 14: 467-473

Eveleigh JW (1974) Heterogeneity of carcinoembryonic antigen. Cancer Res 34: 2122-2124

Eylar EH (1972) The chemical and immunologic properties of the basic A1 protein of myelin. In: Davison A, Mandel P, Morgan I (eds) Functional and structural proteins of the nervous system. Plenum Press, New York, pp 215-240

Falkensammer G, Fischer-Colbrie R, Winkler H (1984) Biogenesis of chromaffin granules: incorporation of sulfate into chromogranin B and into a proteoglycan. J Neurochem 45: 1475-1480

Farquhar MG, Palade GE (1963) Junctional complexes in various epithelia. J Cell Biol 17: 375-412

Faure J-P (1980) Autoimmunity and the retina. In: Zadunaisky JA, Davson H (eds) Current topics in eye research, vol 2. Academic Press, New York, pp 215-302

Favara BE, McCarthy RC, Mierau GW (1983) Histiocytosis X. Hum Pathol 14: 663-676

Feiden W, Bise K, Mehraein P (1988) Differential diagnosis of malignant CNS lymphomas on surgical and stereotactic brain biopsies by means of immunohistochemistry with monoclonal antileukocyte antibodies (DAKO-L26, -UCHL1, -MAC387, -LC, MB1, MB2). J Clin Neuropathol 7: 162

Feldenzer JA, McKeever PE (1987) Selective localization of γ-enolase in stromal cells of cerebellar hemangioblastomas. Acta Neuropathol (Berl) 72: 281-295

Ferrer I, Sarmiento J (1980) Reactive microglia in the developing brain. Acta Neuropathol (Berl) 50: 69-76

Ferri G-L, Probert L, Cocchia D, Michetti F, Marangos PJ, Polak JM (1982) Evidence for the presence of S-100 protein in the glial component of the human enteric nervous system. Nature 297: 409-410

Fields KL, Gosling C, Megson M, Stern PL (1975) New cell surface antigens in rat defined by tumors of the nervous system. Proc Natl Acad Sci USA 72: 1296-1300

Figlewicz DA, Quarles RH, Johnson D, Barbarash GR, Sternberger NH (1981) Biochemical demonstration of the myelin-associated glycoprotein in the peripheral nervous system. J Neurochem 37: 749-758

Figols J, Iglesias-Rozas JR, Kazner E (1985) Myelin basic protein (MBP) in human gliomas: a study of twenty-five cases. Clin Neuropathol 4: 116-120

Fischer HP, Altmannsberger M, Weber K, Osborn M (1987) Keratin polypeptides in malignant epithelial liver tumors. Differential diagnostic and histogenetic aspects. Am J Pathol 127: 530-537

Fischer J, Klein PJ, Csillik B (1985) Ulex europaeus I lectin-binding glycoprotein in primary sensory terminals of human spinal cord. In: Bøg-Hansen TC, Breborowicz J (eds) Lectins. Biology, biochemistry, clinical biochemistry, vol 4. De Gruyter, Berlin New York, pp 117-125

Fischer-Colbrie R, Frischenschlager I (1985) Immunological characterization of secretory proteins of chromaffin granules: chromogranins A, chromogranins B, and enkephalin-containing peptides. J Neurochem 44: 1854-1861

Fischer-Colbrie R, Lassmann H, Hagn C, Winkler H (1985) Immunological studies on the distribution of chromogranin A and B in endocrine and nervous tissue. Neuroscience 16: 547-555

Fischer-Colbrie R, Hagn C, Kilpatrick L, Winkler H (1986) Chromogranin C: a third component of the acidic proteins in chromaffin granules. J Neurochem 47: 318-321

Fisher RG (1979) Intramedullary lymphoma of the spinal cord. Neurosurgery 5: 270-272

Fishman WH, Inglis NI, Stolbach LL, Krant MJ (1968) A serum alkaline phosphatase isoenzyme of human neoplastic cell origin. Cancer Res 28: 150-154

Fitzgerald PC, Farina RD, Behnke WD (1983) Kinetic studies of the demetallization and inactivation of Concanavalin A. Biochim Biophys Acta 743: 43-51

Fitzgibbons PL, Turner RR, Appley AJ, Bishop PC, Nichols PW, Epstein AL, Apuzzo MLJ, Chandrasoma PT (1988) Flow cytometric DNA and nuclear antigen content in astrocytic neoplasms. Am J Clin Pathol 89: 640-644

Flavell DJ, Jones DB, Wright DH (1987) Identification of tissue histiocytes on paraffin sections by a new monoclonal antibody. J Histochem Cytochem 35: 1217-1226

Fletcher L, Rider CC, Taylor CB (1976) Enolase isoenzymes. The chromatographic and immunological characteristics of rat brain enolase. Biochim Biophys Acta 452: 245-252

Foidart JM, Bere EW Jr, Yaar M, Rennard SI, Gullino M, Martin GR, Katz SI (1980) Distribution and immunoelectron microscopic localization of laminin, a noncollagenous basement membrane glycoprotein. Lab Invest 42: 336-342

Franchimont P, Gaspard U, Reuter A, Heynen G (1972) Polymorphism of protein and polypeptide hormones. Clin Endocrinol 1: 311-336

Frank EH, Burge BW, Liwnicz BH, Lotspeich LJ, White JC, Wechsler SL, Mayfield FH, Keller JT (1983) Cytokeratin provides a specific marker for human arachnoid cells grown in vitro. Exp Cell Res 146: 371-376

Franke WW, Lüder MR, Kartenbeck J, Zerban H, Keenan TW (1976) Involvement of vesicle coat material in casein secretion and surface regeneration. J Cell Biol 69: 173-195

Franke WW, Schmid E, Osborn M, Weber K (1978a) Different intermediate-sized filaments distinguished by immunofluorescence microscopy. Proc Natl Acad Sci USA 75: 5034-5038

Franke WW, Weber K, Osborn M, Schmid E, Freudenstein C (1978b) Antibody to prekeratin. Decoration of tonofilament-like arrays in various cells of epithelial character. Exp Cell Res 116: 429-445

Franke WW, Schmid E, Winter S, Osborn M, Weber K (1979) Widespread occurrence of intermediate-sized filaments of the vimentin-type in cultured cells from diverse vertebrates. Exp Cell Res 123: 25-46

Franke WW, Schmid E, Grund C, Müller H, Engelbrecht I, Moll R, Stadler J, Jarasch E-D (1981) Antibodies to high molecular weight polypeptides of desmosomes: specific localization of a class of junctional proteins in cells and tissues. Differentiation 20: 217-241

Franke WW, Moll R, Schiller DL, Schmid E, Kartenbeck J, Mueller H (1982) Desmoplakins of epithelial and myocardial desmosomes are immunologically and biochemically related. Differentiation 23: 115-127

Franke WW, Moll R, Mueller H, Schmid E, Kuhn C, Krepler R, Artlieb U, Denk H (1983) Immunocytochemical identification of epithelium-derived human tumors with antibodies to desmosomal plaque proteins. Proc Natl Acad Sci USA 80: 543-547

Franke WW, Winter S, Overbeck J von, Gudat F, Heitz PU, Stähli C (1987) Identification of the conserved, conformation-dependent cytokeratin epitope recognized by monoclonal antibody (lu-5). Virchows Arch [Pathol Anat] 411: 137-147

Franko MC, Koski CL, Gibbs CJ, McFarlin DE, Gajdusek DC (1982) Monoclonal antibody specific for myelin glycoprotein P_0: Derivation and characterization. Proc Natl Acad Sci USA 79: 3618-3622

Freeman CR, Shustik C, Brisson M-L, Meagher-Villemure K, Dylewski I (1986) Primary malignant lymphoma of the central nervous system. Cancer 58: 1106-1111

Friedenreich V (1930) The Thompson hemagglutination phenomenon. Levin & Munksgaard, Copenhaven

Friedman M, Kim TH, Panahon AM (1976) Spinal cord compression in malignant lymphoma. Treatment and results. Cancer 37: 1483-1491

Fritsche R, Mach J-P (1977) Isolation and characterization of carcinoembryonic antigen (CEA) extracted from normal human colon mucosa. Immunochemistry 14: 119-127

Fukaya T, Kageyama N, Kuwayama A, Takanohashi M, Yoshida J, Osamura Y (1980) Immunoenzymatic study of pituitary adenomas in acromegalic patients. In: Faglia G, Giovanelli MA, MacLeod RM (eds) Pituitary microadenomas. Proceedings of the Serono symposia, vol 29. Academic Press, London New York Sydney Toronto San Francisco, pp 205-210

Fuks A, Banjo C, Shuster J, Freedman SO, Gold P (1974) Carcinoembryonic antigen (CEA): molecular biology and clinical significance. Biochim Biophys Acta 417: 123-152

Furth J, Ueda G, Clifton KH (1973) The pathophysiology of pituitaries and their tumors: methodological advances. In: Busch H (ed) Methods in cancer research, vol 10. Academic Press, New York London, pp 201-277

Gabbiani G, Kapanci Y, Barazzone P, Franke WW (1981) Immunochemical identification of intermediate-sized filaments in human neoplastic cells. A diagnostic aid for the surgical pathologist. Am J Pathol 104: 206-216

Gallo RC, Salahuddin SZ, Popovic M, Shearer GM, Kaplan M, Haynes BF, Palker TJ, Redfield R, Oleske JM, Safai B, White G, Foster P, Markham PD (1984) Frequent detection and isolation of cytopathic retroviruses (HTLV-III) from patients with AIDS and at risk for AIDS. Science 224: 500-503

Gard AL, White FP, Dutton GR (1985) Extra-neural glial fibrillary acidic protein (GFAP) immunoreactivity in perisinusoidal stellate cells of rat liver. J Neuroimmunol 8: 359-375

Gardner EE, Dahl D, Bignami A (1984) Formation of 10-nanometer filaments from the 150 K-Dalton neurofilament protein in vitro. J Neurosci Res 11: 145-155

Garson JA, Beverley PCL, Coakham HB, Harper EI (1982) Monoclonal antibodies against human T lymphocytes label Purkinje neurones of many species. Nature 298: 375-377

Gaß P (1988) Die Expression des Basischen Proteins, des Myelin-assoziierten Glykoproteins und des HNK-1/Leu 7 Epitops im normalen und neoplastischen Gewebe des zentralen und peripheren Nervensystems. Eine immunzytochemische und immunchemische Untersuchung von Markermolekülen für Oligodendrozyten und Schwannzellen. Inauguraldissertation, Universität Heidelberg

Gaynor R, Irie R, Morton D, Herschman HR (1980) S100 protein is present in cultured human malignant melanomas. Nature 286: 400-401

Gaynor R, Irie R, Morton D, Herschman HR, Jones P, Cochran A (1981) S100 protein: a marker for human malignant melanomas? Lancet 18: 869-871

Geiger S, Geiger B, Leitner O, Marshak G (1987) Cytokeratin polypeptides expression in different epithelial elements of human salivary glands. Virchows Arch [Pathol Anat] 410: 403-414

Geisler N, Weber K (1981) Self-assembly in vitro of the 68000 molecular weight component of the mammalian neurofilament triplet proteins into intermediate-sized filaments. J Mol Biol 151: 565-571

Gerdes J (1985) An immunohistological method for estimating cell growth fractions in rapid histopathological diagnosis during surgery. Int J Cancer 35: 169-171

Gerdes J, Schwab U, Lemke H, Stein H (1983) Production of a mouse monoclonal antibody reactive with a human nuclear antigen associated with cell proliferation. Int J Cancer 31: 13-20

Gerdes J, Lemke H, Baisch H, Wacker H-H, Schwab U, Stein H (1984) Cell cycle analysis of a cell proliferation-associated human nuclear antigen defined by the monoclonal antibody Ki-67. J Immunol 133: 1710-1715

Ghadially FN (1962) Ultrastructural pathology of the cell and matrix. 2nd edn. Butterworths, London, pp 808-820

Ghatak NR, Hirano A, Zimmerman HM (1971) Ultrastructure of a craniopharyngioma. Cancer 27: 1465-1475

Ghobrial MW, Velasco ME, Ross ER (1983) Binding of neuron specific enolase (NSE) antibodies to mammalian cerebellums and human medulloblastoma. J Neuropathol Exp Neurol 42: 313

Giangaspero F, Doglioni C, Rivano MT, Pileri S, Gerdes J, Stein H (1987) Growth fraction in human brain tumors defined by the monoclonal antibody Ki-67. Acta Neuropathol (Berl) 74: 179-182

Gigi O, Geiger B, Eshhar Z, Moll R, Schmid E, Winter S, Schiller DL, Franke WW (1982) Detection of a cytokeratin determinant common to diverse epithelial cells by a broadly cross-reacting monoclonal antibody. EMBO J 1: 1429-1437

Giordana MT, Germano I, Giaccone G, Mauro A, Migheli A, Schiffer D (1985) The distribution of laminin in human brain tumors: an immunohistochemical study. Acta Neuropathol (Berl) 67: 51-57

Girod C, Mazzuca M, Trouillas J, Tramu G, Lhéritier M, Beauvillain J-C, Claustrat B, Dubois M-P (1980) Light microscopy, fine structure and immunohistochemistry studies of 278 pituitary adenomas. In: Derome PJ, Jedynak CP, Peillon F (eds) Pituitary adenomas. Biology, physiopathology and treatment. Asclepios, Paris, pp 3-18

Gitlin D, Boesman M (1967) Sites of serum α-fetoprotein synthesis in the human and in the rat. J Clin Invest 46: 1010-1016

Gitlin D, Perricelli A (1970) Synthesis of serum albumin, prealbumin, α-foetoprotein, α_1-antitrypsin and transferrin by the human yolk sac. Nature 228: 995-997

Goding JW (1978) Use of staphylococcal protein A as an immunological reagent. J Immunol Methods 20: 241-253

Goerttler K, Feichter GE, Witte S (eds) (1988) New frontiers in cytology. Modern aspects of research and practice. Springer, Berlin Heidelberg New York

Gold P, Freedman SO (1965) Demonstration of tumor-specific antigens in human colonic carcinomata by immunological tolerance and absorption techniques. J Exp Med 121: 439-462

Goto S, Matsukado Y, Mihara Y, Inoue N, Miyamoto E (1985) The distribution of calcineurin in the rat brain using immunohistochemistry and enzyme-immunoassay. Bull Jpn Neurochem Soc 24: 319-321

Goto S, Matsukado Y, Mihara Y, Inoue N, Miyamoto E (1986a) The distribution of calcineurin in the rat brain by light and electron microscopic immunohistochemistry and enzyme-immunoassay. Brain Res 397: 161-172

Goto S, Matsukado Y, Mihara Y, Inoue N, Miyamoto E (1986b) Calcineurin as a neuronal marker of human brain tumors. Brain Res 371: 237-243

Goto S, Matsukado Y, Mihara Y, Inoue N, Miyamoto E (1986c) Calcineurin in human brain and its relation to extrapyramidal system. Immunohistochemical study on postmortem human brains. Acta Neuropathol (Berl) 72: 150-156

Goto S, Matsukado Y, Mihara Y, Inoue N, Miyamoto E (1987) An immunohistochemical demonstration of calcineurin in human nerve cell tumors. A comparison with neuron-specific enolase and glial fibrillary acidic protein. Cancer 60: 2948-2957

Goujet-Zalc C, Guerci A, Dubois G, Zalc B (1986) Schwann cell marker defined by a monoclonal antibody (224-58) with species cross-reactivity. II. Molecular characterization of the epitope. J Neurochem 46: 435-439

Gould VE (1985) The coexpression of distinct classes of intermediate filaments in human neoplasms. Arch Pathol Lab Med 109: 984-985

Gould VE (1986) Histogenesis and differentiation: a re-evaluation of these concepts as criteria for the classification of tumors. Hum Pathol 17: 212-215

Gould VE, Moll R, Moll I, Lee I, Franke WW (1985) Neuroendocrine (Merkel) cells of the skin: hyperplasias, dysplasias, and neoplasms. Lab Invest 52: 334-353

Gould VE, Lee I, Wiedenmann B, Moll R, Chejfec G, Franke WW (1986a) Synaptophysin:

a novel marker for neurons, certain neuroendocrine cells, and their neoplasms. Hum Pathol 17: 979-983

Gould VE, Moll R, Moll I, Lee I, Schwechheimer K, Franke WW (1986b) The intermediate filament complement of the spectrum of nerve sheath neoplasms. Lab Invest 55: 463-474

Gould VE, Wiedenmann B, Lee I, Schwechheimer K, Dockhorn-Dworniczak B, Radosevich JA, Moll R, Franke WW (1987) Synaptophysin expression in neuroendocrine neoplasms as determined by immunocytochemistry. Am J Pathol 126: 243-257

Gown AM, Vogel AM (1984) Monoclonal antibodies to human intermediate filament proteins. II. Distribution of filament proteins in normal human tissues. Am J Pathol 114: 309-321

Graham RC, Karnovsky MJ (1966) The early stages of absorption of injected horseradish peroxidase in the proximal tubules of mouse kidney: ultrastructural cytochemistry by a new technique. J Histochem Cytochem 14: 291-302

Graham RC, Lundholm U, Karnovsky MJ (1965) Cytochemical demonstration of peroxidase activity with 3-amino-9-ethylcarbazole. J Histochem Cytochem 13: 150-152

Grant JW, Gallagher PJ, Jones DB (1986a) Primary cerebral lymphoma. A histologic and immunohistochemical study of six cases. Arch Pathol Lab Med 110: 897-901

Grant JW, Kaech D, Jones DB (1986b) Spinal cord compression as the first presentation of lymphoma - a review of 15 cases. Histopathology 10: 1191-1202

Grant JW, Gallagher PJ, Hedinger C (1988) Haemangioblastoma. An immunohistochemical study of ten cases. Acta Neuropathol (Berl) 76: 82-86

Gratzner HG (1982) Monoclonal antibody to 5-bromo- and 5-iododeoxyuridine: a new reagent for detection of DNA replication. Science 218: 474-475

Gray EG, Whittaker VP (1962) The isolation of nerve endings from brain: an electronmicroscopic study of cell fragments derived by homogenization and centrifugation. J Anat 96: 79-87

Griffiths G, Simons K, Warren G, Tokuyasu KT (1983) Immunoelectron microscopy using thin, frozen sections: application to studies of the intracellular transport of Semliki Forest virus spike glycoproteins. Methods Enzymol 96: 466-485

Griffiths G, McDowall A, Back R, Dubochet J (1984) On the preparation of cryosections for immunocytochemistry. J Ultrastruct Res 89: 65-78

Grimelius L, Wilander E (1980) Silver stains in the study of endocrine cells of the gut and pancreas. Invest Cell Pathol 3: 3-12

Groeger BK, Williams LG, Pigott J, Ziska P, O'Dell DS, Williams DJ, Franz H, Debbage PL (1983) Affinities of *Ricin* 120 and *Mistle toe lectin 1* for membrane components of liver and nervous tissue. In: Bøg-Hansen TC, Spengler GA (eds) Lectins. Biology, biochemistry, clinical biochemistry, vol 3. De Gruyter, Berlin New York, pp 179-187

Gröne H-J, Weber K, Helmchen U, Osborn M (1986) Villin - A marker of brush border differentiation and cellular origin in human renal cell carcinoma. Am J Pathol 124: 294-302

Gu J, Polak JM, van Noorden S, Pearse AGE, Marangos PJ, Azzopardi JG (1983) Immunostaining of neuron-specific enolase as a diagnostic tool for Merkel cell tumors. Cancer 52: 1039-1043

Guerci A, Monge M, Baron-van Evercooren A, Lubetzki C, Dancea S, Boutry JM, Goujet-Zalc C, Zalc B (1986) Schwann cell marker defined by a monoclonal antibody (224-58) with species cross-reactivity. I. Cellular localization. J Neurochem 46: 425-434

Gulcher JR, Marton LS, Stefansson K (1986) Two large glycosylated polypeptides found in myelinating oligodendrocytes but not in myelin. Proc Natl Acad Sci USA 83: 2118-2122

Gullotta F, Schindler F, Schmutzler R, Weeks-Seifert A (1985) GFAP in brain tumor diagnosis: possibilities and limitations. Pathol Res Pract 180: 54-60

Gusek W (1962) Submikroskopische Untersuchungen als Beitrag zur Struktur und Onkologie der „Meningiome". Beitr Pathol Anat Allg Pathol 127: 274-326

Haan EA, Boss BD, Cowan WM (1982) Production and characterization of monoclonal antibodies against the „brain-specific" proteins 14-3-2 and S-100. Proc Natl Acad Sci USA 79: 7585-7589

Hacker GW, Polak JM, Springall DR, Ballesta J, Cadieux A, Gu J, Trojanowski JQ, Dahl D,

Marangos PJ (1985) Antibodies to neurofilament protein and other brain proteins reveal the innervation of peripheral organs. Histochem J 82: 581

Haddad P, Thaell JF, Kiely JM, Harrison EG jr, Miller RH (1976) Lymphoma of the spinal extradural space. Cancer 38: 1862-1866

Haeuptle M-T, Aubert ML, Djiane J, Kraehenbuhl J-P (1983) Binding sites for lactogenic and somatogenic hormones from rabbit mammary gland and liver. Their purification by affinity chromatography and their identification by immunoprecipitation and photoaffinity labeling. J Biol Chem 258: 305-314

Haglid K, Carlsson C-A (1971) An immunological study of some human brain tumors concerning the brain specific protein S-100. Neurochirurgia (Stuttg) 13: 19-28

Haglid K, Carlsson C-A, Stavrou D (1973) An immunological study of human brain tumors concerning the brain specific proteins S-100 and 14.3.2. Acta Neuropathol (Berl) 24: 187-196

Haglid K, Hamberger A, Hansson H-A, Persson L, Rönnbäch L (1976) Cellular and subcellular distribution of the S-100 protein in rabbit and rat central nervous system. J Neurosci Res 2: 175-192

Hagn C, Schmid KW, Fischer-Colbrie R, Winkler H (1986) Chromogranin A, B and C in human adrenal medulla and endocrine tissues. Lab Invest 55: 405-411

Haimoto H, Takahashi Y, Koshikawa T, Nagura H, Kato K (1985) Immunohistochemical localization of γ-enolase in normal human tissues other than nervous and neuroendocrine tissues. Lab Invest 52: 257-263

Halliday WC, Yeger H, Duwe GF, Phillips MJ (1985) Intermediate filaments in meningiomas. J Neuropathol Exp Neurol 44: 617-623

Hamid Q, Varndell IM, Ibrahim NB, Mingazzini P, Polak JM (1987) Extraadrenal paragangliomas. An immunocytochemical and ultrastructural report. Cancer 60: 1776-1781

Hammarström S, Murphy LA, Goldstein IJ, Etzler ME (1977) Carbohydrate binding specificity of four N-acetyl-D-galactosamine-„specific“ lectins: Helix pomatia A hemagglutinin, Soybean agglutinin, Lima bean agglutinin, and Dolichos biflorus lectin. Biochemistry 16: 2750-2755

Hansen B (1987) Immunchemische und immuncytochemische Charakterisierung eines monoklonalen Antikörpers gegen Chromogranin B der Ratte. Inauguraldissertation, Universität Marburg/Lahn

Harkin JC, Reed RJ (1969) Tumors of the peripheral nervous system. In: Atlas of tumor pathology, second series, fasc 3. Armed Forces Institute of Pathology, Washington/DC

Harms D, Schmidt D (1986) Spezielle Tumoren des Kindesalters. Solid tumors of childhood - Immunohistochemistry, diagnosis and differentiation. Verh Dtsch Ges Pathol 70: 190-204

Harper JR, Varki NM, Minden P, Kelleher PJ, Reisfeld RA (1984) Characterization of a secreted, neuroectodermal antigen associated with sulfated glycosaminoglycans. Proc Am Assoc Cancer Res 25: 274 (abstr)

Hart MN, Earle KM (1973) Primitive neuroectodermal tumors of the brain in children. Cancer 32: 890-897

Hartman BK, Agrawal HC, Agrawal D, Kalmbach S (1982) Development and maturation of central nervous system myelin: Comparison of immunohistochemical localization of proteolipid protein and basic protein in myelin and oligodendrocytes. Proc Natl. Acad Sci USA 79: 4217-4220

Hashimoto H, Enjoji M, Nakajima T, Kiryu H, Daimaru Y (1983) Malignant neuroepithelioma (peripheral neuroblastoma). A clinicopathologic study of 15 cases. Am J Surg Pathol 7: 309-318

Hashimoto H, Daimaru Y, Enjoji M (1984) S-100 protein distribution in liposarcoma. An immunoperoxidase study with special reference to the distinction of liposarcoma from myxoid malignant fibrous histiocytoma. Virchows Arch [Pathol Anat] 405: 1-10

Hassoun J, Charpin C, Lissitski JC, Oliver C, Jaquet P, Toga M (1980) Pituitary basophilic adenoma. Optic, electron microscopic and immunocytochemical study of four cases. In: Faglia G, Giovanelli MA, MacLeod RM (eds) Pituitary microadenomas. Proceedings of the Serono symposia, vol 29. Academic Press, London New York Sydney Toronto San Francisco, pp 195-204

Hassoun J, Andrac L, Gambarelli D, Toga M (1981) Lymphomes malins primitifs du système nerveux central. Étude anatomoclinique, ultrastructurale et immunocytochimique. A propos de 23 cas. Ann Pathol 1: 193-203

Hatfield JS, Skoff RP, Maisel H, Eng L (1984) Glial fibrillary acidic protein is localized in the lens epithelium. J Cell Biol 98: 1895-1898

Hatzfeld M, Franke WW (1985) Pair formation and promiscuity of cytokeratins: formation in vitro of heterotypic complexes and intermediate-sized filaments by homologous and heterologous recombinations of purified polypeptides. J Cell Biol 101: 1826-1841

Hautzer NW, Aiyesimoju A, Robitaille Y (1983) „Primary“ spinal intramedullary lymphomas: a review. Ann Neurol 14: 62-66

Hawkes R, Niday E, Gordon J (1982) A dot-immunobinding assay for monoclonal and other antibodies. Anal Biochem 119: 142-147

Hayashi K, Motoi M, Nose S, Horie Y, Akagi T, Ogawa K, Taguchi K, Mizobuchi K, Nishimoto A (1987a) An immunohistochemical study on the distribution of glial fibrillary acidic protein, S-100 protein, neuron-specific enolase, and neurofilament in medulloblastomas. Acta Pathol Jpn 37: 85-96

Hayashi K, Takahashi K, Sonobe H, Ohtsuki Y, Taguchi K (1987b) The distribution of alpha and beta subunits of S-100 protein in malignant Schwannomas arising from neurofibromatosis of von Recklinghausen's disease. Virchows Arch [Pathol Anat] 411: 515-521

Hedinger C, von Hochstetter AR, Egloff B (1979) Seminoma with syncytiotrophoblastic giant cells. A special form of seminoma. Virchows Arch [Pathol Anat] 383: 59-67

Heffelfinger MJ, Dahlin DC, MacCarty CS, Beabout JW (1973) Chordomas and cartilaginous tumors at the skull base. Cancer 32: 410-420

Heid HW, Werner W, Franke WW (1986) The complement of native α-keratin polypeptides of hair-forming cells: a subset of eight polypeptides that differ from epithelial cytokeratins. Differentiation 31: 141-153

Heitz PU (1979) Multihormonal pituitary adenomas. Horm Res 10: 1-13

Heitz PU (1986) Hormonale Tumormarker. Verh Dtsch Ges Pathol 70: 64-81

Heitz PU, Landolt AM, Zenklusen H-R, Kasper M, Reubi J-C, Oberholzer M, Roth J (1987) Immunocytochemistry of pituitary tumors. J Histochem Cytochem 35: 1005-1011

Henzen-Logmans SC, Mullink H, Ramaekers FCS, Tadema T, Meijer CJLM (1987) Expression of cytokeratins and vimentin in epithelial cells of normal and pathologic thyroid tissue. Virchows Arch [Pathol Anat] 410: 347-354

Herbst KD, Corder MP, Justice GR (1976) Successful therapy with methotrexate of a multicentric mixed lymphoma of the central nervous system. Cancer 38: 1476-1478

Herlyn M, Clark WH jr, Mastrangelo MJ, Gerry IV D, Elder DE, La Rossa D, Hamilton R, Bondi E, Tuthill R, Steplewski Z, Koprowski H (1980) Specific immunoreactivity of hybridoma-secreted monoclonal anti-melanoma antibodies to cultured cells and freshly derived human cells. Cancer Res 40: 3602-3609

Herman TS, Hammond J, Jones SE, Butler JJ, Byrne GE, McKelvey EM (1979) Involvement of the central nervous system by non-Hodgkin's lymphoma. The southwest oncology group experience. Cancer 43: 390-397

Herndon RM, Rubinstein LJ, Freeman JM, Mathieson G (1970) Light and electron microscopic observations on Rosenthal fibers in Alexander's disease and in multiple sclerosis. J Neuropathol Exp Neurol 29: 524-551

Herpers MJHM, Budka H (1984) Glial fibrillary acidic protein (GFAP) in oligodendroglial tumors: gliofibrillary oligodendroglioma and transitional oligoastrocytoma as subtypes of oligodendroglioma. Acta Neuropathol (Berl) 64: 265-272

Herpers MJHM, Budka H (1985) Primitive neuroectodermal tumors including the medulloblastoma: glial differentiation signaled by immunoreactivity for GFAP is restricted to the pure desmoplastic medulloblastoma („arachnoidal sarcoma of the cerebellum“). Clin Neuropathol 4: 12-18

Herpers MJHM, Ramaekers FCS, Aldeweireldt J, Moesker O, Slooff J (1986) Co-expression of glial fibrillary acidic protein- and vimentin-type intermediate filaments in human astrocytomas. Acta Neuropathol (Berl) 70: 333-339

Herrera GA, Pinto de Moraes H (1984) Neurogenic sarcomas in patients with neurofibromatosis (von Recklinghausen's disease). Virchows Arch [Pathol Anat] 403: 361-376
Herrera GA, Turbat-Herrera EA, Lott RL (1988) S-100 protein expression by primary and metastatic adenocarcinomas. Am J Clin Pathol 89: 168-176
Herrick MK, Rubinstein LJ (1979) The cytological differentiating potential of pineal parenchymal neoplasms (true pinealomas). A clinicopathological study of 28 tumours. Brain 102: 289-320
Heyderman E, Steele K, Ormerod MG (1979) A new antigen on the epithelial membrane: its immunoperoxidase localization in normal and neoplastic tissue. J Clin Pathol 32: 35-39
Heyderman E, Strudley I, Powell G, Richardson TC, Cordell JL, Mason DY (1985) A new monoclonal antibody to epithelial membrane antigen (EMA) - E29. A comparison of its immunocytochemical reactivity with polyclonal anti-EMA antibodies and with another monoclonal antibody, HMFG-2. Br J Cancer 52: 355-361
Hirai H, Nishi S, Watabe H, Tsukada Y (1973) Some chemical, experimental, and clinical investigations of alpha-fetoprotein. Gann 14: 19-33
Hirokawa N, Glicksman MA, Willard MB (1984) Organization of mammalian neurofilament polypeptides within the neuronal cytoskeleton. J Cell Biol 98: 1523-1536
Hitchcock MH, Hollinshead AC, Chretien P, Rizzoli HV (1977) Soluble membrane antigens of brain tumors. I. Controlled testing for cell-mediated immune responses in a long surviving glioblastoma multiforme patient. Cancer 40: 660-666
Hochberg FH, Miller DC (1988) Primary central nervous system lymphoma. J Neurosurg 68: 835-853
Höfkelt T, Johansson O, Goldstein M (1984) Chemical anatomy of the brain. Science 225: 1326-1334
Höfler H, Auböck L (1984) S-100 Protein in Carcinoiden. Verh Dtsch Ges Pathol 68: 86-91
Höfler H, Denk H, Walter GF (1984a) Immunohistochemical demonstration of cytokeratins in endocrine cells of the human pituitary gland and in pituitary adenomas. Virchows Arch [Pathol Anat] 404: 359-368
Höfler H, Kerl H, Rauch H-J, Denk H (1984b) Cutaneous neuroendocrine carcinoma (Merkel cell tumor): new immunocytochemical observations with diagnostic significance. Am J Dermatopathol 6: 525-530
Höfler H, Walter GF, Denk H (1984c) Immunohistochemistry of folliculo-stellate cells in normal human adenohypophyses and in pituitary adenomas. Acta Neuropathol (Berl) 65: 35-40
Höfler H, Denk H, Lackinger E, Helleis G, Polak JM, Heitz PU (1986) Immunocytochemical demonstration of intermediate filament cytoskeleton proteins in human endocrine tissues and (neuro-)endocrine tumours. Virchows Arch [Pathol Anat] 409: 609-629
Hoffmann PN, Lasek RJ (1975) The slow component of axonal transport. Identification of major structural polypeptides of the axon and their generality among mammalian neurons. J Cell Biol 66: 351-366
Hofstädter F (1986) Tumoren des männlichen Urogenitalsystems. Verh Dtsch Ges Pathol 70: 172-183
Hogan JC, Manuelidis L (1976) Intramembrane particle distribution and lectin binding of glioblastoma cells after long term subculture. Acta Neuropathol (Berl) 36: 199-208
Hogue Angeletti R (1986) Chromogranins and neuroendocrine secretion. Lab Invest 55: 387-390
Hogue Angeletti R, Hickey WF (1985) A neuroendocrine marker in tissues of the immune system. Science 230: 89-90
Holden J, Dolman CL, Churg A (1987) Immunohistochemistry of meningiomas including the angioblastic type. J Neuropathol Exp Neurol 46: 50-56
Holm R, Sobrinho-Simões M, Nesland JM, Gould VE, Johannessen JV (1985) Medullary carcinoma of the thyroid gland: an immunocytochemical study. Ultrastruct Pathol 8: 25-41
Holmgren PA, Stigbrand T (1976) Purification and partial characterization of two genetic variants of placental alkaline phosphatase. Biochem Genet 14: 777-789
Holt SC, Bruner JM, Ordoñez NG (1986) Capillary hemangioblastoma. An immunohistochemical study. Am J Clin Pathol 86: 423-429

Holthöfer H, Virtanen I, Petterson E, Törnroth T, Alfthan O, Linder E, Miettinen A (1981) Lectins as fluorescence microscopic markers for saccharides in the human kidney. Lab Invest 45: 391-399

Holthöfer H, Virtanen I, Kariniemi A-L, Hormia M, Linder E, Miettinen A (1982) Ulex europaeus lectin I as a marker for vascular endothelium in human tissues. Lab Invest 47: 60-66

Holthöfer H, Miettinen A, Paasivuo K, Lehto V-P, Linder E, Alfthan O, Virtanen I (1983) Cellular origin and differentiation of renal carcinomas. A fluorescence microscopic study with kidney-specific antibodies, antiintermediate filament antibodies, and lectins. Lab Invest 49: 317-326

Hori T, Nishiyama F, Matsutani M, Teramoto A, Takakura K, Sano K, Hirano H (1982) Lectin-binding sites of the human pituitary adenoma cells by means of the ferritin-labeling technique. Acta Neuropathol (Berl) 56: 67-74

Hori T, Nishiyama F, Teramoto A, Matsutani M, Takakura K, Hirano H (1983) Localization of concanavalin A binding sites in human pituitary adenoma cells as revealed by HRP-labelling method. Acta Neuropathol (Berl) 62: 59-66

Horne CHW, Reid IN, Milne GD (1976) Prognostic significance of inappropriate production of pregnancy proteins by breast cancers. Lancet 2: 279-282

Horne CHW, Towler CM, Milne GD (1977) Detection of pregnancy specific β_1-glycoprotein in formalin-fixed tissues. J Clin Pathol 30: 19-23

Horten BC, Urich H, Rubinstein LJ, Montague SR (1977) The angioblastic meningioma: a reappraisal of a nosological problem. Light-electron-microscopic, tissue and organ culture observations. J Neurol Sci 31: 387-410

Horvath E, Kovacs K (1978) Morphogenesis and significance of fibrous bodies in human pituitary adenomas. Virchows Arch [Cell Pathol] 27: 69-78

Horvath E, Kovacs K (1982) Morphologic differentiation of sellar lesions associated with hyperprolactinemia. In: Levy E (ed) Anatomic pathology, cytopathology, forensic pathology and toxicology, vol 2. Pergamon Press, Oxford New York Toronto Sydney Paris Frankfurt, pp 363-366 (Advances in pathology, vol 2)

Horvath E, Kovacs K (1988) Pituitary gland. Pathol Res Pract 183: 129-142

Horvath E, Kovacs K, Scheithauer BW, Randall RV, Laws ER, Thorner MO, Tindall GT, Barrow DL (1983) Pituitary adenomas producing growth hormone, prolactin, and one or more glycoprotein hormones: a histologic, immunohistochemical, and ultrastructural study of four surgically removed tumors. Ultrastruct Pathol 5: 171-183

Houle J, Federoff S (1983) Temporal relationship between the appearance of vimentin and neural tube development. Dev Brain Res 9: 189-195

Houthoff HJ, Poppema S, Ebels EJ, Elema JD (1978) Intracranial malignant lymphomas. A morphologic and immunocytologic study of twenty cases. Acta Neuropathol (Berl) 44: 203-210

Hsu S-M, Raine L, Fanger H (1981) Use of avidin-biotin-peroxidase complex (ABC) in immunoperoxidase techniques: a comparison between ABC and unlabeled antibody (PAP) procedures. J Histochem Cytochem 29: 577-580

Hughes M, Marsden HB, Palmer MK (1974) Histologic patterns of neuroblastoma related to prognosis and clinical staging. Cancer 34: 1706-1711

Huttner WB, Schiebler W, Greengard P, DeCamilli P (1983) Synapsin I (protein I), a nerve terminal-specific phosphoprotein. III. Its association with synaptic vesicles studied in a highly purified synaptic vesicle preparation. J Cell Biol 96: 1374-1388

Huttner WB, Benedum UM, Hille A, Rosa P (1987) The secretogranins/chromogranins: what biochemistry, cell biology and molecular biology tell us about their possible functions. Ann NY Acad Sci 493: 397-398

Ide F, Iwase T, Saito I, Umemura S, Nakajima T (1984) Immunohistochemical and ultrastructural analysis of the proliferating cells in histiocytosis X. Cancer 53: 917-921

Imai K, Ng AK, Ferrone S (1981) Characterization of monoclonal antibodies to human melanoma-associated antigens. J Natl Cancer Inst 66: 489-496

Imoto M, Nishimura D, Fukuda Y, Sugiyama K, Kumada T, Nakano S (1985) Immunohistochemical detection of alpha-fetoprotein, carcinoembryonic antigen, and ferritin in formalin-paraffin sections from hepatocellular carcinoma. Am J Gastroenterol 80: 902-906

Inoue M, Ueda G, Nakajima T (1985) Immunohistochemical demonstration of neuron-specific enolase in gynecologic malignant tumors. Cancer 55: 1686-1690
Inoue M, DeLellis RA, Scully RE (1986) Immunohistochemical demonstration of chromogranin in endometrial carcinomas with argyrophil cells. Hum Pathol 17: 841-847
Irie RF, Irie K, Morton DL (1976) A membrane antigen common to human cancer and fetal brain tissues. Cancer Res 36: 3510-3517
Ironside JW, Stephenson TJ, Royds JA, Mills PM, Taylor CB, Rider CC, Timperley WR (1988) Stromal cells in cerebellar haemangioblastomas: an immunocytochemical study. Histopathology 12: 29-40
Ishida Y, Takahashi K, Nakazato Y (1982) Immunohistochemical and electron-microscopic studies of experimental and human oligodendrogliomas. 11th Int Congr Neuropathol, Vienna, p 158
Ishii Y, Takami T, Yuasa H, Takei T, Kokai Y, Kikuchi K (1986) Six distinct antigen systems of human B cells as defined by monoclonal antibodies. In: Reinherz EL, Haynes BF, Nadler LM, Bernstein ID (eds) Leukocyte typing II, vol 2, human B lymphocytes. Springer, Berlin Heidelberg New York, pp 109-116
Ishikawa H, Bischoff R, Holtzer H (1968) Mitosis and intermediate-sized filaments in developing skeletal muscle. J Cell Biol 38: 538-555
Isobe T, Tsugita A, Okuyama T (1978) The amino acid sequence and the subunit structure of bovine brain S-100 protein (PAP I-b). J Neurochem 30: 921-923
Isobe T, Ishioka N, Okuyama T (1981) Structural relation of two S-100 proteins in bovine brain; subunit composition of S-100a protein. Eur J Biochem 115: 469-474
Isobe T, Ishioka N, Masuda T, Takahashi Y, Ganno S, Okuyama T (1983) A rapid separation of S100 subunits by high performance liquid chromatography: the subunit compositions of S100 proteins. Biochem Int 6: 419-426
Ito H, Hata J, Oda N, Miyamori S, Tahara E (1986) Serotonin in tubular adenomas, adenocarcinomas and endocrine tumours of the stomach. An immunohistochemical study. Virchows Arch [Pathol Anat] 410: 239-245
Itoh T, Shirai T, Naka A, Matsumoto S (1974) Yolk sac tumor and α-fetoprotein: clinicopathological study of four cases. Gann 65: 215-226
Itoiz ME, Conti CJ, Lanfranchi HE, Mamrack M, Klein-Szanto AJP (1985) Immunohistochemical detection of filaggrin in preneoplastic and neoplastic lesions of the human oral mucosa. Am J Pathol 119: 456-461
Iwaki T, Kondo A, Takeshita I, Nakagaki H, Kitamura K, Tateishi J (1986) Proliferating potential of folliculo-stellate cells in human pituitary adenomas. Immunohistochemical and electron microscopic analysis. Acta Neuropathol (Berl) 71: 233-242
Iwanow G, Romodanowsky K (1928) Über den anatomischen Zusammenhang der cerebralen und spinalen submengineälen Räume mit dem Lymphsystem. I. Mitteilung. Methodik und wichtigste Beobachtungen. Z Exp Med (Z Gesamte Exp Med) 58: 596-612
Izant JG, McIntosh JR (1980) Microtubule-associated proteins: A monoclonal antibody to MAP2 binds to differentiated neurons. Proc Natl Acad Sci USA 77: 4741-4745
Jacobsen GK, Jacobsen M (1983) Ferritin (Fer) in testicular germ cell tumours. An immunohistochemical study. Acta Pathol Microbiol Scand [A] 91: 177-181
Jacobsen GK, Nørgaard-Pedersen B (1984) Placental alkaline phosphatase in testicular germ cell tumours and in carcinoma-in-situ of the testis. An immunohistochemical study. Acta Pathol Microbiol Scand [A] 92: 323-329
Jacobsen GK, Jacobsen M, Clausen PP (1981) Distribution of tumor-associated antigen in the various histologic components of germ cell tumors of the testis. Am J Surg Pathol 5: 257-266
Jänisch W, Schreiber D, Güthert H (1988) Neuropathologie - Tumoren des Nervensystems. Fischer, Stuttgart New York
Jaffe R, Santamaria M, Yunis EJ, Tannery NH, Agostini RM, Medina J, Goodman M (1984) The neuroectodermal tumor of bone. Am J Surg Pathol 8: 885-898
Jahn R, Schiebler W, Ouimet C, Greengard P (1985) A 38,000-dalton membrane protein (p38) present in synaptic vesicles. Proc Natl Acad Sci USA 82: 4137-4141
Jameson JL, Lindell CM, Hsu DW, Habener JF, Ridgway EC (1986) Expression of chorion-

ic gonadotropin-β-like messenger ribonucleic acid in an α-subunit-secreting pituitary adenoma. J Clin Endocrinol Metab 62: 1271-1278
Janzer RC, Friede RL (1981) Do Rosenthal fibers contain glial fibrillary acidic protein? Acta Neuropathol (Berl) 55: 75-76
Janzer RC, Kleihues P (1985) Primitive neuroectodermal tumor with choroid plexus differentiation. Clin Neuropathol 4: 93-98
Jardon-Jeghers C, Reznik M (1982) Étude immunohistochimique de 16 lymphomes primitifs du système nerveux central. J Neurol Sci 53: 331-346
Jatzkewitz H (1978) Neurochemie. Thieme, Stuttgart, S 98-105
Jautzke G, Cervos Navarro J, Eckert-Funke V (1986) Alpha-Untereinheit der Glycoproteinhormone als Tumormarker für Hypophysenadenome. Verh Dtsch Ges Pathol 70: 449
Javadpour N (1980) The role of biological tumor markers in testicular cancer. Cancer 45: 1755-1761
Javadpour N, McIntire KR, Waldmann TA (1978) Human chorionic gonadotropin (HCG) and alpha-fetoprotein (AFP) in sera and tumor cells of patients with testicular seminoma. A prospective study. Cancer 42: 2768-2772
Jellinger K, Radaszkiewicz TH, Slowik F (1975) Primary malignant lymphomas of the central nervous system in man. Acta Neuropathol (Berl) [Suppl] 6: 95-102
Jellinger K, Slowik F, Sluga E (1979) Primary intracranial malignant lymphomas. A fine structural cytochemical and CSF immunological study. Clin Neurol Neurosurg 81: 173-184
Jellinger K, Budka H, Slowik F (1988) Pathologie und Immunmorphologie primärer Lymphome des Zentralnervensystems. In: Bamberg M, Sack H (Hrsg) Therapie primärer Hirntumoren. Zuckschwerdt, München Bern Wien San Francisco, 306-317
Jenkins DM, Acres MG, Peters J, Riley J (1972) Human chorionic gonadotropin and the fetal allograft. Am J Obstet Gynecol 114: 13-15
Jessen KR, Mirsky R (1980) Glial cells in the enteric nervous system contain glial fibrillary acidic protein. Nature 286: 736-737
Jessen KR, Mirsky R (1985) Glial fibrillary acidic polypeptides in peripheral glia. Molecular weight, heterogeneity and distribution. J Neuroimmunol 8: 377-393
Jessen KR, Thorpe K, Mirsky R (1984) Molecular identity, distribution and heterogeneity of glial fibrillary acidic protein: an immunoblotting and immunohistochemical study of Schwann cells, satellite cells, enteric glia and astrocytes. J Neurocytol 13: 187-200
Jessen KR, Morgan L, Brammer M, Mirsky R (1985) Galactocerebroside is expressed by non-myelin-forming Schwann cells in situ. J Cell Biol 101: 1135-1143
Johnson MD, Glick AD, Davis BW (1988) Immunohistochemical evaluation of Leu-7, myelin basic-protein, S100-protein, glial-fibrillary acidic-protein, and LN3 immunoreactivity in nerve sheath tumors and sarcomas. Arch Pathol Lab Med 112: 155-160
Johnson TL, Shapiro B, Beierwaltes WH, Orringer MB, Lloyd RV, Sisson JC, Thompson NW (1985) Cardiac paragangliomas. A clinicopathologic and immunohistochemical study of four cases. Am J Surg Pathol 9: 827-834
Jones GR, Mason WH, Fishman LS, DeClerck YA (1985) Primary central nervous system lymphoma without intracranial mass in a child. Diagnosis by documentation of monoclonality. Cancer 56: 2804-2808
Jurco S III, Nadji M, Harvey DG, Parker JC, Font RL, Morales AR (1982) Hemangioblastomas: histogenesis of the stromal cell studied by immunocytochemistry. Hum Pathol 13: 13-18
Kabat EA (1978) Dimensions and specificites of recognition sites on lectins and antibodies. J Supramol Struct 8: 79-88
Kahn HJ, Marks A, Thom H, Baumal R (1983) Role of antibody to S100 protein in diagnostic pathology. Am J Clin Pathol 79: 341-347
Kalimo H, Lehto M, Näntö-Salonen K, Jalkanen M, Risteli L, Risteli J, Narva EV (1985) Characterization of the perivascular reticulin network in a case of primary brain lymphoma. Immunohistochemical demonstration of collagen types I, III, IV, and V; laminin; and fibronectin. Acta Neuropathol (Berl) 66: 299-305
Kalsow CM, Wacker WB (1977) Pineal reactivity of anti-retina sera. Invest Ophthalmol Vis Sci 16: 181-184

Kam W, Clauser E, Kim YS, Kan YW, Rutter WJ (1985) Cloning, sequencing, and chromosomal localization of human term placental alkaline phosphatase cDNA. Proc Natl Acad Sci USA 82: 8715-8719

Kanie N, Kageyama N, Kuwayama A, Nakane T, Watanabe M, Kawaoi A (1983) Pituitary adenomas in acromegalic patients: an immunohistochemical and endocrinological study with special reference to prolactin-secreting adenoma. J Clin Endocrinol Metab 57: 1093-1101

Kanitakis J, Ramirez-Bosca A, Reano A, Viac J, Roche P, Thivolet J (1988) Filaggrin expression in normal and pathological skin. A marker of keratinocyte differentiation. Virchows Arch [Pathol Anat] 412: 375-383

Kaplan EL (1978) The carcinoid syndromes. In: Friesen SR (ed) Surgical endocrinology: clinical syndromes. Lippincott, Philadelphia, pp 120-147

Kapprell H-P, Cowin P, Franke WW, Ponstingl H, Opferkuch HJ (1985) Biochemical characterization of desmosomal proteins isolated from bovine muzzle epidermis: amino acid and carbohydrate composition. Eur J Cell Biol 36: 217-229

Karsten U, Papsdorf G, Roloff G, Stolley P, Abel H, Walther I, Weiss H (1985) Monoclonal anti-cytokeratin antibody from a hybridoma clone generated by electrofusion. Eur J Cancer Clin Oncol 21: 733-740

Kartenbeck J, Franke WW, Moser JG, Stoffels U (1983) Specific attachment of desmin filaments to desmosomal plaques in cardiac myocytes. EMBO J 2: 735-742

Kartenbeck J, Schwechheimer K, Moll R, Franke WW (1984) Attachment of vimentin filaments to desmosomal plaques in human meningiomal cells and arachnoidal tissue. J Cell Biol 98: 1072-1081

Kasper M, Goertchen R, Stosiek P, Perry G, Karsten U (1986a) Coexistence of cytokeratin, vimentin and neurofilament protein in human choroid plexus. An immunohistochemical study of intermediate filaments in neuroepithelial tissues. Virchows Arch [Pathol Anat] 410: 173-177

Kasper M, Karsten U, Stosiek P (1986b) Detection of cytokeratin(s) in epithelium of human plexus choroideus by monoclonal antibodies. Acta Histochem (Jena) 78: 101-103

Kato K, Ishiguro Y, Suzuki F, Ito A, Semba R (1982) Distribution of nervous system-specific forms of enolase in peripheral tissues. Brain Res 237: 441-448

Kato T, Hirano A, Llena JF, Dembitzer HM (1987) Neuropathology of acquired immune deficiency syndrome (AIDS) in 53 autopsy cases with particular emphasis on microglial nodules and multinucleated giant cells. Acta Neuropathol (Berl) 73: 287-294

Kawaguchi K, Koike M (1986) Neuron-specific enolase and Leu-7 immunoreactive small round-cell neoplasm. The relationship to Ewing's sarcoma in bone and soft tissue. Am J Clin Pathol 86: 79-83

Kawahara E, Oda Y, Ooi A, Katsuda S, Nakanishi I, Umeda S (1988) Expression of glial fibrillary acidic protein (GFAP) in peripheral nerve sheath tumors. A comparative study of immunoreactivity of GFAP, vimentin, S-100 protein, and neurofilament in 38 schwannomas and 18 neurofibromas. Am J Surg Pathol 12: 115-120

Kawai K, Takahashi H, Ikuta F, Tanimura K, Honda Y, Yamazaki H (1987) The occurrence of catecholamine neurons in a parietal lobe ganglioglioma. Cancer 60: 1532-1536

Kawakami Y, Tabuchi K, Ohnishi R, Asari S, Nishimoto A (1985) Primary central nervous system lymphoma. J Neurosurg 62: 522-527

Kawasaki H, Takeuchi M, Kimoto E (1974) Immunofluorescent staining of placental alkaline phosphatase in gastric and rectal carcinoma. Gann 65: 473-479

Kaye MD, Jones WR (1971) Effect of human chorionic gonadotropin on in vitro lymphocyte transformation. Am J Obstet Gynecol 109: 1029-1031

Kemshead JT, Coakham H-B (1983) The use of monoclonal antibodies for the diagnosis of intracranial malignancies and the small round cell tumours of childhood. J Pathol 141: 249-257

Kemshead JT, Ritter MA, Cotmore SF, Greaves MF (1982) Human Thy-1: expression on the cell surface of neuronal and glial cells. Brain Res 236: 451-461

Kennett RH, Gilbert F (1979) Hybrid myelomas producing antibodies against a human neuroblastoma antigen present on fetal brain. Science 203: 1120-1121

Kennett RH, Jonak Z, Bechtol KB (1980) Characterization of antigens with monoclonal antibodies. In: Evans AE (ed) Progress in cancer research and therapy. Advances in neuroblastoma research. Raven Press, New York, vol 12, pp 209-219

Kepes J (1961) Observations on the formation of psammoma bodies and pseudopsammoma bodies in meningiomas. J Neuropathol Exp Neurol 20: 255-262

Kepes JJ (1982) Meningiomas. Biology, pathology and differential diagnosis. Masson, New York

Kepes JJ (1986) The histopathology of meningiomas. A reflection of origin and expected behaviour? J Neuropathol Exp Neurol 45: 95-107

Kepes JJ, Rengachary SS, Lee SH (1979) Astrocytes in hemangioblastomas of the central nervous system and their relationship to stromal cells. Acta Neuropathol (Berl) 47: 97-104

Kepes JJ, Fulling KH, Garcia JH (1982) The clinical significance of „adenoid" formations of neoplastic astrocytes, imitating metastatic carcinoma, in gliosarcomas. A review of five cases. Clin Neuropathol 1: 39-50

Kepes JJ, Rubinstein LJ, Chiang H (1984) The role of astrocytes in the formation of cartilage in gliomas. An immunohistochemical study of four cases. Am J Pathol 117: 471-483

Kern P (1984) Funktionelle Charakterisierung der Peanut-Lektin-positiven Zellpopulation in der menschlichen Adenohypophyse und in Hypophysenadenomen. Eine lichtmikroskopisch-immuncytochemische Untersuchung. Inauguraldissertation, Universität Heidelberg

Kernohan JW, Sayre GP (1956) Tumors of the pituitary gland and infundibulum. In: Atlas of tumor pathology, Sect X, Fasc 36. Armed Forces Institute of Pathology, Washington DC, pp 7-81

Kim H, Binder LI, Rosenbaum JL (1979) The periodic association of MAP_2 with brain microtubules in vitro. J Cell Biol 80: 266-276

Kimura T, Budka H, Soler-Federsppiel S (1986) An immunocytochemical comparison of the glia-associated proteins glial fibrillary acidic protein (GFAP) and S-100 protein (S100P) in human brain tumors. Clin Neuropathol 5: 21-27

Kindblom L-G, Lodding P, Angervall L (1983) Clear-cell sarcoma of tendons and aponeuroses. An immunohistochemical and electron microscopic analysis indicating neural crest origin. Virchows Arch [Pathol Anat] 401: 109-128

Kindblom L-G, Angervall L, Haglid K (1984a) An immunohistochemical analysis of S-100 protein and glial fibrillary acidic protein in nasal glioma. Acta Pathol Microbiol Scand [A] 92: 387-389

Kindblom L-G, Lodding P, Rosengren L, Baudier J, Haglid K (1984b) S-100 protein in melanocytic tumors. Acta Pathol Microbiol Scand [A] 92: 219-230

Kindler-Röhrborn A, Ahrens O, Liepelt U, Rajewsky MF (1985) Expression of monoclonal antibody-defined cell surface antigens during rat brain development. Differentiation 30: 53-60

Kirkham N, Isaacson P (1983) Merkel cell carcinoma: a report of three cases with neurone-specific enolase activity. Histopathology 7: 251-259

Kishikawa M, Tsuda N, Fujii H, Nishimori I, Yokoyama H, Kihara M (1986) Glioblastoma with sarcomatous component associated with myxoid change. A histochemical, immunohistochemical and electron microscopic study. Acta Neuropathol (Berl) 70: 44-52

Kivelä T (1986) Expression of the HNK-1 carbohydrate epitope in human retina and retinoblastoma. An immunhistochemcial study with the anti-Leu-7 monoclonal antibody. Virchows Arch [Pathol Anat] 410: 139-146

Kivelä T, Tarkkanen A, Virtanen I (1986) Intermediate filaments in the human retina and retinoblastoma. An immunohistochemical study of vimentin, glial fibrillary acidic protein, and neurofilaments. Invest Ophthalmol Vis Sci 27: 1075-1084

Klee CB, Krinks MH, Manalan AS, Cohen P, Stewart AA (1983) Isolation and characterization of bovine brain calcineurin: a calmodulin-stimulated protein phosphatase. Methods Enzymol 102: 227-244

Kleihues P, Kiessling M, Janzer RC (1987) Morphological markers in neuro-oncology. In: Seifert G (ed) Morphological tumor markers. General aspects and diagnostic relevance. Springer, Berlin Heidelberg New York, pp 307-338 (Curr Top Pathol, vol 77)

Kleinert R, Radner H (1987) Lectin binding in meningiomas. Neuropathol Appl Neurobiol 13: 263-272

Kleist S von (1983) Das karzinomembryonale Antigen (CEA). Biologische Grundlagen und klinische Anwendung. Schattauer, Stuttgart New York

Kleist S von (1988) What's new in tumor markers and their measurements? Pathol Res Pract 183: 95-99

Kleist S von, Burtin P (1977) The carcinoembryonic antigen (CEA) and other carcinofetal antigens in gastrointestinal cancers and benign diseases. Progr Gastroenterol 8: 595-615

Klibanski A, Ridgway EC, Zervas NT (1983) Pure alpha subunit-secreting pituitary tumors. J Neurosurg 59: 585-589

Klöppel G, Caselitz J (1987) Epithelial tumor markers: oncofetal antigens (carcinoembryonic antigen, alpha fetoprotein) and epithelial membrane antigen. In: Seifert G (ed) Morphological tumor markers. General aspects and diagnostic relevance. Springer, Berlin Heidelberg New York, pp 103-132 (Curr Top Pathol, vol 77)

Knaus P, Betz H, Rehm H (1986) Expression of synaptophysin during postnatal development of the mouse brain. J Neurochem 47: 1302-1304

Kochi N, Budka H (1987) Contribution of histiocytic cells to sarcomatous development of the gliosarcoma. An immunohistochemical study. Acta Neuropathol (Berl) 73: 124-130

Kochi N, Budka H, Radaszkiewicz T (1986) Development of stroma in malignant lymphomas of the brain compared with epidural lymphomas. An immunohistochemical study. Acta Neuropathol (Berl) 71: 125-129

Kodama T, Kameya T, Hirota T, Shimosato Y, Ohkura H, Mukojima T, Kitaoka H (1981) Production of alpha-fetoprotein, normal serum proteins, and human chorionic gonadotropin in stomach cancer: histologic and immunohistochemical analysis of 35 cases. Cancer 48: 1647-1655

Köhler G, Milstein C (1976) Derivation of specific antibody-producing tissue culture and tumor lines by cell fusion. Eur J Immunol 6: 511-519

Köttgen E (1977) Lektine. Struktur - Funktion und analytischer Einsatz in biologischen Systemen. Klin Wochenschr 55: 359-373

Köttgen E, Gerok W (1979) Pathobiochemische Aspekte der Wechselwirkung zwischen Glykoproteinen und Glykoprotein-Rezeptoren. Med Welt 30: 20-49

Koide O, Iwai S, Baba K, Iri H (1987) Identification of testicular atypical germ cells by an immunohistochemical technique for placental alkaline phosphatase. Cancer 60: 1325-1330

Koide O, Iwai S, Kanno T, Kanda S (1988) Isoenzymes of alkaline phosphatase in germinoma cells. Am J Clin Pathol 89: 611-616

Kondo H, Iwanaga T, Nakajima T (1982) Immunocytochemical study on the localization of neuron-specific enolase and S-100 protein in the carotid body of rats. Cell Tissue Res 227: 291-295

Koprowski H, Steplewski Z, Herlyn D, Herlyn M (1978) Study of antibodies against human melanoma produced by somatic cell hybrids. Proc Natl Acad Sci USA 75: 3405-3409

Korf H-W, Moller M, Gery I, Zigler JS, Klein DC (1985) Immunocytochemical demonstration of retinal S-antigen in the pineal organ of four mammalian species. Cell Tissue Res 239: 81-85

Korf H-W, Klein DC, Zigler JS, Gery I, Schachenmayr W (1986) S-antigen-like immunoreactivity in a human pineocytoma. Acta Neuropathol (Berl) 69: 165-167

Korf H-W, Czerwionka M, Reiner J, Schachenmayr W, Schalken JJ, de Grip W, Gery I (1987) Immunocytochemical evidence of molecular photoreceptor markers in cerebellar medulloblastomas. Cancer 60: 1763-1766

Kovacs K, Horvath E (1985) Morphology of adenohypophyseal cells and pituitary adenomas. In: Imura H (ed) The pituitary gland. Raven Press, New York, pp 25-55

Kovacs K, Horvath E, Ryan N, Ezrin C (1980) Null cell adenoma of the human pituitary. Virchows Arch [Pathol Anat] 387: 165-174

Kovacs K, Horvath E, Ryan N (1981) Immunocytology of the human pituitary. In: DeLellis RA (ed) Diagnostic immunohistochemistry. Masson, New York, pp 17-37

Krajewski S, Schwendemann G, Weizsäcker M, Wechsler W, de Tribolet N (1986) Binding specificity of two monoclonal antiglioma antibodies: immunocytochemical studies using a new tissue embedding technique. Acta Neuropathol (Berl) 69: 124-131

Krantz M, Ariel N, Gold P (1979) CEA biology and chemistry: characterization of partial proteolytic fragments. In: Lehmann FG (ed) Carcinoembryonic proteins, vol I. Elsevier, Amsterdam, pp 17-23

Krepler R, Denk H, Artlieb U, Moll R (1982) Immunocytochemistry of intermediate filament proteins present in pleomorphic adenomas of the human parotid gland: characterization of different cell types in the same tumor. Differentiation 21: 191-199

Krisch K, Buxbaum P, Horvat G, Krisch I, Neuhold N, Ulrich W, Srikanta S (1986) Monoclonal antibody HISL-19 as an immunocytochemical probe for neuroendocrine differentiation. Its application in diagnostic pathology. Am J Pathol 123: 100-108

Krisch K, Horvat G,. Krisch I, Wengler G, Alibeik H, Neuhold N, Ulrich W, Braun O, Hochmeister M (1988) Immunochemical characterization of a novel secretory protein (defined by monoclonal antibody HISL-19) of peptide hormone producing cells which is distinct from chromogranin A, B, and C. Lab Invest 58: 411-420

Krnjević K (1965) Actions of drugs on single neurones in the cerebral cortex. Br Med Bull 21: 10-14

Krücke W (1974) Pathologie der peripheren Nerven. In: Olivecrona H, Tönnis W, Krenkel W (Hrsg) Handbuch der Neurochirurgie, Bd. VII/3. Springer, Berlin Heidelberg New York

Kruse J, Mailhammer R, Wernecke H, Faissner A, Sommer I, Goridis C, Schachner M (1984) Neural cell adhesion molecules and myelin-associated glycoprotein share a common carbohydrate moiety recognized by monoclonal antibodies L2 and HNK-1. Nature 311: 153-155

Kruse J, Keilhauer G, Faissner A, Timpl R, Schachner M (1985) The J1 glycoprotein - a novel nervous system cell adhesion molecule of the L2/HNK-1 family. Nature 316: 146-148

Kubagawa H, Abo T, Balch CM, Cooper MD (1983) Biochemical analysis of antigenetic determinants recognized on human natural killer cells by HNK-1 (Leu-7) antibody. Fed Proc 42: 1219 (abstr)

Kuhlmann WD (1975) Purification of mouse alpha$_1$-fetoprotein and preparation of specific peroxidase conjugates for its cellular localization. Histochemistry 44: 155-167

Kujas M, Drouet Y, Pleau-Varet J, Racadot J (1984) Immunocytology of „silent" pituitary adenomas, pathology and incidence. In: Lamberts SWJ, Tilders FJH, Veen EA van der, Assies J (eds) Trends in diagnosis and treatment of pituitary adenomas. Free University Press, Amsterdam, pp 257-266

Kumanishi T, Washiyama K, Saito T, Nishiyama A, Abe S, Tanaka T (1986) Primary malignant lymphoma of the brain: an immunohistochemical study of eight cases using a panel of monoclonal and heterologous antibodies. Acta Neuropathol (Berl) 71: 190-196

Kumanishi T, Washiyama K, Nishiyama A, Abe S (1988) Primary malignant lymphoma of the brain: demonstration of immunoglobulin gene rearrangements. J Clin Neuropathol 7: 180

Kumar P (1979) The biology of human brain tumours. Acta Neurochir (Wien) 50: 7-34

Kumpulainen T (1984) Immunohistochemical localization of human carbonic anhydrase isoenzymes. Ann NY Acad Sci 429: 359-368

Kuo W-N, Blake T, Cheema IR, Dominguez J, Nicholson J, Puente K, Shells P, Lowery J (1986) Regulatory effects of S-100 protein and parvalbumin on protein kinases and phosphoprotein phosphatases from brain and skeletal muscle. Mol Cell Biochem 71: 19-24

Kurman RJ, Norris HJ (1976a) Endodermal sinus tumor of the ovary. A clinical and pathologic analysis of 71 cases. Cancer 38: 2404-2419

Kurman RJ, Norris HJ (1976b) Embryonal carcinoma of the ovary. A clinicopathologic entity distinct from endodermal sinus tumor resembling embryonal carcinoma of the adult testis. Cancer 38: 2420-2433

Kurman RJ, Scardino PT (1981) Alpha-fetoprotein and human chorionic gonadotropin in ovarian and testicular germ cell tumors. In: DeLellis RA (ed) Diagnostic immunohistochemistry. Masson, New York, pp 277-298

Kurman RJ, Scardino PT, McIntire KR, Waldmann TA, Javadpour N (1977) Cellular localization of alpha-fetoprotein and human chorionic gonadotropin in germ cell tumors of the testis using an indirect immunoperoxidase technique. A new approach to classification utilizing tumor markers. Cancer 40: 2136-2151

Kurman RJ, Ganjei P, Nadji M (1984) Contributions of immunocytochemistry to the diagnosis and study of ovarian neoplasms. Int J Gynecol Pathol 3: 3-26

Kyritsis AP, Tsokos M, Triche TJ, Chader GJ (1984) Retinoblastoma - origin from a primitive neuroectodermal cell? Nature 307: 471-473

Laemmli UK (1970) Cleavage of structural proteins during the assembly of the head of bacteriophage T4. Nature 227: 680-685

Laidler P, Pounder DJ (1984) Pineal germinoma with syncytiotrophoblastic giant cells: a case with panhypopituitarism and isosexual pseudopuberty. Hum Pathol 15: 285-287

Lamerz R, Fateh-Moghadam A (1975) Carcinofetale Antigene. I. Alpha-Fetoprotein. Klin Wochenschr 53: 147-169

Lamouroux A, Vigny A, Faucon Biguet N, Darmon MC, Franck R, Henry J-P, Mallet J (1987) The primary structure of human dopamine-β-hydroxylase: insights into the relationship between the soluble and the membrane-bound forms of the enzyme. EMBO J 6: 3931-3937

Landolt AM (1975) Ultrastructure of human sella tumors. Correlations of clinical findings and morphology. Acta Neurochir [Suppl] (Wien) 22: 1-167

Landolt AM, Heitz PU (1986) Alpha-subunit-producing pituitary adenomas. Immunocytochemical and ultrastructural studies. Virchows Arch [Pathol Anat] 409: 417-431

Landolt AM, Shibata T, Kleihues P (1987) Growth rate of human pituitary adenomas. J Neurosurg 67: 803-806

Landsberg L (1984) Chromogranin A. N Engl J Med 311: 794-795

Lane D, Koprowski H (1982) Molecular recognition and the future of monoclonal antibodies. Nature 296: 200-202

Lane EB (1982) Monoclonal antibodies provide specific intramolecular markers for the study of epithelial tonofilament organization. J Cell Biol 92: 665-673

Lane JC, Klintworth GK (1983) A study of astrocytes in retinoblastomas using the immunoperoxidase technique and antibodies to glial fibrillary acidic protein. Am J Ophthalmol 95: 197-207

LaRocca PJ, Rheinwald JG (1984) Coexpression of simple epithelial keratins and vimentin by human mesothelium and mesothelioma in vivo and in culture. Cancer Res 44: 2991-2999

Lassmann H, Linington C (1987) Demyelination *in vivo* mediated by a monoclonal antibody specific for a minor myelin glycoprotein. Can J Neurol Sci 13: 376

Lassmann H, Hagn C, Fischer-Colbrie R, Winkler H (1986) Presence of chromogranin A, B and C in bovine endocrine and nervous tissues: a comparative immunohistochemical study. Histochem J 18: 380-386

Lauriola L, Cocchia D, Sentinelli S, Maggiano N, Maira G, Michetti F (1984) Immunohistochemical detection of folliculo-stellate cells in human pituitary adenomas. Virchows Arch [Cell Pathol] 47: 189-197

Lauweryns JM, van Ranst L (1987) Leu-7 immunoreactivity in human, monkey, and pig bronchopulmonary neuroepithelial bodies and neuroendocrine cells. J Histochem Cytochem 35: 687-691

Lauweryns JM, van Ranst L, Lloyd RV, O'Connor DT (1987) Chromogranin in bronchopulmonary neuroendocrine cells. Immunocytochemical detection in human, monkey, and pig respiratory mucosa. J Histochem Cytochem 35: 113-118

Law SW, Dugaiczyk A (1981) Homology between the primary structure of α-fetoprotein, deduced from a complete cDNA sequence, and serum albumin. Nature 291: 201-205

Laws ER, Scheithauer BW, Carpenter S, Randall RV, Abboud CF (1985) The pathogenesis of acromegaly. Clinical and immunocytochemical analysis in 75 patients. J Neurosurg 63: 35-38

Lazarides E (1980) Intermediate filaments as mechanical integrators of cellular space. Nature 283: 249-256

Lazarides E, Balzer DR jr (1978) Specificity of desmin to avian and mammalian muscle cells. Cell 14: 429-438

Leader M, Patel J, Collins M, Kristin H (1987) Synovial sarcomas. True carcinosarcomas? Cancer 59: 2096-2098

LeCharpentier Y, Bellefqih S, Boisnic S, Roy-Camille R (1988) Chordomes. Ann Pathol 1: 25-32

Lee I, Blobel GA, Franke WW, Gould VE (1985) Bronchopulmonary carcinoid coexpressing neuroendocrine markers and cytokeratin. Ultrastruct Pathol 9: 331-336

Lee I, Gould VE, Moll R, Wiedenmann B, Franke WW (1987) Synaptophysin expressed in the bronchopulmonary tract: neuroendocrine cells, neuroepithelial bodies, and neuroendocrine neoplasms. Differentiation 34: 115-125

Lee V, Wu HL, Schlaepfer WW (1982) Monoclonal antibodies recognize individual neurofilament triplet proteins. Proc Natl Acad Sci USA 79: 6089-6092

Lees MB, Brostoff SW (1984) Proteins of myelin. In: Morell P (ed) Myelin, 2nd edn. Plenum, New York, pp 197-224

Leff EL, Brooks JSJ, Trojanowski JQ (1985) Expression of neurofilament and neuronspecific enolase in small cell tumors of skin using immunohistochemistry. Cancer 56: 625-631

Lehto V-P, Stenman S, Miettinen M, Dahl D, Virtanen I (1983a) Expression of a neural type of intermediate filament as a distinguishing feature between oat cell carcinoma and other lung cancers. Am J Pathol 110: 113-118

Lehto V-P, Virtanen I, Miettinen M, Dahl D, Vaheri A (1983b) Neurofilaments in adrenal and extra-adrenal pheochromocytoma. Demonstration using immunofluorescence microscopy. Arch Pathol Lab Med 107: 492-494

Leicht R, Schröder O, Stracke H, Grote E, Schatz H (1983) Immunhistochemischer Hormonnachweis im Tumorgewebe bei 37 Patienten mit Hypophysenadenomen. Therapiewoche 33: 6094-6100

Lennert K (1981) Histopathologie der Non-Hodgkin-Lymphome (nach der Kiel-Klassifikation). Springer, Berlin Heidelberg New York

Leube RE, Kaiser P, Seiter A, Zimbelmann R, Franke WW, Rehm H, Knaus P, Prior P, Betz H, Reinke H, Beyreuther K, Wiedenmann B (1987) Synaptophysin: molecular organization and mRNA expression as determined from cloned cDNA. EMBO J 6: 3261-3268

Levitt LJ, Dawson DM, Rosenthal DS, Moloney WC (1980) CNS involvement in the non-Hodgkin's lymphomas. Cancer 45: 545-552

Levy RM, Bredesen DE, Rosenblum ML (1985) Neurological manifestations of the acquired immunodeficiency syndrome (AIDS): experience at UCSF and review of the literature. J Neurosurg 62: 475-495

Lewis SA, Balcarek JM, Krek V, Shelanski M, Cowan NJ (1984) Sequence of a cDNA clone encoding mouse glial fibrillary acidic protein: Structural conservation of intermediate filaments. Proc Natl Acad Sci USA 81: 2743-2746

Li C-Y, Witzig TE, Phyliky RL, Ziesmer SC, Yam LT (1986) Diagnosis of B-cell non-Hodgkin's lymphoma of the central nervous system by immunocytochemical analysis of cerebrospinal fluid lymphocytes. Cancer 57: 737-744

Liao SK, Clarke BJ, Kwong PC, Brickenden A, Gallie BL, Dent PB (1981) Common neuroectodermal antigens on human melanoma, neuroblastoma, retinoblastoma, glioblastoma and fetal brain revealed by hybridoma antibodies raised against melanoma cells. Eur J Immunol 11: 450-454

Lichtenstein L (1953) Histiocytosis X. Integration of eosinophilic granuloma of bone, „Letterer-Siwe disease", and „Schüller-Christian disease" as related manifestations of a single nosologic entitiy. Arch Pathol 56: 84-102

Liem RKH, Yen S-H, Salomon GD, Shelanski ML (1978) Intermediate filaments in nervous tissues. J Cell Biol 79: 637-645

Liener IE (1958) Inactivation studies on the soybean hemagglutinin. J Biol Chem 233: 401-405

Linington C, Lassmann H (1987) Antibody responses in chronic relapsing experimental allergic encephalomyelitis: correlation of serum demyelinating activity with antibody titer to the myelin/oligodendrocyte glycoprotein (MOG). J Neuroimmunol 17: 61-69

Linington C, Webb M, Woodhams PL (1984) A novel myelin associated glycoprotein defined by a mouse monoclonal antibody. J Neuroimmunol 6: 387-396

Lipinski M, Braham K, Caillaud J-M, Carlu C, Tursz T (1983) HNK-1 antibody detects an antigen expressed on neuroectodermal cells. J Exp Med 158: 1775-1780

Lis H, Sharon N (1973) The biochemistry of plant lectins (phytohemagglutinins). Annu Rev Biochem 42: 541-574

Lisak RP, Abramsky O, Dorfman SH, George J, Manning MC, Pleasure DE, Saida T, Silberberg DH (1979) Antibodies to galactocerebroside bind to oligodendroglia in suspension culture. J Neurol Sci 40: 65-73

Lisak RP, Saida T, Kennedy PGE, Saida K, Silberberg DH, Leibowitz S (1980) EAE, EAN and galactocerebroside sera bind to oligodendrocytes and Schwann cells. J Neurol Sci 48: 287-296

Little M (1979) Identification of a second β chain in pig brain tubulin. FEBS Lett 108: 283-286

Little M, Ludueña RF (1985) Structural differences between brain β_1- and β_2-tubulins: implications for microtubule assembly and colchicine binding. EMBO J 4: 51-56

Liwnicz BH (1982) Mitogenic lectin receptors of nervous system tumors. Study of gliomas, neural crest tumors and meningiomas in vitro using phytohemagglutinin and concanavalin A. J Neuropathol Exp Neurol 41: 281-297

Lloyd RV (1988a) Immunohistochemical localization of catecholamines, catecholamine synthesizing enzymes, and chromogranins in neuroendocrine cells and tumors. In: DeLellis RA (ed) Advances in immunohistochemistry. Raven Press, New York, pp 317-339

Lloyd RV (1988b) Analysis of human pituitary tumors by in situ hybridization. Pathol Res Pract 183: 558-560

Lloyd RV, Wilson BS (1983) Specific endocrine tissue marker defined by a monoclonal antibody. Science 222: 628-630

Lloyd RV, Sisson JC, Marangos PJ (1983) Calcitonin, carcinoembryonic antigen and neuron-specific enolase in medullary thyroid carcinoma. An immunohistochemical study. Cancer 51: 2234-2239

Lloyd RV, Mervak T, Schmidt K, Warner TFCS, Wilson BS (1984) Immunohistochemical detection of chromogranin and neuron-specific enolase in pancreatic endocrine neoplasms. Am J Surg Pathol 8: 607-614

Lloyd RV, Blaivas M, Wilson BS (1985a) Distribution of chromogranin and S100 protein in normal and abnormal adrenal medullary tissues. Arch Pathol Lab Med 109: 633-635

Lloyd RV, Wilson BS, Kovacs K, Ryan N (1985b) Immunohistochemical localization of chromogranin in human hypophyses and pituitary adenomas. Arch Pathol Lab Med 109: 515-517

Lloyd RV, Sisson JC, Shapiro B, Verhofstad AAJ (1986) Immunohistochemical localization of epinephrine, norepinephrine, catecholamine-synthesizing enzymes, and chromogranin in neuroendocrine cells and tumors. Am J Pathol 125: 45-54

Loeffel SC, Gillespie GY, Mirmiran SA, Miller EW, Golden P, Askin FB, Siegal GP (1985) Cellular immunolocalization of S100 protein within fixed tissue sections by monoclonal antibodies. Arch Pathol Lab Med 109: 117-122

Lotan R, Skutelsky E, Danon D, Sharon N (1975) The purification, composition, and specificity of the anti-T lectin from peanut (Arachis hypogaea). J Biol Chem 250: 8518-8523

Lowry OH, Rosebrough NJ, Farr AL, Randall RJ (1951) Protein measurement with the Folin phenol reagent. J Biol Chem 193: 265-275

Ludueña RF, Shooter EM, Wilson L (1977) Structure of the tubulin dimer. J Biol Chem 252: 7006-7014

Ludwin SK, Kosek JC, Eng LF (1976) The topographical distribution of S-100 and GFA proteins in the adult rat brain: an immunohistochemical study using horseradish peroxidase-labeled antibodies. J Comp Neurol 165: 197-208

Lukes RJ, Collins RD (1974) Immunologic characterization of human malignant lymphomas. Cancer 34: 1488-1503

Lundberg JM, Höfkelt T (1983) Coexistence of peptides and classical neurotransmitters. Trends Neurosci 6: 325-333

Lundqvist M, Wilander E (1984) Small intestinal chromaffin cells and carcinoid tumours: a study with silver stains, formalin-induced fluorescence and monoclonal antibodies to serotonin. Histochem J 16: 1247-1256

MacFarlane IA, Beardwell CG, Shalet SM, Darbyshire PJ, Hayward E, Sutton ML (1980) Glycoprotein hormone α subunit secretion by pituitary adenomas: influence of external irradiation. Clin Endocrinol (Oxf) 13: 215-222

Mackay B (1985) Ultrastructural classification of soft tissue neoplasms. Ultrastruct Pathol 9: 179

Maeda Y, Tani E, Nakano M, Matsumoto T (1984) Plasma-cell granuloma of the fourth ventricle. Case report. J Neurosurg 60: 1291-1296

Mahaley MS, Day ED (1965) Immunological studies of human gliomas. J Neurosurg 23: 363-370

Maher P, Molday RS (1979) Differences in the redistribution of concanavalin A and wheat germ agglutinin binding sites on mouse neuroblastoma cells. J Supramol Struct 10: 61-77

Mancardi GL, Mandybur TI (1983) Solitary intracranial plasmacytoma. Cancer 51: 2226-2233

Mancilla-Jimenez R, Tavassoli FA (1976) Solitary meningeal plasmacytoma. Report of a case with electron microscopic and immunohistologic observations. Cancer 38: 798-806

Manivel JC, Jessurun J, Wick MR, Dehner LP (1987) Placental alkaline phosphatase immunoreactivity in testicular germ-cell neoplasms. Am J Surg Pathol 11: 21-29

Mannoji H, Becker LE (1988) Ependymal and choroid plexus tumors. Cytokeratin and GFAP expression. Cancer 61: 1377-1385

Mannoji H, Yeger H, Becker LE (1986) A specific histochemical marker (lectin *Ricinus communis* agglutinin-1) for normal human microglia, and application to routine histopathology. Acta Neuropathol (Berl) 71: 341-343

Marangos PJ, Zomzely-Neurath C, York C (1976) Determination and characterization of neuron specific protein (NSP) associated enolase activity. Biochem Biophys Res Commun 68: 1309-1316

Marangos PJ, Zis AP, Clark RL, Goodwin FK (1978) Neuronal, non-neuronal and hybrid forms of enolase in brain: structural, immunological and functional comparisons. Brain Res 150: 117-133

Marangos PJ, Gazdar AF, Carney DN (1982) Neuron specific enolase in human small cell carcinoma cultures. Cancer Lett 15: 67-71

Marsden HB, Kumar S, Kahn J, Anderton BJ (1983) A study of glial fibrillary acidic protein (GFAP) in childhood brain tumours. Int J Cancer 31: 439-445

Marsh WL, Stevenson DR, Long III HJ (1983) Primary leptomeningeal presentation of T-cell lymphoma. Report of a patient and review of the literature. Cancer 51: 1125-1131

Martenson RE, Deibler GE, Kies MW (1971) Microheterogeneity and species-related differences among myelin basic proteins. In: Rowland LP (ed) Immunological disorders of the nervous system. Williams and Wilkins, Baltimore, pp 76-94

Martin-Achard A, Diserens AC, de Tribolet N, Carrel S (1980) Evaluation of the humoral response of glioma patients to a possible common tumor-associated antigen(s). Int J Cancer 25: 219-224

Martinez AJ, Lee A, Moossy J, Maroon JC (1980) Pituitary adenomas: clinicopathological and immunohistochemical study. Ann Neurol 7: 24-36

Martinez D, Barthe D (1982) Heterogeneous pituitary adenomas. A light microscopic, immunohistochemical and electron microscopic study. Virchows Arch [Pathol Anat] 394: 221-233

Martini R, Schachner M (1986) Immunoelectron microscopic localization of neural cell adhesion molecules (L1, N-CAM, and MAG) and their shared carbohydrate epitope and myelin basic protein in developing sciatic nerve. J Cell Biol 103: 2439-2448

Mascarel A de, Vital C, Rivel J, Deminière C, Trojani M, de Mascarel I, Sakiri S (1982) Lymphomes malins non hodgkiniens primitifs du cerveau. Étude anatomiclinique et immunopathologique de vingt et un cas. Arch Anat Cytol Pathol 30: 166-171

Masopust J, Tomášová H, Kotál (1971) Some physicochemical characteristics of human α_1-fetoprotein. Protides Biol Fluids. Proc Colloqu 18: 37-42

Masuzawa T, Shimabukuro H, Yoshimizu N, Sato F (1981) Ultrastructure of disseminated choroid plexus papilloma. Acta Neuropathol (Berl) 54: 321-324

Mathew RC, Gupta SK, Katayama I, Curtis J, Turk JL (1983a) Macrophage specific antigen is expressed by resting microglia in the CNS but not by Langerhans cells in the skin. J Pathol 141: 435-440

Mathew RC, Katayama I, Gupta SK, Curtis J, Turk JL (1983b) Analysis of cells of the mononuclear phagocyte series in experimental mycobacterial granulomas by monoclonal antibodies. Infect Immun 39: 344-352

Mathews MB, Bernstein RM, Franza BR jr, Garrels JI (1984) Identity of the proliferating cell nuclear antigen and cyclin. Nature 309: 374-376

Matsumoto I, Osawa T (1969) Purification and characterization of an anti-H(O)phytohemagglutinin of Ulex europaeus. Biochim Biophys Acta 194: 180-189

Matsunou H, Shimoda T, Kakimoto S, Yamashita H, Ishikawa E, Mukai M (1985) Histopathologic and immunohistochemical study of malignant tumors of peripheral nerve sheath (malignant schwannoma). Cancer 56: 2269-2279

Matsuoka Y, Kuroki M, Koga Y, Kuriyama H, Mori H, Kosaki G (1982) Immunohistochemical differences among carcinoembryonic antigen in tumor tissues and related antigens in meconium and adult feces. Cancer Res 42: 2012-2018

Matsushima T (1983) Choroid plexus papillomas and human choroid plexus. A light and electron microscopic study. J Neurosurg 59: 1054-1062

Matthew WD, Tsavaler L, Reichardt LF (1981) Identification of a synaptic vesicle-specific membrane protein with a wide distribution in neuronal and neurosecretory tissue. J Cell Biol 91: 257-269

Matthieu JM (1986) The biochemistry of myelin. In: Hommes OR (ed) Multiple sclerosis research in Europe. MTP Press, Lancaster, pp 209-215

Matus A, Mughal S (1975) Immunohistochemical localisation of S-100 protein in brain. Nature 258: 746-748

Mauney M, Sciotto CG (1983) Primary malignant lymphoma of the cauda equina. Am J Surg Pathol 7: 185-190

McComb DJ, Ryan N, Horvath E, Kovacs K (1983) Subclinical adenomas of the human pituitary. New light on old problems. Arch Pathol Lab Med 107: 488-491

McComb DJ, Bayley TA, Horvath E, Kovacs K, Kourides IA (1984) Monomorphous plurihormonal adenoma of the human pituitary. A histologic, immunocytologic and ultrastructural study. Cancer 53: 1538-1544

McComb RD, Bigner DD (1984) The biology of malignant gliomas - a comprehensive survey. Clin Neuropathol 3: 93-106

McComb RD, Bigner DD (1985) Immunolocalization of laminin in neoplasms of the central and peripheral nervous systems. J Neuropathol Exp Neurol 44: 242-253

McComb RD, Jones TR, Pizzo SV, Bigner DD (1982) Localization of factor VIII/ von Willebrand factor and glial fibrillary acidic protein in the hemangioblastoma: implications for stromal cell histogenesis. Acta Neuropathol (Berl) 56: 207-213

McGarry RC, Helfand SL, Quarles RH, Roder JC (1983) Recognition of myelin-associated glycoprotein by the monoclonal antibody HNK-1. Nature 306: 376-377

McNutt MA, Bolen JW, Gown AM, Hammar SP, Vogel AM (1985) Coexpression of intermediate filaments in human epithelial neoplasms. Ultrastruct Pathol 9: 31-43

Mechtersheimer G, Brandt I, Möller P (1986) Differences in marker expression among branched histiocytic cells in T-cell areas of the lymphoreticular system and among their epidermis- and mucosa-associated equivalents. Cell Tissue Res 244: 471-478

Meis JM, Giraldo AA (1988) Chordoma. An immunohistochemical study of 20 cases. Arch Pathol Lab Med 112: 553-556

Meis JM, Ordóñez NG, Bruner JM (1986) Meningiomas. An immunohistochemical study of 50 cases. Arch Pathol Lab Med 110: 934-937

Memoli VA, Brown EF, Gould VE (1984) Glial fibrillary acidic protein (GFAP) immunoreactivity in peripheral nerve sheath tumors. Ultrastruct Pathol 7: 269-275

Meneses ACO, Kepes JJ, Sternberger NH (1982) Astrocytic differentiation of neoplastic oligodendrocytes. J Neuropathol Exp Neurol 41: 368 (abstr)

Mennel HD (1988) Geschwülste des zentralen und peripheren Nervensystems. In: Doerr W, Seifert G (Hrsg) Pathologie des Nervensystems. Springer, Berlin Heidelberg New York (Spezielle pathologische Anatomie, Bd 13/III)

Merchant-Larios H, Mena F (1982) Evidence that extracellular glycoconjugates interact with prolactin granules during exocytosis in lactating rat adenohypophysis. J Ultrastruct Res 80: 53-61

Merkel KHH, Uhl UJ, Hasper M, Wussow W (1983) Primäre Non-Hodgkin-Lymphome des Zentralnervensystems. Eine klinisch-morphologische Studie einschließlich immunhistologischer Untersuchungen. Verh Dtsch Ges Pathol 67: 599

Messmer EP, Font RL, Kirkpatrick JB, Hoepping W (1985) Immunohistochemical demonstration of neuronal and astrocytic differentiation in retinoblastoma. Ophthalmology (Rochester) 92: 167-173

Metz J, Gerstheimer FP, Herbst M (1986) Distribution of synaptophysin immunoreactivity in guinea pig heart. Histochemistry 86: 221-224

Michels S, Swanson PE, Robb JA, Wick MR (1987) Leu-7 in small cell neoplasms. An immunohistochemical study with ultrastructural correlations. Cancer 60: 2958-2964

Michetti F, DeRenzis G, Donato R, Miani N (1976) Brain-specific effect of the S-100 protein on the RNA-polymerase I activity in isolated nuclei. Brain Res 105: 372-375

Michetti F, Dell'Anna E, Tiberio G, Cocchia D (1983) Immunochemical and immunocytochemical study of S-100 protein in rat adipocytes. Brain Res 262: 352-356

Miettinen M (1987) Melanotic schwannoma coexpression of vimentin and glial fibrillary acidic protein. Ultrastruct Pathol 11: 39-46

Miettinen M (1988) Antibody specific to muscle actins in the diagnosis and classification of soft tissue tumors. Am J Pathol 130: 205-215

Miettinen M, Rapola J (1987) Synaptophysin - an immuno-histochemical marker for childhood neuroblastoma. Acta Pathol Microbiol Scand [A] 95: 167-170

Miettinen M, Virtanen I (1984) Synovial sarcoma - a misnomer. Am J Pathol 117: 18-25

Miettinen M, Lehto V-P, Badley RA, Virtanen I (1982) Expression of intermediate filaments in soft-tissue sarcomas. Int J Cancer 30: 541-546

Miettinen M, Lehto V-P, Dahl D, Virtanen I (1983a) Differential diagnosis of chordoma, chondroid, and ependymal tumors as aided by anti-intermediate filament antibodies. Am J Pathol 112: 160-169

Miettinen M, Lehto V-P, Virtanen I (1983b) Expression of intermediate filaments in normal ovaries and ovarian epithelial, sex cord-stromal, and germinal tumors. Int J Gynaecol Pathol 2: 64-71

Miettinen M, Lehto V-P, Virtanen I, Asko-Seljavaara S, Pitkänen J, Dahl D (1983c) Neuroendocrine carcinoma of the skin (Merkel cell carcinoma): ultrastructural and immunohistochemical demonstration of neurofilaments. Ultrastruct Pathol 4: 219-225

Miettinen M, Franssila K, Lehto V-P, Paasivuo R, Virtanen I (1984a) Expression of intermediate filament proteins in thyroid gland and thyroid tumors. Lab Invest 50: 262-270

Miettinen M, Lehto V-P, Virtanen I (1984b) Antibodies to intermediate filament proteins in the diagnosis and classification of human tumors. Ultrastruct Pathol 7: 83-107

Miettinen M, Lehto V-P, Dahl D, Virtanen I (1985a) Varying expression of cytokeratin and neurofilaments in neuroendocrine tumors of human gastrointestinal tract. Lab Invest 52: 429-436

Miettinen M, Lehto V-P, Virtanen I (1985b) Immunofluorescence microscopic evaluation of the intermediate filaments expression of the adrenal cortex and medulla and their tumors. Am J Pathol 118: 360-366

Miettinen M, Virtanen I, Talerman A (1985c) Intermediate filament proteins in human testis and testicular germ-cell tumors. Am J Pathol 120: 402-410

Miettinen M, Clark R, Virtanen I (1986) Intermediate filament proteins in choroid plexus and ependyma and their tumors. Am J Pathol 123: 231-240

Millán JL (1986) Molecular cloning and sequence analysis of human placental alkaline phosphatase. J Biol Chem 261: 3112-3115

Miller DC, Goodman ML, Pilch BZ, Shi SR, Dickersin GR, Halpern H, Norris CM (1984) Mixed olfactory neuroblastoma and carcinoma. A report of two cases. Cancer 54: 2019-2028

Miller SL, Pleasure D, Herlyn M, Atkinson B, Ernst C, Tachovsky TG, Baird L (1984) Production and characterization of monoclonal antibodies to peripheral and central nervous system myelin. J Neurochem 43: 394-400

Mirshahi M, Faure J-P, Brisson P, Falcon J, Guerlotte J, Collin J-P (1984) S-antigen immunoreactivity in retinal rods and cones and pineal photosensitive cells. Biol Cell 52: 195-198
Mirshahi M, Boucheix C, Dhermy P, Haye C, Faure J-P (1986) Expression of the photoreceptor-specific S-antigen in human retinoblastoma. Cancer 57: 1497-1500
Mirsky R, Wendon LMB, Black P, Stolkin C, Bray D (1978) Tetanus toxin: a cell surface marker for neurones in culture. Brain Res 148: 251-259
Mirsky R, Winter J, Abney ER, Pruss RM, Gavrilovic J, Raff MC (1980) Myelin-specific proteins and glycolipids in rat Schwann cells and oligodendrocytes in culture. J Cell Biol 84: 483-494
Mitchell KF, Fuhrer JP, Steplewski Z, Koprowski H (1980) Biochemical characterization of human melanoma cell surfaces: Dissection with monoclonal antibodies. Proc Natl Acad Sci USA 77: 7287-7291
Mitchell KF, Fuhrer JP, Steplewski Z, Koprowski H (1981) Structural characterization of the 'melanoma-specific' antigen detected by monoclonal antibodies 691I5Nu-4-B. Mol Immunol 18: 207-218
Mitsumoto H, Breuer AC, Lederman AJ (1980) Malignant lymphoma of the central nervous system: a case of primary spinal intramedullary involvement. Cancer 46: 1258-1262
Miyachi K, Fritzler MJ, Tan EM (1978) Autoantibody to a nuclear antigen in proliferating cells. J Immunol 121: 2228-2234
Miyayama H, Doellgast GJ, Memoli V, Gandbhir L, Fishman WH (1976) Direct immunoperoxidase staining for regan isoenzyme of alkaline phosphatase in human tumor tissues. Cancer 38: 1237-1246
Mogollon R, Penneys N, Albores-Saavedra J, Nadji M (1984) Malignant schwannoma presenting as a skin mass. Confirmation by the demonstration of myelin basic protein within tumour cells. Cancer 53: 1190-1193
Molenaar WM, Oosterhuis JW, Oosterhuis AM, Ramaekers FCS (1985) Mesenchymal and muscle-specific intermediate filaments (vimentin and desmin) in relation to differentiation in childhood rhabdomyosarcomas. Hum Pathol 16: 838-843
Molin S-O, Rosengren L, Baudier J, Hamberger A, Haglid K (1985) S-100 alpha-like immunoreactivity in tubules of rat kidney. A clue to the function of a "brain-specific" protein. J Histochem Cytochem 33: 367-374
Moll R (1986) Epitheliale Tumormarker. Verh Dtsch Ges Pathol 70: 28-50
Moll R, Franke WW, Schiller DL, Geiger B, Krepler R (1982) The catalog of human cytokeratins: patterns of expression in normal epithelia, tumors and cultured cells. Cell 31: 11-24
Moll R, Krepler R, Franke WW (1983a) Complex cytokeratin polypeptide patterns observed in certain human carcinomas. Differentiation 23: 256-269
Moll R, Levy R, Czernobilsky B, Hohlweg-Majert P, Dallenbach-Hellweg G, Franke WW (1983b) Cytokeratins of normal epithelia and some neoplasms of the female genital tract. Lab Invest 49: 599-610
Moll R, Schweikart G, Czernobilsky B (1985) Desmosomen-assoziierte Vimentin-Filamente als Cytoskelett-Merkmal von Granulosazell-Tumoren des Ovars. Verh Dtsch Ges Pathol 69: 628
Moll R, Cowin P, Kapprell H-P, Franke WW (1986) Desmosomal proteins: new markers for identification and classification of tumors. Lab Invest 5: 4-25
Moll R, Lee I, Gould VE, Berndt R, Roessner A, Franke WW (1987a) Immunocytochemical analysis of Ewing's tumors. Patterns of expression of intermediate filaments and desmosomal proteins indicate cell type heterogeneity and pluripotential differentiation. Am J Pathol 127: 288-304
Moll R, Robine S, Dudouet B, Louvard D (1987b) Villin: a cytoskeletal protein and a differentiation marker expressed in some human adenocarcinomas. Virchows Arch [Cell Pathol] 54: 155-169
Møller M, Ingild A, Bock E (1978) Immunohistochemical demonstration of S-100 protein and GFA protein in interstitial cells of rat pineal gland. Brain Res 140: 1-13
Möller P, Momburg F, Moldenhauer G (1986) Epitheliale Membranmarker. Bestandsaufnahme, eigene monoklonale Antikörper und aktuelle Möglichkeiten der Anwendung in der Histopathologie. Verh Dtsch Ges Pathol 70: 116-126

Molnar ML, Stefansson K, Marton LS, Tripathi RS, Molnar GK (1984) Immunohistochemistry of retinoblastomas in human. Am J Ophthalmol 97: 301-307

Molnar ML, Stefansson K, Molnar GK, Tripathi RC, Marton LS (1985) Species variations in distribution of S-100 in retina. Demonstration with a monoclonal antibody and a polyclonal antiserum. Invest Ophthalmol Vis Sci 26: 283-288

Momoi M, Kennett RH, Glick MC (1980) A surface glycoprotein as a human neuroblastoma antigen detected by monoclonal antibodies. In: Evans AE (ed) Progress in cancer research and therapy. Advances in neuroblastoma research, vol 12. Raven Press, New York, pp 177-181

Monda L, Wick MR (1985) S-100 protein immunostaining in the differential diagnosis of chondroblastoma. Hum Pathol 16: 287-293

Moore BW (1965) A soluble protein characteristic of the nervous system. Biochem Biophys Res Comm 19: 739-744

Moore BW (1988) The S-100 protein. In: Marangos PJ, Campbell IC, Cohen RM (eds) Neuronal and glial proteins. Structure, function, and clinical application. Academic Press, New York London Sydney Tokyo Toronto, pp 137-167

Moore BW, McGregor D (1965) Chromatographic and electrophoretic fractionation of soluble proteins of brain and liver. J Biol Chem 240: 1647-1653

Mori O, Hachisuka H, Sakamoto F, Nomura H, Sasai Y (1988) Immunohistochemical observation of S-100 protein and neuron specific enolase in the tumour cells of granular cell tumour. Acta Histochem (Jena) 83: 33-38

Mørk SJ, Rubinstein LJ, Kepes JJ (1988a) Patterns of epithelial metaplasia in malignant gliomas. I. Papillary formations mimicking medulloepithelioma. J Neuropathol Exp Neurol 47: 93-100

Mørk SJ, Rubinstein LJ, Kepes JJ, Perentes E, Uphoff DF (1988b) Patterns of epithelial metaplasia in malignant gliomas. II. Squamous differentiation of epithelial-like formations in gliosarcomas and glioblastomas. J Neuropathol Exp Neurol 47: 101-118

Morris CS, Hitchcock E (1985) Immunocytochemistry of folliculo-stellate cells of normal and neoplastic human pituitary gland. J Clin Pathol 38: 481-488

Morstyn G, Hsu S-M, Kinsella T, Gratzner H, Russo A, Mitchell JB (1983) Bromodeoxyuridine in tumors and chromosomes detected with a monoclonal antibody. J Clin Invest 72: 1844-1850

Mosca L, Solcia E, Capella C, Buffa R (1980) Pituitary adenomas: surgical versus post mortem findings today. In: Faglia G, Giovanelli MA, MacLeod RM (eds) Pituitary microadenomas. Proceedings of the Serono symposia, vol 29. Academic Press, London New York Sydney Toronto San Francisco, pp 137-142

Moskowitz LB, Hensley GT, Chan JC, Gregorios J, Conley FK (1984) The neuropathology of acquired immune deficiency syndrome. Arch Pathol Lab Med 108: 867-872

Mostofi FK, Sobin LH (1977) Histological typing of testis tumours. In: International histological classification of tumours, no 16. WHO, Geneva

Motoi M, Yoshino T, Hayashi K, Nose S, Horie Y, Ogawa K (1985) Immunohistochemical studies on human brain tumors using anti-Leu 7 monoclonal antibody in paraffin-embedded specimens. Acta Neuropathol (Berl) 66: 75-77

Mueller H, Franke WW (1983) Biochemical and immunological characterization of desmoplakins I and II, the maior polypeptides of the desmosomal plaque. J Mol Biol 163: 647-671

Müller W, Klein PJ (1979) Über die Anwendung neuerer histochemischer Methoden zur näheren Charakterisierung von Kohlehydraten in der Neuropathologie. Curr Top Neuropathol 6: 31-34

Müller W, Klein PJ, Newman RA, Uhlenbruck G (1980) Histochemical methods for further characterization of the tumourettes of the posterior lobe of the pituitary. Acta Neuropathol (Berl) 49: 101-103

Mukai K (1983) Pituitary adenomas. Immunocytochemical study of 150 tumors with clinicopathologic correlation. Cancer 52: 648-653

Mukai M (1983) Immunohistochemical localization of S-100 protein and peripheral nerve myelin proteins (P2 protein, PO protein) in granular cell tumors. Am J Pathol 112: 139-146

Mukai M, Torikata C, Iri H, Morikawa Y, Shimizu K, Shimoda T, Nukina N, Ihara Y, Kageyama K (1986) Expression of neurofilament triplet proteins in human neural tumors. An immunohistochemical study of paraganglioma, ganglioneuroma, ganglioneuroblastoma, and neuroblastoma. Am J Pathol 122: 28-35

Muralt B de, Tribolet N de, Diserens AC, Carrel S, Mach JP (1983) Reactivity of antiglioma monoclonal antibodies for a large panel of cultured gliomas and other neuroectoderm-derived tumors. Anticancer Res 3: 1-6

Muralt B de, de Tribolet N, Diserens AC, Stavrou D, Mach JP, Carrel S (1985) Phenotyping of 60 cultured human gliomas and 34 other neuroectodermal tumors by means of monoclonal antibodies against glioma, melanoma and HLA-DR antigens. Eur J Cancer Clin Oncol 21: 207-216

Murphy DB, Borisy GG (1975) Association of high-molecular-weight proteins with microtubules and their role in microtubule assembly in vitro. Proc Natl Acad Sci USA 72: 2696-2700

Naganuma H, Inoue HK, Nakamura M, Koizumi H (1985) Localization of carcinoembryonic antigen in mature intracranial teratomas. J Neurosurg 62: 870-873

Nagashima T, DeArmond SJ, Murovic J, Hoshino T (1985) Immunocytochemical demonstration of S-phase cells by anti-bromodeoxyuridine monoclonal antibody in human brain tumor tissues. Acta Neuropathol (Berl) 67: 155-159

Nagle RB, McDaniel KM, Clark VA, Payne CM (1983) The use of antikeratin antibodies in the diagnosis of human neoplasms. Am J Clin Pathol 79: 458-466

Nagle RB, Payne CM, Clark VA (1986) Comparison of the usefulness of histochemistry and ultrastructural cytochemistry in the identification of neuroendocrine neoplasms. Am J Clin Pathol 85: 289-296

Nakagawa Y, Perentes E, Rubinstein LJ (1986) Immunohistochemical characterization of oligodendrogliomas: an analysis of multiple markers. Acta Neuropathol (Berl) 72: 15-22

Nakagawa Y, Perentes E, Rubinstein LJ (1987) Non-specifity of anti-carbonic anhydrase C antibody as a marker in human neurooncology. J Neuropathol Exp Neurol 46: 451-460

Nakajima T, Yamaguchi H, Takahashi K (1980) S100 protein in folliculostellate cells of the rat pituitary anterior lobe. Brain Res 191: 523-531

Nakajima T, Watanabe S, Sato Y, Kameya T, Hirota T, Shimosato Y (1982) An immunoperoxidase study of S-100 protein distribution in normal and neoplastic tissues. Am J Surg Pathol 6: 715-727

Nakajima T, Kameya T, Tsumuraya M, Shimosato Y, Kato K (1984) Enolase distribution in human brain tumors, retinoblastomas and pituitary adenomas. Brain Res 308: 215-222

Nakamura M, Inoue HK, Ono N, Kunimine H, Tamada J (1987) Analysis of hemangiopericytic meningiomas by immunohistochemistry, electron microscopy and cell culture. J Neuropathol Exp Neurol 46: 57-71

Nakamura Y, Becker LE, Marks A (1983a) Distribution of immunoreactive S-100 protein in pediatric brain tumors. J Neuropathol Exp Neurol 42: 136-145

Nakamura Y, Becker LE, Marks A (1983b) S100 protein in human chordoma and human and rabbit notochord. Arch Pathol Lab Med 107: 118-120

Nakamura Y, Sato T, Nishimura G, Tanimura A, Takahashi Y, Hachisuka H, Masaike K, Yanai T, Hashimoto H (1985) Malignant teratoma in the brain. An immunohistochemical study. Cancer 55: 103-107

Nakane PK (1968) Simultaneous localization of multiple tissue antigens using the peroxidase-labeled antibody method: a study on pituitary glands of the rat. J Histochem Cytochem 16: 557-560

Nakashima N, Goto K, Tsukidate K, Sobue M, Toida M, Takeuchi J (1983) Choroid plexus papilloma. Light and electron microscopic study. Virchows Arch [Pathol Anat] 400: 201-211

Nakazato Y, Ishizeki J, Takahashi K, Yamaguchi H (1982a) Immunohistochemical localization of S-100 protein in granular cell myoblastoma. Cancer 49: 1624-1628

Nakazato Y, Ishizeki J, Takahashi K, Yamaguchi H, Kamei T, Mori T (1982b) Localization of S-100 protein and glial fibrillary acidic protein-related antigen in pleomorphic adenoma of the salivary glands. Lab Invest 46: 621-626

Nakazato Y, Ishida Y, Takahashi K, Suzuki K (1985) Immunohistochemical distribution of S-100 protein and glial fibrillary acidic protein in normal and neoplastic salivary glands. Virchows Arch [Pathol Anat] 405: 299-310

Napolitano L, Kyle R, Fischer ER (1963) Ultrastructure of meningiomas and the derivation and nature of their cellular components. Cancer 17: 233-241

Nash SV, Said JW (1986) Gastroenteropancreatic neuroendocrine tumors. A histochemcial and immunohistochemical study of epithelial (keratin proteins, carcinoembryonic antigen) and neuroendocrine (neuron-specific enolase, bombesin and chromogranin) markers in foregut, midgut, and hindgut tumors. Am J Clin Pathol 86: 415-422

Nathrath WBJ, Remberger K (1986) Immunohistochemical study of granular cell tumours. Demonstration of neurone specific enolase, S 100 protein, laminin and alpha-1-antichymotrypsin. Virchows Arch [Pathol Anat] 408: 421-434

National Cancer Institute sponsored study of classifications of non-Hodgkin's lymphomas. Summary and description of a working formulation for clinical usage. The non-Hodgkin's lymphoma pathologic classification project (1982) Cancer 49: 2112-2135

Navone F, Greengard P, DeCamilli P (1984) Synapsin I in nerve terminals: selective association with small synaptic vesicles. Science 226: 1209-1211

Navone F, Jahn R, DiGioia G, Stukenbrok H, Greengard P, DeCamilli P (1986) Protein p38: an integral membrane protein specific for small vesicles of neurons and neuroendocrine cells. J Cell Biol 103: 2511-2527

Nayak NC, Mital I (1977) The dynamics of α-fetoprotein and albumin synthesis in human and rat liver during normal ontogeny. Am J Pathol 86: 359-374

Nayak NC, Das PK, Bhuyan UN, Mittal A (1974) Localization of α-fetoprotein in human and rat livers. An immunohistochemical method using horseradish peroxidase. J Histochem Cytochem 22: 414-418

Nemeth J, Galian A, Mikol J, Cochand-Priollet B, Wassef M, Lavergne A (1987) Neuron-specific enolase and malignant lymphomas (23 cases). Virchows Arch [Pathol Anat] 412: 89-93

Nesland JM, Holm R, Johannessen JV, Gould VE (1986) Neurone specific enolase immunostaining in the diagnosis of breast carcinomas with neuroendocrine differentiation. Its usefulness and limitations. J Pathol 148: 35-43

Netzelof C, Basset F, Rousseau MF (1973) Histiocytosis X. Histogenetic arguments for a Langerhans cell origin. Biomedicine 18: 365-371

Neumaier M, Fenger U, Wagener C (1985) Monoclonal antibodies for carcinoembryonic antigen (CEA) as a model system: identification of two novel CEA-related antigens in meconium and colorectal carcinoma tissue by western blots and differential immunoaffinity chromatography. J Immunol 135: 3604-3609

Neumann PE, Horoupian DS, Goldman JE, Hess MA (1984) Cytoplasmic filaments of Crooke's hyaline change belong to the cytokeratin class. An immunocytochemical and ultrastructural study. Am J Pathol 116: 214-222

Neumann PE, Goldman JE, Horoupian DS, Hess MA (1985) Fibrous bodies in growth hormone-secreting adenomas contain cytokeratin filaments. Arch Pathol Lab Med 109: 505-508

Ng HK, Tse CCH, Lo STH (1987) Meningiomas and arachnoid cells: an immunohistochemical study of epithelial markers. Pathology 19: 253-257

Nicolson GL (1974) The interaction of lectins with animal surfaces. Int Rev Cytol 39: 89-190

Nieuwenhuijzen Kruseman AC, Bots GTAM, Roelfsema F, Frölich M, van Dulken H (1983) Immunocytochemical growth hormone and prolactin in pituitary adenomas causing acromegaly and their relationship to basal serum hormone levels and the growth response to thyrotrophin releasing hormone. Clin Endocrinol (Oxf) 19: 1-8

Nishi S (1970) Isolation and characterization of a human fetal α-globulin from the sera of fetuses and a hepatoma patient. Cancer Res 30: 2507-2513

Nishizawa M, Tanaka M, Inuzuka T, Tanaka K, Baba H, Miyatani N, Sato S, Miyatake T (1986) Production and characterization of monoclonal antibodies against myelin-associated glycoprotein. J Neurochem 47: 1893-1900

Nobile-Orazio E, Hays AP, Latov N, Perman G, Golier J, Shy ME, Freddo L (1984) Specifity of mouse and human monoclonal antibodies to myelin-associated glycoprotein. Neurology (NY) 34: 1336-1342

Nochomovitz LE, Rosai J (1978) Current concepts on the histogenesis, pathology, and immunochemistry of germ cell tumors of the testis. Pathol Ann 13: 327-362

Nolan JA, Trojanowski JQ, Hogue-Angeletti R (1985) Neurons and neuroendocrine cells contain chromogranin: detection of the molecule in normal bovine tissues by immunochemical and immunohistochemical methods. J Histochem Cytochem 33: 791-798

Norenberg MD, Martinez-Hernandez A (1979) Fine structural localization of glutamine synthetase in astrocytes of rat brain. Brain Res 161: 303-310

Nørgaard-Pedersen B, Albrechtsen R, Teilum G (1975) Serum alpha-foetoprotein as a marker for endodermal sinus tumour (yolk sac tumour) or a vitelline component of 'teratocarcinoma'. Acta Pathol Microbiol Scand [A] 83: 573-589

Nørgaard-Pedersen B, Lindholm J, Albrechtsen R, Arends J, Diemer NH, Riishede J (1978) Alpha-fetoprotein and human chorionic gonadotropin in a patient with a primary intracranial germ cell tumor. Cancer 41: 2315-2320

Noronha AB, Harper JR, Ilyas AA, Reisfeld RA, Quarles RH (1986) Myelin-associated glycoprotein shares an antigenic determinant with a glycoprotein of human melanoma cells. J Neurochem 47: 1558-1565

Norton WT, Cammer W (1984) Isolation and characterization of myelin. In Morrel P (ed) Myelin. 2nd edn. Plenum Press, New York, pp 147-195

Norton WT, Poduslo SE (1973) Myelination in rat brain: method of myelin isolation. J Neurochem 21: 749-757

Nussbaum JL, Delaunoy JP, Mandel P (1977) Some immunochemical characteristics of W1 and W2 Wolfgram proteins isolated from rat brain myelin. J Neurochem 28: 183-191

O'Connor DT, Burton D, Deftos LJ (1983) Chromogranin A: immunohistology reveals its universal occurrence in normal polypeptide hormone producing endocrine glands. Life Sci 33: 1657-1663

Oehmichen M (1980) Enzyme-histochemical differentiation of neuroglia and microglia: a contribution to the cytogenesis of microglia and globoid cells. Pathol Res Pract 168: 344-373

Oehmichen M (1982) Are resting and/or reactive microglia macrophages? Immunobiology 161: 246-254

Okajima K, Honda I, Kitagawa T (1988) Immunohistochemical distribution of S-100 protein in tumors and tumor-like lesions of bone and cartilage. Cancer 61: 792-799

Okeda R, Song S-J, Nakajima T, Matsutani M (1984) Pineocytoma. Observation of an autopsy case by electron microscopy and cell markers. Acta Pathol Jpn 34: 911-918

Olivier L, Vila-Porcile E, Dubois MP, Racadot J, Peillon F (1980) Histological and cytological aspects of pituitary adenomas in Cushing's disease. In: Derome PJ, Jedynak CP, Peillon F (eds) Pituitary adenomas. Biology, physiopathology and treatment. Asclepios, Paris, pp 19-32

Ortonne J-P, Verrando P, Pautrat G, Darmon M (1987) Lamellar cells of sensory receptors and perineural cells of nerve endings of pig skin contain cytokeratins. Virchows Arch [Pathol Anat] 410: 547-552

Osborn M, Weber K (1983) Tumor diagnosis by intermediate filament typing: a novel tool for surgical pathology. Lab Invest 48: 372-394

Osborn M, Franke WW, Weber K (1980) Direct demonstration of the presence of two immunologically distinct intermediate-sized filament systems in the same cell by double immunofluorescence microscopy. Exp Cell Res 125: 37-46

Osborn M, Ludwig-Festl M, Weber K, Bignami A, Dahl D, Bayreuther K (1981) Expression of glial and vimentin type intermediate filaments in cultures derived from human glial material. Differentiation 19: 161-167

Osborn M, Altmannsberger M, Shaw G, Schauer A, Weber K (1982a) Various sympathetic derived human tumors differ in neurofilament expression. Use in diagnosis of neuroblastoma, ganglioneuroblastoma and pheochromocytoma. Virchows Arch [Cell Pathol] 40: 141-156

Osborn M, Geisler N, Shaw G, Sharp G, Weber K (1982b) Intermediate filaments. Cold Spring Harbor Symp Quant Biol 46: 413-429

Osborn M, Debus E, Weber K (1984) Monoclonal antibodies specific for vimentin. Eur J Cell Biol 34: 137-143

Osborn M, Dirk T, Käser K, Weber K, Altmannsberger M (1986a) Immunohistochemical localization of neurofilaments and neuron-specific enolase in 29 cases of neuroblastoma. Am J Pathol 122: 433-442

Osborn M, van Lessen G, Weber K, Klöppel G, Altmannsberger M (1986b) Differential diagnosis of gastrointestinal carcinomas by using monoclonal antibodies specific for individual keratin polypeptides. Lab Invest 55: 497-504

Osborne JC, Rosen SW, Nilsson B, Calvert I, Bohn H (1982) Physicochemical studies of pregnancy-specific β_1-glycoprotein: unusual ultracentrifugal and circular dichroic properties. Biochemistry 21: 5523-5528

Oskam R, Rijksen G, Lips CJM, Staal GEJ (1985) Enolase isozymes in differentiated and undifferentiated medullary thyroid carcinomas. Cancer 55: 394-399

Otto HF, Berndt R, Schwechheimer K, Möller P (1987) Mesenchymal tumor markers: special proteins and enzymes. In: Seifert G (ed) Morphological tumor markers. General aspects and diagnostic relevance. Springer, Berlin Heidelberg New York, pp 179-205 (Curr Top Pathol, vol 77)

Overbeck J von, Stähli C, Gudat F, Carmann H, Lautenschlager C, Dürrmüller U, Takacs B, Miggiano V, Staehelin T, Heitz PU (1985) Immunohistochemical characterization of an anti-epithelial monoclonal antibody (mab lu-5). Virchows Arch [Pathol Anat] 407: 1-12

Packer RJ, Sutton LN, Rorke LB, Rosenstock JG, Zimmerman RA, Littman P, Bilaniuk LT, Bruce DA, Schut L (1984) Intracranial embryonal cell carcinoma. Cancer 54: 520-524

Påhlman S, Esscher T, Nilsson K (1986) Expression of γ-subunit of enolase, neuron-specific enolase, in human non-neuroendocrine tumors and derived cell lines. Lab Invest 54: 554-560

Paiva J, Damjanov I, Lange PH, Harris H (1983) Immunohistochemical localization of placental-like alkaline phosphatase in testis and germ-cell tumors using monoclonal antibodies. Am J Pathol 111: 156-165

Palmer PE, Safaii H, Wolfe HJ (1976) Alpha$_1$-antitrypsin and alpha-fetoprotein. Protein markers in endodermal sinus (yolk sac) tumors. Am J Clin Pathol 65: 575-582

Pasquier B, Lachard A, Pasquier D, Couderc P, Delpech B, Courel M-N (1983a) Proteine gliofibrillaire acide (GFA) et tumeurs nerveuses centrales. Étude immunohistochimique d'une série de 207 cas. 1re partie: Astrocytomes. Glioblastomes. Ependymomes. Papillomes des plexus choroïdes. Ann Pathol 3: 127-135

Pasquier B, Lachard A, Pasquier D, Couderc P, Delpech B, Courel M-N (1983b) Protéine gliofibrillaire acide (GFA) et tumeurs nerveuses centrales. Étude immunohistochimique d'une série de 207 cas. IIe partie: Médulloblastomes. Hémangioblastomes. Autres tumeurs. Discussion. Ann Pathol 3: 203-211

Pattillo RA, Gey GO, Delfs E, Huang WY, Hause L, Garancis J, Knoth M, Amatruda J, Bertino J, Friesen HG, Mattingly RF (1971) The hormone-synthesizing trophoblastic cell in vitro: a model for cancer research and placental hormone synthesis. Ann NY Acad Sci 172: 288-298

Pearse AGE (1950) Differential stain for the human and animal anterior hypophysis. Stain Technol 25: 95-102

Peckham NH, O'Boynick PL, Meneses A, Kepes JJ (1982) Hypertrophic mononeuropathy. A report of two cases and review of the literature. Arch Pathol Lab Med 106: 534-537

Pedersen KO (1944) Fetuin, a new globulin isolated from serum. Nature 154: 575

Peña CE, Horvat BL, Fisher ER (1970) The ultrastructure of chordoma. Am J Clin Pathol 53: 544-551

Penneys NS, Adachi K, Ziegels-Weissman J, Nadji M (1983) Granular cell tumors of the skin contain myelin basic protein. Arch Pathol Lab Med 107: 302-303

Penneys NS, Mogollon R, Kowalczyk A, Nadji M, Adachi K (1984) A survey of cutaneous neural lesions for the presence of myelin basic protein. An immunohistochemical study. Arch Dermatol 120: 210-213

Perentes E, Rubinstein LJ (1985) Immunohistochemical recognition of human nerve sheath tumors by anti-Leu 7 (HNK-1) monoclonal antibody. Acta Neuropathol (Berl) 68: 319-324

Perentes E, Rubinstein LJ (1986) Immunohistochemical recognition of human neuroepithelial tumors by anti-Leu 7 (HNK-1) monoclonal antibody. Acta Neuropathol (Berl) 69: 227-233

Perentes E, Rubinstein LJ (1987) Recent applications of immunoperoxidase histochemistry in human neuro-oncology. An update. Arch Pathol Lab Med 111: 796-812

Perentes E, Rubinstein LJ, Herman MM, Donoso LA (1986) S-antigen immunoreactivity in human pineal glands and pineal parenchymal tumors. A monoclonal antibody study. Acta Neuropathol (Berl) 71: 224-227

Perentes E, Herbort CP, Rubinstein LJ, Herman MM, Uffer S, Donoso LA, Collins VP (1987) Immunohistochemical characterization of human retinoblastomas in situ with multiple markers. Am J Ophthalmol 103: 647-658

Pesce C, Tobia F, Scott T (1985) Microglia in teratomas. Acta Neuropathol (Berl) 67: 332-336

Pfeiffer SE, Kornblith PL, Cares HL, Seals J, Levine L (1972) S-100 protein in human acoustic neurinomas. Brain Res 41: 187-193

Pfeiffer SE, Sundarraj N, Dawson G, Kornblith PL (1979) Human acoustic neurinomas: nervous system specific biochemical parameters. Acta Neuropathol (Berl) 47: 27-31

Pfreundschuh M, Shiku H, Takahashi T, Ueda R, Ransohoff J, Oettgen HF, Old LJ (1978) Serological analysis of cell surface antigens of malignant human brain tumors. Proc Natl Acad Sci USA 75: 5122-5126

Piguet V, Diserens A-C, Carrel S, Mach J-P, de Tribolet N (1985) The immunobiology of human gliomas. Springer Semin Immunopathol 8: 111-125

Pilkington GJ, Lantos PL (1982) The role of glutamine synthetase in the diagnosis of cerebral tumours. Neuropathol Appl Neurobiol 8: 227-236

Pinkus GS, Kurtin PJ (1985) Epithelial membrane antigen - A diagnostic discriminant in surgical pathology: immunohistochemical profile in epithelial, mesenchymal, and hematopoietic neoplasms using paraffin sections and monoclonal antibodies. Hum Pathol 16: 929-940

Pinkus GS, Etheridge CL, O'Connor EM (1986) Are keratin proteins a better tumor marker than epithelial membrane antigen? A comparative immunohistochemical study of various paraffin-embedded neoplasms using monoclonal and polyclonal antibodies. Am J Clin Pathol 85: 269-277

Pitz S, Moll R, Störkel S, Thoenes W (1987) Expression of intermediate filament proteins in subtypes of renal cell carcinomas and in renal oncocytomas. Distinction of two classes of renal cell tumors. Lab Invest 56: 642-653

Plioplys AV, Thibault J, Hawkes R (1985) Selective staining of a subset of Purkinje cells in the human cerebellum with monoclonal antibody mab Q113. J Neurol Sci 70: 245-256

Plow EF, Edgington TS (1975) Isolation and characterization of a homogenous isomeric species of carcinoembryonic antigen: CEA-S. Int J Cancer 15: 748-761

Polak JM, van Noorden S (1983) Immunocytochemistry. Practical applications in pathology and biology. Wright PSG, Bristol London Boston

Poltorak M, Sadoul R, Keilhauer G, Landa C, Fahrig T, Schachner M (1987) Myelin-associated glycoprotein, a member of the L2/HNK-1 family of neural cell adhesion molecules, is involved in neuron-oligodendrocyte and oligodendrocyte-oligodendrocyte interaction. J Cell Biol 105: 1893-1899

Popoff NA, Malinin TI, Rosomoff HL (1974) Fine structure of intracranial hemangiopericytoma and angiomatous meningioma. Cancer 34: 1187-1197

Pritchard DG, Todd CW (1976) Purification of carcinoembryonic antigen by removal of contaminating mucopolysaccharides. Cancer Res 36: 4699-4701

Pruss RM, Mirsky R, Raff MC, Thorpe R, Dowding AJ, Anderton BH (1981) All classes of intermediate filaments share a common antigenetic determinant defined by a monoclonal antibody. Cell 27: 419-428

Pukel CS, Lloyd KO, Travassos LR, Dippold WG, Oettgen HF, Old LJ (1982) GD3, a prominent ganglioside of human melanoma: detection and characterization by mouse monoclonal antibody. J Exp Med 155: 1133-1147

Purtilo DT, Yunis EJ (1971) α-Fetoprotein. Its immunofluorescent localization in human fetal liver and hepatoma. Lab Invest 25: 291-294

Quarles RH, Everly JL, Brady RO (1973) Evidence for the close association of a glycoprotein with myelin in rat brain. J Neurochem 21: 1777-1791

Quinlan RA, Franke WW (1983) Molecular interactions in intermediate-sized filaments revealed by chemical cross-linking. Heteropolymers of vimentin and glial filament protein in cultured human glioma cells. Eur J Biochem 132: 477-484

Quinlan RA, Schiller DL, Hatzfeld M, Achtstätter T, Moll R, Jorcano JL, Magin TM, Franke WW (1985) Patterns of expression and organization of cytokeratin intermediate filaments. Ann NY Acad Sci 455: 282-306

Raff MC, Mirsky R, Fields KL, Lisak RP, Dorfman SH, Silberberg DH, Gregson NA, Leibowitz S, Kennedy MC (1978) Galactocerebroside is a specific cell surface antigen marker for oligodendrocytes in culture. Nature 264: 813-816

Raff MC, Fields KL, Hakamori S-I, Mirsky R, Pruss RM, Winter J (1979) Cell-type-specific markers for distinguishing and studying neurons and the major classes of glial cells in culture. Brain Res 174: 283-308

Raff MC, Miller RH, Noble M (1983) A glial progenitor cell that develops in vitro into an astrocyte or an oligodendrocyte depending on culture medium. Nature 303: 390-396

Raju GC, O'Reilly AP (1987) Immunohistochemical study of granular cell tumour. Pathology 19: 402-406

Ramaekers F, Puts J, Kant A, Moesker O, Jap P, Vooijs P (1982) Differential diagnosis of human carcinomas, sarcomas and their metastases using antibodies to intermediate-sized filaments. Eur J Cancer Clin Oncol 18: 1251-1257

Ramaekers FCS, Puts JJG, Moesker O, Kant A, Huysmans A, Haag D, Jap PHK, Herman CJ, Vooijs GP (1983 a) Antibodies to intermediate filament proteins in the immunohistochemical identification of human tumours: an overview. Histochem J 15: 691-713

Ramaekers FCS, Puts JJG, Moesker O, Kant A, Vooijs GP, Jap PHK (1983 b) Intermediate filaments in malignant melanomas. Identification and use as marker in surgical pathology. J Clin Invest 71: 635-643

Ramaekers F, Feitz W, Moesker O, Schaart G, Herman C, Debruyne F, Vooijs P (1985) Antibodies to cytokeratin and vimentin in testicular tumour diagnosis. Virchows Arch [Pathol Anat] 408: 127-142

Ranscht B, Clapshaw PA, Price J, Noble M, Seifert W (1982) Development of oligodendrocytes and Schwann cells studied with a monoclonal antibody against galactocerebroside. Proc Natl Acad Sci USA 79: 2709-2713

Rappaport H (1966) Tumors of the hematopoietic system. In: Atlas of tumor pathology, Sect III, Fasc 8. Armed Forces Institute of Pathology, Washington DC

Reddick RL, Fauci AS, Valsamis MP, Mann RB (1978) Immunoblastic sarcoma of the central nervous system in a patient with lymphomatoid granulomatosis. Cancer 42: 652-659

Rehm H, Wiedenmann B, Betz H (1986) Molecular characterization of synaptophysin, a major calcium-binding protein of the synaptic vesicle membrane. EMBO J 5: 535-541

Reichert CM, O'Leary TJ, Levens DL, Simrell CR, Macher AM (1983) Autopsy pathology in the acquired immune deficiency syndrome. Am J Pathol 112: 357-382

Reifenberger G, Szymàs J, Wechsler W (1987) Differential expression of glial- and neuronal associated antigens in human brain tumors of the central and peripheral nervous system. Acta Neuropathol (Berl) 74: 105-123

Reuter AM, Schoonbrood J, Franchimont P (1976) Specific radioimmunoassay of HCG and its alpha and beta subunits. Methods and results. In: Franchimont P (ed) Cancer related antigens. Excerpta Medica, Amsterdam, pp 237-250

Reynolds PC, Smith GR (1982) A sensitive immunoassay for human neuroblastoma cells. In: Mitchell MS, Oettgen HF (eds) Hybridomas in cancer diagnosis and treatment. Raven Press, New York, pp 235-240

Reznik M, Melon J, Lambricht M, Kaschten B, Beckers A (1987) Tumeur neuroendocrine de la cavité nasale (esthésioneuroblastome). A propos d'un cas avec syndrome de Cushing paranéoplasique. Ann Pathol 7: 137-142

Rider CC, Taylor CB (1974) Enolase isoenzymes in rat tissues. Electrophoretic, chromatographic, immunological und kinetic properties. Biochim Biophys Acta 365: 285-300

Rider CC, Taylor CB (1975 a) Enolase isoenzymes. II. Hybridization studies, developmental and phylogenetic aspects. Biochim Biophys Acta 405: 175-187

Rider CC, Taylor CB (1975 b) Evidence for a new form of enolase in rat brain. Biochem Biophys Res Commun 66: 814-820

Ridgway EC, Klibanski A, Ladenson PW, Clemmons D, Beitins IZ, McArthur JW, Martorana MA, Zervas NT (1981) Pure alpha-secreting pituitary adenomas. N Engl J Med 304: 1254-1259

Ridgway EC, Kieffer JD, Ross DS, Downing M, Mover H, Chin WW (1983) Mouse pituitary tumor line secreting only the α-subunit of the glycoprotein hormones: development from a thyrotropic tumor. Endocrinology 113: 1587-1591

Rindi G, Buffa R, Sessa F, Tortora O, Solcia E (1986) Chromogranin A, B and C immunoreactivities of mammalian endocrine cells. Distribution, distinction from costored hormones/prohormones and relationship with the argyrophil component of secretoy granules. Histochemistry 85: 19-28

Rinehart JF, Farquhar MG (1953) Electron-microscopic studies of the anterior pituitary gland. J Histochem Cytochem 1: 93-98

Robbins BA, DeLaVega D, Ogata K, Tan EM, Nakamura RM (1987) Immunohistochemical detection of proliferating cell nuclear antigen in solid human malignancies. Arch Pathol Lab Med 111: 841-845

Robert F, Pelletier G, Hardy J (1978) Pituitary adenomas in Cushing's disease. A histologic, ultrastructural, and immunocytochemical study. Arch Pathol Lab Med 102: 448-455

Rode J, Dhillon AP (1984) Neurone specific enolase and S 100 protein as possible prognostic indicators in melanoma. Histopathology 8: 1041-1052

Rode J, Dhillon AP, Papadaki L (1982) Immunohistochemical staining of granular cell tumour for neurone specific enolase: evidence in support of a neural origin. Diagn Histopathol 5: 205-211

Rode J, Dhillon AP, Doran JF, Jackson P, Thompson RJ (1985) PGP 9.5, a new marker for human neuroendocrine tumours. Histopathology 9: 147-158

Rodrigues MM, Wiggert B, Shields J, Donoso L, Bardenstein D, Katz N, Friendly D, Chader G (1987) Retinoblastoma. Immunohistochemistry and cell differentiation. Ophthalmology 94: 378-387

Roessmann U, Velasco ME, Gambetti P, Autilio-Gambetti L (1983 a) Neuronal and astrocytic differentiation in human neuroepithelial neoplasms. An immunohistochemical study. J Neuropathol Exp Neurol 42: 113-121

Roessmann U, Velasco ME, Gambetti P, Autilio-Gambetti L (1983 b) Vimentin intermediate filaments are increased in human neoplastic astrocytes. J Neuropathol Exp Neurol 42: 309

Rogers GT (1976) Heterogeneity of carcinoembryonic antigen. Implications on its role as a tumour marker substance. Biochim Biophys Acta 458: 355-373

Roggendorf W, Schuster T, Peifer J (1987) Proliferative potential of meningiomas determined with the monoclonal antibody Ki-67. Acta Neuropathol (Berl) 73: 361-364

Roggendorf W, Schuster T, Peiffer J (1988) Charakterisierung des unterschiedlichen Wachstums der Meningeome mit dem Proliferationsmarker Ki-67. In: Bamberg M, Sack H (Hrsg) Therapie primärer Hirntumoren. Zuckschwerdt, München Bern Wien San Francisco, S 22-26

Roholl PJM, DeJong ASH, Ramaekers FCS (1985) Application of markers in the diagnosis of soft tissue tumours. Histopathology 9: 1019-1035

Rohrer H, Acheson AL, Thibault J, Thoenen H (1986) Developmental potential of quail dorsal root ganglion cells analyzed *in vitro* and *in vivo*. J Neurosci 6: 2616-2624

Roots BI (1981) Comparative studies on glial markers. J Exp Biol 95: 167-180

Rorke LB (1983) The cerebellar medulloblastoma and its relationship to primitive neuroectodermal tumors. J Neuropathol Exp Neurol 42: 1-15

Rosa P, Zanini A (1981) Characterization of adenohypophysial polypeptides by two-dimensional gel electrophoresis. II. Sulfated and glycosylated polypeptides. Mol Cell Endocrinol 24: 181-193

Rosa P, Zanini A (1983) Purification of a sulfated secretory protein from the adenohypophysis. Immunochemical evidence that similar macromolecules are present in other glands. Eur J Cell Biol 31: 94-98

Rosa P, Fumagalli G, Zanini A, Huttner WB (1985 a) The major tyrosine-sulfated protein of the bovine anterior pituitary is a secretory protein present in gonadotrophs, thyrotrophs, mammotrophs and corticotrophs. J Cell Biol 100: 829-837

Rosa P, Hille A, Lee RWH, Zanini A, DeCamilli P, Huttner WB (1985 b) Secretogranins I and II: two tyrosine-sulfated secretory proteins common to a variety of cells secreting peptides by the regulated pathway. J Cell Biol 101: 1999-2011

Rosen SW, Gail MH, Tormey DC (1982) Use of circulating pregnancy-specific β1 glycoprotein as a marker in carcinoma of the breast. J Natl Cancer Inst 69: 1067-1071

Ross DS, Kieffer JD, Shupnik MA, Ridgway EC (1985) Pure α-subunit producing tumor derived from a thyrotropic tumor: impaired regulation of α-subunit and its mRNA by thyroid hormone. Mol Cell Endocrinol 39: 161-165

Roth J (1978) The lectins. Molecular probes in cell biology and membrane research. Fischer, Jena

Roth J (1984) The protein A-gold technique for antigen localization in tissue sections by light and electron microscopy. In: Polak JM, Varndell JM (eds) Immunolabelling for electron microscopy. Elsevier, Amsterdam, pp 113-121

Roussel G, Nussbaum JL (1981) Comparative localization of Wolfgram W1 and myelin basic proteins in the rat brain during ontogenesis. Histochem J 13: 1029-1047

Roussel G, Nusbaum JL (1982) Surface labelling of oligodendrocytes with anti-myelin serum in cell cultures from the rat brain. Cell Tissue Res 225: 581-594

Roussel G, Nussbaum JL (1983) Immunohistochemical study with an anti-myelin serum. A marker for all glial cells except 'dark' oligodendrocytes. J Neuroimmunol 5: 209-226

Royds JA, Parsons MA, Taylor CB, Timperley WR (1982) Enolase isoenzyme distribution in the human brain and its tumours. J Pathol 137: 37-49

Royds JA, Rennie IG, Parsons MA, Timperley WR, Taylor CB (1983) Enolase isoenzymes in uveal melanomas - a possible parameter of malignancy. Br J Ophthalmol 67: 244-248

Royds JA, Taylor CB, Timperley WR (1985) Enolase isoenzymes as diagnostic markers. Neuropathol Appl Neurobiol 11: 1-16

Royds JA, Ironside JW, Taylor CB, Graham DI, Timperley WR (1986) An immunohistochemical study of glial and neuronal markers in primary neoplasms of the central nervous system. Acta Neuropathol (Berl) 70: 320-326

Rubinstein LJ (1972 a) Cytogenesis and differentiation of primitive central neuroepithelial tumors. J Neuropathol Exp Neurol 31: 7-26

Rubinstein LJ (1972 b) Tumors of the central nervous system. In: Atlas of tumor pathology, second series, Fasc 6. Armed Forces Institute of Pathology, Washington DC

Rubinstein LJ (1981) Cytogenesis and differentiation of pineal neoplasms. Hum Pathol 12: 441-448

Rubinstein LJ (1985) Embryonal central neuroepithelial tumors and their differentiating potential. A cytogenetic view of a complex neurooncological problem. J Neurosurg 62: 795-805

Rubinstein LJ (1986) Immunohistochemical signposts - not markers - in neural tumour differentiation. Neuropathol Appl Neurobiol 12: 523-537

Rubinstein LJ, Brucher J-M (1981) Focal ependymal differentiation in choroid plexus papillomas. An imunoperoxidase study. Acta Neuropathol (Berl) 53: 29-33

Ruoslahti E, Seppälä M (1971) Studies of carcino-fetal proteins: physical and chemical properties of human α-fetoprotein. Int J Cancer 7: 218-225

Ruoslahti E, Seppälä M, Pihko H, Vuopio P (1971) Studies of carcinofetal proteins. II. Biochemical comparison of α-fetoprotein from human fetuses and patients with hepatocellular cancer. Int J Cancer 8: 283-288

Russell DS, Marshall AHE, Smith FB (1948) Microgliomatosis. A form of reticulosis affecting the brain. Brain 71: 1-15

Rusthoven JJ, Robinson JB, Kolin A, Pinkerton PH (1985) The natural-killer-cell-associated HNK-1 (Leu-7) antibody reacts with hypertrophic and malignant prostatic epithelium. Cancer 56: 289-293

Rutka JT, Giblin J, Dougherty DV, McCulloch Jr, DeArmond SJ, Rosenblum ML (1986) An ultrastructural and immunocytochemical analysis of leptomeningeal and meningioma cultures. J Neuropathol Exp Neurol 45: 285-303

Saeger W (1981) Hypophyse. In: Doerr W, Seifert G (Hrsg) Pathologie der endokrinen

Organe. Springer, Berlin Heidelberg New York, S 1-226 (Spezielle pathologische Anatomie, Bd 14/I)
Saeger W, Schmidt W (1979) Vor- und Frühformen der Hypophysenadenome. Histologische und statistische Untersuchungen am unausgewählten Sektionsgut. Verh Dtsch Ges Pathol 63: 409-415
Saeger W, Schulze C, Lüdecke DK (1986) Immunhistologie der Hypophysenadenome - Bedeutung für Klassifikation und Klinik. Verh Dtsch Ges Pathol 70: 347-351
Said JW, Vimadalal S, Nash G, Shintaku IP, Heusser RC, Sassoon AF, Lloyd RV (1985) Immunoreative neuron-specific enolase, bombesin, and chromogranin as markers for neuroendocrine lung tumors. Hum Pathol 16: 236-240
Sakakibara K, Iwamori M, Uchida T, Nagai Y (1981) Immunohistochemical localization of galactocerebroside in kidney, liver, and lung of golden hamster. Experientia 37: 712-714
Salisbury JR, Isaacson PG (1985) Demonstration of cytokeratins and an epithelial membrane antigen in chordomas and human fetal notochord. Am J Surg Pathol 9: 791-797
Sarkar C, Roy S, Tandon PN (1988) Oligodendroglial tumors. An immunohistochemical and electron microscopic study. Cancer 61: 1862-1866
Sasaki A, Ogawa A, Nakazato Y, Ishida Y (1985) Distribution of neurofilament protein and neuron-specific enolase in peripheral neuronal tumours. Virchows Arch [Pathol Anat] 407: 33-41
Sato S, Baba H, Tanaka H, Yanagisawa K, Miyatake T (1983) Antigenetic determinant shared between myelin-associated glycoprotein from human brain and natural killer cells. Biomed Res 4: 489-494
Sawa H, Takeshita I, Kuramitsu M, Mannoji H, Machi T, Fukui M Kitamura K (1986) Neuronal and glial proteins in medulloblastomas. I. Immunohistochemical study. Anticancer Res 6: 905-910
Schachner M (1974) NS-1 (nervous system antigen-1), a glial-cell-specific antigenic component of the surface membrane. Proc Natl Acad Sci USA 71: 1795-1799
Schachner M (1986) Developmental aspects of oligodendrocyte structure and function. In: Hommes OR (ed) Multiple sclerosis research in Europe. MTP Press, Lancaster, pp 153-158
Schachner M, Hedley-Whyte ET, Hsu DW, Schoonmaker G, Bignami A (1977) Ultrastructural localization of glial fibrillary acidic protein in mouse cerebellum by immunoperoxidase labeling. J Cell Biol 75: 67-73
Schachner M, Smith C, Schoonmaker G (1978) Immunological distinction between neurofilament and glial fibrillary acidic proteins by mouse antisera and their immunohistological characterization. Dev Neurosci 1: 1-14
Schaumburg HH, Plank CR, Adams RD (1972) The reticulum cell sarcoma - microglioma group of brain tumours. Brain 95: 199-212
Scheithauer BW, Kovacs K, Randall RV, Ryan N (1985) Pituitary gland in hypothyroidism. Histologic and immunocytologic study. Arch Pathol Lab Med 109: 499-504
Scheithauer BW, Nora FE, LeChago J, Wick MR, Crawford BG, Weiland LH, Carney JA (1986) Duodenal gangliocytic paraganglioma. Clinicopathologic and immunocytochemical study of 11 cases. Am J Clin Pathol 86: 559-565
Schelper RL, Olson SP, Carroll TJ, Hart MN, Witters E (1986) Studies of the endothelial origin of cells in systemic angioendotheliomatosis and other vascular lesions of the brain and meninges using Ulex europaeus lectin stains. Clin Neuropathol 5: 231-237
Schiffer D, Giordana MT, Mauro A, Migheli A (1984) GFAP, F VIII/RAg, laminin, and fibronectin in gliosarcomas: an immunohistochemical study. Acta Neuropathol (Berl) 63: 108-116
Schiffer D, Giordana MT, Mauro A, Migheli A, Germano I, Giaccone G (1986) Immunohistochemical demonstration of vimentin in human cerebral tumors. Acta Neuropathol (Berl) 70: 209-219
Schindler E, Gullotta F (1983) Glial fibrillary acidic protein in medulloblastomas and other embryonic CNS tumours of children. Virchows Arch [Pathol Anat] 398: 263-275
Schlaepfer WW, Lynch RG (1977) Immunofluorescence studies of neurofilaments in the rat and human peripheral and central nervous system. J Cell Biol 74: 241-250

Schlegel R, Banks-Schlegel S, McLeod JA, Pinkus GS (1980) Immunoperoxidase localization of keratin in human neoplasms. A preliminary survey. Am J Pathol 101: 41-50
Schlote W (1966) Rosenthal'sche „Fasern" und Spongioblasten im Zentralnervensystem. I. Vorkommen in ventrikelfernen Reparationsgliosen, Darstellbarkeit der Fasern im Zellbild. Beitr Pathol Anat 133: 225-248
Schmechel DE (1985) γ-Subunit of the glycolytic enzyme enolase: nonspecific or neuron-specific? Lab Invest 52: 239-242
Schmechel DE, Marangos PJ (1983) Neuron-specific enolase (NSE): specific cellular and functional marker for neurons and neuroendocrine cells. In: Barker JL, McKelvy JF (eds) Current methods in cellular neurobiology. Wiley, New York, pp 1-62
Schmechel DE, Marangos JP, Brightman MW (1978 a) Neuron-specific enolase is a molecular marker for peripheral and central neuroendocrine cells. Nature 276: 834-836
Schmechel DE, Marangos PJ, Zis AP, Brightman M, Goodwin FK (1978 b) Brain enolases as specific markers of neuronal and glial cells. Science 199: 313-315
Schmechel DE, Brightman MW, Marangos PJ (1980) Neurons switch from non-neuronal enolase to neuron-specific enolase during differentiation. Brain Res 190: 195-214
Schmelz M, Duden R, Cowin P, Franke WW (1986) A constitutive transmembrane glycoprotein of M_r 165000 (desmoglein) in epidermal and non-epidermal desmosomes. II. Immunolocalization and microinjection studies. Eur J Cell Biol 42: 184-199
Schmid KW, Fischer-Colbrie R, Hagn C, Jasani B, Williams ED, Winkler H (1987) Chromogranin A and B and secretogranin II in medullary carcinomas of the thyroid. Am J Surg Pathol 11: 551-556
Schmidt D, Harms D (1987) Epithelioid sarcoma in children and adolescents. An immunohistochemical study. Virchows Arch [Pathol Anat] 410: 423-431
Schmidt D, Harms D, Burdach S (1985 a) Malignant peripheral neuroectodermal tumours of childhood and adolescence. Virchows Arch [Pathol Anat] 406: 351-365
Schmidt D, Harms D, Lang W (1985 b) Primary malignant hepatic tumours in childhood. Virchows Arch [Pathol Anat] 407: 387-405
Schmidt MB (1902) Über die Pacchioni'schen Granulationen und ihr Verhältnis zu den Sarcomen und Psammomen der Dura mater. Virchows Arch [Pathol Anat] 170: 429-464
Schnabel P (1983) Immunhistochemischer Nachweis der Peanut-Lektin-Bindung an menschlichen Hirntumoren. Untersuchungen über die Brauchbarkeit zur Differentialdiagnose von Hirntumoren. Inauguraldissertation, Universität Heidelberg
Schnegg JF, Diserens AC, Carrel S, Accolla RS, de Tribolet N (1981) Human glioma-associated antigens detected by monoclonal antibodies. Cancer Res 41: 1209-1213
Schnitt SJ, Vogel H (1986) Meningiomas. Diagnostic value of immunoperoxidase staining for epithelial membrane antigen. Am J Surg Pathol 10: 640-649
Schnitzer J, Franke WW, Schachner M (1981) Immunocytochemical demonstration of vimentin in astrocytes and ependymal cells of developing and adult mouse nervous system. J Cell Biol 90: 435-447
Schönmann SM, Iyer J, Laeng H, Gerber HA, Käser H, Blaser K (1986) Production and characterization of monoclonal antibodies against human neuroblastoma. Int J Cancer 37: 255-262
Schrøder HD (1987) Immunohistochemical demonstration of glial markers in retinoblastomas. Virchows Arch [Pathol Anat] 411: 67-72
Schrøder HD, Johannsen L (1986) Demonstration of S-100 protein in sustentacular cells of phaeochromocytomas and paragangliomas. Histopathology 10: 1023-1033
Schürch W, Skalli O, Seemayer TA, Gabbiani G (1987) Intermediate filament proteins and actin isoforms as markers for soft tissue tumor differentiation and origin. I. Smooth muscle tumors. Am J Pathol 128: 91-103
Schuller-Petrovic S, Gebhart W, Lassmann H, Rumpold H, Kraft D (1983) A shared antigenic determinant between natural killer cells and nervous tissue. Nature 306: 179-181
Schwechheimer K (1986) Nervale Tumormarker. Verh Dtsch Ges Pathol 70: 82-103
Schwechheimer K (1987) Immuncytochemische Untersuchungen an Tumoren des zentralen, peripheren und autonomen Nervensystemes. Habilitationsschrift, Universität Heidelberg
Schwechheimer K (1988) The cytoskeleton: diagnostic possibilities and limitations. In:

Goerttler K, Feichter GE, Witte S (eds) New frontiers in cytology. Modern aspects of research and practice. Springer, Berlin Heidelberg New York Tokyo, pp 166-177
Schwechheimer K, Schnabel P (1982) Immunhistochemische Lokalisation von Peanut-Lektin-Rezeptoren an menschlichen Hirntumoren. Verh Dtsch Ges Pathol 66: 585
Schwechheimer K, Möller P, Schnabel P, Waldherr R (1983 a) Emphasis on peanut lectin as a marker for granular cells. Virchows Arch [Pathol Anat] 399: 289-297
Schwechheimer K, Schnabel P, Möller P (1983 b) Immunohistochemical localization of peanut lectin binding sites on human brain tumors as determined by peroxidase-antiperoxidase technique in paraffin sections. Acta Neuropathol (Berl) 61: 21-26
Schwechheimer K, Kartenbeck J, Moll R, Franke WW (1984 a) Vimentin filament-desmosome cytoskeleton of diverse types of human meningiomas. A distinctive diagnostic feature. Lab Invest 51: 584-591
Schwechheimer K, Weiss G, Möller P (1984 b) Concanavalin A target cells in human brain tumours. J Neurol Sci 63: 393-401
Schwechheimer K, Weiss G, Schnabel P, Möller P (1984 c) Lectin target cells in human central nervous system and the pituitary gland. Histochemistry 80: 165-169
Schwechheimer K, Achtstätter T, Franke WW (1985 a) Primäre epitheliale intracranielle Tumoren. Verh Dtsch Ges Pathol 69: 645
Schwechheimer K, Born IA, Kern P, Weiss G (1985 b) Lectin target cells in human brain tumours. In: Bøg-Hansen TC, Breborowicz J (eds) Lectins. Biology, biochemistry, clinical biochemistry, vol 4. De Gruyter, Berlin New York, pp 75-82
Schwechheimer K, Wiedenmann B, Franke WW (1987) Synaptophysin: a reliable marker for medulloblastomas. Virchows Arch [Pathol Anat] 411: 53-59
Schwob JE, Farber NB, Gottlieb DI (1986) Neurons of the olfactory epithelium in adult rats contain vimentin. J Neurosci 6: 208-217
Searle F, Leake BA, Bagshawe KD, Dent J (1978) Serum-SP_1-pregnancy-specific-β-glycoprotein in choriocarcinoma and other neoplastic disease. Lancet 1: 579-581
Seeger RC (1982) Monoclonal antibodies. In: Seeger RC (moderator) Neuroblastoma: clinical perspectives, monoclonal antibodies, and retinoic acid. Ann Intern Med 97: 873-884
Seeger RC, Rosenblatt HM, Imai K, Ferrone S (1981) Common antigenic determinants on human melanoma, glioma, neuroblastoma, and sarcoma cells defined with monoclonal antibodies. Cancer Res 41: 2714-2717
Seeger RC, Danon YL, Rayner SA, Hoover F (1982) Definition of a Thy-1 determinant on human neuroblastoma, glioma, sarcoma, and teratoma cells with a monoclonal antibody. J Immunol 128: 983-989
Seifert G (ed) (1987) Morphological tumor markers. General aspects and diagnostic relevance. Springer, Berlin Heidelberg New York (Curr Top Pathol, vol 77)
Seppälä M, Rutanen E-M, Heikinheimo M, Jalanko H, Engvall E (1978) Detection of trophoblastic tumour activity by pregnancy-specific beta-1-glycoprotein. Int J Cancer 21: 265-267
Seshi B, True L, Carter D, Rosai J (1988) Immunohistochemical charcterization of a set of monoclonal antibodies to human neuron-specific enolase. Am J Pathol 131: 258-269
Settleman J, Nolan J, Hogue Angeletti R (1985) Chromogranin, an integral membrane protein. J Biol Chem 260: 1641-1644
Shah KD, Tabibzadeh SS, Gerber MA (1987) Comparison of cytokeratin expression in primary and metastatic carcinomas. Diagnostic application in surgical pathology. Am J Clin Pathol 87: 708-715
Shanmugaratnam K, Sobin LH (1978) Histological typing of upper respiratory tract tumours. In: International histological classification of tumours, no. 19. World Health Organization, Geneva
Sharer LR, Kapila R (1985) Neuropathologic observations in acquired immunodeficiency syndrome (AIDS). Acta Neuropathol (Berl) 66: 188-198
Sharon N, Lis H (1972) Lectins: cell-agglutinating and sugar-specific proteins. Science 177: 949-959
Sharon N, Lis H (1975) Use of lectins for the study of membranes. Methods Membr Biol 3: 147-200
Shaw G, Osborn M, Weber K (1981) An immunofluorescence microscopical study of the

neurofilament triplet proteins, vimentin and glial fibrillary acidic protein within the adult rat brain. Eur J Cell Biol 26: 68-82

Sheppard MN, Corrin B, Bennett MH, Marangos PJ, Bloom SR, Polak JM (1984) Immunocytochemical localization of neuron specific enolase in small cell carcinomas and carcinoid tumours of the lung. Histopathology 8: 171-181

Shimada H, Aoyama C, Chiba T, Newton WA (1985) Prognostic subgroups for undifferentiated neuroblastoma: immunohistochemical study with anti-S-100 protein antibody. Hum Pathol 16: 471-476

Shively JE, Beatty JD (1985) CEA-related antigens: molecular biology and clinical significance. In: Critical reviews in oncology and hematology, vol 2, issue 4. Chemical Rubber Company, pp 355-399

Shokry A, Janzer RC, von Hochstetter AR, Yaşargil MG, Hedinger C (1985) Primary intracranial germ-cell tumors. A clinicopathological study of 14 cases. J Neurosurg 62: 826-830

Sibley RK, Dahl D (1985) Primary neuroendocrine (Merkel cell?) carcinoma of the skin. II. An immunocytochemical study of 21 cases. Am J Surg Pathol 9: 109-116

Sikora K, Phillips J (1981) Human monoclonal antibodies to glioma cells. Br J Cancer 43: 105-107

Sikri KL, Varndell IM, Hamid QA, Wilson BS, Kameya T, Ponder BAJ, Lloyd RV, Bloom SR, Polak JM (1985) Medullary carcinoma of the thyroid. An immunocytochemical and histochemical study of 25 cases using eight separate markers. Cancer 56: 2481-2491

Simpson S, Vinik AI, Marangos PJ, Lloyd RV (1984) Immunohistochemical localization of neuron-specific enolase in gastroenteropancreatic neuroendocrine tumors. Correlation with tissue and serum levels of neuron-specific enolase. Cancer 54: 1364-1369

Sires LR, Hruby S, Alvord EC, Hellström I, Hellström KE, Kies MW, Martenson R, Deibler GE, Beckman ED, Casnellie IE (1981) Species restrictions of a monoclonal antibody reacting with residues 130 to 137 in encephalitogenic myelin basic protein. Science 214: 87-89

Skinner JM, Whitehead R (1981) Carcinoplacental alkaline phosphatase in malignant and premalignant conditions of the human digestive tract. Virchows Arch [Pathol Anat] 394: 109-118

Slager UT, Kaufmann RL, Cohen KL, Tuddenham WJ (1982) Primary lymphoma of the spinal cord. J Neuropathol Exp Neurol 431: 437-445

Slayter HS, Coligan JE (1976) Characterization of carcinoembryonic antigen fractionated by concanavalin A chromatography. Cancer Res 36: 1696-1704

Sloane JP, Ormerod MG (1981) Distribution of epithelial membrane antigen in normal and neoplastic tissues and its value in diagnostic tumor pathology. Cancer 47: 1786-1795

Sloane JP, Hughes F, Ormerod MG (1983) An assessment of the value of epithelial membrane antigen and other epithelial markers in solving diagnostic problems in tumour histopathology. Histochem J 15: 645-654

Sloboda RD, Deutler WL, Rosenbaum JL (1976) Microtubule-associated proteins and the stimulation of tubulin assembly in vitro. Biochemistry 15: 4497-4505

Slowik F, Jellinger K, Gas zó L, Fischer J (1985) Gliosarcomas: histological, immunohistochemical, ultrastructural, and tissue culture studies. Acta Neuropathol (Berl) 67: 201-210

Smallman LA, Dunn PJS, Curran RC, London DR (1984) Pituitary adenomas producing growth hormone in acromegalic patient. J Clin Pathol 37: 382-389

Smith AD, Winkler H (1967) Purification and properties of an acidic protein from chromaffin granules of bovine adrenal medulla. Biochem J 103: 483-492

Smith DM, Haggitt RC (1983) A comparative study of generic stains for carcinoid secretory granules. Am J Surg Pathol 7: 61-68

Smith SH, Brown MH, Rowe D, Callard RE, Beverley PCL (1986) Functional subsets of human helper-inducer cells defined by a new monoclonal antibody, UCHL1. Immunology 58: 63-70

Smith WJ, Kirshner N (1967) A specific soluble protein from the catecholamine storage vesicles of bovine adrenal medulla. I. Purification and chemical characterization. Mol Pharmacol 3: 52-62

Smolle J, Konrad K, Kerl H (1985 a) Granular cell tumors contain myelin-associated glycoprotein. An immunohistochemical study using Leu 7 monoclonal antibody. Virchows Arch [Pathol Anat] 406: 1-5

Smolle J, Walter SF, Kerl H (1985 b) Myelin-associated glycoprotein in neurogenic tumours of the skin: an immunohistological study using Leu 7 monoclonal antibody. Arch Dermatol Res 277: 141-142

So YT, Beckstead JH, Davis RL (1986) Primary central nervous system lymphoma in acquired immune deficiency syndrome: a clinical and pathological study. Ann Neurol 20: 566-572

Soffer D, Horoupian DS (1979) Rosenthal fibers formation in the central nervous system. Its relation to Alexander's disease. Acta Neuropathol (Berl) 47: 81-84

Solcher H (1988) Entzündliche zentralnervöse Erscheinungen bei der Infektion mit dem humanen Immundefizienzvirus (HIV) und beim Immundefizienzsyndrom (AIDS). In: Doerr W, Seifert G (Hrsg) Pathologie des Nervensystems. Springer, Berlin Heidelberg New York, S 543-552 (Spezielle pathologische Anatomie, Bd 13/III)

Soler Federsppiel BS, Cras P, Gheuens J, Andries D, Lowenthal A (1987) Human $\gamma\gamma$-enolase: two-site immunoradiometric assay with a single monoclonal antibody. J Neurochem 48: 22-28

Sommer I, Schachner M (1981) Monoclonal antibodies (O1 to O4) to oligodendrocyte cell surfaces: an immunocytological study in the central nervous system. Dev Biol 83: 311-327

Somogyi P, Hodgson AJ, DePotter RW, Fischer-Colbrie R, Schober M, Winkler H, Chubb IW (1984) Chromogranin immunoreactivity in the central nervous system. Immunochemical characterisation, distribution and relationship to catecholamine and enkephalin pathways. Brain Res Rev 320: 193-230

Sonneland PRL, Scheithauer BW, Onofrio BM (1985) Myxopapillary ependymoma. A clinicopathologic and immunocytochemical study of 77 cases. Cancer 56: 883-893

Sonneland PRL, Scheithauer BW, LeChago J, Crawford BG, Onofrio BM (1986) Paraganglioma of the cauda equina region. Clinicopathologic study of 31 cases with special reference to immunocytology and ultrastructure. Cancer 58: 1720-1735

Spjut HJ, Luse AS (1964) Chordoma: an electron microscopic study. Cancer 17: 643-656

Springall DR, Gu J, Cocchia D, Michetti F, Levene A, Levene MM, Marangos PJ, Bloom SR, Polak JM (1983) The value of S-100 immunostaining as a diagnostic tool in human malignant melanomas. Virchows Arch [Pathol Anat] 400: 331-343

Springall DR, Lackie P, Levene MM, Marangos PJ, Polak JM (1984) Immunostaining of neuron-specific enolase is a valuable aid to the cytological diagnosis of neuroendocrine tumours of the lung. J Pathol 143: 259-265

Stachura I, Mendelow H (1980) Endodermal sinus tumor originating in the region of the pineal gland. Ultrastructural and immunohistochemical study. Cancer 45: 2131-2137

Stanton C, Perentes E, Collins VP, Rubinstein LJ (1987) GFA protein reactivity in nerve sheath tumors: a polyvalent and monoclonal antibody study. J Neuropathol Exp Neurol 46: 634-643

Stavrou D, Haglid KG (1974) The presence of the S-100 protein in methylnitrosourea induced tumors of the nervous system in dogs. Res Exp Med (Berl) 164: 59-61

Stavrou D, Süss C, Bilzer T, Kummer U, de Tribolet N (1983) Monoclonal antibodies reactive with glioma cell lines derived from experimental brain tumors. Eur J Cancer Clin Oncol 19: 1439-1449

Stavrou D, Mellert W, Bilzer T, Senekowitsch R, Keiditsch E, Mehraein P (1985) Radioimmunodetection of gliomas by administration of radiolabelled monoclonal antibodies. Experimental data. Anticancer Res 5: 147-156

Stavrou D, Keiditsch E, Schmidberger F, Bise K, Funke I, Eisenmenger W, Kurrle R, Martin B, Stocker U (1987) Monoclonal antibodies against human astrocytomas and their reactivity pattern. J Neurol Sci 80: 205-220

Steck AJ, Perruisseau G (1980) Characterization of membrane markers of isolated oligodendrocytes and clonal lines of the nervous system. J Neurol Sci 47: 135-144

Steck AJ, Murray N, Vandevelde M, Zurbriggen A (1983) Human monoclonal antibodies to myelin-associated glycoprotein. Comparison of specifity and use for immunocytochemical localization of the antigen. J Neuroimmunol 5: 145-156

Stefansson K, Wollmann RL (1982) S-100 protein in granular cell tumors (granular cell myoblastomas). Cancer 49: 1834-1838

Stefansson K, Wollmann RL, Moore BW (1982) Distribution of S-100 protein outside the central nervous system. Brain Res 234: 309-317

Stein H, Gerdes J (1986) Phänotypische und genotypische Marker bei malignen Lymphomen: Ein Beitrag zum zellulären Ursprung des Morbus Hodgkin und der malignen Histiozytose sowie Implikationen für die Klassifikation der T-Zell- und B-Zell-Lymphome. Verh Dtsch Ges Pathol 70: 127-151

Sternberger LA, Hardy PH, Cuculis JJ, Meyer HG (1970) The unlabeled antibody enzyme method of immunohistochemistry. Preparation and properties of soluble antigen-antibody complex (horseradish peroxidase-antihorseradish peroxidase) and its use in identification of spirochetes. J Histochem Cytochem 18: 315-333

Sternberger NH, Quarles RH, Itoyama Y, Webster H DeF (1979) Myelin-associated glycoprotein demonstrated immunocytochemically in myelin and myelin-forming cells of developing rat. Proc Natl Acad Sci USA 76: 1510-1514

Stinson RA (1984) Size and stability to sodium dodecyl sulfate of alkaline phosphatases from their three established human genes. Biochim Biophys Acta 790: 268-274

Streit WJ, Kreutzberg GW (1987) Lectin binding by resting and reactive microglia. J Neurocytol 16: 249-260

Streit WJ, Graeber MB, Kreutzberg GW (1988) Functional plasticity of microglia: a review. Glia 1: 301-307

Strelkauskas AJ, Wilson BS, Dray S (1975) Inversion of levels of human T and B cells in early pregnancy. Nature 258: 331-332

Südhof TC, Lottspeich F, Greengard P, Mehl E, Jahn R (1987) A synaptic vesicle protein with a novel cytoplasmic domain and four transmembrane regions. Science 238: 1142-1144

Sullivan KF, Cleveland DW (1984) Sequence of a highly divergent β tubulin gene reveals regional heterogeneity in the β tubulin polypeptide. J Cell Biol 99: 1754-1760

Sun T-T, Green H (1978) Immunofluorescent staining of keratin fibers in cultured cells. Cell 14: 469-476

Suzuki H, Ghatei MA, Williams SJ, Uttenthal LO, Facer P, Bishop AE, Polak JM, Bloom SR (1986) Production of pituitary protein 7B2 immunoreativity by endocrine tumors and its possible diagnostic value. J Clin Endocrinol Metab 63: 758-765

Swanson PE, Manivel JC, Wick MR (1987) Immunoreactivity for Leu-7 in neurofibrosarcoma and other spindel cell sarcomas of soft tissue. Am J Pathol 126: 546-560

Swewczyk B, Kozloff LM (1985) A method for the efficient blotting of strongly basic proteins from sodium dodecyl sulfate-polyacrylamide gels to nitrocellulose. Anal Biochem 150: 403-407

Szybalski W (1974) X-ray sensitization by halopyrimidines. Cancer Chemother Rep 58: 539-557

Tachibana D, Yamashima T (1988) Immunohistochemical study of folliculo-stellate cells in human pituitary adenoma. Acta Neuropathol (Berl) 76: 458-464

Takahashi H, Nakashima S, Kumanishi T, Ikuta F (1987 a) Paragangliomas of the craniocervical region. An immunohistochemical study on tyrosine hydroxylase. Acta Neuropathol (Berl) 73: 227-232

Takahashi H, Ohara S, Yamada M, Ikuta F, Tanimura K, Honda Y (1987 b) Esthesioneuroepithelioma: a tumor of true olfactory epithelium origin. An ultrastructural and immunohistochemical study. Acta Neuropathol (Berl) 75: 147-155

Takahashi H, Wakabayashi K, Ikuta F, Tanimura K (1988) Esthesioneuroblastoma: a nasal catecholamine-producing tumor of neural crest origin. Acta Neuropathol (Berl) 76: 522-527

Takahashi K, Yamaguchi H, Ishizechi J, Nakajima T, Nakazato J (1981) Immunohistochemical and immunoelectron microscopic localization of S-100 protein in the interdigitating reticulum cells of the human lymph node. Virchows Arch [Cell Pathol] 37: 125-135

Takahashi K, Isobe T, Ohtsuki Y, Akagi T, Sonobe H, Okuyama T (1984 a) Immunohistochemical study on the distribution of α and β subunits of S-100 protein in human neoplasms and normal tissues. Virchows Arch [Cell Pathol] 45: 385-396

Takahashi K, Isobe T, Ohtsuki Y, Sonobe H, Takeda I, Akagi T (1984b) Immunohistochemical localization and distribution of S-100 proteins in the human lymphoreticular system. Am J Pathol 116: 497-503

Takahashi K, Isobe T, Ohtsuki Y, Sonobe H, Yamaguchi H, Akagi T (1985) S-100 protein positive human T-lymphocyte. Am J Clin Pathol 83: 69-72

Takasaki Y, Deng J-S, Tan EM (1981) A nuclear antigen associated with cell proliferation and blast transformation. Its distribution in synchronized cells. J Exp Med 154: 1899-1909

Talerman A, Haije WG (1974) Alpha-fetoprotein and germ cell tumors: a possible role of yolk sac tumor in production of alpha-fetoprotein. Cancer 34: 1722-1726

Tanaka Y (1986) Immunocytochemical study of human lymphoid tissues with monoclonal antibodies against S-100 protein subunits. Virchows Arch [Pathol Anat] 410: 125-132

Tani E, Ikeda K, Yamagata S, Nishiura M, Higashi N (1974) Specialized junctional complexes in human meningioma. Acta Neuropathol (Berl) 28: 305-315

Tanimura A, Nakamura Y, Hachisuka H, Tanimura Y, Fukumura A (1984) Hemangioblastoma of the central nervous system: nature of the stromal cells as studied by the immunoperoxidase technique. Hum Pathol 15: 866-869

Tapia FJ, Polak JM, Barbosa AJA, Bloom SR, Marangos PJ, Dermody C, Pearse AGE (1981) Neuron-specific enolase is produced by neuroendocrine tumours. Lancet 1: 808-811

Tapscott SJ, Bennett GS, Toyama Y, Kleinbart F, Holtzer H (1981) Intermediate filament proteins in the developing chick spinal cord. Dev Biol 86: 40-54

Taratuto AL, Molina H, Monges J (1983) Choroid plexus tumors in infancy and childhood. Focal ependymal differentiation. An immunoperoxidase study. Acta Neuropathol (Berl) 59: 304-308

Tascos NA, Parr J, Gonatas NK (1982) Immunocytochemical study of the glial fibrillary acidic protein in human neoplasms of the central nervous system. Hum Pathol 13: 454-458

Tashian RE, Hewett-Emmett D, Dogson SJ, Forster RE, Sly WS (1984) The value of inherited deficiencies of human carbonic anhydrase isoenzymes in understanding their cellular roles. Ann NY Acad Sci 429: 262-275

Tatarinov YS (1964) Detection of embryospecific alpha-globulin in the blood sera of patients with primary liver tumour. Vopr Med Khim 10: 90-91

Tatarinov YS, Masyukevich VN (1970) Immunochemical identification of a new $beta_1$-globulin in the blood serum of pregnant women. Byull Eksp Biol Med 69: 66-68

Tatarinov YS, Sokolov AV (1977) Development of a radioimmunoassay for pregnancy-specific $beta_1$-globulin and its measurement in serum of patients with trophoblastic and non-trophoblastic tumours. Int J Cancer 19: 161-166

Tatarinov YS, Mesnyankina NV, Nikoulina DM, Novikova LA, Toloknov BO, Falaleeva DM (1974) Immunochemical identification of $beta_1$-globulin of the "pregnancy zone" in serum of patients with trophoblastic tumors. Int J Cancer 14: 548-554

Tatarinov YS, Falaleeva DM, Kalashnikov VV, Toloknov BO (1976) Immunofluorescent localisation of human pregnancy-specific β-globulin in placenta and chorioepithelioma. Nature 260: 263

Taxy JB, Bharani NK, Mills SE, Frierson HF jr, Gould VE (1986) The spectrum of olfactory neural tumors. A light-microscopic immunohistochemical and ultrastructural analysis. Am J Surg Pathol 10: 687-695

Taylor CR (1986) Principles of immunomicroscopy. In: Taylor CR (ed) Immunomicroscopy: a diagnostic tool for the surgical pathologist. Saunders, Philadelphia, pp 1-22

Taylor CR, Burns J (1974) The demonstration of plasma cells and other immunoglobulin-containing cells in formalin-fixed, paraffin-embedded tissues using peroxidase-labelled antibody. J Clin Pathol 27: 14-20

Taylor CR, Russell R, Lukes RJ, Davis RL (1978) An immunohistological study of immunoglobulin content of primary central nervous system lymphomas. Cancer 41: 2197-2203

Teasdale F, Adcock EW, August CS, Cox S, Battaglia F, Naughton MA (1973) Human chorionic gonadotropin: inhibitory effect on mixed lymphocyte cultures. Gynecol Invest 4: 263-269

Terenghi G, Polak JM, Ballesta J, Cocchia D, Michetti F, Dahl D, Marangos PJ, Garner A (1984) Immunocytochemistry of neuronal and glial markers in retinoblastoma. Virchows Arch [Pathol Anat] 404: 61-73

TerLaak HJ, Schachner M, Hommes OR (1986) Monoclonal antibodies against oligodendrocytes; a morphological study. In: Hommes OR (ed) Multiple sclerosis research in Europe. MTP Press, Lancaster, pp 159-162

Terry WD, Henkart PA, Coligan JE, Todd CW (1972) Structural studies of the major glycoprotein in preparations with carcinoembryonic antigen activity. J Exp Med 136: 200-204

Terry WD, Henkart PA, Coligan JE, Todd CW (1974) Carcinoembryonic antigen: characterization and clinical applications. Transplant Rev 20: 100-129

Than G, Bohn H, Csaba I, Karg N, Mann V (1979) Pregnancy-specific beta-1-glycoprotein in the sera of patients with trophoblastic diseases. In: Lehmann FG (ed) Carcinoembryonic proteins, vol 2. Elsevier, Amsterdam, pp 481-486

Theaker JM, Gatter KC, Esiri MM, Fleming KA (1986) Epithelial membrane antigen and cytokeratin expression by meningiomas: an immunohistological study. J Clin Pathol 39: 435-439

Theaker JM, Gillett MB, Fleming KA, Gatter KC (1987) Epithelial membrane antigen expression by meningiomas, and the perineurium of peripheral nerve. Arch Pathol Lab Med 111: 409

The Non-Hodgkin's Lymphoma Pathologic Classification Project (1982) National cancer institute sponsored study of classifications of non-Hodgkin's lymphomas. Summary and description of a working formulation for clinical usage. Cancer 49: 2112-2135

Thibault J, Vidal D, Gros F (1981) In vitro translation of m-RNA from rat pheochromocytoma tumors, characterization of tyrosine hydroxylase. Biochem Biophys Res Commun 99: 960-968

Thomas P, Battifora H, Manderino GL, Patrick J (1987) A monoclonal antibody against neuron-specific enolase. Immunohistochemical comparison with a polyclonal antiserum. Am J Clin Pathol 88: 146-152

Thung SN, Gerber MA, Sarno E, Popper H (1979) Distribution of five antigens in hepatocellular carcinoma. Lab Invest 41: 101-105

Timpl R, Rohde H, Robey PG, Rennard SI, Foidart J-M, Martin GR (1979) Laminin - a glycoprotein from basement membranes. J Biol Chem 254: 9933-9937

Tischler AS, Mobtaker H, Mann K, Nunnemacher G, Jason WJ, Dayal Y, DeLellis RA, Adelman L, Wolfe HJ (1986) Anti-lymphocyte antibody Leu-7 (HNK-1) recognizes a constituent of neuroendocrine granule matrix. J Histochem Cytochem 34: 1213-1216

Tölle H-G, Weber K, Osborn M (1985) Microinjection of monoclonal antibodies specific for one intermediate filament in cells containing multiple keratins allow insight into the composition of particular 10 nm filaments. Eur J Cell Biol 38: 234-244

Tonks NK, Cohen P (1983) Calcineurin is a calcium ion-dependent, calmodulin-stimulated protein phosphatase. Biochim Biophys Acta 747: 191-193

Towbin H, Staehelin T, Gordon J (1979) Electrophoretic transfer of proteins from polyacrylamide gels to nitrocellulose sheets: Procedure and some applications. Proc Natl Acad Sci USA 76: 4350-4354

Tranmer BI, Bilbao JM, Hudson AR (1986) Perineurioma: a benign peripheral nerve tumor. Neurosurgery 19: 134-138

Traub P (1985) Indermediate filaments. A review. Springer, Berlin Heidelberg New York

Tremblay GF, Lee VM-Y, Trojanowski JQ (1985) Expression of vimentin, glial filament, and neurofilament proteins in primitive childhood brain tumors. A comparative immunoblot and immunoperoxidase study. Acta Neuropathol (Berl) 68: 239-244

Tribolet N de, de Muralt B, Diserens AC, Schreyer M, Buchegger F, Carrel S, Mach JP (1982) Reactivity spectrum of monoclonal antibodies to human gliomas (MAG) (abstr). J Neuroimmunol 3: 239-240

Triche TJ, Askin FB (1983) Neuroblastoma and the differential diagnosis of small-, round-, blue-cell tumors. Hum Pathol 14: 569-595

Trojanowski JQ (1987) Neurofilament proteins and human nervous system tumors. J Histochem Cytochem 35: 999-1003

Trojanowski JQ, Lee VM-Y (1983 a) Anti-neurofilament monoclonal antibodies: reagents for the evaluation of human neoplasms. Acta Neuropathol (Berl) 59: 155-158

Trojanowski JQ, Lee VM-Y (1983 b) Monoclonal and polyclonal antibodies against neural antigens: diagnostic applications for studies of central and peripheral nervous system tumors. Hum Pathol 14: 281-285

Trojanowski JQ, Lee VM-Y (1985) Expression of neurofilament antigen by normal and neoplastic human adrenal chromaffin cells. N Engl J Med 313: 101-104

Trojanowski JQ, Lee V, Pillsbury N, Lee S (1982 a) Neuronal origin of human esthesioneuroblastoma demonstrated with anti-neurofilament monoclonal antibodies. N Engl J Med 307: 159-161

Trojanowski JQ, Tascos NA, Rorke LB (1982 b) Malignant pineocytoma with prominent papillary features. Cancer 50: 1789-1793

Trojanowski JQ, Lee VM-Y, Schlaepfer WW (1984) An immunohistochemical study of human central and peripheral nervous system tumors, using monoclonal antibodies against neurofilaments and glial filaments. Hum Pathol 15: 248-257

Trojanowski JQ, Obrocka MA, Lee VM-Y (1985) Distribution of neurofilament subunits in neurons and neuronal processes: immunohistochemical studies of bovine cerebellum with subunit-specific monoclonal antibodies. J Histochem Cytochem 33: 557-563

Trojanowski JQ, Friedman HS, Burger PC, Bigner DD (1987) A rapidly dividing human medulloblastoma cell line (D283 MED) expresses all three neurofilament subunits. Am J Pathol 126: 358-363

Trouillas J (1971) Carcino-fetal antigen in glial tumours. Lancet 2: 552

Trouillas J, Girod C, Lhéritier M, Claustrat B, Dubois MP (1980) Morphological and biochemical relationships in 31 human pituitary adenomas with acromegaly. Virchows Arch [Pathol Anat] 389: 127-142

Tsokos M, Linnoila RI, Chandra RS, Triche TJ (1984) Neuron-specific enolase in the diagnosis of neuroblastoma and other small, round-cell tumors in children. Hum Pathol 15: 575-584

Tsuchida Y, Saito S, Ishida M, Ohmi K, Urano Y, Endo Y, Oda T (1973) Yolk sac tumor (endodermal sinus tumor) and alpha-fetoprotein. A report of three cases. Cancer 32: 917-921

Tsuchida Y, Endo Y, Urano Y, Ishida M (1975) Alpha-fetoprotein in yolk sac tumor. Ann NY Acad Sci 259: 221-233

Tsuchida Y, Yokota S-I, Bessho F, Yokomori K, Makino S-I, Saito S (1985) Neuron-specific enolase in neuroblastoma and other pediatric tumors: a comparative nude mouse and clinical investigation. Tumour Biol 6: 67-73

Tsukada T, Tippens D, Gordon D, Ross R, Gown AM (1987) HHF35, a muscle-actin-specific monoclonal antibody. I. Immunocytochemical and biochemical characterization. Am J Pathol 126: 51-60

Tsutsumi Y (1984) Leu 7 immunoreactivity as histochemical marker for paraffin-embedded neuroendocrine tumors. Acta Histochem Cytochem 17: 15-21

Tufty RM, Kretsinger RH (1975) Troponin and parvalbumin calcium binding regions predicted in myosin light chain and T4 lysozyme. Science 187: 167-169

Turpin G, Heshmati HM, Kujas M, Grémain J, Jaque CM, Racadot J (1988) Immunocytochemical study of S-100 protein in human pituitary adenomas. Virchows Arch [Cell Pathol] 55: 107-109

Uchida T, Shimoda T, Miyata H, Shikata T, Iino S, Suzuki H, Oda T, Hirano K, Sugiura M (1981) Immunoperoxidase study of alkaline phosphatase in testicular tumor. Cancer 48: 1455-1462

Uhlenbruck G, Pardoe GI, Bird GWG (1969) On the specificity of lectins with a broad agglutination spectrum. II. Studies on the nature of the T-antigen and the specific receptors for the lectin of Arachis hypogaea (ground nut). Z Immunitätsforsch 138: 423-433

Ule G, Tschahargane C, Haag D, Berlet H, Volk B (1975) Maligner Granularzelltumor des Großhirnmarkes. Morphologische, cytophotometrische und neurochemische Befunde. Acta Neuropathol (Berl) 32: 143-155

Vaitukaitis JL (1973) Immunologic and physical characterization of human chorionic gonadotropin secreted by tumors. J Clin Pathol 37: 505-514

Vaitukaitis JL, Braunstein GD, Ross GT (1972) A radioimmunoassay which specifically measures human chorionic gonadotropin in the presence of human luteinizing hormone. Am J Obstet Gynecol 113: 751-758

Vaitukaitis JL, Ross GT, Braunstein GD, Rayford PL (1976) Gonadotropins and their subunits: basic and clinical studies. Recent Prog Horm Res 32: 289-311

Vandevelde M, Frankhauser R, Luginbühl H (1985) Immunocytochemical studies in canine neuroectodermal brain tumors. Acta Neuropathol (Berl) 66: 111-116

Van Dijk WR, van Haperen MJ, Stefanko SZ, van der Kamp AWM (1986) Monoclonal antibody selectively reactive with myelin sheaths of the peripheral nervous system in paraffin-embedded material. Acta Neuropathol (Berl) 71: 311-315

Van Eldik LJ, Jensen RA, Ehrenfried BA, Whetsell WO jr (1986) Immunohistochemical localization of S100β in human nervous system tumors by using monoclonal antibodies with specificity for the S100β polypeptide. J Histochem Cytochem 34: 977-982

VanderMeulen JDM, Houthoff HJ, Ebels EJ (1978) Glial fibrillary acidic protein in human gliomas. Neuropathol Appl Neurobiol 4: 177-190

Van Muijen GNP, Ruiter DJ, van Leeuwen C, Prins FA, Rietsema K, Warnaar SO (1984) Cytokeratin and neurofilament in lung carcinomas. Am J Pathol 116: 363-369

Vanstapel M-J, Peeters B, Cordell J, Heyns W, DeWolf-Peeters C, Desmet V, Mason D (1985) Production of monoclonal antibodies directed against antigenic determinants common to the α- and β-chain of bovine brain S-100 protein. Lab Invest 52: 232-238

Vanstapel M-J, Gatter KC, DeWolf-Peeters C, Mason DY, Desmet VD (1986) New sites of human S-100 immunoreactivity detected with monoclonal antibodies. Am J Clin Pathol 85: 160-168

Varadachari C, Palutke M, Climie ARW, Weise RW, Chason JL (1978) Immunoblastic sarcoma (histiocytic lymphoma) of the brain with B cell markers. J Neurosurg 49: 887-892

Vasudev Rao T, Nárayanaswamy KS, Shankar SK, Deshpande DH (1982) "Primary" spinal epidural lymphomas. A clinico-pathological study. Acta Neurochir (Wien) 62: 307-317

Velasco ME, Dahl D, Roessmann U, Gambetti P (1980) Immunohistochemical localization of glial fibrillary acidic protein in human glial neoplasms. Cancer 45: 484-494

Velasco ME, Roessmann U, Gambetti P (1982) The presence of glial fibrillary acidic protein in the human pituitary gland. J Neuropathol Exp Neurol 41: 150-163

Velasco ME, Ghobrial MW, Ross ER (1985) Neuron-specific enolase and neurofilament protein as markers of differentiation in medulloblastoma. Surg Neurol 23: 177-182

Venetianer A, Schiller DL, Magin T, Franke WW (1983) Cessation of cytokeratin expression in a rat hepatoma cell line lacking differentiated functions. Nature 305: 730-733

Verhofstad AAJ, Steinbusch HWM, Joosten HWJ, Penke B, Varga J, Goldstein M (1983) Immunocytochemical localization of noradrenaline, adrenaline and serotonin. In: Polak JM, van Noorden S (eds) Immunocytochemistry. Practical applications in pathology and biology. Wright, Bristol, pp 143-168

Verity GL (1968) Neurologic manifestations and complications of lymphoma. Radiol Clin North Am 6: 97-109

Viac J, Reano A, Brochier J, Staquet M-J, Thivolet J (1983) Reactivity pattern of a monoclonal antikeratin antibody (KL 1). J Invest Dermatol 81: 351-354

Viale G, Gambacorta M. Dell'Orto P, Coggi G (1988) Coexpression of cytokeratins and vimentin in common epithelial tumours of the ovary: an immunocytochemical study of eighty-three cases. Virchows Arch [Pathol Anat] 413: 91-101

Vinores SA, Rubinstein LJ (1985) Simultaneous expression of glial fibrillary acidic (GFA) protein and neuron-specific enolase (NSE) by the same reactive or neoplastic astrocytes. Neuropathol Appl Neurobiol 11: 349-359

Vinores SA, Bonnin JM, Rubinstein LJ, Marangos PJ (1984) Immunohistochemical demonstration of neuron-specific enolase in neoplasms of the CNS and other tissues. Arch Pathol Lab Med 108: 536-540

Vinores SA, Herman MM, Rubinstein LJ (1986) Electron-immunocytochemical localization of neuron-specific enolase in cytoplasm and on membranes of primary and metastatic cerebral tumours and on glial filaments of glioma cells. Histopathology 10: 891-908

Vinores SA, Herman MM, Rubinstein LJ (1987) Localization of neuron-specific *($\gamma\gamma$)* enolase in proliferating (supportive and neoplastic) Schwann cells. An immunohisto- and electron-immunocytochemical study of ganglioneuroblastoma and schwannomas. Histochem J 19: 439-448

Vitrey D, Boddaert A, Lecluse Y (1987) Identification immunohistochimique des esthésioneuromes olfactifs. A propos de 16 observations. Ann Pathol 7: 130-136

Vogel AM, Gown AM, Caughlan J, Haas JE, Beckwith JB (1984) Rhabdoid tumors of the kidney contain mesenchymal specific and epithelial specific intermediate filament proteins. Lab Invest 50: 232-238

Vogel HM (1972) Die Lokalisation des gehirnspezifischen alpha$_2$-Glycoproteins in Gehirnzellen. Inauguraldissertation, Universität Lübeck

Vollrath M, Altmannsberger M, Hunneman DH, Goebel HH, Osborn M (1984) Esthesioneuroblastoma: ultrastructural, immunohistological and biochemical investigation of one case. Acta Otorhinolaryngol 239: 133-144

Vulliamy T, Rattray S, Mirsky R (1981) Cell-surface antigen distinguishes sensory and autonomic peripheral neurones from central neurones. Nature 291: 418-420

Wachstein M, Meisel E (1954) The histochemical distribution of 5-nucleotidase and unspecific alkaline phosphatase in the testicle of various species and in two human seminomas. J Histochem Cytochem 2: 137-148

Wacker WB, Donoso LA, Kalsow CM, Yankeelov JA, Organisciak DT (1977) Experimental allergic uveitis. Isolation, characterization and localization of a soluble uveitopathogenic antigen from bovine retina. J Immunol 119: 1949-1958

Wada S, Pallansch MJ, Liener IE (1958) Chemical composition and end groups of the soybean hemagglutinin. J Biol Chem 233: 395-400

Waggener JD (1966) Ultrastructure of benign peripheral nerve sheath tumors. Cancer 19: 699-709

Wahren B, Holmgren PÅ, Stigbrand T (1979) Placental alkaline phosphatase, alpha-fetoprotein and carcinoembryonic antigen in testicular tumors. Tissue typing by means of cytologic smears. Int J Cancer 24: 749-753

Wakai S, Matsutani M, Mizutani H, Sano K (1979) Tigh junctions in choroid plexus papillomas. Acta Neuropathol (Berl) 45: 159-160

Waldherr R, Schwechheimer K (1985) Co-expression of cytokeratin and vimentin intermediate-sized filaments in renal cell carcinomas. Comparative study of the intermediate-sized filament distribution in renal cell carcinomas and normal human kidney. Virchows Arch [Pathol Anat] 408: 15-27

Wallace RW, Tallant EA, Cheung WY (1980) High levels of a heat-labile calmodulin-binding protein (CaM-BP$_{80}$) in bovine neostriatum. Biochemistry 19: 1831-1837

Walt H, Arrenbrecht S, de Lozier-Blanchet CD, Keller PJ, Nauer R, Hedinger CE (1986) A human testicular germ cell tumor with borderline histology between seminoma and embryonal carcinoma secreted beta-human chorionic gonadotropin and alpha-fetoprotein only as a xenograft. Cancer 58: 139-146

Walter GF, Kleinert R (1987) Dysontogenetic brain tumours - proposal for an improved classification. Neuropathol Appl Neurobiol 13: 273-287

Walts AE, Said JW, Siegel MB, Banks-Schlegel S (1985) Involucrin, a marker of squamous and urothelial differentiation. An immunohistochemical study on its distribution in normal and neoplastic tissues. J Pathol 145: 329-340

Warecka K (1975) Immunological differential diagnosis of human brain tumours. J Neurol Sci 26: 511-516

Warecka K, Bauer H (1967) Studies of "brain specific" proteins in aqueous extracts of brain tissue. J Neurochem 14: 783-787

Warecka K, Möller HJ, Vogel H-M, Tripatzis I (1972) Human brain-specific alpha$_2$-glycoprotein: purification by affinity chromatography and detection of a new component; localization in nervous cells. J Neurochem 19: 719-725

Warren WH, Memoli VA, Gould VE (1984a) Immunohistochemical and ultrastructural analysis of bronchopulmonary neuroendocrine neoplasms. I. Carcinoids. Ultrastruct Pathol 6: 15-27

Warren WH, Memoli VA, Gould VE (1984b) Immunohistochemical and ultrastructural analysis of bronchopulmonary neuroendocrine neoplasms. II. Well-differentiated neuroendocrine carcinomas. Ultrastruct Pathol 7: 185-199

Warren WH, Lee I, Gould VE, Memoli VA, Jao W (1985) Paragangliomas of the head and neck: ultrastructural and immunohistochemical analysis. Ultrastruct Pathol 8: 333-343

Washiyama K, Sekiguchi K, Tanaka R, Yamazaki K, Kumanishi T, Oyake Y (1987) Immunohistochemical study on AFP, HCG and PLAP in primary intracranial germ cell tumors. Prog Exp Tumor Res 30: 296-306

Watanabe S, Nakajima T, Shimosato Y, Sato Y, Ise T (1981) A case report of histiocytic medullary reticulosis defined as neoplasm of T-zone histiocytes. Jpn J Clin Oncol 11: 411-418

Watanabe S, Nakajima T, Shimosato Y, Sato Y, Shimizu K (1983) Malignant histiocytosis and Letterer-Siwe disease. Neoplasms of T-zone histiocyte with S100 protein. Cancer 51: 1412-1424

Webber D, Tron V, Askin F, Churg A (1985) S-100 staining in the diagnosis of eosinophilic granuloma of lung. Am J Clin Pathol 84: 447-453

Weber K, Osborn M (1982) Cytoskeleton: definition, structure and gene regulation. Pathol Res Pract 175: 128-145

Weber T, Liebert UG, Wechsler W (1983) Immunocytochemical identification of factor VIII and Ulex europaeus type I lectin binding in endothelial cells in human vascular meningiomas. Acta Neurol Scand 68: 198

Weber T, Seitz RJ, Liebert UG, Gallasch E, Wechsler W (1985) Affinity cytochemistry of vascular endothelia in brain tumors by biotinylated Ulex europaeus type I lectin (UEA I). Acta Neuropathol (Berl) 67: 128-135

Weber T, Saeger W, Riedel M, Lüdecke DK (1986) Onkocytäre Hypophysenadenome. Morphometrische Untersuchungen zur Pathogenese und Klassifikation. Verh Dtsch Ges Pathol 70: 428

Webster HdeF, Paklovits CG, Stoner GL, Favilla JT, Frail DE, Braun PE (1983) Myelin-associated glycoprotein: electron microscopic immunocytochemical localization in compact developing and adult central nervous system myelin. J Neurochem 41: 1469-1479

Wechsler W, Pfeiffer SE, Swenberg JA, Koestner A (1972) S-100 protein in experimental rat tumors of the central and peripheral nervous system. Naturwissenschaften 59: 370-371

Weiler R, Feichtinger H, Schmid KW, Fischer-Colbrie R, Grimelius L, Cedermark B, Papotti M, Bussolati G, Winkler H (1987) Chromogranin A and B and secretogranin II in bronchial and intestinal carcinoids. Virchows Arch [Pathol Anat] 412: 103-109

Weingarten MD, Lockwood AH, Hwo S-Y, Kirschner MW (1975) A protein factor essential for microtubule assembly. Proc Natl Acad Sci USA 72: 1858-1862

Weiss G (1984) Lektinbindungsmuster in menschlichen Hirntumoren. Eine lichtmikroskopisch-immuncytochemische Untersuchung. Inauguraldissertation, Universität Heidelberg

Weiss SW, Langloss JM, Enzinger FM (1983) Value of S-100 protein in the diagnosis of soft tissue tumors with particular reference to benign and malignant Schwann cell tumors. Lab Invest 49: 299-308

West SG, Pittman DL, Coggin JT (1980) Intracranial plasma cell granuloma. Cancer 46: 330-335

Whitacker JN (1981) The protein antigens of peripheral nerve myelin. Ann Neurol [Suppl] 9: 56-64

Wiche G, Briones E, Hirt H, Krepler R, Artlieb U, Denk H (1983) Differential distribution of microtubule-associated proteins MAP-1 and MAP-2 in neurons of rat brain and association of MAP-1 with microtubules of neuroblastoma cells (clone N_2A). EMBO J 2: 1915-1920

Wiche G, Briones E, Koszka C, Artlieb U, Krepler R (1984) Widespread occurrence of polypeptides related to neurotubule-associated proteins (MAP-1 and MAP-2) in non-neuronal cells and tissues. EMBO J 3: 991-998

Wick MR, Scheithauer BW, Kovacs K (1983) Neuron-specific enolase in neuroendocrine tumors of the thymus, bronchus, and skin. Am J Clin Pathol 79: 703-707

Wick MR, Swanson PE, Scheithauer BW, Manivel JC (1987) Malignant peripheral nerve sheath tumor. An immunohistochemical study of 62 cases. Am J Clin Pathol 87: 425-433

Wick MR, Stanley SJ, Swanson PE (1988) Immunohistochemical diagnosis of sinonasal melanoma, carcinoma, and neuroblastoma with monoclonal antibodies HMB-45 and anti-synaptophysin. Arch Pathol Lab Med 112: 616-620

Wiedenmann B, Franke WW (1985) Identification and localization of synaptophysin, an integral membrane glycoprotein of M_r38,000 characteristic of presynaptic vesicles. Cell 41: 1017-1028

Wiedenmann B, Franke WW, Kuhn C, Moll R, Gould VE (1986a) Synaptophysin: A marker protein for neuroendocrine cells and neoplasms. Proc Natl Acad Sci USA 83: 3500-3504

Wiedenmann B, Rehm H, Franke WW (1986b) Synaptophysin, an integral membrane protein of vesicles present in normal and neoplastic neuroendocrine cells. Ann NY Acad Sci 493: 500-503

Wiedenmann B, Kuhn C, Schwechheimer K, Waldherr R, Raue F, Brandeis WE, Kommerell B, Franke WW (1987) Synaptophysin identified in metastases of neuroendocrine tumors by immunocytochemistry and immunoblotting. Am J Clin Pathol 88: 560-569

Wiedenmann B, Waldherr R, Buhr H, Hille A, Rosa P, Huttner WB (1988) Identification of gastroenteropancreatic neuroendocrine cells in normal and neoplastic human tissue with antibodies against synaptophysin, chromogranin A, secretogranin I (chromogranin B), and secretogranin II. Gastroenterology 95: 1364-1374

Wikstrand CJ, Bigner DD (1982) Expression of human fetal brain antigens by human tumors of neuroectodermal origin as defined by monoclonal antibodies. Cancer Res 42: 267-275

Wikstrand CJ, Bourdon MA, Pegram CN, Bigner DD (1982) Human fetal brain antigen expression common to tumors of neuroectodermal tissue origin: gliomas, neuroblastomas, and melanomas. J Neuroimmunol 3: 43-62

Wikstrand CJ, Bigner SH, Bigner DD (1983) Demonstration of complex antigenic heterogeneity in a human glioma cell line and eight derived clones by specific monoclonal antibodies. Cancer Res 43: 3327-3334

Wikstrand CJ, Grahmann FC, McComb RD, Bigner DD (1985) Antigenic heterogeneity of human anaplastic gliomas and glioma-derived cell lines defined by monoclonal antibodies. J Neuropathol Exp Neurol 44: 229-241

Wilander E, Lundqvist M, El-Salhy M (1985) Serotonin in fore-gut carcinoids. A survey of 60 cases with regard to silver stains, formalin-induced fluorescence and serotonin immunocytochemistry. J Pathol 145: 251-258

Wilkinson EJ, Friedrich EG, Hosty TA (1973) Alpha-fetoprotein and endodermal sinus tumor of ovary. Am J Obstet Gynecol 116: 711-714

Williams AF, Barclay AN, Letarte-Muirhead M, Morris RJ (1976) Rat Thy-1 antigens from thymus and brain: their tissue distribution, purification, and chemical composition. Cold Spring Harbor Symp Quant Biol 41: 51-61

Williams ED, Siebenmann RE, Sobin LH (1980) Histological typing of endocrine tumours. In: International histological classification of tumours, no 23. World Health Organization, Geneva

Willison HJ, Minna JD, Brady RO, Quarles RH (1986) Glycoconjugates in nervous tissue and small cell lung cancer share immunologically cross-reactive carbohydrate determinants. J Neuroimmunol 10: 353-365

Wilson AJ, Leaffer DH, Kohout ND (1985) Differentiated cerebral neuroblastoma: a tumor in need of discovery. Hum Pathol 16: 647-649

Wilson BS, Lloyd RV (1984) Detection of chromogranin in neuroendocrine cells with a monoclonal antibody. Am J Pathol 115: 458-468

Woodcock-Mitchell J, Eichner R, Nelson WG, Sun T-T (1982) Immunolocalization of keratin polypeptides in human epidermis using monoclonal antibodies. J Cell Biol 95: 580-588

Woodruff JM, Huvos AG, Erlandson RA, Shah JP, Gerold FP (1985) Neuroendocrine carcinomas of the larynx. A study of two types, one of which mimics thyroid medullary carcinoma. Am J Surg Pathol 9: 771-790

Würz H (1979) Serum concentrations of SP_1 (pregnancy-specific-β_1-glycoprotein) in healthy, nonpregnant individuals, and in patients with non-trophoblastic malignant neoplasms. Arch Gynecol 227: 1-6

Yamagami T, Handa H, Yamashita J, Okamura T, Paine J, Haebara H, Furukawa F (1987) An immunhistochemical study of intracranial germ cell tumours. Acta Neurochir (Wien) 86: 33-41

Yamaguchi H (1980) Studies on the immunohistochemical localization of S-100 and glial fibrillary acidic proteins in the rat nervous system and human brain tumours. Brain Nerve (Tokyo) 32: 287-303

Yang S-D, Tallant EA, Cheung WY (1982) Calcineurin is a calmodulin-dependent protein-phosphatase. Biochem Biophys Res Comun 106: 1419-1425

Yen S-H, Fields KL (1981) Antibodies to neurofilament, glial filament, and fibroblast intermediate filament proteins bind to different cell types of the nervous system. J Cell Biol 88: 115-126

Yen S-H, Fields KL (1983) Schwann cells contain a protein similar to the CNS astroglial filament protein. Soc Neurosci (abstr) 9: 235

Yoshie S, Hagn C, Erhart M, Fischer-Colbrie R, Grube D, Gratzl M (1987) Immunological characterization of chromogranin A and B and secretogranin II in the bovine pancreatic islet. Histochemistry 87: 99-106

Yoshii Y, Maki Y, Tsuboi K, Tomono Y, Nakagawa K, Hoshino T (1986) Estimation of growth fraction with bromodeoxyuridine in human central nervous system tumors. J Neurosurg 65: 659-663

Yoshiki T, Itoh T, Shirai T, Noro T, Tomino Y, Hamajima I, Takeda T (1976) Primary intracranial yolk sac tumor. Immunofluorescent demonstration of alpha-fetoprotein synthesis. Cancer 37: 2343-2348

Younghusband OZ, Horrax G, Hurxthal LM, Hare HF, Poppen JL (1952) Chromophobe pituitary tumors. I. Diagnosis. J Clin Endocrinol Metab 12: 611-630

Yuile CL (1938) Case of primary reticulum cell sarcoma of the brain. Arch Pathol 26: 1036-1038

Yung W-KA, Borit A, Dahl D, Wang E (1984) Keratin and vimentin in meningiomas. J Neuropathol Exp Neurol 43: 299

Yung W-KA, Luna M, Borit A (1985) Vimentin and glial fibrillary acidic protein in human brain tumors. J Neuro-Oncol 3: 35-38

Zanini A, Rosa P (1981) Characterization of adenohypophysical polypeptides by two-dimensional gel electrophoresis. I. L-(^{3}H)leucine-labeled polypeptides. Mol Cell Endocrinol 24: 165-179

Zimmer KP, Caselitz J, Seifert G, Grenner G (1984) Immunoelectron microscopy of amylase in the human parotid gland. Ultrastructural localization by use of both the protein A-gold and the biotin-avidin-gold technique. Virchows Arch [Pathol Anat] 404: 187-196

Zimmerman HM (1975) Malignant lymphomas of the nervous system. Acta Neuropathol (Berl) [Suppl] 6: 69-74

Zomzely-Neurath CE, Walker WA (1980) Nervous system-specific proteins: 14-3-2 protein, neuron-specific enolase and S-100 protein. In: Bradshaw RA, Schneider DM (eds) Proteins of the nervous system, 2nd edn. Raven, New York, pp 1-57

Zotter S, Heidl G, Grossmann H, Müller M, Johannsen BA, Pilz C (1982) Radioimmunological characterization of carcinoembryonic antigen (CEA) preparations. Exp Pathol 21: 10-20

Zülch KJ (1979) Histological typing of tumours of the central nervous system. In: International histological classification of tumours, no 21. World Health Organization, Geneva

Zülch KJ (1986) Brain tumors. Their biology and pathology, 3rd edn. Springer, Berlin Heidelberg New York Tokyo

Sachverzeichnis

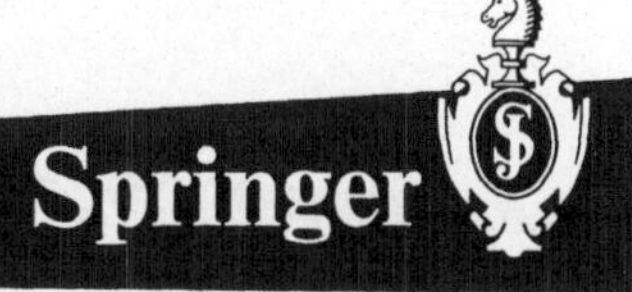
Springer

11. Band: **R. Bässler**
Pathologie der Brustdrüse
1978. XXX, 1134 S. 478 z. T. farb. Abb. 69 Tab. Geb. DM 690,- Subskriptionspreis: Geb. DM 552,- ISBN 3-540-08579-3

12. Band: **G. O. H. Naumann**
Pathologie des Auges
Unter Mitarbeit zahlreicher Fachwissenschaftler. 1980. XLIX, 994 S. 546 Abb. in 1003 Einzeldarst., davon 115 zweifarbige schematische Skizzen, 1 Farbtafel, 188 differentialdiagnostische Tab. Geb. DM 780,- Subskriptionspreis: Geb. DM 624,- ISBN 3-540-09209-9

13. Band:

1. Teil: **J. Cervós-Navarro, H. Schneider**
Pathologie des Nervensystems I
Durchblutungsstörungen und Gefäßerkrankungen des Zentralnervensystems
Redigiert von G. Ule
1980. XXI, 665 S. 263 Abb. in 374 Einzeldarst., 4 Tab. Geb. DM 420,- Subskriptionspreis: Geb. DM 336,- ISBN 3-540-09788-0

2. Teil: **H. Berlet, et al.**
Pathologie des Nervensystems II
Entwicklungsstörungen, chemische und physikalische Krankheitsursachen
Redigiert von G. Ule
1983. XX, 957 S. 281 Abb. in 522 Einzeldarst. Geb. DM 860,- Subskriptionspreis: Geb. DM 688,- ISBN 3-540-11536-6

3. Teil: **H. D. Mennel, H. Solcher**
Pathologie des Nervensystems III
Entzündliche Erkrankungen und Geschwülste
1988. XVIII, 562 S. 267 z.T. farb. Abb. in 454 Einzeldarst. Geb. DM 740,-. Subskriptionspreis: Geb. DM 592,- ISBN 3-540-18912-2

14. Band: **E. Altenähr, et al.**
Pathologie der endokrinen Organe
Redigiert von G. Seifert
1981. XLIII, 1309 S. (In zwei Bänden, die nur zusammen abgegeben werden). 669 Abb. in 886 Einzeldarst. Geb. DM 990,- Subskriptionspreis: Geb. DM 792,- ISBN 3-540-10132-2

15. Band: **J. M. Schröder**
Pathologie der Muskulatur
1982. XXIII, 813 S. 190 Abb. in 582 Einzeldarst. 18 Farbtafeln, 1 Falttafel. Geb. DM 850,- Subskriptionspreis: Geb. DM 680,- ISBN 3-540-11069-0

16. Band: **S. Blümcke, et al.**
Pathologie der Lunge I/II
1983. XLVII, 1424 S. (In zwei Bänden, die nur zusammen abgegeben werden). 609 Abb. in 920 Einzeldarst. Geb. DM 1.200,- Subskriptionspreis: Geb. DM 960,- ISBN 3-540-11538-2

17. Band: **H. F. Otto**
Pathologie des Thymus
1984. XI, 298 S. 116 Abb. in 247 Einzeldarst. und 3 Farbtafeln. Geb. DM 340,- Subskriptionspreis: Geb. DM 272,- ISBN 3-540-12826-3

18. Band: **M. Aufdermaur et. al.**
Pathologie der Gelenke und Weichteiltumoren I/II
1984. L, 1541 S. (In 2 Bänden, die nur zusammen abgegeben werden). 891 Abb. in 610 Einzeldarst. Geb. DM 1250,-. Subskriptionspreis: Geb. DM 1000,- ISBN 3-540-13136-1

19. Band: **W. Mohr**
Pathologie des Bandapparates. Sehnen, Sehnenscheiden, Faszien, Schleimbeutel
1987. XVIII, 446 S. 239 Abb. in 554 Einzeldarst. Geb. DM 560,- Subskriptionspreis Geb. DM 448,- ISBN 3-540-18089-3

(Der Subskriptionspreis gilt bei Verpflichtung zur Abnahme aller Bände)

Springer-Verlag Berlin
Heidelberg New York London
Paris Tokyo Hong Kong

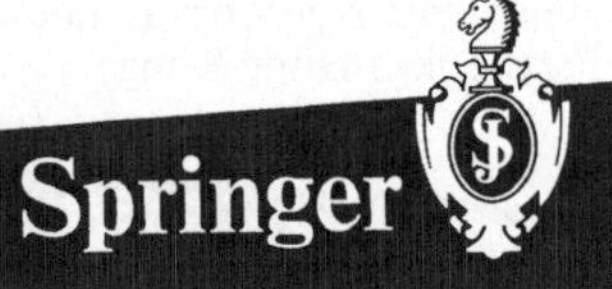

Glossar: Abkürzungen und Begriffe

A Adrenalin
ABC Avidin-Biotin-Komplex-Methode
ACTH Adrenocorticotropes Hormon
AEC 3-Amino-9-aethylcarbazol; Farbstoff
AFP α-Fetoprotein; onkofetales Antigen
α_2-Glykoprotein Hirn-spezifisches lösliches Gliaprotein
AIDS Acquired immune deficiency syndrome; erworbenes Immundefektsyndrom
Blot → Immunblot
BMA 120 Endothelzellmarker
BrdU Bromdesoxyuridin; nicht-radioaktives Thymidinanalogon
Calcineurin Kalzium-abh. Phosphoproteinphosphatase; neuronaler Marker
CDC Center of disease control
CEA Karzinoembryonales Antigen; onkofetales Antigen
Chromogranine Lösliche Proteine chromaffiner Granula; drei Formen A, B und C
Con A Concanavalin A
Cyclin → PCNA
DAB 3,3'-Diamino-benzidin-tetrahydrochlorid; Farbstoff
DBH Dopamin-β-Hydroxylase
Desmin Intermediärfilamenttyp in Muskelzellen
Desmoplakin(e) Polypeptide der desmosomalen Plaque
EMA Epithelial membrane antigen
F VIII RAg Faktor VIII-related antigen; Endothelzellmarker
Filaggrin Polypeptid epidermaler Zellen; Epithelmarker
Fimbrin Bürstensaum-spezifisches Protein; Epithelmarker
FITC Fluorescein-Isothiocyanat; Fluoreszenzfarbstoff
FSH Follikel-stimulierendes Hormon
FSZ Follikulostellare Zellen
GFAP Gliafaserprotein; glialer Intermediärfilamenttyp
Glutaminsynthetase Zytoplasmatisches Enzym; astrozytärer Marker
GN Gonadotropine
GZ Galaktozerebrosid; Lipid der Markscheide
HCG Humanes Choriogonadotropin; Glykoprotein in → STGC
HNK-1/anti-Leu-7 Monoklonaler Antikörper; Kreuzreaktion mit → MAG
HPA *Helix pomatia* Agglutinin
HPL Menschliche alkalische Plazentaphosphatase; Enzym des Trophoblasten
IF Intermediärfilamentpolypeptide; Bestandteile des Zytoskeletts
Immunblot Verfahren zur immunchemischen Darstellung von Polypeptiden
Involucrin Polypeptid aus menschlichen epidermalen Keratinozyten; Epithelmarker
KD Kilodalton; Molekulargewichtsangabe
66 KD Keratin Zytokeratinpolypeptid mit einem Molekulargewicht von 66 000
Ki-67 Antikörperklonbezeichnung; Proliferationsmarker
Laminin Glykoprotein der Basalmembran
LH Luteinisierendes Hormon
LPA *Limulus polyphemus* Agglutinin
MAG Myelin-assoziiertes Glykoprotein; Bestandteil der Markscheide
MAP Mikrotubuli-assoziierte Proteine
MBP Basische Myelinproteine; Bestandteile der Markscheide
MFH Malignes fibröses Histiozytom
MOG Myelin/Oligodendrozyten-Glykoprotein
MPNT Maligner peripherer neuroektodermaler Tumor
NA Noradrenalin
NF Neurofilamentpolypeptid(e); Intermediärfilamenttyp
NSE Neuronen-spezifische Enolase; Enzym des Glykolysestoffwechsels
O-Antigen Oligodendroglia-spezifische Oberflächen-Antigene
Opsin Protein der Retina
p38 Vesikelprotein; wahrscheinlich identisch mit → Synaptophysin
p105 Proliferationsassoziiertes Kernantigen
PaP Peroxidase-anti-Peroxidase; immunmorphologische Methode
PBS Phosphate buffered saline; Phosphatpuffer
PCNA Proliferating cell nuclear antigen; Proliferationsmarker
PLAP → HPL
PLP Proteolipid-Protein; Bestandteil der Markscheide
PNA Peanut Agglutinin
PNET Primitiver neuroektodermaler Tumor
PNMT Phenylaethanolamin-N-Methyl-Transferase
Protein S-100 Intrazytoplasmatisches Polypeptid
PRL Prolaktin
RCA *Ricinus communis* Agglutinin
Retinales S-Antigen Protein der Retina
Rhodopsin Protein der Retina
S-100 → Protein S-100
SBA *Soy bean* Agglutinin
SDS-PAGE Natriumdodecylsulfat-Polyacrylamidgelelektrophorese
Secretogranin I Entspricht → Chromogranin B
Secretogranin II Entspricht → Chromogranin C
SP-1 Schwangerschaftsspezifisches β-1-Glykoprotein
STH Wachstumshormon
STGC Synzytiotrophoblastäre Riesenzellen
SY 38 Antikörperklonbezeichnung; → Synaptophysin
Synapsin Vesikelprotein
Synaptin Vesikelprotein
Synaptophysin Vesikelprotein neuronaler und neuroendokriner Zellen
Texas Red Fluoreszenzfarbstoff
TH Tyrosin-Hydroxylase
Titin Marker für quergestreifte Muskelzellen
TRITC Tetramethyl-Rhodamin-Isothiocyanat; Fluoreszenzfarbstoff
TSH Thyreoidea-stimulierendes Hormon
UEA I *Ulex europaeus* Agglutinin
Villin Bürstensaum-spezifisches Protein; Epithelmarker
Vimentin Mesenchymaler Intermediärfilamenttyp
ZK Zytokeratinpolypeptid; epithelialer Intermediärfilamenttyp
Zytokeratin Epithelialer Intermediärfilamenttyp